U0236624

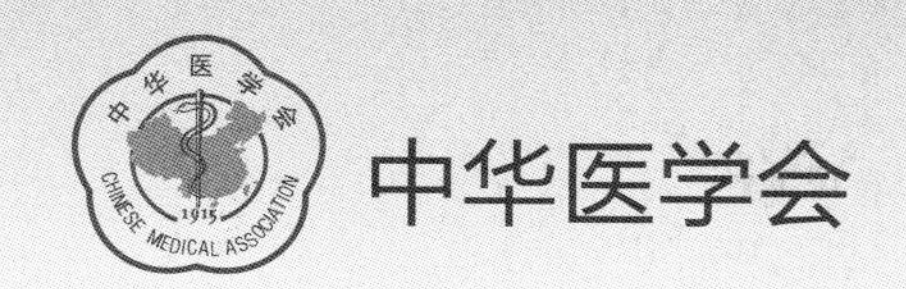

神经系统疾病诊疗指南及检查技术操作规范

主　编　中华医学会神经病学分会

崔丽英　蒲传强　王拥军

副主编　董　强　樊东升　曾进胜　赵　钢

主　审　吕传真

人民卫生出版社

图书在版编目（CIP）数据

神经系统疾病诊疗指南及检查技术操作规范 / 中华医学会神经病学分会等主编 . —北京：人民卫生出版社，2020

ISBN 978-7-117-29521-5

Ⅰ. ①神… Ⅱ. ①中… Ⅲ. ①神经系统疾病－诊疗 Ⅳ. ①R741

中国版本图书馆 CIP 数据核字（2020）第 045560 号

神经系统疾病诊疗指南及检查技术操作规范

主　　编：中华医学会神经病学分会　崔丽英　蒲传强　王拥军
出版发行：人民卫生出版社（中继线 010-59780011）
地　　址：北京市朝阳区潘家园南里 19 号
邮　　编：100021
E - mail：pmph @ pmph.com
购书热线：010-59787592　010-59787584　010-65264830
印　　刷：北京盛通印刷股份有限公司
经　　销：新华书店
开　　本：889 × 1194　1/16　　**印张：**16
字　　数：451 千字
版　　次：2020 年 9 月第 1 版　2020 年 9 月第 1 版第 1 次印刷
标准书号：ISBN 978-7-117-29521-5
定　　价：99.00 元
打击盗版举报电话：010-59787491　E-mail：WQ @ pmph.com
质量问题联系电话：010-59787234　E-mail：zhiliang @ pmph.com

编委（以姓氏汉语拼音为序）

陈海波（北京医院）

崔丽英（中国医学科学院北京协和医院）

董 强（复旦大学附属华山医院）

樊东升（北京大学第三医院）

管阳太（上海交通大学医学院附属仁济医院）

郭 力（河北医科大学第二医院）

何志义（中国医科大学附属第一医院）

黄一宁（北京大学第一医院）

贾建平（首都医科大学宣武医院）

刘 鸣（四川大学华西医院）

卢德宏（首都医科大学宣武医院）

卢家红（复旦大学附属华山医院）

彭 斌（中国医学科学院北京协和医院）

蒲传强（中国人民解放军总医院）

施福东（天津医科大学总医院）

汪 昕（复旦大学附属中山医院）

王 柠（福建医科大学附属第一医院）

王 伟（华中科技大学同济医学院附属同济医院）

王拥军（首都医科大学附属北京天坛医院）

王玉平（首都医科大学宣武医院）

吴 江（吉林大学第一医院）

肖 波（中南大学湘雅医院）

谢 鹏（重庆医科大学）

徐 运（南京大学医学院附属鼓楼医院）

焉传祝（山东大学齐鲁医院）

杨 弋（吉林大学第一医院）

曾进胜（中山大学附属第一医院）

张 通（中国康复研究中心北京博爱医院）

张杰文（河南省人民医院）

赵 钢（空军军医大学西京医院）

周 东（四川大学华西医院）

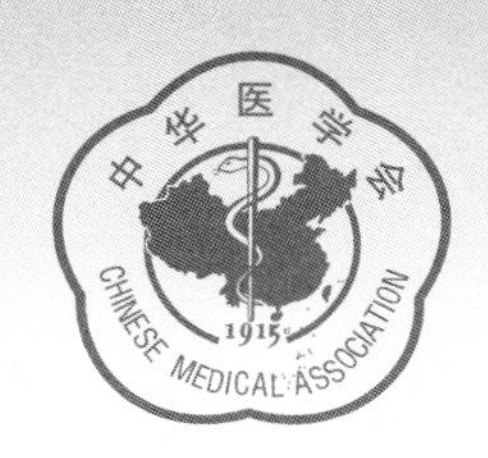

序

孟子曰:“不以规矩,不成方圆”,意思是画方和圆不用规和矩这两个工具是不行的,人也是一样。人如果不遵守规则,会导致社会的混乱。医生如果不遵守规则,会出现医疗过失或医疗过错,甚至会造成医疗事故,所以遵守医疗规范甚为重要。

近年来,随着科技水平的提升,对疾病病因、机制的认识日渐深入,医学诊疗技术日新月异,临床诊疗和相关技术操作规范的制定和更新势在必行。受国家卫生健康委员会委托,中华医学会结合新时期医疗管理和临床诊疗工作需求,组织各专科分会启动了临床诊疗指南及临床技术操作规范的修订和再版工作,以进一步指导和规范我国各级医务人员诊疗行为。为此,中华医学会神经病学分会及时启动了本专业相关规范的再版工作。

神经系统疾病涵盖领域广、专业多,临床诊断困难,治疗也面临挑战。因此,结合国内外研究进展及我国医疗现状,针对每一种神经系统疾病,编写一本有实际应用价值的诊疗规范,对于神经科医生尤其是基层神经科医生非常重要。分会编写专家组通过精心设计和准备,将每一种疾病诊疗规范分为概述、临床表现、诊断要点和治疗原则四部分,简明扼要,重点明确,可读性强,临床使用价值高。涉及学科之间交叉内容,从学科整体出发,结合疾病的发生机制,进行分工分类,加强专业间的沟通,力求在表述、技术标准和要求方面保持一致,便于临床推广应用。

经中华医学会神经病学分会讨论,此次再版工作将 2005 版《神经病学诊疗指南》和《临床技术操作规范·神经病学分册》合二为一,定名为《神经系统疾病诊疗指南及检查技术操作规范》(以下简称《规范》)。《规范》不仅对于临床使用者更加简捷方便,而且符合循证医学观点要求,有成熟的理论支撑,将对规范医疗行为、保障医疗安全、提高医疗质量发挥指导作用,更能够体现权威性、科学性和先进性。相信该版《规范》的临床应用,一定能进一步提高我国神经系统疾病诊疗技术操作水平。

衷心感谢中华医学会神经病学分会在临床诊疗规范制定方面所做的工作。

北京协和医院院长
中国科学院院士
中国科学技术协会副主席
中华医学会常务副会长
2020 年 1 月

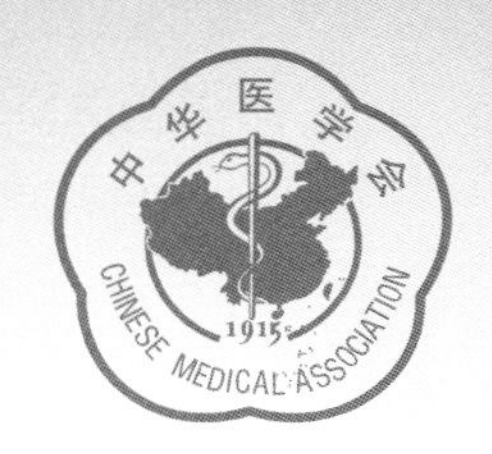

前　言

2002年中华医学会神经病学分会接受中华人民共和国卫生部（现为国家卫生健康委员会）医政司的委托，编写了《神经病学诊疗指南》和《临床技术操作规范·神经病学分册》两本书，由王纪佐、朱克、陈清棠三位教授主编，王新德和吕传真两位教授主审。在编写这两本指南的过程中，陈清棠教授和朱克教授不幸先后逝世，书籍编写历时两年多，2005年由人民卫生出版社出版发行。这两本书在当时作为全国神经内科医生的临床指南，其内容代表了神经科临床诊疗的最新和最高水平，实用性及可操作性强，伴随着我们神经病学同道走过了15年，对在全国范围内规范化诊断和治疗神经系统疾病起到了重要的作用。

鉴于医学的快速发展和进步，这两本书的修订和再版势在必行且非常必要，这是因为，首先，中华医学会要求各专科分会编写指南和规范；其次，神经病学领域的进展日新月异，很多疾病的诊断和治疗规范需要修改和更新；最重要的是传承前辈的工作，感恩他们留给我们的宝贵财富，特别是已经离开了我们的王新德、陈清棠和朱克三位教授。令我们非常荣幸和欣慰的是，2005版的主审吕传真教授仍是该版的主审，在本次修订过程中，吕教授对全部书稿进行了认真的审阅并提出中肯的修改意见。

2018年4月19日在中华医学会神经病学分会第七届委员会第六次常委会上正式启动两本书的再版。为了编好这两本书，全体常委（编委会）讨论后一致认为将两本书合一，书名定为“神经系统疾病诊疗指南及检查技术操作规范”。本次修订的初稿历时10个月完成，并在此基础上进行了互审和校对。本规范在原有基础上对目录和内容做了删减、增添和修改，对部分疾病进行了重新分类，使得本书内容更加完整合理。比如结合临床需求，删减了神经皮肤综合征部分，增加了脑白质病综合征一章，具体包括肾上腺脑白质营养不良、异染性脑白质营养不良及可逆性后部脑病综合征。此外，在不同专业章节，进行了合理增减，比如脑血管疾病部分增加了脑淀粉样血管病、皮质下梗死伴白质脑病的常染色体显性遗传性脑动脉病（CADASIL）、血管性痴呆及颅内静脉系统血栓形成；在神经系统感染及相关疾病部分，删除了细菌性脑膜炎、艾滋病相关神经系统表现，增加了莱姆病、布氏杆菌脑炎及自身免疫性脑炎等；在中枢神经脱髓鞘病部分，根据近年进展增加了视神经脊髓炎谱系疾病一节；在神经系统变性疾病部分，增加了额颞叶痴呆、路易体痴呆、进行性核上性麻痹及皮质基底节变性等。本规范共分十六章80多种疾病和8种神经科常用的诊疗技术规范。

本规范主要读者对象为我国不同地区、不同级别的神经病科医生，希望能够真正指导他们的临床工作。书写形式简单明了，通俗易懂，可读性强。特别是对一线和低年资的神经内科医生实用性更强。随着神经病学基础和临床的飞速发展，各种疾病的诊断和治疗指南不断更新，本规范的出版在某些内容方面可能落后于最新的指南，但是并不失其规范指导的意义。希望再版时补充和更新。

感谢神经病学分会秘书倪俊教授、戴毅副教授和蔡晓杰主任技师在联系作者、传达信息、收集稿件、校对和修改等方面所做的认真细致的工作，以及加班加点为本书付出的心血。感谢参加编写的所有编委和编者为本书付出大量的时间和精力。感谢中华医学会的支持，感谢中华医学会常务副会长、中国科学院赵玉沛院士亲自撰写序言。感谢所有帮助和支持本书编写的同道以及人民卫生出版社。

中华医学会神经病学分会主任委员

崔丽英

2020年1月9日

目　录

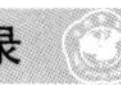

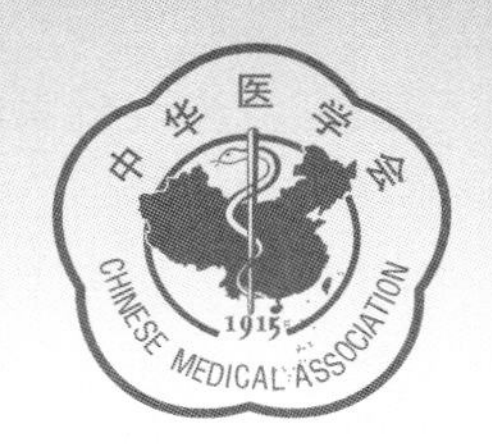

第一章

脑血管疾病

第一节　急性缺血性脑卒中

【概述】

急性脑血管病是我国成人致残率最高的疾病之一，本病的高发病率、高死亡率和高致残率给社会、家庭和患者带来沉重的负担和巨大的痛苦。急性缺血性脑卒中(脑梗死)是卒中最常见的类型，是指各种原因所致脑部血液供应障碍，导致局部脑组织缺血、缺氧性坏死，而出现相应神经功能缺损的一类临床综合征。约占全部卒中的60%~80%。

【临床表现】

急性缺血性脑卒中的临床表现取决于梗死灶的大小和部位。患者一般意识清楚，当发生基底动脉血栓或大面积脑梗死时，可出现意识障碍，甚至危及生命。不同脑血管闭塞的临床特点如下：

1. 大脑前动脉闭塞综合征　大脑前动脉的卒中相对较少，这可能是由于来自颅外血管或心脏的栓子更易进入脑血流口径较大的大脑中动脉系统，而较少进入大脑前动脉系统。另外在通常情况下，单侧大脑前动脉闭塞时，由于前交通动脉的侧支循环的代偿，症状表现常不完全。主干闭塞引起对侧下肢的偏瘫或感觉障碍，上肢较轻，一般无面瘫。可有小便难以控制。偶见双侧大脑前动脉由一条主干发出，当其闭塞时可引起双侧额叶梗死，表现为双下肢瘫、尿失禁，会出现强握等原始反射，以及精神症状。

2. 大脑中动脉闭塞综合征　大脑中动脉是缺血性卒中最易受累的血管。血管受累不同，临床表现也不相同。①主干闭塞：导致病灶对侧中枢性面舌瘫与偏瘫、偏身感觉障碍及偏盲(“三偏”)；优势半球受累出现完全性失语症，非优势半球受累出现体象障碍。②大脑中动脉上支闭塞：导致病灶对侧面部、手及上肢轻偏瘫和感觉缺失，下肢不受累，优势半球受累出现表达性失语(Broca 失语)，非优势半球受累出现体象障碍；无同向性偏盲。③大脑中动脉下支闭塞：较少单独出现，导致对侧同向性偏盲，下部视野受损严重；可出现对侧皮质感觉受损，如图形觉和实体辨别觉明显受损，病觉缺失、穿衣失用和结构性失用等，无偏瘫；优势半球受累出现感觉性失语(Wernicke 失语)，非优势半球受累出现急性意识模糊状态。④深穿支闭塞可出现皮质下失语。

3. 颈内动脉完全闭塞综合征　颈内动脉闭塞可以没有任何症状，或引起类似大脑中动脉主干闭塞的综合征。闭塞的速度、部位，Willis 环完整度和侧支循环情况是患者临床症状的决定因素。当眼动脉缺血时，有同侧眼失明。

4. 大脑后动脉闭塞综合征　一侧大脑后动脉闭塞引起对侧同向性偏盲，上部视野损伤较重。由于黄斑视觉皮质代表区为大脑中、后动脉双重血液供应，黄斑视力可不受累。中脑水平大脑后动脉起始处闭塞，可见眼球活动障碍，如垂直性凝视麻痹、动眼神经瘫、核间性眼肌麻痹、眼球水平凝视麻痹。优势半球枕叶受累可出现命名性失语、失读，不伴失写。这是由于胼胝体病变使非优势侧视觉皮层与优势侧半球语言区间的联络中断。双侧大脑后动脉闭塞可导致皮质盲、记忆受损（累及颞叶），不能识别熟悉面孔（面容失认症），幻觉和行为异常。

5. 基底动脉主干闭塞　常引起广泛的脑干、小脑梗死，表现为四肢瘫，双侧眼球注视麻痹，昏迷，可迅速死亡。基底动脉不同部位的旁中央支和长回旋支闭塞，可导致脑干或小脑不同水平的梗死，表现为各种综合征。常见的脑干综合征有韦伯综合征（Weber syndrome）、贝内迪克特综合征（Benedikt syndrome）、帕里诺综合征（Parinaud syndrome）、福维尔综合征（Foville syndrome）、米亚尔 - 居布勒综合征（Millard-Gubler syndrome）、闭锁综合征（locked-in syndrome）、基底动脉尖综合征（top of the basilar artery syndrome）及瓦伦贝格综合征（Wallenberg syndrome）等。

【诊断要点】

急性缺血性卒中的诊断标准：①急性起病，可以追溯到发病的具体时间或最后正常时间（睡眠中起病）；②局灶性神经功能缺损（一侧面部或肢体无力或麻木、语言障碍、视觉障碍等），少数为全面神经功能缺损；③影像学显示有责任缺血性病灶，或症状 / 体征持续≥24h；④排除非血管性病因；⑤脑 CT/MRI 排除脑出血。

此外，急性缺血性卒中的病因分型同样重要。目前急性缺血性卒中的分型有多种，常用的为 TOAST 分型。TOAST 分型是第一个基于病因的缺血性卒中分型，它主要包括大动脉粥样硬化性、心源性、小血管闭塞性、其他病因和病因不明型。

【治疗原则】

（一）急性期治疗

1. 一般治疗和危险因素控制　急性缺血性卒中起病急、变化快、异质性强，在处理时应注意：①遵循“循证医学与个体化分层相结合”的原则；②按照“正确的时间顺序提供及时的评价与救治措施”；③系统性，即应整合多学科的资源，如建立有组织的卒中中心或卒中单元系统。

此外，急性期尚需注意血压、血糖及血脂管理。急性缺血性脑卒中后 24h 内血压升高的患者应谨慎处理。血压持续升高至收缩压≥200mmHg（1mmHg=0.133kPa）或舒张压≥110mmHg，或伴有严重心功能不全、主动脉夹层、高血压脑病的患者，可予降压治疗，并严密观察血压变化。准备溶栓及桥接血管内取栓者，血压应控制在收缩压 <180mmHg、舒张压 <100mmHg。血糖控制在 7.8~10mmol/L，血糖超过 10mmol/L 时可给予胰岛素治疗。血糖低于 3.3mmol/L 时，可给予 10%~20% 葡萄糖口服或注射治疗，目标值是恢复正常血糖。在血脂管理方面，在服用他汀类药物期间发生缺血性卒中的患者，在卒中急性期继续服用他汀类药物是合理的。未服用他汀类药物而符合接受他汀治疗条件的患者，在医院内启动他汀类药物治疗是合理的，必要时可强化降脂。

2. 静脉溶栓治疗　对缺血性脑卒中发病 3h 内和 3~4.5h 的患者，应按照适应证、绝对禁忌证和相对禁忌证严格筛选患者，推荐尽早给予静脉重组组织型纤溶酶原激活剂（rt-PA）溶栓治疗。溶栓治疗获益是时间依赖性的，应尽早开始治疗。rt-PA 的用法为 0.9mg/kg（最大剂量为 90mg），其中总量的 10% 在最初 1min 内静脉推注，剩余的 90% 持续滴注 1h。静脉 rt-PA 溶栓治疗后 24h 内血压应 <180/100mmHg。在静脉溶栓治疗过程中，医师应充分准备应对紧急的不良反应，包括出血并发症和可能引起气道梗阻的血管源性水肿。

发病在 6h 内，可根据适应证和禁忌证标准严格选择患者给予尿激酶静脉溶栓。使用方法：尿激酶 100 万 ~150 万单位，溶于生理盐水 100~200ml，持续静脉滴注 30min。

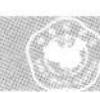

3. 血管内介入治疗　包括动脉内溶栓、静脉和动脉内联合溶栓（桥接治疗）、机械性碎栓 / 取栓、急性血管成形术和支架植入术等。目前，对于静脉溶栓时间窗内的患者，静脉溶栓治疗是首选的治疗方案，静脉溶栓禁忌的患者，建议将机械取栓作为大血管闭塞的治疗方案。

发病 6h 内，符合以下标准时，强烈推荐机械取栓治疗：卒中前改良 RANKIN 量表（mRS）评分 0~1 分；缺血性卒中由颈内动脉或大脑中动脉 M1 段闭塞引起；年龄≥18 岁；美国国立卫生研究院卒中量表（NIHSS）评分≥6 分；Alberta 卒中项目早期 CT 评分（ASPECTS）≥6 分。距最后正常时间 6~16h 及距最后正常时间 16~24h 者，经严格临床及影像学评估后，可进行血管内机械取栓治疗。

4. 其他药物治疗

（1）抗血小板聚集治疗：对于不符合静脉溶栓或血管内取栓适应证且无禁忌证的缺血性脑卒中患者，应在发病后尽早给予口服阿司匹林 150~300mg/d 治疗，急性期后可改为预防剂量 50~300mg/d，不耐受者可使用氯吡格雷等。对于静脉 rt-PA 治疗的患者，通常推迟到 24h 后服用阿司匹林。对于轻型卒中及中高危短暂性脑缺血发作患者，在发病 24h 内启动双重抗血小板治疗［阿司匹林 100mg 每天 1 次联合氯吡格雷 75mg 每天 1 次（氯吡格雷首日为负荷剂量 300mg）］并持续 21d，对预防发病 90d 内的早期卒中复发有益。

（2）抗凝治疗：抗凝药物包括普通肝素、低分子肝素、口服抗凝剂和凝血酶抑制剂等。对大多数急性缺血性脑卒中患者，不推荐无选择地早期进行抗凝治疗。对少数特殊的急性缺血性脑卒中患者（如放置心脏机械瓣膜）是否进行抗凝治疗，需综合评估（如病灶大小、血压控制、肝肾功能等），如出血风险较小，致残性脑栓塞风险高，可在充分沟通后谨慎选择使用。特殊情况下溶栓后还需抗凝治疗的患者，应在 24h 后使用抗凝剂。

（3）神经保护剂和改善脑循环药物：神经保护剂的疗效与安全性尚需开展更多高质量临床试验进一步证实。在临床工作中，依据随机对照试验研究结果，个体化应用依达拉奉、丁苯酞、人尿激肽原酶等药物。

5. 入院后常规护理　卒中急性期一般治疗包括气道、通气支持和供氧，血压监测和管理，体温监测、血糖监测和处理，营养支持，下肢静脉血栓及肺栓塞的预防以及抑郁筛查和治疗等。

6. 并发症的处理　急性卒中并发症的防治也很重要，包括脑组织水肿和颅内压增高、梗死后出血性转化、卒中后癫痫发作，肺炎及深静脉血栓等。

7. 康复治疗　推荐经过规范培训的卒中康复专业人员负责实施康复治疗。如果患者病情稳定，应及早开始康复，包括肢体康复、语言训练、心理康复等，并逐渐增加每次康复的治疗时程和强度。

（二）二级预防

为降低卒中复发率，应尽早启动卒中二级预防。

（王伊龙　王拥军）

参 考 文 献

[1] 王拥军．神经病学[M]．2 版．北京：北京大学医学出版社，2009.

[2] POWERS WJ，RABINSTEIN AA，ACKERSON T，et al. 2018 Guidelines for the Early Management of Patients with Acute Ischemic Stroke：A Guideline for Healthcare Professionals from the American Heart Association/American Stroke Association [J]. Stroke，2018，49（3）：e46-e110.

[3] SMITH EE，KENT DM，BULSARA KR，et al. Effect of Dysphagia Screening Strategies on Clinical Outcomes After Stroke：A Systematic Review for the 2018 Guidelines for the Early Management of Patients with Acute Ischemic Stroke [J]. Stroke，2018，49（3）：e123-e128.

[4] 中华医学会神经病学分会，中华医学会神经病学分会脑血管病学组．中国缺血性脑卒中和短暂性脑缺血发作二级预防指南 2014 [J]. 中华神经科杂志，2015，48（4）：258-273.

[5] 中华医学会神经病学分会，中华医学会神经病学分会脑血管病学组．中国急性缺血性脑卒中诊治指南2018 [J]. 中华神经科杂志，2018，51(9):666-682.

第二节 脑出血

【概述】

自发性脑出血是指非外伤性脑实质内出血，为脑卒中的第二大原因，致残率高。大多数脑出血与高血压相关，其他病理情况包括脑淀粉样血管病、动脉瘤、血管畸形、出血性梗死、脑肿瘤、血管炎、烟雾病等，本诊疗规范适用于高血压性脑出血。

【临床表现】

常发生于中老年患者，多有高血压病史。多在活动中或情绪激动时突然起病。症状在数分钟至数小时达峰。血压常明显升高，并出现头痛、呕吐、肢体瘫痪、意识障碍等，临床表现与出血部位有关：

1. 壳核　是高血压性脑出血最常见的出血部位，由豆纹动脉破裂引起。可出现“三偏”（偏瘫、偏身感觉障碍、偏盲），双眼向病灶侧凝视，优势侧受累可有失语。

2. 丘脑　由丘脑穿通动脉或丘脑膝状体动脉破裂引起。可表现为偏瘫、偏身感觉障碍、丘脑性疼痛，还可出现精神障碍、语言障碍、痴呆；优势侧受累可出现失语，非优势侧受累可有体象障碍和忽视；累及丘脑中间腹侧核可出现帕金森综合征；累及丘脑底核可出现偏身投掷；累及下丘脑或中脑可引起特征性眼征，如眼球上视不能、眼球会聚障得等；累及丘脑下部或破入第三脑室可出现意识障碍、中枢性高热及去大脑强直。

3. 脑干　多数为脑桥出血，由基底动脉脑桥支破裂导致。可出现不同程度意识障碍、中枢性高热、针尖样瞳孔、交叉瘫或四肢瘫、双侧病理征阳性。重者出现深昏迷、去大脑强直、呼吸障碍等，常很快死亡。少量出血可表现为不同形式的脑干综合征。

4. 小脑　常为小脑上动脉分支破裂所致。常表现为眩晕、共济失调、眼球震颤及构音障碍等。出血量增加可出现脑干受压表现，大量小脑出血的患者很快昏迷，双侧瞳孔呈针尖样，呼吸节律不规则，最后致枕骨大孔疝而死亡。

5. 脑叶　常见原因有脑淀粉样血管病、脑动静脉畸形、血液病等。以顶叶最多见，一般血肿体积较大，癫痫发作较深部出血常见，昏迷较少见。

6. 脑室　分为原发性和继发性。原发性脑室出血多由脉络丛或室管膜下动脉破裂所致，继发性脑室出血指脑实质出血破入脑室。常有头痛、呕吐，严重者出现意识障碍、去脑强直发作，易误诊为蛛网膜下腔出血。

【诊断要点】

脑出血诊断流程包括：①是否为脑卒中；②是否为脑出血，行头部CT或MRI以明确诊断；③脑出血的严重程度，可根据格拉斯哥昏迷量表（GCS）或NIHSS量表评估；④脑出血的分型。

高血压性脑出血的诊断可依据：中老年患者，长期高血压病史，活动中或情绪激动时突然起病，血压常明显升高，出现头痛、呕吐等颅内压升高的表现，有意识障碍或局灶神经功能缺损症状/体征，头部CT或MRI显示出血灶，排除其他病因导致的脑出血。

【治疗原则】

脑出血的治疗包括内科和外科治疗，大多数患者以内科治疗为主，若病情危重或发现继发脑疝，且有手术指征者，应予外科治疗。

（一）内科治疗

1. 一般处理 急性期病情往往不稳定，应持续生命体征监测、神经系统评估、心肺功能监护。根据病情可卧床休息，避免情绪激动；必要时给予呼吸、循环支持，注意维持水电解质平衡和补充营养；控制血糖在7.7~10.0mmol/L；头痛、躁动者可给予镇静止痛剂，便秘者给予缓泻剂。

2. 血压管理 脑出血患者早期常出现血压升高，分析血压升高原因，结合患者有无高血压病史、既往血压情况、有无颅内外大血管严重狭窄等综合管理血压。若收缩压 >220mmHg，应积极使用静脉降压药物；若收缩压 >180mmHg，可使用静脉降压药物；可将160/90mmHg作为参考目标。降压期间应严密观察血压及病情变化。

3. 止血药物 一般不常规应用止血药物，如有凝血功能障碍，可针对性应用止血药。如华法林继发脑出血可用维生素 K_1 拮抗。

4. 防治并发症

（1）颅内压升高：颅内压升高者应卧床、适度抬高床头，严密观察生命体征，酌情给予甘露醇和高张盐水，注意监测心、肾功能及电解质水平，必要时可给予呋塞米、甘油果糖和/或白蛋白，不提倡预防性使用降颅压治疗。

（2）癫痫发作：有癫痫发作和/或脑电图监测到痫样放电，应给予抗癫痫药治疗，不推荐预防性应用抗癫痫药。

（3）其他：应注意防治继发感染（尤其是吸入性肺炎）、应激性溃疡、深静脉血栓形成和肺栓塞等并发症。

5. 早期康复治疗 根据患者情况，尽早开始适合的、安全的康复治疗，实施医院、社区及家庭妥善衔接的三级康复治疗措施。

（二）外科治疗

对于部分患者，外科治疗可快速清除血肿、缓解颅内压升高、解除机械压迫，抢救患者生命及促进神经功能恢复，可请神经外科及时评估决定治疗方案，主要手术方法包括：开颅血肿清除术，微创手术、去骨瓣减压术、脑室引流/溶栓药物等。

（三）预防复发

应对脑出血患者进行复发风险评估，并针对病因控制危险因素。积极治疗高血压病。

（黄一宁）

参 考 文 献

[1] 中华医学会神经病学分会，中华医学会神经病学分会脑血管病学组．中国脑出血诊治指南(2014)[J]．中华神经科杂志，2015，48(6)：435-444.

[2] 吴江，贾建平．神经病学[M]．3版．北京：人民卫生出版社，2015.

第三节 短暂性脑缺血发作

【概述】

短暂性脑缺血发作（transient ischemic attack，TIA）是指：①基于时间的定义，由于血管原因所致的突发性局灶性神经功能（脑、脊髓或视网膜）障碍，持续时间 <24h。②基于组织学的定义，由脑、脊髓或视网膜缺血所引起的短暂性神经功能障碍，不伴有急性梗死。基于社区人群的中国成人TIA流行病学研究显示，我国人口标准化TIA患病率高达2.4%。TIA是“卒中预警”事件，TIA后早期发生卒中的风险很高，7d内的卒中风险为4.5%~10%，90d卒中风险为10%~20%。其中25%~50%卒中发生于TIA后

2d 内。不同危险人群发生卒中风险有差异。需要高度重视 TIA 患者，尽快进行评估和干预。

TIA 常见的可控制的和不可控制的危险因素包括年龄、高血压、糖尿病、血脂异常、心脏疾病（如心房颤动等）、颅内外动脉狭窄、吸烟等。TIA 的发病机制多样，有时通常多种机制参与发病，包括微栓子栓塞机制、血流动力学改变机制、血液成分及功能改变机制等。

【临床表现】

起病突然，迅速出现局灶或全面性神经功能缺损，临床症状与受累血管有关，症状多在 1h 内完全缓解。由于缺血时间短暂，大部分患者就诊时体格检查正常。部分患者可发现相应神经系统体征。

1. 颈内动脉系统供血区 TIA　患者可出现短暂单眼黑矇（病变血管同侧）、言语不清、偏瘫、偏身麻木（病变血管对侧）等症状。体格检查可发现部分患者肢体无力、出现病理反射等。

2. 椎基底动脉系统供血区 TIA　患者可出现眩晕、恶心和呕吐、言语不清、吞咽困难、肢体无力等症状，无力可表现为单侧肢体、双下肢无力，还可出现四肢无力，部分患者可出现复视、意识障碍。部分患者体格检查可发现眼震、交叉性感觉障碍或交叉性瘫痪等较为特征的脑干缺血症状，偶可引出双侧病理反射。

【诊断要点】

（一）辅助检查

1. 常规检查　血常规、电解质、肝肾功能、血脂、血糖、凝血功能等，心电图及超声心动图、胸部 CT 等有助于发现病因和评估治疗风险。

2. 头部 CT 或 MRI　是明确诊断最重要的辅助检查，头部 CT 或 MRI 未见新发病灶，可以同其他疾病鉴别。

3. 脑血管检查　对于明确病因、发病机制及制订下一步治疗方案有重要价值。常用方法包括经颅多普勒超声（TCD）、颈部血管超声，TCD 栓子监测对于病因和预后评估具有重要价值。头部磁共振血管成像（MRA）、CT 血管成像（computed tomography angiography，CTA）是无创的血管成像技术，可发现绝大部分脑血管狭窄、闭塞病变。数字减影血管造影（DSA）检查是目前评估颅内外动脉病变的“金标准”，但临床运用受一定条件限制。

（二）诊断标准

1. 急性起病。

2. 局灶或全面神经功能缺损症状或体征，与受累血管相关。

3. 症状短时间内完全缓解（通常在 1h 内，不超过 24h），无神经系统后遗异常体征。

4. 排除非血管源性因素。

5. 头部 CT 未见新发梗死病变，可临床拟诊 TIA；头部 MRI 弥散加权成像（DWI）序列未见新发梗死病变，可临床确诊 TIA。

（三）诊断流程

具体见图 1-3-1。

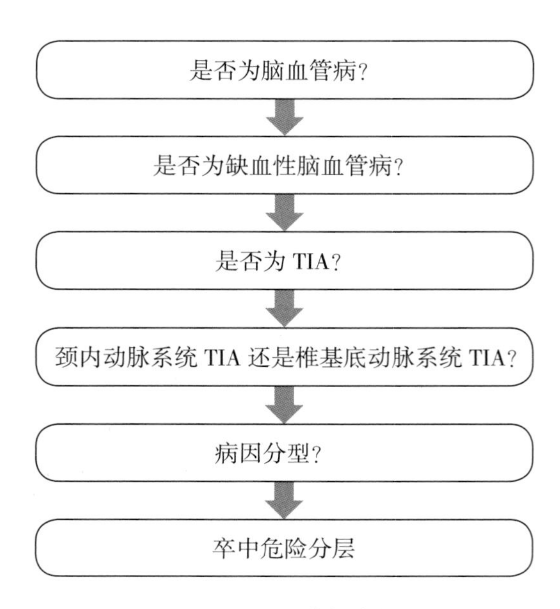

图 1-3-1　TIA 诊断流程图

【治疗原则】

（一）一般处理

1. 大部分患者来院后临床症状已缓解，应尽快评估，如果临床医师评估患者有卒中高危风险，或 $ABCD^2$ 评分≥4 分（表 1-3-1），建议尽快收入院完成病因学检查及相应治疗。$ABCD^2$ 评分 <4 分，建议尽快完成病因学检查。

2. 对临床症状尚未缓解的患者，不能为等待症状缓解而延误治疗，应按照急性脑血管病诊疗程序处理，启动静脉溶栓或血管取栓预案，给予生命体征支持，完善辅助检查。

表 1-3-1　常用 ABCD 评分系统

		$ABCD^2$	$ABCD^2I$	$ABCD^3I$
年龄（A）	≥60 岁	1	1	1
血压（B）	收缩压≥140mmHg 或舒张压≥90mmHg	1	1	1
临床症状（C）	单侧肢体无力	2	2	2
	语言障碍不伴肢体无力	1	1	1
症状持续时间（D）	≥60min	2	2	2
	10~59min	1	1	1
糖尿病（D）	有	1	1	1
两次（7d 内）TIA 发作（D）	有			2
颈动脉狭窄≥50%（I）	有			2
颅内动脉狭窄	有			
DWI 出现高信号（I）	有		3	2
总分		0~7	0~9	0~13

（二）抗栓治疗

1. 使用抗血小板药物而非抗凝药物预防脑卒中发作。阿司匹林、氯吡格雷单药治疗均可作为首选抗血小板药物。阿司匹林单药最佳剂量 75~150mg/d，氯吡格雷单药剂量 75mg/d。阿司匹林（25mg）+ 缓释型双嘧达莫（200mg）2 次 /d 或西洛他唑（100mg）2 次 /d，均可作为阿司匹林或氯吡格雷的替代治疗药物。

2. 对于发病在 24h 内、具有脑卒中高复发风险（$ABCD^2$ 评分≥4）的急性非心源性 TIA，应尽早给予阿司匹林联合氯吡格雷治疗 21d，不过需警惕出血风险。

3. 对于存在颅内大动脉粥样硬化性严重狭窄（70%~99%）的非心源性 TIA 患者，可考虑阿司匹林联合氯吡格雷双重抗血小板治疗，联合双抗时间不超过 3 个月。

4. 如果 TIA 系非瓣膜性心房颤动所致，应尽早启动抗凝药物，可在 TIA 发作当天进行抗凝治疗，可选用华法林或新型口服抗凝药物，注意监测出血风险。如患者不能接受口服抗凝药物，可应用阿司匹林单药治疗。

5. 伴有急性心肌梗死的 TIA 患者，如存在左室附壁血栓，应推荐至少 3 个月华法林口服抗凝治疗，如心脏前壁无运动或运动异常，应考虑 3 个月的口服华法林抗凝治疗。

（三）控制危险因素

1. 高血压　应将血压降至 <140/90mmHg，如果合并颅内大动脉粥样硬化性狭窄，应注意降压速度与幅度对患者的影响。

2. 脂代谢异常　无论是否伴有其他动脉粥样硬化证据，推荐高强度他汀类药物长期治疗。低密度脂蛋白胆固醇（LDL-C）下降≥50% 或 LDL-C ≤1.8mmol/L（70mg/L）。

3. 糖尿病　采取综合治疗方案管理，糖化血红蛋白治疗目标为 <7%，注意避免低血糖。

4. 其他危险因素控制　包括戒烟、保持健康生活方式及体育锻炼，对高同型半胱氨酸、动脉夹层、卵圆孔未闭、睡眠呼吸暂停综合征等进行评估和干预。

(四) 手术或介入治疗

1. 颈动脉颅外段狭窄　对于近期发生 TIA 合并同侧颈动脉颅外段中度以上狭窄(50%~99%)的患者,如果预计围手术期死亡和卒中复发率 <6%,可进行颈动脉内膜切除术(CEA)或颈动脉支架植入术(CAS)治疗。颈动脉颅外段狭窄 <50% 时,不推荐行 CEA 或 CAS 治疗。

2. 颅外椎动脉狭窄　症状性颅外椎动脉粥样硬化狭窄患者,内科药物治疗无效时,可选择支架植入术。

3. 颅内动脉狭窄　对于症状性颅内动脉粥样硬化性狭窄≥70% 的 TIA 患者,在标准内科药物治疗无效的情况下,可在严格和慎重选择患者的前提下,选择血管内介入治疗作为药物治疗的辅助手段。

(五) 重视患者健康教育

应对患者定期随诊,进行健康教育,提倡健康生活方式,提高患者对二级预防药物的依从性(表 1-3-1)。

(彭　斌)

参 考 文 献

[1] 吴江,贾建平. 神经病学[M]. 3 版. 北京:人民卫生出版社,2015.

[2] 短暂性脑缺血发作中国专家共识组. 短暂性脑缺血发作的中国专家共识更新版(2011 年)[J]. 中华内科杂志,2011,50(6):530-532.

[3] 中华医学会神经病学分会,中华医学会神经病学分会脑血管病学组. 中国缺血性脑卒中和短暂性脑缺血发作二级预防指南 2014 [J]. 中华神经科杂志,2015,48(4):258-273.

[4] 短暂性脑缺血发作中国专家共识组. 短暂性脑缺血发作与轻型卒中抗血小板治疗中国专家共识(2014 年)[J]. 中华医学杂志,2014,94(27):2092-2096.

[5] EASTON JD, SAVER JL, ALBERS GW, et al. Definition and Evaluation of Transient Ischemic stroke: A Scientific Statement for Healthcare Professionals From the American Heart Association/American Stroke Association Stroke Council; Council on Cardiovascular Surgery and Anesthesia; Council on Cardiovascular Radiology and Intervention; Council on Cardiovascular Nursing; and the Interdisciplinary Council on Peripheral Vascular Disease: The American Academy of Neurology affirms the value of this statement as an educational tool for neurologists [J]. Stroke, 2009, 40(6): 2276-2293.

第四节　蛛网膜下腔出血

【概述】

蛛网膜下腔出血(subarachnoid hemorrhage, SAH)是指颅内血管破裂后,血液流入蛛网膜下腔,导致脑血管痉挛、颅内压增高、迟发性脑缺血等一系列病理生理过程。根据文献报道,中国人群 SAH 发病率在各个地区不一致,为每年 1.1/10 万人 ~8.2/10 万人。基于有限的数据显示,上海地区最低、宁波地区最高,并无明显南北方差异。SAH 的常见病因可分为动脉瘤性 SAH 和非动脉瘤性 SAH,而且前者的再发出血风险较高,需要格外重视早期的干预及治疗。SAH 的常见危险因素包括吸烟、高血压、饮酒、高胆固醇血症、女性、肥胖、药物使用(口服避孕药、抗血小板药物、可卡因、免疫抑制剂)、激素、年龄、饮食及生活方式等。另外,SAH 家族史(尤其是动脉瘤相关 SAH 家族史)及载脂蛋白 E(*APOE*)$\varepsilon 4$ 等位基因携带者也是 SAH 发病的高危人群。

【临床表现】

突发且迅速达峰的剧烈霹雳样头痛,可伴有或不伴有恶心、呕吐、颈项强直、短暂意识丧失、局灶性神经系统症状,查体可发现部分患者伴有局灶性或全脑体征,颈部活动受限或强直等,老年高龄患者经常临床表现或体征不典型,常出现其他系统的受累(心脏、呼吸系统等),需要谨慎评估。结合劳累、情绪激动等诱因后发病等特点需要怀疑 SAH 的可能。

【诊断要点】

（一）辅助检查

1. CT　头颅 CT 平扫是 SAH 的首选检查手段。1 项纳入 3 132 例的前瞻性队列研究指出，对于 1h 内突发迅速达到顶峰的头痛患者，CT 诊断 SAH 的灵敏度为 92.9%，特异度为 100%，但是 5~7d 后 CT 诊断的灵敏度急剧下降。因此若怀疑 SAH，应尽快行 CT 平扫检查。

2. 腰椎穿刺　如果 CT 阴性，可以行腰椎穿刺帮助诊断。如果在脑脊液中发现红细胞或者黄变可支持 SAH 的诊断。

3. CTA　可以显示动脉瘤和周围结构的关系，具有较高的敏感性和特异性，敏感度 >77%，特异度 >79%，可用于动脉瘤的筛查。CTA 对动脉瘤检出率受到多种因素影响，如动脉瘤大小、动脉瘤部位、CT 成像设备、扫描参数及 CTA 后处理技术等。CTA 对于 ≥5mm 的动脉瘤检出敏感度可达 95%~100%，而当动脉瘤直径 <5mm 时，其敏感度就下降为 64%~83%。随着 CT 成像技术的进步，CTA 对于微小动脉瘤的检出率有明显提高。研究发现，64 排 CTA 检测长径 <3mm 的敏感度可达 93.7%~96.8%，并推荐将 CTA 作为动脉瘤筛查的首选方案。研究表明剪影 CTA 技术可避免骨性结构对动脉瘤的干扰，比传统 CTA 能够更好的显示动脉瘤，提高动脉瘤的检出率。CTA 具有经济、成像时间短、应用广泛等优点，适用于动脉瘤的筛查。

4. MRI　MRI 是 SAH 辅助诊断的主要技术。液体抑制反转恢复序列（FLAIR 序列）、质子密度加权像、DWI、梯度回波（GRE）序列或磁敏感加权成像（SWI）对血红素显示非常敏感。MRI 能看到比较大的血管畸形。在常规 MRI 上，T_1WI 和 T_2WI 均呈低或无信号黑色流空影。此外，SWI 的图像上也可呈现出高信号引流静脉。

5. MRA　MRA 有 3D 时间飞跃法（TOF）和造影剂增强的方法。3D TOF MRA 不需要造影剂，无电离辐射，适用于孕妇，但敏感性很低，不如增强 MRA、CTA 和 DSA。MRA 检查动脉瘤的敏感性可达 70%~98%，对于判断动脉瘤颈与所属血管的关系也存在着局限性。对于动静脉畸形，MRA 辅助诊断动静脉畸形优于 MRI。

6. DSA　尽管 CTA 和 MRA 的技术迅速发展，DSA 仍然是诊断颅内动脉瘤的“金标准”。能评估动脉瘤的部位、大小、和周围血管及组织的关系等，3D DSA 可以立体展示上述动脉瘤信息。与传统 2D DSA 相比，具有检出微小动脉瘤的优势。首次 DSA 检查也存在假阴性的可能。首次检查动脉瘤阴性的患者，1 周后再行 DSA，约有 1%~2% 患者发现之前未发现的动脉瘤。但是因为 DSA 是有创检查，有一定风险且费用较高，是否再次行检查应因人而异。对于其他可能的病因如动静脉畸形（arteriovenous malformation，AVM）、硬脑膜动静脉瘘等，DSA 目前仍是最可靠、最重要的诊断方法。DSA 较高空间和时间分辨率能确诊断其位置、深度、大小、供血动脉与主干的关系和引流静脉的数目与分布情况。此外，3D DSA 在评估血管结构方面与 2D DSA 相比更细致，可更加准确的显示其空间结构。

（二）诊断标准

1. 急性起病。

2. 局灶或全面神经功能缺损症状或体征。

3. 头颅 CT 或腰椎穿刺证实存在 SAH。

（三）诊断流程

SAH 作为神经科的重要急症之一，需要迅速、准确地进行诊断和处理，以下为诊断流程（图 1-4-1）。

（四）预后评估

多个临床分级系统可用于评估 SAH 患者的严重程度及预后，目前常用的量表包括 Hunt-Hess 量表、

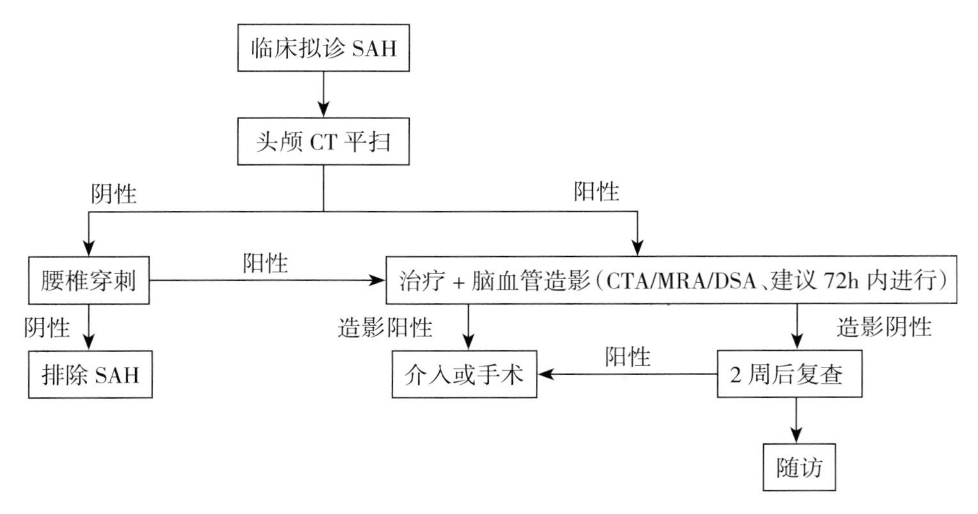

图 1-4-1 SAH 诊断流程图

格拉斯哥昏迷量表（GCS）、世界神经外科医师联盟（WFNS）量表、动脉瘤性 SAH 入院患者预后（PAASH）量表、Hijdra 评分等。

【治疗原则】

（一）一般处理

1. 应及时送至经验丰富的卒中诊疗中心或者综合医院，多学科协作有利于 SAH 患者的全面管理。

2. 急性期 SAH 需要监测和管理血压，目标血压范围在收缩压 130~160mmHg。为了维持恰当的血压水平，保持恰当的脑灌注压，可使用尼卡地平等钙离子拮抗剂或拉贝洛尔降压。

3. 急性期 SAH 需要监测血糖，SAH 患者发生高血糖，与预后不良及死亡率增加相关，但严格的控制血糖并不会改变最终结局，故应避免低血糖。

（二）药物治疗

目前，在药物止血及防治 SAH 进展方面并无有效的药物。抗纤维蛋白溶解药物或许可减少早期再出血的风险，但也因为使用该类药物可能会引起迟发性脑缺血，因而 SAH 患者的总体预后并未得到有效的改善，因此在动脉瘤处理前可短期应用，不推荐常规使用。另外，重组人凝血Ⅶa 因子虽然在理论上能减少再出血的发生，但也有一项开放性剂量递增安全性研究因发生严重的不良反应而终止。

（三）手术及介入治疗

1. 对大部分破裂动脉瘤患者，介入治疗或开颅手术应尽早（发病 72h 内）进行，以降低再出血风险，手术方案应根据患者实际情况由经验丰富的神经外科医师和神经介入医师共同讨论确定。

2. 对于同时适合介入治疗和开颅手术的动脉瘤患者，有条件者可首选血管内治疗。

3. 对于年轻、血肿占位效应明显且高颅内压的患者，若累及大脑中动脉、胼周动脉或宽颈、瘤体发出分支血管的动脉瘤，适合开颅手术治疗；而对于年龄 >70 岁，WFNS 分级Ⅳ ~ Ⅴ级的患者，适合介入治疗。

（四）并发症监测及管理

1. 对于临床存在颅内压增高症状的患者，可给予甘露醇、高渗盐水等渗透性脱水剂治疗。

2. 对于临床表现为意识水平下降且影像学证实为急性脑室积水的患者，应及时行脑室外引流治疗。

3. 推荐入院后早期口服或静脉应用尼莫地平、法舒地尔减少血管痉挛发生；克拉生坦可以显著降低脑血管痉挛发生率，但使用时需关注其发生肺部并发症、贫血、低血压等不良反应的风险；对于脑血管

痉挛高危人群,可考虑在上述常规治疗基础上加用替拉扎特。对于严重的脑血管痉挛,可考虑采用球囊血管成形术。

4. 早期使用他汀类药物可预防迟发性脑缺血。另外,目前尚有硫酸镁、西洛他唑、依达拉奉、低分子肝素、氟桂利嗪、奥扎格雷、前列地尔等药物针对脑血管痉挛及迟发性梗死的预防和治疗的研究,但不做常规推荐。

5. 不推荐常规预防性应用抗癫痫药;对于 SAH 癫痫高危患者,若无禁忌证,选择介入栓塞治疗而不是手术夹闭治疗是合理的。

6. SAH 患者发生肺炎,与预后不良及死亡率增加相关。高龄、癫痫持续状态、临床分级较重、需要呼吸机辅助通气的患者,发生肺炎的风险较高。

(董 强)

参考文献

[1] LIN HL, SOO KM, CHEN CW, et al. Incidence, national trend, and outcome of nontraumatic subarachnoid haemorrhage in Taiwan: initial lower mortality, poor long-term outcome [J]. Biomed Res Int, 2014, 2014 :274572.

[2] LIANG W, HUANG R, LEE AH, et al. Hospitalizations for incident stroke in Shunde District, Foshan, South China [J]. Neuroepidemiology, 2008, 30(2): 101-104.

[3] DE ROOIJ NK, LINN FH, VAN DER PLAS JA, et al. Incidence of subarachnoid haemorrhage: a systematic review with emphasis on region, age, gender and time trends [J]. J Neurol Neurosurg Psychiatry, 2007, 78(12): 1365-1372.

[4] 刘国荣,李月春,程国娟,等. 内蒙古包头市动脉瘤性蛛网膜下腔出血的发病率研究[J]. 脑与神经疾病杂志, 2016, 24(11): 670-674.

[5] KORJA M, LEHTO H, JUVELA S. Lifelong rupture risk of intracranial aneurysms depends on risk factors: a prospective Finnish cohort study [J]. Stroke, 2014, 45(7): 1958-1963.

第五节 脑淀粉样血管病

【概述】

脑淀粉样血管病(cerebral amyloid angiopathy, CAA)是以淀粉样蛋白在大脑皮层和柔脑膜小血管(尤其是小动脉和毛细血管)内沉积为病理特征的一类脑小血管病。分为散发型和家族型,家族型即遗传性脑出血伴淀粉样变(hereditary cerebral hemorrhage with amyloidosis, HCHWA),包括 HCHWA- 荷兰型和 HCHWA- 冰岛型,为常染色体显性遗传病;散发型 CAA 临床更多见,主要与 β 淀粉样蛋白沉积有关,是老年患者非高血压非外伤性脑出血的常见原因,发病率随年龄增加。*ApoE* 等位基因 ε4/ε2 被认为与淀粉样蛋白的沉积及出血相关。

【临床表现】

CAA 患病率随年龄逐渐增加。临床表现多样,最常见表现为反复脑叶出血,其他症状包括慢性进行性认知功能下降,短暂性局灶性神经系统发作(transient focal neurological episodes, TFNE),淀粉样蛋白相关炎症所致的亚急性认知功能下降或者精神异常等,上述症状可并存;亦可无特殊症状。

1. 复发性脑叶出血 多见于老年患者,常表现急性起病的局灶性神经功能缺损,症状与部位相关。由于出血位于脑叶,常表现失语、视野缺损、头痛及呕吐或癫痫发作等症状。老年患者这些症状不典型常被忽略。出血以枕叶或顶枕叶多见,亦可见于额叶、颞叶。

2. 认知功能下降和痴呆 CAA 患者可出现不同程度认知功能下降或痴呆,可发生于反复脑叶出血后,亦可与阿尔茨海默病(Alzheimer's disease, AD)共存,表现为慢性进行性认知功能下降,往往以记忆障碍首发;亦有研究认为,CAA 患者校正年龄和 AD 的病理改变后,仍与认知功能下降显著相关。此外,与 AD 患者受累的认知域不同，CAA 患者常表现为视觉运动速度、视空间、执行和语言功能障碍。

3. 短暂性局灶性神经系统症状（transient focal neurological episodes，TFNE）　又称脑淀粉样发作（amyloid spells），是近年来逐渐被认识的 CAA 患者临床症状之一。临床表现发作性症状，最常表现为反复、刻板、播散性感觉异常，从手指末端向近端发展，可波及口周；此外，尚可表现为偏瘫、失语等阴性症状，有时与 TIA 难以鉴别，多持续数分钟后完全缓解，研究发现这种发作与对侧大脑半球凸面急性孤立皮层蛛网膜下腔出血有关。

4. 脑淀粉样血管病相关炎（CAA related inflammation）　老年患者急性或亚急性起病，临床表现包括头痛、认知功能下降、癫痫发作、脑病、局灶神经功能缺损症状等。典型 MRI 表现不对称白质病变，无占位效应，磁敏感序列发现多发脑叶微出血或表浅含铁血黄素沉积。

【诊断要点】

（一）辅助检查

1. 常规检查　血常规、电解质、肝肾功能、血脂、血糖、凝血功能等，老年患者需注意筛查肿瘤标志物，这些有助于鉴别其他出血原因；有条件可筛查 *ApoE* 等位基因。

2. 影像学检查

（1）头部 CT 检查：可准确识别出血的部位、大小及有无占位效应，可作为首先诊断、急性期病情严重程度及观察病情进展的工具。

（2）头部 MRI 检查：尤其磁敏感序列（SWI/T_2*GRE）有助于识别微出血和皮层含铁血黄素沉着。此外，对白质高信号、半卵圆中心扩大的血管周围间隙以及脑萎缩等影像学改变敏感。

（3）脑血管检查：常用方法包括头 MRA、CTA 或者 DSA。可辅助除外其他导致出血的原因，如脑血管畸形、静脉窦血栓形成。

（二）诊断标准

CAA 的诊断依赖病史、临床症状、影像学检查，必要时病理组织学检查，并除外可能的其他疾病，老年人不明原因反复脑叶出血者高度怀疑 CAA 的可能。目前公认的诊断标准是修订的 CAA 波士顿诊断标准（Boston criteria），将 CAA 的诊断分为四级：确诊的 CAA、病理支持的很可能的 CAA、很可能的 CAA 及可能的 CAA。具体见表 1-5-1。

表 1-5-1　修订的 CAA 波士顿诊断标准

确定的 CAA（Definite CAA）
完整的尸检证实
脑叶、皮层、皮层 - 皮层下交界出血
严重 CAA 的病理证据
缺乏其他疾病证据
病理支持的很可能的 CAA（Probable CAA with supporting pathology）
临床资料和病理组织切片（通过血肿清除或皮层活检）证实
脑叶、皮层、皮层 - 皮层下交界出血（包括脑出血、微出血或皮层表浅含铁血黄素沉积）
一定程度的 CAA 病理学证据
缺乏其他疾病证据
很可能的 CAA（Probable CAA）
临床资料和 MRI 或 CT 证实

续表

多发局限于脑叶、皮层或皮层-皮层下交界出血(包括小脑出血),或者单发局限于脑叶、皮层或皮层-皮层下交界出血合并皮层表浅含铁血黄素沉积(局灶或弥漫性)
年龄≥55岁
无其他导致出血的原因
可能的CAA(Possible CAA)
临床资料和MRI或CT发现
单发局限于脑叶、皮层或皮层-皮层下交界脑出血、微出血或者皮层表浅含铁血黄素沉积(局灶或弥漫性)
年龄≥55岁
无其他导致出血的原因

【治疗原则】

CAA的治疗包括针对β-淀粉样蛋白(amyloid β-protein,Aβ)的沉积及继发血管损伤两方面。

(一)免疫治疗

针对CAA及CAA相关脑出血,目前尚无特异性病因治疗方法。动物实验研究提示,针对Aβ的特异性免疫治疗理论上可以减少Aβ在血管内沉积。1项人源化单克隆抗体ponezumab(PF-04360365)已经完成在CAA患者中的Ⅱ期随机双盲安慰剂对照临床试验(NCT01821118,https://clinicaltrials.gov),初步结果显示耐受性良好,但是其疗效尚需进一步评估。诊断CAA相关炎症需激素及免疫抑制剂治疗。

(二)控制出血相关的危险因素

由于目前尚无针对CAA的特异性治疗,控制CAA相关脑出血的危险因素非常必要。高血压以及溶栓、抗凝及抗血小板等药物均被认为可增加CAA相关出血风险。PROFESS研究亚组分析显示,降压治疗可降低CAA相关脑出血风险达77%。随机对照研究证明,CAA相关脑叶出血患者,急性期降血压治疗可降低血肿扩大风险。目前CAA相关脑出血的治疗原则仍遵循急性脑出血指南推荐原则,血肿较大可选择外科手术清除血肿,但手术相关风险亦不容忽视。

此外,由于CAA患者常合并闭塞性脑动脉疾病,因此临床选择抗凝或抗血小板治疗预防卒中时,应充分权衡出血和血栓再发风险,选择合理治疗方案,可预防CAA相关出血。此外,对于诊断CAA的患者,选择溶栓治疗出血风险很高,需尽量避免。

(倪 俊)

参考文献

[1] NI J,AURIEL E,JINDAL J,et al. The Characteristics of Superficial Siderosis and Convexity Subarachnoid Hemorrhage and Clinical Relevance in Suspected Cerebral Amyloid Angiopathy [J]. Cerebrovasc Dis,2015,39(5-6):278-286.

[2] GREENBERG SM,CHARIDIMOU A. Diagnosis of Cerebral Amyloid Angiopathy:Evolution of the Boston Criteria [J]. Stroke,2018,49(2):491-497.

[3] ARIMA H,TZOURIO C,ANDERSON C,et al. Effects of perindopril-based lowering of blood pressure on intracerebral hemorrhage related to amyloid angiopathy:the PROGRESS trial [J]. Stroke,2010,41(2):394-396.

第六节 皮质下梗死伴白质脑病的常染色体显性遗传性脑动脉病

【概述】

皮质下梗死伴白质脑病的常染色体显性遗传性脑动脉病(cerebral autosomal dominant arteriopathy with subcortical infarct and leukoencephalopathy,CADASIL)是一种遗传性小动脉疾病。CADASIL是近

年通过临床表现、影像学、病理学和遗传学确定出的一组由19号染色体上NOTCH受体3(notch receptor 3,*NOTCH3*)基因突变所致的遗传性脑小血管疾病。CADASIL表现为皮质下缺血事件,并导致进行性痴呆伴假性球麻痹。1996年研究确定了位于19号染色体上*NOTCH3*基因突变是CADASIL的病因。到目前为止,已有来自美洲、非洲和亚洲等几百个家系的报告。CADASIL的临床外显率与年龄有关,50岁时达100%;基于MRI特征的外显率在35岁时达100%。一般在20~30岁出现有先兆的偏头痛,40~50岁时反复发作缺血性卒中或TIA,50~60岁时出现痴呆,65岁左右死亡。

【临床表现】

1. 偏头痛 CADASIL最早的临床表现可为有先兆的偏头痛,约20%~30%有症状的患者出现偏头痛。发生偏头痛的平均年龄为(28±11)岁,MRI异常信号尚未出现时。偏头痛发生频率在不同家系及不同患者中有所不同,有的患者一生中仅有1次发作,有的患者每月发作数次。

2. 卒中 是CADASIL最常见的临床表现,多无血管性危险因素。约2/3患者有过TIA或完全性卒中,这些事件发生的平均年龄为(41±9)岁。其中的2/3为典型的腔隙综合征,如纯运动性卒中、共济失调性轻偏瘫、纯感觉性卒中或感觉运动性卒中。其他不常见的表现为构音障碍、单瘫、单肢感觉障碍、共济失调、失语和偏盲。

3. 痴呆 约1/3的患者出现痴呆。发生的平均年龄为60岁。主要是皮质下痴呆。表现为注意力缺失、情感淡漠和记忆损害。常伴锥体束征、假球麻痹、步态困难、小便失禁等症状。认知损害可以突然发生或逐渐起病,进行性加重。10%的患者可以不伴缺血性事件而与变性病性痴呆相似。认知损害的发生频率和严重程度在不同的患者有所不同,与脑组织损害部位与严重程度有关。

4. 其他 一些患者出现情感障碍、抑郁症、癫痫及突聋等症状。患者多死于吞咽障碍所致的肺部并发症。

【诊断要点】

(一)辅助检查

1. 神经影像学 CT尤其是MRI可发现皮质下白质内、脑室周围、基底节、脑干的局灶性、弥散性和融合性病灶。MRI更敏感、更清楚,MRI改变可出现在临床症状之前,并随时间呈进行性发展。CADASIL患者35岁后一般都会出现MRI影像学改变,比如白质改变和腔隙性梗死,早期一般是脑室周围和半卵圆中心的FLAIR序列高信号,逐步发展累及颞叶前部和外囊,并且以融合病灶为典型表现;其他影像学表现包括微出血、扩大的血管周围间隙等。颞叶前部白质累及是CADASIL的特征之一,一般小血管疾病不会较早累及这一部位。

2. 病理检查 本病的病理特征性改变是电镜下皮肤活检标本可见受累血管中膜内颗粒状电子致密嗜锇物质(electron-dense,granular osmiophilic material,GOM)沉积,围绕在平滑肌细胞周围。在脾、肝、肾、肌肉和皮肤小血管及颈动脉和主动脉壁均可出现类似改变。这些血管损害在神经活检中也可出现,尽管其敏感性、特异性及可靠性还未完全明确,但常可证实诊断。尽管皮肤活检对CADASIL诊断特异性较高,但其敏感度只有50%左右。其他病理改变包括弥散性的髓鞘脱失及白质疏松,损害多位于室周和半卵圆中心,脑桥也可有类似改变,动脉血管壁增厚伴管腔变小等。

3. 基因检查 CADASIL疾病诊断的"金标准"是位于第19号染色体的*NOTCH3*基因致病性突变。结合特征的临床表现、影像学表现,特别是阳性家族史对是否开展CADASIL遗传诊断、提高遗传诊断阳性率有一定的作用。CADASIL的基因突变可分为半胱氨酸突变和非半胱氨酸突变,大部分突变还是半胱氨酸突变;目前研究认为,两种突变类型所导致的CADASIL病理类型和临床表型无显著差异,两种突变类型均可导致NOTCH3蛋白功能异常。

(二) 诊断标准

诊断 CADASIL 需要符合以下条件:①发病情况,中年起病,常染色体显性遗传,多无高血压、糖尿病、高胆固醇等血管病传统危险因素;②临床表现,偏头痛、卒中发作、认知障碍或情感障碍等表现中的 1 项或多项;③头颅 MRI,大脑白质对称性高信号病灶,颞极和外囊受累明显,伴有腔隙性梗死、微出血、扩大的血管周围间隙等;④病理检查,血管平滑肌细胞表面 GOM,或 NOTCH3 蛋白免疫组化染色呈现阳性;⑤基因检查,*NOTCH3* 基因突变。满足前 3 条加④或⑤为确定诊断;只有前 3 条为可疑诊断,只有前 2 条为可能诊断。

2012 年,欧洲研究团队提出了 CADASIL 评分(表 1-6-1),该评分系统综合了临床、影像特征及阳性家族史,认为评分 15 分以上患者 CADASIL 可能性较大,建议行进一步的遗传学检查。

表 1-6-1 CADASIL 评分

评分内容	分数	评分内容	分数
偏头痛	1	白质脑病	3
有先兆的偏头痛	3	白质脑病累及颞极	1
TIA/ 卒中	1	白质脑病累及外囊	5
TIA/ 卒中发生年龄≤50 岁	2	皮层下梗死	2
精神症状	1	至少 1 代家族史 *	1
认知功能下降 / 痴呆	3	至少 2 代家族史 *	2

CADASIL 评分(0~25)是以上所有分项相加之和,总分≥15 分者考虑诊断为 CADASIL;* 表示家族中至少有一个典型临床表现(头痛、TIA/ 卒中、认知功能下降、精神症状)

(三) 鉴别诊断

应注意与皮质下梗死伴白质脑病的常染色体隐性遗传性脑动脉病(cerebral autosomal recessive arteriopathy with subcortical infarcts and leukoencephalopathy, CARASIL)鉴别。CARASIL 是高温需求丝氨酸蛋白酶 A1(high temperature requirement serine peptidase A1, *HTRA1*)基因突变所致的遗传性脑小血管病,主要特点是青年起病,头部 MRI 发现脑深部白质病变,20~30 岁出现步态异常是最常见始发临床表现,疾病在随后 5~20 年缓慢进展并出现神经系统其他症状。此外,还应与线粒体脑肌病[线粒体脑肌病伴高乳酸血症和卒中样发作(MELAS)]、多发性硬化等疾病相鉴别。

【治疗原则】

主要是对症治疗,尚无有效的病因治疗。

1. 急性期 TIA/ 卒中发作 参考一般人群处理,无禁忌证患者可使用 rt-PA 进行溶栓,但应综合考虑 CADASIL 患者颅内微出血等症状。对明确的 CADASIL 患者,血管内治疗一般不做推荐。对于非急性期 TIA/ 卒中的预防,除了常见的心脑血管疾病危险因素,目前研究认为吸烟、高血压加快了 CADASIL 的病程,应加以干预。在综合评估了 CASASIL 患者出血风险后,抗血小板治疗如阿司匹林等可以使用。

2. 急性期偏头痛 一般采用对乙酰氨基酚、阿司匹林、咖啡因等,曲坦类和麦角类药物由于其收缩血管作用一般不推荐;针对先兆性偏头痛的丙戊酸钠在 CADASIL 中的安全性和有效性还有待进一步证实。偏头痛的预防参考一般人群,乙酰唑胺可能对 CADASIL 偏头痛有一定效果。此外,在缺乏有效药物干预情况下,良好的生活习惯对减轻偏头痛的症状和减少复发有一定的效果。

3. 痴呆及精神症状 目前 CADASIL 的痴呆及精神症状无特殊干预措施。已知的胆碱酯酶抑制剂对其认知功能改善无明显效果。精神症状控制参见一般人群,但是鉴于选择性 5- 羟色胺再摄取抑制药(selective serotonin reuptake inhibitor, SSRI)类药物可能缺血和出血事件的发生,在 CADASIL 患者中一般不推荐 SSRI 类药物。此外，目前针对 *NOTCH3* 基因的一些基因疗法也在研究中，如使用小发夹 RNA（shRNA）控制 *NOTCH3* 基因的表达、直接干预 *NOTCH3* 基因的某一突变外显子表达等。

（刘　鸣　张舒婷）

参 考 文 献

[1] ZHU S, NAHAS SJ. CADASIL: Imaging Characteristics and Clinical Correlation[J]. Curr Pain Headache Rep, 2016, 20(10): 57.

[2] PESCINI F, NANNUCCI S, BERTACCINI B, et al. The Cerebral Autosomal-Dominant ArteriopathyWith Subcortical Infarcts and Leukoencephalopathy (CADASIL) Scale: a screening tool to select patients for NOTCH3 gene analysis [J]. Stroke, 2012, 43(11): 2871-2876.

[3] BERSANO A, BEDINI G, OSKAM J, et al. CADASIL: Treatment and Management Options [J]. Curr Treat Options Neurol, 2017, 19(9): 31.

[4] CHABRIAT H, HERVE D, DUERING M, et al. Predictors of Clinical Worsening in Cerebral Autosomal Dominant Arteriopathy with Subcortical Infarcts and Leukoencephalopathy: Prospective Cohort Study [J]. Stroke, 2016, 47(1): 4-11.

[5] 袁云 . CADASIL 的诊断与鉴别诊断[J]. 中国神经精神疾病杂志，2007, 33(11): 641-643.

第七节　血管性痴呆

【概述】

血管性痴呆（vascular dementia，VaD）是由于脑血管病或脑低灌注所致的严重认知功能障碍综合征。血管性痴呆的发病率仅次于阿尔茨海默病（AD），为第二大常见的痴呆类型，占痴呆患者的 20%，AD 合并血管性痴呆的占 10%~20%。血管性痴呆的发病率随年龄增长而上升，脑卒中是血管性痴呆的高危因素，15%~30% 的脑卒中患者 3 个月后发展为痴呆。血管性痴呆的危险因素除了脑血管病常见危险因素（如高血压、高脂血症、冠心病、心房颤动、糖尿病、动脉硬化及吸烟等）外，还有低教育程度、性别、内侧颞叶萎缩、老年抑郁症、*APOE ε4* 等位基因、高同型半胱氨酸血症和肥胖等。

血管性痴呆的发病机制一般认为是脑血管病的病灶累及额叶、颞叶及边缘系统，或病灶损害大量脑组织，导致记忆、注意、执行功能和语言等高级认知功能严重受损。

【临床表现】

血管性痴呆是脑血管病变所致的痴呆，临床表现包括认知功能障碍及脑血管病相关的神经功能障碍两方面，痴呆可突然发生、阶梯式进展、波动性或慢性病程、有卒中病史等。

1. 神经精神症状　血管性痴呆的临床认知改变相对于 AD 来说更多变，取决于受血管病变影响的特定神经功能基础。皮层下血管性病变常破坏额叶纹状体环路，造成注意力、信息处理和执行等功能障碍，记忆、语言和实践等能力也较易受影响，血管性痴呆的其他神经精神症状常与 AD 混淆而无法鉴别，比如抑郁、淡漠、妄想和幻觉等。

2. 影像学变化　血管性痴呆的影像表现可包括腔隙性梗死和白质病变（也称白质疏松或白质高信号），其中白质病变是未来 3 年发生认知功能障碍的有力预测因子。另外，脑萎缩也与痴呆和血管病变程度相关，包括广泛萎缩和海马萎缩。

3. 基因学改变　全基因组关联分析表明，*APOE ε4* 基因和亚甲基四氢叶酸还原酶基因（*MTHFR*）与痴呆相关联，并且 *MTHFR* 是与同型半胱氨酸代谢相关的负责编码血管的基因，与血管性痴呆存在一定联系，但不具有特异性，目前关于血管性痴呆的基因研究较少，尚缺乏可靠的证据。

4. 神经病理学特征　血管性痴呆的病理异质性强，大动脉和小动脉硬化以及脑淀粉样血管病可导致皮质和皮质下梗死、皮质下缺血性病灶（灰质和白质微梗死病灶）、微出血和皮质表面铁沉积等。

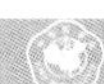

【诊断要点】

（一）分类

根据病变血管、病变部位、神经影像学和病理学可将血管性痴呆分为6个亚型：①多发性梗死性痴呆（MID）；②关键部位梗死性痴呆，例如丘脑梗死；③小血管病性痴呆，包括微梗死性痴呆、皮质下动脉硬化性脑病、脑白质病变、脑淀粉样血管病（可伴出血）；④分水岭梗死性痴呆，低灌注性痴呆；⑤出血性痴呆，如丘脑出血；⑥其他，如皮质下梗死伴白质脑病的常染色体显性遗传性脑动脉病（CADASIL）。

（二）辅助检查

1. 神经心理学　简明精神状态检查量表（MMSE）应用广泛，但是敏感性较低。蒙特利尔认知评估量表（MoCA）、血管性痴呆评估量表（VADAS-cog）能更灵敏地检测注意力、信息处理及执行功能的变化。

2. 神经影像学　CT检查能显现已形成的梗死灶和白质损伤病灶，而多模式MRI能更清晰而准确地显现脑血管病的程度、位置和范围。

（三）诊断标准

主要包括三种：国际疾病分类（ICD）-10、美国国立神经疾病与卒中研究所和瑞士神经科学研究国际协会（NINDS-AIREN）和精神疾病诊断与统计手册（DSM）-Ⅳ。

1. 临床很可能（probable）血管性痴呆

（1）痴呆符合DSM-Ⅳ-R的诊断标准，主要表现为认知功能明显下降，尤其是自身前后对比，记忆力下降以及2个以上认知功能障碍，如定向力、注意力、言语、视空间功能、执行功能、运动控制等，其严重程度已干扰日常生活，并经神经心理学测试证实。

（2）脑血管疾病的诊断：临床检查有局灶性神经功能缺损的症状和体征，如偏瘫、中枢性面瘫、感觉障碍、偏盲、言语障碍等，符合CT、MRI上相应病灶，可有/无卒中史。

影像学表现：多个腔隙性脑梗死或大面积梗死灶或重要功能部位的梗死（如丘脑、基底节），或广泛的脑室周围白质损害或严重的双侧颈动脉狭窄或严重的心脏病变。

（3）痴呆与脑血管病密切相关：痴呆发生于卒中后3个月内，并持续≥6个月；或认知功能障碍突然加重、或波动、或呈阶梯样逐渐进展。

（4）支持血管性痴呆诊断：①认知功能损害不均匀性（斑块状损害）；②人格相对完整；③病程波动，多次脑卒中史；④可呈现步态障碍、假性球麻痹等体征；⑤存在脑血管病的危险因素。

2. 可能（possible）血管性痴呆

（1）符合上述痴呆的诊断。

（2）有脑血管病和局灶性神经功能缺损体征。

（3）痴呆和脑血管病可能有关，但在时间或影像学方面证据不足。

3. 确诊血管性痴呆　临床诊断为很可能或可能的血管性痴呆，并由尸检或活检证实不含超过年龄相关的神经原纤维缠结（NFTs）和老年斑（SP）数以及其他变性病的组织学特征。

4. 排除性诊断　排除其他原因所致的痴呆。

（1）意识障碍；

（2）其他神经系统疾病所致的痴呆（如阿尔茨海默病等）；

（3）全身性疾病引起的痴呆；

（4）精神疾病（抑郁症等）。

【治疗原则】

1. 危险因素以及原发病治疗　高血压、糖尿病、高脂血症、脑卒中、心血管病以及严重颈动脉狭窄等。

2. 药物治疗

(1) 胆碱酯酶抑制剂：多奈哌齐、加兰他敏、卡巴拉汀是推荐应用于治疗血管性痴呆患者的胆碱酯酶抑制剂，可用于卒中后认知障碍的治疗，改善患者的认知功能和日常生活能力（Ⅰ级推荐，A 级证据）。

(2) 兴奋性氨基酸受体拮抗剂：其代表药物是美金刚，常与胆碱酯酶抑制剂合用治疗 AD 引起的痴呆，血管性痴呆尚需更多的循证依据。卒中后认知障碍推荐使用（Ⅱa 级推荐，B 级证据）。

(3) 其他：钙离子拮抗剂尼莫地平、尼麦角林、丁苯酞对改善卒中后认知障碍可能有效，对血管性痴呆治疗尚缺乏更多的循证依据。中药银杏提取物能改善患者的行为和心理症状、记忆力、MMSE 评分和日常活动能力，但尚需要更多循证依据证明其有效性。

3. 精神行为症状治疗　治疗轻微精神行为症状应首选非药物治疗方式；抑郁治疗推荐选择性 5-羟色胺再摄取抑制药（selective serotonin reuptake inhibitor，SSRI）；抗精神病药物首选非典型抗精神病药物，需充分考虑患者的临床获益和潜在风险。

4. 康复训练　制订个体化、长期的训练目标，尽可能使患者能够恢复一些生活能力（如自我照料、家庭和经济管理、休闲以及重归工作岗位等）。

（徐　运）

参 考 文 献

[1] LADECOLA C. The pathobiology of vascular dementia [J]. Neuron，2013，80(4)：844-866.

[2] O'BRIEN JT，THOMAS A. Vascular dementia [J]. Lancet，2015，386(10004)：1698-1706.

[3] 中华医学会神经病学分会 . 血管性痴呆诊断标准草案[J]. 中华神经科杂志，2002，35(4)：246.

[4] 中国卒中学会，卒中后认知障碍管理专家委员会 . 卒中后认知障碍管理专家共识[J]. 中国卒中杂志，2017，12(6)：519-531.

第八节　颅内静脉系统血栓形成

【概述】

颅内静脉系统血栓形成是指由于感染或非感染性病因引起的以脑静脉回流受阻、常伴有脑脊液吸收障碍为特征的特殊类型脑血管病，在脑血管病中约占 0.51%。随着临床医生对本病的认识和诊断技术的提高，本病并不少见，尤其在口服避孕药和围产期女性中更应值得重视。病变部位可原发于脑内皮层静脉、深静脉或静脉窦，其中单纯皮层静脉血栓形成罕见；深静脉血栓形成则以大脑内静脉和大脑大静脉多见。病变性质可分为感染性和非感染性，前者常继发于头面部或其他部位化脓性感染或非特异性炎症；后者则多与口服避孕药、高凝状态等有关。由于脑静脉、静脉窦和颅外静脉在解剖上存在吻合和彼此沟通，当颅内静脉系统血栓形成时，血栓累及范围、侧支循环的差异等因素导致临床表现复杂多样，可从无临床症状到病情严重、甚至死亡，因而常被误诊或漏诊。

【临床表现】

颅内静脉系统血栓形成大多为亚急性或慢性起病，症状体征主要取决于血栓形成的部位、性质、范围以及继发性脑损害的程度等因素。

1. 颅内高压症　可出现头痛、恶心或呕吐，头痛是最常见症状，常为先驱症状，约 90% 的病例可出现头痛，多由颅内压增高或颅内出血引起。血栓可致一侧或双侧横窦或乙状窦狭窄或闭塞，导致脑脊液吸收障碍而产生所谓“良性颅内高压症”，多有明显的全头痛、视力障碍、视盘水肿，降低颅内压能明显改善部分患者的临床表现。

2. 意识障碍　20% 左右患者因颅内压增高入院时即有意识障碍，入院时昏迷是预后不良的强烈预

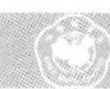

测因素。

3. 痫性发作　部分性或全身性痫性发作有时可作为颅内静脉系统血栓形成的唯一表现，尤其是脑皮层静脉血栓形成时。40% 的患者可有痫性发作，围产期患者甚至高达 76%，较动脉性卒中多见。

4. 认知功能障碍　可出现于 30% 以上的患者，特别是在深部脑静脉血栓形成时和持续性脑实质受损时。

5. 局灶性脑损害　由于静脉回流受阻，可导致静脉性梗死或出血性脑损害。包括中枢性运动障碍、感觉缺失、失语或偏盲等，可单侧或双侧出现。

6. 硬脑膜动静脉瘘　颅内静脉系统血栓形成常与硬脑膜动静脉瘘同时存在，其发生率可达 39%，血栓多位于动静脉瘘的附近或引流静脉的下游，窦的回流则多以皮层静脉为主，出现头痛、搏动性耳鸣、颅内出血等表现，而在静脉（窦）血管再通后，瘘口常可闭合。

总之，对急性或反复发作的全头痛、视物模糊、视盘水肿、一侧肢体的无力和感觉障碍、失语、偏盲、痫性发作、孤立性颅内压增高综合征，不同程度的意识障碍或认知障碍，以及不明原因的硬脑膜动静脉瘘均应考虑颅内静脉系统血栓形成的可能。

【诊断要点】

（一）辅助检查

1. 影像学检查

（1）数字减影的脑血管造影术（DSA）：是诊断的“金标准”，但不是常规和首选的检查手段。经静脉顺行性造影既可直接显示静脉窦血栓累及的部位、范围、程度和侧支循环状况，还可以通过计算动静脉循环时间，分析脑血流动力学障碍的程度。经静脉逆行颅内静脉窦造影时，若远近端压力梯度超过 12 mmHg 支持静脉窦狭窄或闭塞。DSA 具有操作有创性和导致颅内压增高风险，在其他检查不能确定诊断或决定同时施行血管内治疗时可行该项检查。

（2）头颅 CT/CT 静脉成像（CTV）：CT 作为神经系统最常用的检查手段，在静脉窦血栓的诊断中同样发挥着重要作用，但非强化 CT 诊断颅内静脉血栓形成（cerebral venous thrombosis，CVT）敏感率低于 50%。CT 结合 CTV 可作为颅内静脉系统血栓形成疑似患者的首选影像学方法，其敏感性可达 75%~100%，特异性可达 81%~100%。

（3）头颅 MRI/MR 静脉成像（MRV）：MRI 可直接显示颅内静脉和静脉窦血栓，以及继发于血栓形成的各种脑实质损害。SWI 或 T_2^*GRE 等序列较 MRI 常规序列对显示脑内出血更加敏感，血栓黑血成像能直接显示血栓的部位和范围，对诊断颅内静脉系统血栓形成更具敏感性和特异性。头颅 MRV 可发现相应的静脉窦主干闭塞，皮层静脉显影不良，侧裂静脉等侧支静脉扩张，板障静脉和头皮静脉显像等征象。多数情况下，MRI/MRV 已可对本病进行准确诊断，且所用增强剂更安全又没有 X 线辐射，被认为是诊断和随访颅内静脉系统血栓形成的最佳手段。

2. 其他辅助检查　血清 D- 二聚体可作为颅内静脉系统血栓形成辅助诊断的重要指标之一，且对鉴别血栓与非血栓性局部静脉窦狭窄也有帮助，但 D- 二聚体正常不能作为排除颅内静脉系统血栓形成的依据。腰穿脑脊液检查有助于明确颅内压增高和感染等病因。血栓形成倾向的易感因素检查（包括血常规、血生化、凝血酶原时间、部分凝血活酶时间、蛋白 S 和蛋白 C 或抗凝血酶Ⅲ等）有助于明确病因。

（二）诊断标准

中华医学会神经病学分会脑血管病学组于 2015 年更新了颅内静脉系统血栓形成（cerebral venous system thrombosis，CVST）的诊断和治疗意见，具体诊断标准如下：

1. 临床表现

（1）中青年女性多见，多无高血压、动脉粥样硬化、冠心病等病史。

(2) 常存在一种或多种危险因素：如遗传性或继发性的血栓形成倾向、妊娠、产后、口服避孕药物、感染或炎症性疾病、血液系统疾病、肿瘤或外伤等，部分患者原因不明。

(3) 可急性（<48h）、亚急性（48h 至 30d）或慢性（>30d）起病，出现下述一个或多个症状组合：反复发作的不明原因的头痛、视盘水肿和颅内压增高，不明原因的局灶脑损害、痫性发作、不同程度的意识障碍、认知或精神障碍，或伴有硬脑膜动静脉瘘形成。

2. 影像学检查

(1) 头颅 CT/CTV 或 MRI/MRV：作为首选的影像学检查方法，可直接显示颅内静脉和静脉窦血栓，以及各种继发性脑实质损害。MRI T_2^*GRE 或 SWI 等磁敏感序列、弥散加权成像（DWI）或血栓黑血成像有助于提高对单纯皮层静脉血栓形成的诊断率。影像学表现不同于其他脑血管疾病的特点：常双侧病灶、跨动脉分布区、出血周围水肿表现明显、单纯皮层静脉血栓常表现为肾样病灶。

(2) DSA：在其他检查不能确定诊断或决定同时施行血管内治疗时可行该项检查。逆行静脉造影窦内狭窄远近端压力差超过 12mmHg，有诊断价值。

3. 其他辅助检查

(1) 血液 D- 二聚体大于 500μg/L 时有辅助诊断价值，但正常也不能排除诊断。

(2) 腰穿脑脊液和血栓形成倾向的易感因素检查，有助于明确颅内压增高和导致本病的可能病因。

【治疗原则】

1. 病因治疗　积极查找引起颅内静脉系统血栓形成的可能病因，如各类感染性疾病、血液高凝状态、结缔组织疾病、自身免疫性疾病等，并给予相应的积极治疗。

2. 抗凝治疗　对于无抗凝禁忌的患者应及早接受抗凝治疗，急性期使用低分子肝素，成人常用剂量为 180AxaIU/(kg·24h)，每天 2 次皮下注射；如使用普通肝素，初始治疗应使部分凝血活酶时间延长至少 1 倍。疗程可持续 1~4 周。伴发于 CVST 的少量颅内出血和颅内压增高并不是抗凝治疗的绝对禁忌证。急性期过后应继续口服抗凝药物，常选用华法林，目标凝血酶原时间国际标准化比值（PT-INR）保持在 2~3，疗程因血栓形成倾向和复发风险大小而定。

3. 溶栓治疗　目前缺乏适合进行溶栓治疗患者标准，通常对经足量抗凝治疗无效、且无颅内严重出血的重症患者，可在严密监护下慎重实施经静脉窦局部溶栓治疗。

4. 经导管机械取栓术或手术取栓术　对发病 30d 内的急性 CVT 患者，如抗凝治疗开始后症状持续加重、或经溶栓治疗出现新发症状性出血或入院时有意识障碍或严重颅内出血，在有神经介入条件的医院可以施行机械性碎栓 / 取栓治疗。

5. 静脉窦内支架术　对于伴有静脉窦狭窄的颅内压增高患者，有条件的医院可行逆行静脉造影测压，如发现狭窄远近端压力梯度超过 12mmHg 时，可考虑行狭窄部位静脉窦内支架植入术。

6. 继发硬脑膜动静脉瘘的治疗　可参照硬脑膜动静脉瘘的一般原则，但尤应注意脑静脉回流的建立和保护。

7. 糖皮质激素治疗　一般不常规使用糖皮质激素治疗，除非基础疾病治疗需要。

8. 抗癫痫治疗　不建议常规预防使用抗癫痫药，对发病时出现痫性发作患者应该给予抗癫痫治疗。

9. 抗颅内压增高治疗　对颅内压增高者，可采用脱水降颅压治疗；严重颅内压增高并伴有进展性视力降低或出现脑疝早期者，应该紧急处理，必要时可行视神经鞘减压、去骨瓣、腰穿引流、侧脑室腹腔分流等手术减压治疗。

（曾进胜）

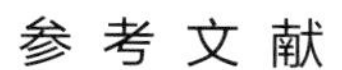

参考文献

[1] BOUSSER MG, FERRO JM. Cerebral venous thrombosis: An update [J]. Lancet Neurol, 2007, 6(2): 162-170.

[2] de BRUIJN SF, de HAAN RJ, STAM J. Clinical features and prognostic factors of cerebral venous sinus thrombosis in a prospective series of 59 patients. For the cerebral venous sinus thrombosis study group [J]. J Neurol Neurosurg Psychiatry, 2001, 70(1): 105-108.

[3] FERRO JM, CANHAO P, STAM J, et al. Prognosis of cerebral vein and dural sinus thrombosis: Results of the international study on cerebral vein and dural sinus thrombosis (iscvt) [J]. Stroke, 2004, 35(3): 664-670.

[4] KESLER A, KLIPER E, ASSAYAG EB, et al. Thrombophilic factors in idiopathic intracranial hypertension: A report of 51 patients and a meta-analysis [J]. Blood Coagul Fibrinolysis, 2010, 21(4): 328-333.

[5] 中华医学会神经病学分会，中华医学会神经病学分会脑血管病学组．中国颅内静脉系统血栓形成诊断和治疗指南 2015 [J]. 中华神经科杂志，2015，48(10): 819-829.

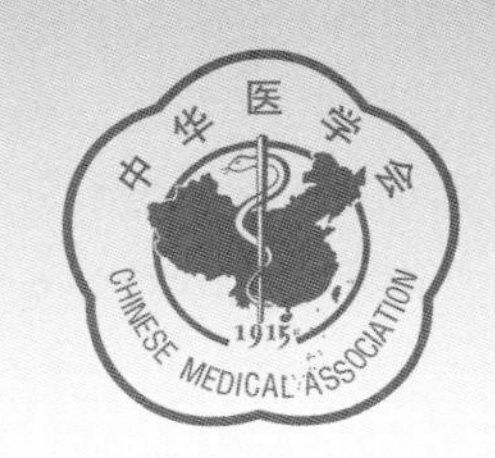

第二章

神经系统感染及相关疾病

第一节 单纯疱疹病毒性脑炎

【概述】

单纯疱疹病毒性脑炎(herps simplex encephalitis,HSE)是由单纯疱疹病毒(herps simplex virus,HSV)引起的中枢神经系统感染,是成人最常见的病毒性脑炎。HSV 是一种嗜神经 DNA 病毒,主要包括Ⅰ型和Ⅱ型。多数 HSE 由 HSVⅠ型引起,多发生于成人,常由三叉神经和嗅神经侵入。少数 HSE 由 HSVⅡ型引起,Ⅱ型主要发生于新生儿,其主要为母亲分娩时生殖道分泌物与胎儿接触引起。成人 HSE 主要侵犯部位为额下回、颞叶中部和边缘系统(包括海马、杏仁核、扣带回、嗅皮质和脑岛)。以脑组织出血性坏死以及细胞核内的嗜酸性包涵体为本病的主要病理特点。常见临床表现为发热、头痛、癫痫发作、意识障碍、神经行为异常和局灶性神经系统症状等。影像学上常见到颞叶、额叶异常改变。确诊主要依赖于基因检测技术检测脑脊液中的 HSV-DNA。病情较重或治疗不及时死亡率可高达 60%~80%。病情较轻者预后较好,但约 10% 遗留不同程度瘫痪、智能下降等后遗症。

【临床表现】

1. 前驱症状原发感染多有 2~21d 的潜伏期,平均为 6d,前驱期可有发热、头痛、全身不适、肌痛、嗜睡、腹痛、腹泻等症状,约 1/4 的患者有口唇疱疹病史。

2. 常见症状

(1) 精神行为异常:常为首发和突出表现。如反应迟钝或呆滞、言语和动作减少、激动不安、语言不连贯、定向力障碍、怪异行为、人格改变等。

(2) 癫痫发作:可为全面性或部分性。

(3) 颅内压增高和脑膜刺激征:如头痛、喷射样呕吐、视盘水肿、脑膜刺激征阳性和不同程度的意识障碍等。

(4) 局灶性神经缺损症状,如偏瘫、偏身感觉障碍、偏盲、失语、凝视、眼睑下垂、瞳孔不等大等。

3. 急性期可以出现严重颅内压增高、脑疝、意识障碍或癫痫持续状态而危及生命。

4. 后期自身免疫相关并发症:少数 HSE 患者可以继发脑内自身免疫反应,出现第二次脑炎病程,发展为自身免疫性脑炎,如抗 N- 甲基 -D- 天冬氨酸受体(N-methyl-D-aspartate receptor,NMDAR)脑炎。

【诊断要点】

(一) 辅助检查

1. 腰椎穿刺检查脑脊液压力正常或仅轻度增高,脑脊液白细胞数多为 50×10^6/L~100×10^6/L,以淋

 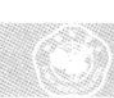

巴细胞为主，脑脊液红细胞数也可增高，若能除外穿刺损伤则可提示为出血坏死性脑炎；脑脊液蛋白轻、中度增高，糖和氯化物一般正常。

2. 脑脊液病原学检查

(1) 基因检测采用聚合酶链式反应（PCR）技术或二代测序等技术检测脑脊液中的 HSV-DNA，可早期快速确诊诊断。

(2) HSV 抗体检测采用酶联免疫吸附试验（ELISA）检测抗 HSV 的 IgM 和 IgG 抗体，多采用双份标本动态监测，包括血清标本和脑脊液标本，若脑脊液 HSV 的 IgM 抗体阳性，或血清与脑脊液 HSV 的 IgG 抗体滴度比值 <40，或双份脑脊液 HSV 的 IgG 抗体滴度比值大于 4，则提示中枢神经系统近期感染 HSV。

(3) 脑影像学检查常显示单侧或双侧颞叶内侧、额叶眶面、岛叶、扣带回局限性水肿，MRI T_2WI 和 FLAIR 序列为高信号。

(4) 脑电图异常率高达 90%，主要特征为 α 波消失，常在低波幅慢波背景上出现周期性尖波、棘波或周期性高波幅慢波发放，以一侧或双侧颞区为著。

(5) 脑活检显微镜下发现脑组织出血性坏死和神经细胞核内嗜酸性包涵体，电镜下发现 HSV 病毒颗粒，特异性高。现已很少应用。

（二）诊断

1. 临床诊断依据

(1) 有口或生殖器疱疹史，或本次发病有皮肤、黏膜疱疹；

(2) 起病急，常有上呼吸道感染前驱症状，如发热、咳嗽；

(3) 脑损害表现：意识障碍、精神症状、癫痫和肢体瘫痪；

(4) 脑脊液检查符合病毒感染特点；

(5) 影像学显示颞叶、额叶病灶；

(6) 脑电图示不同程度局限性慢波及癫痫样放电；

(7) 特异性抗病毒治疗有效。

2. 确诊依据

(1) 脑脊液基因检测发现该病毒 DNA；

(2) 双份脑脊液检查发现 HSV 特异性抗体显著变化；

(3) 脑活检发现细胞核内嗜酸性包涵体或脑组织标本 PCR、原位杂交等检查发现该病毒 DNA。

（三）鉴别诊断

包括其他病毒性脑炎，如带状疱疹病毒性脑炎、巨细胞病毒性脑炎、肠道病毒性脑炎、流行性乙型脑炎等，以及急性播散性脑脊髓炎、自身免疫性脑炎等。

【治疗原则】

1. 抗病毒治疗　①阿昔洛韦：对颅内 HSV 感染有很好的治疗效果，临床推荐剂量为 15~30mg/(kg·d)，分 3 次静脉滴注，连续使用 14~21d。②更昔洛韦：该药作用类似于阿昔洛韦，其对阿昔洛韦耐药的 HSV 突变株较敏感，临床常用于阿昔洛韦无效的 HSE 患者。临床推荐剂量为 5~10mg/(kg·d)，1 次 / 12h，静脉滴注，连续使用 14~21d。

2. 免疫治疗　干扰素和干扰素诱生剂以及免疫球蛋白对 HSE 有辅助治疗效果，可酌情使用。肾上腺皮质激素可减轻炎症反应和脑水肿，对血脑屏障和溶酶系统有一定的保护作用，减少中枢神经系统内抗原和抗体反应时产生的有害物质，激素应在抗病毒治疗基础上使用。

3. 对症支持治疗　维持营养及水、电解质平衡，保持呼吸道通畅，脱水、降颅压（应结合颅压适当予以甘露醇、甘油果糖等降颅压药物),高热者物理降温,加强护理、康复治疗。若合并细菌或真菌感染,可结合药敏试验结果予抗生素或抗真菌治疗。

(杜 芳 赵 钢)

参考文献

[1] RABINSTEIN AA. Herpes Virus Encephalitis in Adults: Current Knowledge and Old Myths [J]. Neurol Clin, 2017, 35(4): 695-705.

[2] BRADSHAW MJ, VENKATESAN A. Herpes Simplex Virus-1 Encephalitis in Adults: Pathophysiology, Diagnosis, and Management [J]. Neurotherapeutics, 2016, 13(3): 493-508.

[3] NOSADINI M, MOHAMMAD SS, CORAZZA F, et al. Herpes Simplex Virus-induced Anti-N-methyl-d-aspartate Receptor Encephalitis: a Systematic Literature Review with Analysis of 43 Cases [J]. Dev Med Child Neurol, 2017, 59(8): 796-805.

[4] GUAN HZ, SHEN A, LV X, et al. Detection of Virus in CSF from the Cases with Meningoencephalitis by Next-generation Sequencing [J]. J Neurovirol, 2016, 22(2): 240-245

[5] 吴江,贾建平. 神经病学[M]. 3版. 北京:人民卫生出版社,2015.

第二节 结核性脑膜炎

【概述】

结核性脑膜炎(tuberculous meningitis, TBM)是常见的中枢神经系统感染性疾病,也是肺外结核最常见和最严重的类型。多继发于肺部结核感染,也可以是临床首发。TBM 的致死率和致残率很高,病死率 20%~50%,存活者约 20%~30% 遗留有永久性的神经系统后遗症。TBM 的诊断通常依赖于临床症状、影像检查、实验室检查和临床治疗效果的综合结果,确诊依赖于对结核分枝杆菌的病原学检查。早期诊断、早期治疗是降低 TBM 致死率和致残率的关键。

【临床表现】

1. 急性或亚急性起病 发热、头痛、呕吐及脑膜刺激征是 TBM 早期最常见的临床表现,通常持续 1~2 周。

2. 颅内压增高 早期颅内压多为轻、中度增高;晚期蛛网膜、脉络丛粘连,呈完全或不完全性梗阻性脑积水,颅内压多明显增高,表现为头痛、呕吐和视盘水肿。严重时可出现脑疝征象,甚至表现为去脑强直发作或去皮质状态。

3. 脑实质损害 如未能及时恰当治疗,发病 4~8 周时常出现脑实质损害的症状,如萎靡、淡漠、谵妄或妄想等精神症状,部分性、全面性痫性发作或癫痫持续状态,嗜睡、昏迷等意识障碍以及肢体瘫痪等。

4. 脑神经损害 以动眼、外展、面和视神经最易受累,表现为复视、面神经麻痹和视力减退等。

5. 脑梗死 若结核累及脑血管,可造成结核性脑动脉炎。结核性脑动脉炎引起的脑梗死部位和动脉粥样硬化性脑梗死的区域不完全相同,更多见于尾状核、胼胝体膝部以及丘脑前外侧部,称结核区(TB zone)。

6. 儿童或老年人 TBM 的临床表现不典型,头痛、呕吐较少,颅内压增高的发生率低,约半数患者脑脊液改变不典型,但在动脉硬化基础上发生结核性脑动脉炎而引起脑梗死的较多。

【诊断要点】

1. 检查方法

(1) 脑脊液检查:脑脊液多清亮透明,或微混浊,少数呈毛玻璃样。压力增高,多为 200~400mmH_2O (1mmH_2O=9.8Pa)。白细胞总数中度增高,多为 50×10^6/L~500×10^6/L。蛋白中度增高,多为 1~3g/L,糖、氯化物降低。脑脊液 IgG 明显增高,IgA 增高,色氨酸试验阳性,乳酸盐增高。脑脊液细胞学检查多呈

混合细胞反应，病情好转后，白细胞数及中性粒细胞比例均明显下降；持续存在的中性粒细胞往往是预后不良的象征。

(2) 病原学检查：TBM 的确诊依赖于对结核分枝杆菌的病原学检查，根据 2009 年发布的国际 TBM 临床诊断标准，脑脊液中镜检发现抗酸杆菌，或在脑脊液中分离培养到结核分枝杆菌，或结核分枝杆菌基因检测阳性即可确诊。

(3) 免疫学检查：结核菌素试验是临床用于结核病初筛的主要方法之一，有较高的检出率，但假阳性率和假阴性率较高。酶联免疫斑点技术（enzyme-linked immunosorbent spot，ELISPOT）操作简便，耗时少，对肺结核诊断敏感度较高，对 TBM 诊断有参考价值。

(4) 分子诊断技术：各种脑脊液结核分枝杆菌 DNA 检测技术有助于结核性脑膜炎的诊断，其中实时荧光定量 PCR 快速检测技术具有较高在敏感度与特异性。

(5) 影像学检查：X 线平片如发现肺和脊椎等部位结核病灶则有助于 TBM 的诊断。头部 CT 和 MRI 检查可见脑裂、脑池增宽及脑膜增强，散在的脑实质内粟粒状等密度或稍高密度小结节，脑内结核瘤等，也可见脑梗死灶。此外，早期可见脑室缩小等脑水肿征象，晚期可见脑室普遍性扩大等脑积水征象。

2. 诊断标准　TBM 的诊断通常依赖于临床症状、影像检查、实验室检查和临床治疗效果的综合结果。其中，实验室检查是确诊的“金标准”。

3. 鉴别诊断　鉴别诊断包括化脓性脑膜炎、隐球菌性脑膜炎、梅毒性脑膜炎、病毒性脑膜炎、脑型疟疾、寄生虫所致或嗜酸性粒细胞性脑膜炎（广州管圆线虫、棘颚口线虫、弓蛔虫、囊虫）、脑弓形虫病、细菌性脑脓肿（脑影像提示占位性病变）和恶性肿瘤（如淋巴瘤）等。

【治疗原则】

1. 抗结核治疗　TBM 的常规抗结核治疗和肺结核类似，应遵循早期给药、合理选药、联合用药及系统治疗的原则，包括初期的四联“强化”治疗（2~3 个月）和随后的二联“维持”治疗（异烟肼和利福平再联合使用 7~9 个月）。对于严重耐药或不能耐受常规治疗的 TBM 患者，也可使用阿米卡星、卡那霉素、对氨基水杨酸和利奈唑胺等药物。

2. 添加治疗　对于重症 TBM 患者，在抗结核药物使用的同时，通常需要使用免疫调节药物减轻炎症反应。糖皮质激素是最常用到的添加治疗药物，对出现意识障碍、颅内压增高或交通性脑积水、明显中毒症状、脑脊液蛋白明显增高（>1g/L）、椎管阻塞、抗结核治疗后病情加重及合并结核瘤等重症患者，均宜添加使用。

3. 有颅内压增高可选用渗透性利尿剂，如 20% 甘露醇、甘油果糖或甘油盐水等。

4. 并发症的治疗

(1) 脑积水：轻症病例可口服乙酰唑胺，重症患者可采用脑室引流或腰大池引流。

(2) 脑梗死：对于合并脑梗死的患者可使用阿司匹林。

(3) 脑内结核瘤：除给予大量抗结核药物外，可行结核瘤切除术。

(4) 脑脊髓蛛网膜炎：宜早期足量联合应用抗结核药物及地塞米松以防止严重脑蛛网膜炎的发生，一旦形成则治疗较困难，可试用地塞米松鞘内注射。

（冯国栋　赵　钢）

参考文献

[1] WILKINSON RJ，ROHLWINK U，MISRA UK，et al. Tuberculous Meningitis [J]. Nat Rev Neurol，2017，13(10)：581-598.

[2] MIFTODE EG，DORNEANU OS，LECA DA，et al. Tuberculous Meningitis in Children and Adults：a 10-year Retrospective Comparative Analysis [J]. PLoS ONE，2015，10(7)：e0133477.

[3] GARG RK，MALHOTRA HS，JAIN A. Neuroimaging in Tuberculous Meningitis [J]. Neurol，2016，64：219-227.

[4] SAAVEDRA JS, URREGO S, TORO ME, et al. Validation of Thwaites Index for Diagnosing Tuberculous Meningitis in a Colombian Population [J]. Neurol Sci, 2016, 370 : 112-118.

第三节　隐球菌性脑膜炎

【概述】

隐球菌性脑膜炎(cryptococcal meningitis, CM)是由隐球菌及其变异株侵入中枢神经系统引起的一种感染性疾病。临床主要表现为发热、头痛、恶心呕吐、视盘水肿、脑神经损害等非特异性的症状和体征。根据2010年美国感染病学会(Infectious Disease Society of America, IDSA)提出的隐球菌病临床诊治指南，CM患者基于自身免疫状态的不同，主要分为三大类：人类免疫缺陷病毒(human immunodeficiency virus, HIV)感染患者，器官移植患者及非HIV感染、非器官移植的患者。由于激素及免疫抑制剂的广泛应用和器官移植等原因，中枢神经系统的隐球菌感染率逐年上升。CM患者的病死率为30%~60%，免疫缺陷的感染者病死率更高。未经治疗的CM患者绝大多数在3~6个月内死亡，经治疗后还可能留有失明、失聪、癫痫等后遗症。

【临床表现】

CM起病隐匿，可呈急性、亚急性或慢性病程。起病前可有呼吸道感染病史，患者表现为不规则发热，少数患者无发热。主要临床特征如下：

1. 宿主因素　鸽子等家禽接触史、长期使用激素、器官移植等既往史。

2. 上呼吸道感染　部分患者起病前可出现非特异性的上呼吸道感染症状，如畏寒、发热、头痛、全身不适等。

3. 颅内压增高　多数患者由于颅内压的急剧增高，常表现出头痛、恶心、呕吐、意识障碍等。

4. 脑膜刺激征　约30%患者有典型的脑膜刺激征表现。

5. 脑神经损害　部分患者会出现单侧或双侧脑神经受损，视物模糊、视盘水肿，复视、眼球运动障碍、听力下降等，其中视神经受损最常见。

6. 脑实质受损　少部分患者会因脑实质受损出现癫痫、偏瘫等症状。

7. 自主神经功能障碍　部分患者会出现大汗、便秘、睡眠障碍等。

8. 如果隐球菌同时侵犯到脑、肺部、血液系统等多个部位，要考虑为播散性隐球菌感染。

若CM患者在诱导治疗阶段结束后，无明显诱因病情突然恶化，影像学显示颅内出现多发性病灶，脑脊液微生物学检查未发现隐球菌，要考虑免疫重建炎症综合征(immune reconstitution inflammatory syndrome, IRIS)。脑IRIS可见于HIV和非HIV感染相关的新型CM患者的治疗过程中，IRIS也可以是全身各系统病变。如果不重视，严重IRIS可致命。

【诊断要点】

1. 辅助检查

(1) 脑脊液检查：腰穿压力正常或升高，大多数患者可超过350mmH$_2$O，90%以上患者的脑脊液白细胞数轻度升高，多在50×10^6/L~500×10^6/L，脑脊液细胞学可呈混合型细胞反应或淋巴细胞为主型混合细胞反应，可见成堆、散在隐球菌或隐球菌吞噬细胞。脑脊液蛋白轻度升高，通常不超过2g/L。脑脊液糖和氯化物正常或降低。

(2) 微生物学检查：常用的脑脊液墨汁染色可见“星夜现象”，即黑色背景下可见透亮的隐球菌，或脑脊液隐球菌培养阳性为确诊证据。

(3) 分子生物学检查：隐球菌抗原检测的敏感性和特异性均高，如乳胶凝集试验、胶体金试验和

 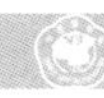

ELISA定量检测等，其中胶体金试验敏感性较高、成本低廉、操作简单快捷，是诊断CM的重要辅助检查，而且有助于协助或对病情变化进行判断。近年开展的基于宏基因组学的二代测序技术（mNGS）为隐球菌脑膜炎的诊断提供有力证据，亦可用于鉴别菌种的血清学分型。

（4）影像学检查：CM患者影像学可无明显特异性改变，主要表现为脑膜强化、脑积水、颅内肉芽肿、囊肿和脓肿等。

（5）病理检查：脑组织病理切片中的隐球菌及其变种形态，一般新生隐球菌呈圆形或椭圆形，直径2~20μm，多数聚集成堆，少数分散在组织内。

2. 诊断标准　建议参考《隐球菌感染诊治专家共识》（《中国真菌学杂志》编辑委员会，2010）及IDSA提出的《隐球菌病临床诊治指南》（2010），当患者脑脊液隐球菌涂片、培养、抗原阳性或脑组织病理阳性时，即可确诊。患者的宿主因素、临床表现、辅助检查结果等是重要的参考因素。

3. 鉴别诊断　CM要与结核性脑膜炎、病毒性脑膜炎、化脓性脑膜炎等感染性疾病，以及自身免疫性脑炎和脑膜癌等非感染性病因导致的脑膜病变做鉴别诊断。

【治疗原则】

CM的治疗主要包括四个方面：抗真菌治疗、颅内压增高管理、药物毒性管理及对症支持治疗等。肉芽肿型及囊肿型脑隐球菌病，首先需要通过手术方式清除病灶，然后根据患者具体情况进行CM的治疗。

1. 抗真菌治疗　分为诱导、巩固和维持治疗三个时期，非艾滋病（AIDS）相关性CM诱导/巩固治疗的主要目的是完全清除掉中枢神经系统的隐球菌，直至脑脊液隐球菌检查阴性；其维持治疗的目的主要是避免复发。器官移植相关性CM的抗真菌治疗可适当延长诱导周期至4~6周、避免肝肾损害、选用两性霉素B（AmB）脂质体、伏立康唑、适当调整免疫抑制剂的用量及选择鞘内注射AmB等方式。不同治疗时期的抗真菌药物的种类、剂量和疗程都需要根据具体情况进行选择，具体如表2-3-1。

表2-3-1　不同类型CM的首选抗真菌治疗方案

类型/阶段	HIV感染	器官移植	非HIV感染、非器官移植
诱导阶段	AmB（每天0.5~1.0mg/kg）+5-FC（每天100mg/kg）；2周	AmB（每天3~4mg/kg）或ABLC（每天5mg/kg）+5-FC（每天100mg/kg）；2~6周	AmB（每天0.5~1.0mg/kg）+5-FC（每天100mg/kg）；≥4周
巩固阶段	FLU（每天400mg）；8周	FLU（每天400~800mg）；8周	FLU（每天400~800mg）；8周
维持阶段	FLU（每天200mg）；12个月	FLU（每天200~400mg）；6~12个月	FLU（每天200mg）；6~12个月

AmB：两性霉素B；ABLC：两性霉素B脂质体复合物；5-FC：5-氟胞嘧啶；FLU：氟康唑

2. 一些特殊情况下的抗真菌治疗　包括自身免疫性疾病相关CM、药物资源有限CM、两性霉素B耐受性不同的CM诱导期治疗、CM持续感染及CM感染复发等，要结合患者需要进行治疗调整。例如，伴有自身免疫性疾病的CM治疗应注意减少平时激素用量、调整免疫抑制药物、预防原发病的复发及密切检测肝肾功能等；如果患者无法获得5-氟胞嘧啶，可使用两性霉素B联合氟康唑，静脉或口服用药治疗≥6周。对于两性霉素B耐受差的CM患者诱导阶段治疗，可以减低两性霉素B剂量及选择鞘内注射、加用5-氟胞嘧啶和氟康唑三联治疗或应用两性霉素B脂质体代替等。

3. 肾上腺皮质激素使用指征　一般不主张给予CM患者使用激素，仅在以下情况可考虑使用：①原有基础疾病必需激素治疗；②两性霉素B鞘内注射时，应防止其所致的寒战、高热等炎性毒副作用；③AIDS患者出现IRIS；④脑隐球菌病出现明显占位且伴周围严重水肿等。

4. 颅内压增高管理　目前控制颅内压增高的方法主要包括内科治疗和外科治疗。前者主要包括脱水药物、激素和腰椎穿刺，后者则包括腰池外引流和侧脑室外引流等短期降压手段及应用Ommaya囊间歇引流，还包括脑室腹腔分流、腰池腹腔分流等长期内引流的方法。

5. 药物毒性管理 抗真菌药物大都具有一定的毒副作用，尤其是两性霉素 B，可以通过预水化、预抗炎、预防静脉炎、注意避光、避免配伍禁忌、密切关注可能发生的低钾、肾功能损害和胃肠道反应，定期复查肝肾功能、血常规等方法预防和减少毒副作用的发生。

6. 对症支持治疗 由于隐球菌属于条件致病菌，因此基础疾病的治疗、营养支持、提高免疫功能等均是获得良好预后不可忽视的部分。

CM 治疗时间长，总体预后较差。若未经治疗，绝大多数患者于 3~6 个月内死亡。部分患者在病程中由于脑神经的永久性损害，可遗留失明、失聪等后遗症。因此，反复多次进行脑脊液隐球菌的检查，尽快确诊疾病、早期足量足疗程地进行抗真菌治疗和重视颅内压的管理，是获得良好预后的关键。

（彭福华 赵 钢）

参考文献

[1] PERFECT JR，DISMUKES WE，DROMER F，et al. Clinical Practice Guidelines for the Management of Cryptococcal Disease：2010 Update by the Infectious Diseases Society of America [J]. Clin Infect Dis，2010，50(3)：291-322.

[2] ZHONG Y，ZHOU Z，FANG X，et al. Magnetic Resonance Imaging Study of Cryptococcal Neuroradiological Lesions in HIV-negative Cryptococcal Meningitis [J]. Eur J Clin Microbiol Infect Dis，2017，36(8)：1367-1372.

[3] XU L，LIU J，ZHANG Q，et al. Triple Therapy versus Amphotericin B plus Flucytosine for the Treatment of Non-HIV- and Non-transplant-associated Cryptococcal Meningitis：Retrospective Cohort Study [J]. Neurol Res，2018，40(5)：398-404.

[4]《中国真菌学杂志》编辑委员会．隐球菌感染诊治专家共识[J]. 中国真菌学杂志，2010，5(2)：65-68.

[5] 刘正印，王贵强，朱利平，等．隐球菌性脑膜炎诊治专家共识[J]. 中华内科杂志，2018，57(5)：317-322.

第四节 脑囊虫病

【概述】

脑囊虫病是由猪囊尾蚴寄生于脑内引起脑组织损害的一种中枢神经系统寄生虫感染性疾病。人体食入被猪肉绦虫虫卵或囊尾蚴污染了的食物后，猪带绦虫虫卵进入消化道后发育成囊尾蚴，或吞食的囊尾蚴经肠壁穿入肠系膜小静脉，再经体循环而到达脑膜、脑实质、脑室、基底池、脑沟及脑回、脊髓和视网膜等部位，造成脑组织压迫和破坏、引起脑组织变态反应与炎症、阻塞脑脊液循环通路等从而致病。

根据脑组织损伤的部位可分为脑实质型、脑室型、脑膜型及混合型。临床主要表现有头痛、呕吐、癫痫发作、视力减退、视盘水肿和局灶性神经损害等症状体征，严重时可伴有意识障碍甚至昏迷。头部 CT 及 MRI 检查对脑囊虫病具有较高的诊断价值，脑脊液检查嗜酸性粒细胞增高具有提示意义，囊尾蚴抗原、抗体或基因检测阳性具有定性意义。

【临床表现】

脑囊虫病临床表现多样，与囊虫寄生的部位、数目、大小以及囊虫所处的生长期有关，临床表现可分为以下五型：

1. 癫痫型 最多见，多发生于脑实质型脑囊虫病患者。发作类型常见的有全面性发作和部分性运动发作及其持续状态等。

2. 颅内压增高型 多发生于脑室型脑囊虫病患者。主要表现有头痛、呕吐、视力减退、视盘水肿，可伴有癫痫发作、意识障碍甚至昏迷。少数患者在头位改变时突然出现剧烈眩晕、呕吐、呼吸循环功能障碍和意识障碍，称 Bruns 综合征。

3. 脑膜脑炎型 主要表现为头痛、呕吐、脑膜刺激征及发热，还常伴有精神障碍、瘫痪、失语、癫痫发作、共济失调和脑神经麻痹。脑脊液白细胞数明显增加，且嗜酸性粒细胞为主。

4. 类脑瘤型　如出现偏瘫、偏盲、失语等局限性神经体征可称为类脑瘤型。这些体征是由脑实质内的囊虫、周围水肿、毒性反应以及蛛网膜下腔的占位效应所致。

5. 单纯型　无神经系统症状，且无明显的皮肌囊虫结节，由于诊断方法的进步（如 CT、MRI 等）而被发现。

【诊断要点】

1. 辅助检查

(1) 脑脊液检查：可见白细胞数和蛋白含量增加，脑脊液糖减低，脑脊液细胞学检查可见嗜酸性粒细胞比例增高。

(2) 免疫学及分子生物学检查：血和脑脊液的特异性抗体、抗原阳性具有诊断意义。脑脊液猪带绦虫 DNA 检测等分子诊断技术有助于确诊。

(3) 影像学检查：头部 MRI 和 CT 检查对脑囊虫病具有较高的诊断价值，能够确定脑囊虫病数目、大小、部位等，了解发病特点及病理演变过程，判断临床疗效和预后。小腿 X 线检查发现多发肌间钙化灶有助于诊断。

2. 诊断依据　癫痫发作和 / 或多灶、多样的中枢神经系统症状，伴有便绦虫节片史或皮下结节经活检证实为囊虫，脑脊液中特异性抗原、抗体或基因检测阳性，头颅 CT、磁共振的典型囊虫影像等均为本病的重要诊断依据。

3. 鉴别诊断　应与脑肿瘤、蛛网膜囊肿、结核性脑膜炎等各种慢性脑膜炎相鉴别。

【治疗原则】

治疗要根据临床症状、影像学表现、临床分型和分期综合评价后来确定，包括药物治疗和外科手术治疗等。

1. 药物杀虫治疗

(1) 吡喹酮：系广谱抗蠕虫药物，对囊虫亦有良好的治疗作用。通常吡喹酮总剂量为 120~180mg/kg，分 3~4d 服用，一般需要治疗 2~3 个疗程，每个疗程间隔 3~4 个月。如脑囊虫为多发性、合并颅内压增高或精神障碍等病情重者，宜采用小剂量长疗程疗法。

(2) 丙硫咪唑：又称阿苯达唑，系广谱抗蠕虫药物。用法：20mg/(kg·d)，分 2 次口服，10d 为 1 个疗程，1 个月后再服第 2 个疗程，通常需治疗 3~5 个疗程。

由于驱虫治疗时囊尾蚴大量死亡会引起剧烈的炎症反应，导致患者症状加剧，出现频繁的癫痫发作、颅内压增高，甚至出现脑疝而危及生命，因此，驱虫治疗必须住院。为了减少治疗过程中囊虫在体内大量死亡所引起的过敏反应，一般均从小剂量开始，逐渐加量。在出现颅内压增高的症状后应及时用甘露醇等脱水药物治疗，还应酌情使用糖皮质激素等。如发生严重颅内压增高，除及时停用抗囊虫药物及脱水、抗过敏、抗癫痫处理外，还可应用颞肌下减压术，以防止高颅压危象。

2. 手术治疗　确诊为脑室型者应手术治疗。另外，对颅内压持续增高者，神经体征及 CT 证实病灶局限的患者亦可考虑手术治疗。

（范学文　赵　钢）

参考文献

[1] DEL BRUTTO OH, SALGADO P, LAMA J, et al. Calcified Neurocysticercosis Associates with Hippocampal Atrophy: a Population-based Study [J]. Am JTrop Med Hyg, 2015, 92(1): 64-68.

[2] GARCIA HH, NASH TE, DEL BRUTTO OH, et al. Clinical Symptoms, Diagnosis, and Treatment of Neurocysticereosis [J]. Lancet Neurol, 2014, 13(12): 1202-1215.

[3] FAN S, QIAO X, LIU L, et al. Next-Generation Sequencing of Cerebrospinal Fluid for the Diagnosis of Neurocysticercosis [J]. Front Neurol, 2018, 9: 471.

[4] 郝茂林，商笑，杜怡峰．脑囊虫病的研究进展[J]. 临床内科杂志，2017，34(1)：68-69.
[5] WHITE AC，COYLE CM，RAISHEKHAR V，et al. Diagnosis and Treatment of Neurocysticercosis：2017 Clinical Practice Guidelines by the Infectious Diseases Society of America（IDSA）and the American Society of Tropical Medicine and Hygiene（ASTMH）[J]. Clin Infect Dis，2018，66(8)：1159-1163.

第五节　亚急性硬化性全脑炎

【概述】

亚急性硬化性全脑炎（subacute sclerosing panencephalitis，SSPE）是由麻疹病毒持续感染所致的中枢神经系统慢性进行性退行性疾病，1933年由Dawson首先报告，故曾称为Dawson包涵体脑炎，后于1943年由Brain等人系统报告，逐渐形成亚急性硬化性全脑炎概念。本病在全世界范围内分布，相关流行病学研究主要来源于国外，国内虽有报告，但尚缺乏相关统计数据。SSPE的发病率农村多于城市，好发于儿童及青少年人群，5~20岁最集中，男女比例约3.7∶1，病程从4天至3年不等。近年来由于麻疹疫苗的广泛接种，SSPE的患病率有所下降。

SSPE的发病机制尚不完全清楚，相关假说包括病毒抑制学说及病毒变异学说等。SSPE的典型病理改变为炎症反应、坏死和修复的亚急性炎症过程。

【临床表现】

SSPE患者的神经系统症状一般出现于麻疹病毒感染后5~11年。隐袭起病，多呈亚急性或慢性进展，个别可呈暴发性发病，病情凶险。SSPE临床表现个体差异很大，病初常不易确诊、预后差、病死率极高。典型病例根据其特征可分为4期。

Ⅰ期　行为及精神障碍期，多表现为性格、行为和人格异常，包括嗜睡、反应迟钝、淡漠少语、情绪异常、记忆力下降、学习困难、成绩下降等，这些症状没有特异性，初期容易被家属和医生忽视，学龄期儿童容易被认为淘气、多动症等，甚至被误诊为精神分裂症。本期持续时间约数周至数月。

Ⅱ期　运动功能障碍期，主要表现为严重的进行性智能减退伴广泛的肌阵挛、共济失调、癫痫发作及进行性脉络膜视网膜炎导致的视力障碍。本期持续时间3~12个月。

Ⅲ期　昏迷、角弓反张期，出现肢体肌强直，腱反射亢进，巴宾斯基征（Babinski征）阳性，去皮质或去大脑强直，可有角弓反张，最后渐进昏迷，常伴有自主神经功能障碍，本期可历时数月。

Ⅳ期　终末期，大脑皮质功能完全丧失，眼球浮动，肌张力低下，肌阵挛消失，最终死于合并感染或循环衰竭。

临床上许多患者无典型的临床分期，表现不典型。不典型患者可以视力下降或者发热、肢体抽动、精神障碍、意识障碍为首发表现，在统计病例中这类患者占有一定的比例。另有文献报道，SSPE不典型病例占35%，主要表现为3种类型，即肢体运动障碍型、癫痫型和精神障碍型。因此，对于不典型病例的诊断要密切结合各种实验室检查，甚至脑组织病理检查。

【诊断要点】

1. 诊断标准　SSPE诊断包括2个主要标准和4个次要标准。

（1）主要标准：①脑脊液中抗麻疹病毒IgG抗体呈4倍以上增高，或血清抗麻疹抗体滴度大于等于1∶256；②典型或非典型病史及临床表现。

（2）次要标准：①特征性脑电图检查结果；②脑脊液球蛋白水平升高20%；③脑活检病理检查发现特征性组织；④分子诊断试验确定野生型麻疹病毒突变基因。确诊SSPE需要2个主要标准加上1个次要标准，但如果症状不典型，则需要组织病理学或分子诊断学证据。

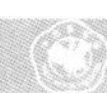

2. 辅助检查

（1）脑电图：可见特征性的 SSPE 综合波，即①在低平背景电活动上周期性出现单纯的巨大 δ 波；②巨大 δ 波间混杂快活动波；③受巨大 δ 波阻断的长棘波。

（2）脑脊液常规检查：细胞数正常、蛋白增高，以免疫球蛋白 IgG、IgM 增高为主，并出现单克隆 IgG 带。脑脊液中抗麻疹病毒 IgM 抗体的出现或双份脑脊液中抗麻疹病毒 IgG 抗体呈 4 倍以上的增高，对诊断有重要价值。

（3）血清抗麻疹病毒抗体检测：血清抗麻疹病毒抗体滴度大于等于 1∶256，对诊断有重要价值。

（4）头颅 CT 或 MRI：头颅 CT 或 MRI 改变可起提示作用，但不是 SSPE 的特征。早期 MRI 显示灰质体积减少，特别是在额颞皮质，杏仁核和扣带回；随着疾病的进展，大脑皮层，脑室周围白质，基底节和脑干可见 T_2 像高信号；最终出现弥漫性皮质萎缩。

（5）脑活检病理学检查：大体病理可见脑膜、大脑皮质、皮质下灰质和白质的炎症反应；光镜可见脑灰质和白质中血管周围有淋巴细胞和浆细胞袖套状浸润，灰质中神经细胞脱失，胶质细胞增生，白质中脱髓鞘改变。电镜下神经细胞、胶质细胞核及胞浆内可见嗜伊红包涵体。

【治疗原则】

当前认为，有效的疫苗接种计划是最有益和最高效的 SSPE 控制方式。

目前还没有治疗 SSPE 的确切有效方案，现有治疗多为抗病毒、对症支持治疗。抗病毒药物或免疫调节剂，如异丙肌苷、α-干扰素、利巴韦林和拉米夫定等，可以单独使用或组合使用。支持治疗包括抗癫痫和其他并发症的治疗，丙戊酸钠常用于 SSPE 的抗癫痫治疗。

值得注意的是，SSPE 患者最后死亡原因多为继发感染、循环衰竭或营养不良性恶病质。因此，加强护理，预防并发症，延长存活期也是 SSPE 治疗中的重要环节。

（黄　文　赵　钢）

参 考 文 献

[1] 吴江，贾建平 . 神经病学[M]. 3 版 . 北京：人民卫生出版社，2015.
[2] ANDRAUS ME，ANDRAUS CF，ALVES-LEON SV. Periodic EEG Patterns：Importance of Their Recognition and Clinical Significance[J]. Arq Neuropsiquiatr，2012，70（2）：145-151.
[3] PARMAR A，RANJAN R，SAGAR R. Subacute Sclerosing Panencephalitis Presenting with Isolated Positive Psychotic and Catatonic Symptoms[J]. Indian J Psychol Med，2017，39（4）：534.
[4] 侯存军，邵志英，赵晓 . 亚急性硬化性全脑炎研究进展[J]. 中华实验和临床感染病杂志（电子版），2017，11（3）：209-212.
[5] 谢正德，申昆玲 . 亚急性硬化性全脑炎[J]. 中华儿科杂志，2002，40（7）：74-75.

第六节　进行性多灶性白质脑病

【概述】

进行性多灶性白质脑病（progressive multifocal leukoencephalopathy，PML）是由乳头多瘤空泡病毒（polyomavirus JCV）感染少突胶质细胞为主要特征的致命性中枢神经系统疾病。多发生于免疫功能低下的人群，例如肿瘤及慢性免疫缺陷状态的患者，约 85% 的 PML 继发于艾滋病（AIDS），以及器官移植或因其他原因服用免疫抑制剂的患者。JCV 感染后出现小灶性、多发脱髓鞘病灶，可融合成片，病变多位于白质也可累及皮质。PML 的临床表现常不典型，免疫受损的患者如有孤立性白质疾病的临床和影像学证据应考虑 PML 的可能。

【临床表现】

临床表现呈多样性。PML首发的突出表现是持续数日或数周的人格改变和智能损害，常见症状包括肢体无力、认知障碍、言语能力障碍、视觉损害、肢体不协调、进展性精神异常、意识模糊及痴呆，也可出现癫痫发作或头痛及感觉症状。视觉损害通常表现为象限盲、偏盲，病变为视辐射或视皮质，视神经及脊髓病变较少。癫痫发作是皮质病变而非白质病变的典型症状。轻瘫或瘫痪、共济失调、步态异常作为最常见的症状，有助于PML的诊断。

临床常分为以下几型：

1. 典型PML　最常见的临床表现为亚急性偏瘫、偏身感觉障碍、视觉受累、失语、共济失调、意识模糊乃至痴呆，一般不伴发热症状。典型PML病变往往累及双侧大脑半球，呈多发非对称性融合分布，但也可表现为单侧甚至孤立性病灶。幕上病灶常源于血流最丰富的皮质下白质，状似贝壳，顶叶最常受累，其次是额叶，较少波及内囊、外囊及胼胝体；幕下白质病灶则主要位于小脑中脚邻近的脑桥和小脑，有时脑桥病变会蔓延至中脑和/或延髓。孤立性小脑白质或延髓白质病变较少见。典型PML脊髓受累罕见，主要累及脊髓白质纤维束，几乎不影响视神经。同时，典型PML还可累及丘脑和基底节等灰质结构，此类患者预后不良。

2. 炎症型PML　当JC病毒重新激活或PML在某些情况下进展时可伴有明显的炎性反应，称为炎症型PML（inflammatory PML，iPML）。发生炎症型PML的患者一般有两种情况：最常见的是接受高效抗反转录病毒治疗的AIDS患者；另一种则为不合并AIDS患者，多预后不良。

3. PML相关免疫重建炎症综合征　狭义的免疫重建炎症综合征（immune reconstitution inflammatory syndrome，IRIS）系指接受高效抗反转录病毒治疗的AIDS患者，在其体内HIV-1水平下降、$CD4^{+}$T细胞数量增加的情况下，由非新发机会感染、非新发获得性感染或非药物毒性因素导致的炎性反应，其中约23%发生于合并PML的AIDS患者。

4. JCV小脑颗粒细胞神经元神经病　尽管典型PML和炎症型PML患者常有小脑中脚、脑桥和/或小脑半球等颅后凹结构受累，但JCV小脑颗粒细胞神经元神经病（JCV granular cell neuronopathy，JCVGCN）却是一类单独的疾病类型，其主要病理学表现为JC病毒感染小脑颗粒细胞，而少突胶质细胞不受累；因此，患者仅有小脑症状，包括共济失调及构音障碍。

5. JCV脑膜炎　临床表与脑膜受累症状相符，包括头痛、恶心、颈项强直及复视；MRI无多灶性白质脱髓鞘病变，可仅表现为轻度脑室扩张。

6. JCV脑病　仅有高级皮质功能障碍，而未合并局灶性神经功能缺陷病例。

【诊断要点】

1. 辅助检查　生化检查及脑脊液检查一般正常。脑电图可有弥漫性或局灶性慢波。影像学检查：CT表现为皮质下白质或脑室旁白质单个或多数边缘不清的低密度灶，可以融合，但无占位效应，也不强化。MRI检查病变可累及整个大脑半球，占位效应少见。病变部位常见于脑室旁区域、额叶皮质下和顶枕部白质，其次为脑干、小脑、丘脑、基底核，胼胝体、颈髓和胸髓也可见到。典型病变多局限于皮质下"U"形纤维区域，深部及脑室周围白质较少受累是典型PML的特征性表现，与AIDS脑病及其他脑白质病表现不同。

2. 诊断标准　肿瘤或慢性免疫缺陷状态（AIDS、白血病、淋巴瘤、骨髓增殖性疾病、慢性肉芽肿性疾病）者、器官移植者、自身免疫性疾病或其他病因应用免疫抑制剂者，若出现神经、精神系统症状，且脑脊液JCV-PCR阳性，有助于PML临床诊断。

PML的确诊有赖于组织病理学证实。对于不能施行脑活检者，确诊PML需具备以下3点：①持续存在的典型PML临床症状；②脑脊液JCV-DNA阳性；③典型的PML影像学表现。血液或尿液JC病毒

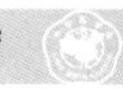

阳性无诊断价值。如果仅有典型PML的影像学及临床表现而无JC病毒存在证据，则只能诊断为疑似PML。当临床高度怀疑PML而多次普通PCR不能检测到JCV-DNA时，应尝试采用针对不同*JCV*基因的PCR引物(尤其是针对相对保守的*TAg*基因的引物)、实时定量PCR乃至脑活检。

3. 鉴别诊断 包括AIDS痴呆综合征、AIDS合并机会性感染、巨细胞病毒脑炎、多发性硬化、急性播散性脑脊髓炎(ADEM)、淋巴瘤、抗NMDA受体脑炎、肾上腺脑白质营养不良、异染性脑白质营养不良、多发性皮质下梗死、常染色体显性遗传性脑动脉病伴皮质下梗死和白质脑病(CADASIL)及中枢神经系统血管炎等。

【治疗原则】

目前尚无有效针对JCV的特异性抗病毒药物或治疗方法。对合并HIV的患者，高效抗反转录病毒治疗为最佳选择；不伴HIV且临床状况允许的患者，应避免应用免疫抑制类药物如激素、那他珠单抗等。

已有报道PML可能与某些新型免疫调节剂及化疗药物有一定关系，如那他珠单克隆抗体(natalizumab)、利妥昔单克隆抗体(rituximab)、依法珠单克隆抗体(efalizumab)、卡铂联合吉西他滨化疗、硼替佐米等，一旦发生PML应立即停用上述药物，并联合血浆置换或色氨酸免疫吸附柱等治疗。

本病预后差，多数病例于起病后6~12个月内死亡。

(王佳伟 赵 钢)

参考文献

[1] 刘磊，王得新，王佳伟．进行性多灶性白质脑病的临床与基础研究新进展[J]．中国现代神经疾病杂志，2011，11(5)：504-512.

[2] EUGNE OM，TARCK AY，DAVID BC. Pathogenesis of Progressive Multifocal Leukoencephalopathy and Risks Associated with Treatments for Multiple Sclerosis：a Decade of Lessons Learned [J]. Lancet Neurol，2018，17(5)：467-480.

[3] CHANDRASHEKAR B，LUBOMIR S，SAMIR D. Progressive Multifocal Leukoencephalopathy and Monoclonal Antibodies：A Review [J]. Cancer Control，2017，24(4)：1-9.

[4] HO PR，KOENDGEN H，CAMPBELL N，et al. Risk of Natalizumab Associated Progressive Multifocal Leukoencephalopathy in Patients with Multiple Sclerosis：a Retrospective Analysis of Data from Four Clinical Studies [J]. Lancet Neurol，2017，16(11)：925-933.

[5] MARSHALL LJ，FERENCZY MW，DALEY EL，et al. Lymphocyte Gene Expression and JC Virus Noncoding Control Region Sequences are Linked with the Risk of Progressive Multifocal Leukoencephalopathy [J]. J Virol，2014，88(9)：5177-5183.

第七节 莱 姆 病

【概述】

莱姆病是由伯氏疏螺旋体感染引起的一种自然疫源性人兽共患病，其传染源主要为小型兽类，如鼠类、鹿、犬、牛、马、狼等多种哺乳动物和鸟类。其传播媒介为蜱，临床表现复杂多样，可引起人体皮肤、关节、心脏和神经等多系统损害。我国莱姆病主要集中在东北部、西北部和华北部分地区的林区。神经型莱姆病常表现为淋巴细胞性脑膜(脑)炎、脑神经炎和疼痛性神经根炎，出现相关症状和体征。

【临床表现】

伯氏疏螺旋体有较强的穿透能力，侵犯人体后可引起螺旋体血症，并弥漫全身引起多器官的损害，主要累及皮肤、关节、心脏和神经系统，临床表现复杂多样且无特异性，一般分为早期、中期和晚期三个阶段，这三期可以仅出现早期或中期重叠，也可呈典型三期经过。早期主要表现为慢性游走性红斑，中期以神经系统损害和心脏传导障碍为特征，晚期以慢性关节炎为特征并继发慢性萎缩性肢皮炎，部分患者可有精神异常的表现，严重者可致残甚至死亡，严重危害人类的健康及生活质量。主要临床表现如下：

1. 皮肤病变　皮肤是莱姆病最常受影响的组织，莱姆病皮肤的损害通常表现为三种：慢性游走性红斑、慢性萎缩性肢皮炎和莱姆淋巴细胞瘤，这些症状见于大多数的莱姆病患者。

2. 流感样症状　蜱叮咬后早期，除多发皮疹外，部分未经治疗的患者可出现头痛、咽痛、颈部酸痛、严重疲劳等流感样症状，上述症状可自行消退或复发。流感症状之后，可出现疲劳、关节痛或肌痛等临床表现。

3. 神经系统病变　大约10%~15%的莱姆病患者在皮疹同时或皮疹消退后可出现神经系统损害症状，也有少部分患者无皮疹发生。神经型莱姆病常表现为淋巴细胞性脑膜（脑）炎、脑神经炎和疼痛性神经根炎，典型患者可有头痛、呕吐、颈项强直、睡眠障碍、眼球疼痛、谵妄等症状。晚期疾病可能表现为亚急性脑病或轴索性多发性神经病，通常表现为心理改变、认知功能障碍、失眠、癫痫或人格改变等。其脑脊液常表现为淋巴细胞增高，同时伴蛋白升高。

4. 心脏病变　心脏受累通常发生在感染后1~2个月内，大约4%~10%未经治疗的成年莱姆病患者可出现心脏病变，可表现为胸痛、劳累时呼吸困难、心悸、疲劳或晕厥，并且通常包括某种形式的房室传导阻滞，约50%的患者发展成完全性房室传导阻滞。此外急性心肌心包炎、轻度左心室功能衰竭、心脏扩大和死亡性全心肌炎等也可见。

5. 关节病变　早期病变常见表现包括关节痛或肌痛的短暂性关节症状，可能包括关节疼痛和肿胀，主要累及膝、肘、髋等大关节，小关节周围组织也可受累。关节炎通常是晚期疾病的表现，并且发生在高达60%的未治疗患者中。慢性关节炎主要涉及膝关节和髋关节。少数病例可发生骨髓炎、脂膜炎或肌炎。

6. 孕期异常　有报道认为莱姆病与流产、早产和围产儿死亡有关，孕早期罹患莱姆病者胎儿的先天性心脏病风险增加。

除上述表现外，部分患者还可出现下列情况：①发热，主要表现为低热，也可出现高热、盗汗；②牙痛和颞颌关节疼痛（常见）；③肋骨或胸痛，反复发作者常被认为心脏病发作；④腹痛、腹泻、肠易激；⑤睾丸或骨盆疼痛，尿频或尿急；⑥脂膜炎和肝炎（少见）。

上述临床表现可周期性加重（间隔数周或数月），其中部分症状可能呈持续性（如头痛、疲劳），原因可能与人的基因差异有关。

【诊断要点】

1. 辅助检查

（1）病原体直接检测：直接检测包括组织或外周血螺旋体的直接镜检和分离培养，其中螺旋体的分离培养为莱姆病的诊断“金标准”。但是临床样本中螺旋体数目较少、生长周期长，需要在特定的环境中进行，分离培养不仅耗时，同时培养要求严格，且阳性率低，很难分离培养出伯氏疏螺旋体。

（2）血清学检测：常用的方法有酶联免疫吸附试验（ELISA）、间接免疫荧光试验（IFA）和免疫蛋白印迹法（Western blotting）等。特异度不高，且存在交叉反应。但用两步诊断方法（Two-step diagnosis）检测莱姆病是必要的，即在ELISA或IFA法的基础上检出的血清样品为阳性，若免疫蛋白印迹法检测结果为阳性即可确诊，以此来提高诊断的特异性。但愈后患者或动物血液中的抗伯氏疏螺旋体的IgM和IgG仍可长期存在甚至持续数年，无法区分新近感染和继发感染，所以血清学方法不能作为该病临床疗效的判定标准。

（3）分子生物学诊断：聚合酶链式反应（PCR）技术快速方便、特异性强、灵敏度高，需要样品少，可在感染早期相应抗体未出现时检测出病原体，弥补了分离培养、直接检测和血清学诊断方法的不足。

2. 诊断标准 莱姆病的诊断需要根据流行病学资料、接触史、临床表现及实验室检查结果综合分析判断。目前临床多采用美国疾病预防控制中心提出的莱姆病诊断标准，即符合下列任何1条者均可诊断为莱姆病：①在流行区，有慢性游走性红斑（单个红斑的直径必需至少为5cm，并应由医生检查确定）或抗伯氏疏螺旋体抗体滴度≥1∶256，及≥1个器官系统受累；②在非流行区，有慢性游走性红斑及抗伯氏疏螺旋体抗体滴度≥1∶256，或有慢性游走性红斑及≥1个器官系统受累，或抗体滴度≥1∶256及≥1个器官系统受累。

3. 鉴别诊断 应注意与其他类型的脑膜炎或脑炎鉴别，特别是结核性脑膜炎。

【治疗原则】

治疗主要使用抗生素，对伯氏疏螺旋体敏感的抗菌素有四环素、氨苄西林、头孢曲松、亚胺培南、青霉素G和氯霉素等。首选药物头孢霉素类、青霉素类，其次是红霉素和四环素。对有心脏损害者，可酌情加用糖皮质激素治疗。对有关节炎和神经系统损害疼痛剧烈者，可使用小剂量激素配合大量抗生素进行治疗。早期感染：①口服多西环素，每次100mg，每天2次，14~21d；②口服阿莫西林，每次500mg，每天3次，14~21d；③口服头孢呋辛，每次500mg，每天2次，14~21d。神经系统感染：①头孢曲松注射液2g，静脉滴注，每天1次，14~28d；②头孢呋辛注射液2g，静脉滴注，每8h 1次，14~28d；③口服多西环素100mg，每天3次，14~28d。

（李红燕 赵 钢）

参 考 文 献

[1] LIU ZY，HAO Q，HOU XX，et al. A Study of the Technique of Western Blot for Diagnosis of Lyme Disease Caused by Borrelia Afzelii in China [J]. Biomed Environ Sci，2013，26(3)：190-200.

[2] 李静，梁张，宝福凯，等. 莱姆病流行病学研究进展[J]. 中国热带医学，2013，13(8)：1035-1038，1042.

[3] 李静，宝福凯，柳爱华. 神经莱姆病的研究进展[J]. 中国病原生物学杂志，2013，8(2)：178-180.

[4] 谢春燕，刘晓青，胡国良. 莱姆病的流行病学研究进展[J]. 现代预防医学，2015，42(9)：1559-1561.

[5] 史立敏，王霖，石梅，等. 莱姆病治疗进展[J]. 中国病原生物学杂志，2013，8(12)：1136-1139.

第八节 神 经 梅 毒

【概述】

神经梅毒是梅毒螺旋体（Treponema pallidum，TP）感染引起的中枢神经系统损害。传统的医学观点认为神经梅毒是晚期（Ⅲ期）梅毒的全身性损害，后来证实神经梅毒可以在感染期间的任何时间发生。早期神经梅毒发生在原发感染后数月至数年，主要侵犯脑膜和血管。晚期神经梅毒发生在原发感染后数年至数十年，主要侵犯大脑和脊髓实质。梅毒最主要的传播途径是性传播，其中男同性恋者是神经梅毒的高危人群。在梅毒的早期阶段，如果不经正规治疗，约10%的患者最终会发展为神经梅毒。大约15%感染人类免疫缺陷病毒（human immunodeficiency virus，HIV）的患者梅毒血清学试验阳性，约1%感染者最终发展至神经梅毒。其他传播途径包括间接接触传播，也可以通过输血、哺乳及胎盘传播。

【临床表现】

神经梅毒常见的类型有7型，其中无症状型神经梅素、脑膜炎型梅毒和血管型梅毒（脑膜血管梅素、脊髓膜血管梅毒）最为常见。实质型如脊髓痨和梅毒性痴呆发病率较低，一般出现在病程晚期。

1. 无症状型神经梅毒 没有神经系统受损的症状和体征。梅毒血清学试验阳性，脑脊液白细胞增多、蛋白升高，性病研究实验室试验（venereal disease research laboratory test，VDRL试验）1项或多项异常。头颅MRI可发现脑膜增强信号。早期诊断和治疗可预防无症状性神经梅毒的进展。

2. 脑膜炎型梅毒　常见于原发性梅毒感染的第 1 年，患者呈典型的无菌性脑膜炎表现，包括头痛、颈部僵硬、恶心和呕吐。其他非典型神经系统症状有视盘水肿、抽搐、精神混乱和脑神经受累，尤其多涉及Ⅱ、Ⅶ和Ⅷ脑神经，部分患者可出现听力或视力下降。局限性梅毒性脑膜炎可导致局灶性肿块病变，称为梅毒瘤或树胶样肿，软脑膜是最常见受累部位，可能被误诊为肿瘤。梅毒性脑膜炎也可能影响脊髓，引起脑膜脊髓炎。

3. 脑膜血管梅毒　脑膜梅毒发生后的 5~30 年可并发颅内血管感染，最常累及豆纹动脉、内囊基底节区 Huebner 返动脉。症状和体征类似于脑梗死，出现偏瘫、偏身感觉障碍、偏盲或失语症等。在发病前几天或几周可能会出现前驱症状，如头痛、头晕、人格变化。根据病史、临床表现结合血清学、脑脊液、影像学检查基本可以做出诊断。

4. 脊髓膜血管梅毒　梅毒螺旋体侵犯脊膜血管时表现出横贯性（脊膜）脊髓炎症状，如运动、感觉障碍及植物神经功能紊乱等。

5. 梅毒性痴呆　通常发生在梅毒感染后 10~30 年，更常见于 40~50 岁的男性，主要症状表现为进行性痴呆伴脑神经损害，因此也被称为全身麻痹、精神麻痹或麻痹性痴呆。早期表现为记忆力减退、性格改变。随着疾病的进展，逐渐出现躁狂症、抑郁症或精神疾病等精神症状。但大多数患者仅出现记忆力、判断力下降并逐渐进展至痴呆。晚期患者因智能严重减退，可有运动不能、大小便失禁，甚至癫痫发作。最常见的体征是瞳孔异常，除此之外还有面部肌肉、舌肌和手的意向性震颤，面部及肢体肌张力减低，腱反射亢进，病理征阳性。在疾病的早期阶段，除了认知能力下降外，其他神经系统体格检查可能是正常的。

6. 脊髓痨　多在梅毒感染后 15~20 年出现，起病隐匿，潜伏期较长。临床主要表现为脊髓症状，如下肢针刺或闪电样疼痛，随着病情进展，可以出现深感觉障碍、进行性感觉性共济失调、括约肌及性功能障碍。最具特征性的体征是阿 - 罗瞳孔，其余可见下肢腱反射消失、肌张力减低。10%~15% 的患者出现内脏危象。胃危象表现为突发上腹部剧烈疼痛伴呕吐，症状持续数天后腹部疼痛可迅速消失，体检无腹肌强直和压痛，钡餐透视下可见幽门痉挛；肠危象可引起肠绞痛、腹泻，并有里急后重现象；咽喉危象为吞咽和呼吸困难；膀胱危象为排尿痛和排尿困难。原发性视神经萎缩也可能发生，表现为视物模糊和视野缩小。脊髓痨患者病情进展缓慢，可有自发缓解现象，感觉异常和共济失调症状存在时间较长。

7. 先天性神经梅毒　感染梅毒螺旋体的孕妇在妊娠期第 4~7 个月时，梅毒螺旋体容易透过胎盘由母体传给胎儿，可表现出除脊髓痨以外的所有类型神经梅毒，出现脑积水及哈钦森三联征，即间质性角膜炎、畸形齿和听力丧失。

【诊断要点】

（一）辅助检查

1. 血清学检查　非特异性试验包括快速血浆反应素环状卡片（RPR）试验、VDRL 试验和甲苯胺红无热血清试验（TRUST）。这些试验测定抗心磷脂 - 卵磷脂胆固醇抗原的 IgG 和 IgM 抗体。抗体滴度和病情呈正相关。治疗的成功在一定程度上取决于滴度的下降，四倍下降或转阴提示治疗成功。然而，即使未经治疗，抗体滴度也会随着时间的推移而下降，晚期未治疗的梅毒患者中特异性血清试验阳性率低于早期未治疗的梅毒患者。血清学检测包括非梅毒螺旋体抗原试验（NTT）和梅毒螺旋体抗原试验（TT）。前者属于非特异性抗体检测，主要包括 VDRL 试验、RPR 试验和 TRUST，这可能会在自身免疫性疾病患者或孕妇中呈假阳性以及在晚期患者中呈假阴性。后者属于特异性检测，主要包括梅毒螺旋体血凝试验 / 梅毒螺旋体明胶颗粒凝集试验（TPHA/TPPA）、酶联免疫吸附试验 / 酶免疫测定（ELISA/EIA）、化学发光免疫分析法（CLIA）等，这类方法检测的是梅毒螺旋体特异性抗体，特异性及敏感度均较高。荧光梅毒螺旋体抗体吸附试验（FTA-ABS）和 TPPA 的假阳性结果罕见。

2. 脑脊液检查 神经梅毒患者脑脊液白细胞（WBC）一般大于 10×10^6/L，主要是淋巴细胞。早期神经梅毒患者细胞计数高于晚期神经梅毒患者；有脊髓痨的患者，有时可能有完全正常的脑脊液。脑脊液 VDRL 试验被认为是神经梅毒诊断的“金标准”。然而，如选择不同的神经梅毒诊断标准，脑脊液 VDRL 试验的阳性率可能为 0%~100%；一般认为其敏感性为 30%~70%。脑脊液 VDRL 试验阳性可以确诊神经梅毒，但阴性并不排除诊断。与脑脊液 VDRL 试验不同的是，脑脊液非特异性试验对神经梅毒的诊断敏感性较高，但特异性较低。样本排除血液污染可以提高特异性。

3. 神经影像学 神经梅毒的神经影像学表现多样。两种现象提示需考虑神经梅毒的诊断：第一，颅内树胶样肿在 T_1WI 上为低信号，T_2WI 为等信号或高信号，均匀强化，有时有结节性成分，通常有硬膜尾并伴有水肿。第二，病灶类似疱疹病毒性脑炎，表现为一侧或双侧内侧颞叶 T_2WI 或弥散加权成像高信号。

（二）诊断标准

根据是否感染 HIV 和感染 HIV 后免疫状况、治疗情况，神经梅毒的诊断标准有所不同，因为艾滋病病毒可导致脑脊液细胞增多症，尤其是外周血 $CD4^+T$ 细胞计数高、血浆中检测出 HIV RNA，或没有服用抗反转录病毒药物的患者。这些因素影响无症状型神经梅毒的脑脊液诊断标准。

1. 无症状型神经梅毒

（1）满足血清梅毒螺旋体特异性试验阳性和脑脊液 VDRL 试验阳性即可做出诊断。

（2）如果脑脊液 VDRL 试验为阴性，需满足脑脊液梅毒螺旋体试验阳性，以及①如果为未感染 HIV 的患者：脑脊液 WBC>5×10^6/L 或脑脊液蛋白 >0.45g/L；②如果为感染了 HIV、外周血 $CD4^+T$ 细胞 <200×10^6/L，血清中没检测到 HIV RNA 及服用抗反转录病毒药物的患者：脑脊液 WBC>5×10^6/L；③如果为感染了 HIV、外周血 $CD4^+T$ 细胞 >200×10^6/L 的患者或血清中检测出 HIV RNA 或没有服用抗反转录病毒药物的患者：脑脊液 FTA-ABS 阳性且脑脊液 WBC>20×10^6/L。

2. 症状型神经梅毒 满足①血清梅毒螺旋体特异性试验阳性；②符合神经梅毒的症状、体征；③脑脊液 VDRL 试验阳性，或脑脊液 WBC>5×10^6/L，或脑脊液蛋白 >0.45g/L。

（三）鉴别诊断

脑膜炎型梅毒需要与其他原因导致的脑膜炎相鉴别，脑膜血管梅毒需与脑血管病相鉴别，梅毒性痴呆需与其他类型痴呆等鉴别。血清学及脑脊液检查对诊断和鉴别诊断具有重要价值。

【治疗原则】

1. 驱梅治疗

（1）推荐方案：青霉素 G 1 800 万 ~2 000 万单位 /d 静脉注射（300 万 ~400 万单位，1 次 /4h）或持续静脉滴注，共 10~14d。氨苄青霉素 240 万单位肌内注射，每天 1 次，联合丙磺舒 500mg 口服，每天 4 次，共 10~14d。

（2）非标准方案：静脉注射头孢曲松 2g，每天 1 次，共 10~14d；或口服多西环素 200mg，每天 2 次，共 28d。

早期梅毒症状较晚期梅毒容易缓解。梅毒性脑膜炎和颅内树胶样肿可完全恢复。在脑膜血管梅毒患者中，脑膜症状和体征将得到缓解，但仍会出现脑卒中残留症状和体征。经过正规治疗后的第 3、6、12 个月应常规进行临床检查并复查血清梅毒试验，之后在第 2、3 年复查。经治疗后脑脊液白细胞计数应在第 6 个月时下降，如果第 6 个月时脑脊液白细胞仍不下降、血清 VDRL 试验仍比正常值增加 4 倍者，可重新静脉应用大剂量青霉素。

2. 对症治疗 出现疼痛等感觉异常时可口服卡马西平对症处理。阿托品和吩噻嗪类对内脏危象有效。

（刘卫彬 赵 钢）

参 考 文 献

[1] BERGER JR, DEAN D. Neurosyphilis [J]. Handb of Clin Neurol, 2014, 121(3): 1461-1472.
[2] FRIEDRICHA F, AIGNERD M, FEARNSE N, et al. Psychosis in Neurosyphilis-Clinical Aspects and Implications [J]. Psychopathology, 2014, 47: 3-9.
[3] 王娜，张馨月，张昊琼，等. 神经梅毒诊断与治疗新进展[J]. 中国现代神经疾病杂志，2016，16(7): 397-403.

第九节 克罗伊茨费尔特 - 雅各布病

【概述】

克罗伊茨费尔特 - 雅各布病（Creutzfeldt-Jakob disease，CJD），又称亚急性海绵状脑病，是一类由朊蛋白引起的人畜共患的可传播性、进行性、致死性中枢神经系统疾病，以脑组织海绵状空泡样变性、星形胶质细胞增生、神经元细胞丢失为主要病理学特征。CJD 分为四种亚型：散发型（sCJD）、家族遗传型（fCJD）、医源型（iCJD）以及新型变异型（vCJD）。其中 sCJD 最为常见，约占 85% 以上。

【临床表现】

CJD 多为亚急性起病，少数患者可呈急性起病，发病无性别差异，根据国内外多项研究报道，国外 CJD 的平均发病年龄约为 64~66 岁，中国人群平均发病年龄约为 55~60 岁，绝大部分患者约在发病后 1~2 年内死亡。临床表现多样：

1. 快速进行性痴呆 为 CJD 患者最常见且最主要的症状，大多在病程早期出现，可表现为记忆力、定向力、计算力及执行力下降，可与人格改变、精神异常等症状并存。在出现痴呆症状之前，部分患者可有睡眠障碍、情感淡漠等前驱症状。

2. 多部位神经功能异常 常见的有视觉障碍、小脑症状、锥体 / 锥体外系症状及肌阵挛。视觉障碍可表现为视物变形或视物色彩异常，肌阵挛大多于病程的中晚期出现，是 CJD 患者较为特征性的体征。此外，较少见的症状有癫痫发作、吞咽困难、肌萎缩等。病程晚期，可进展为无动性缄默。

3. 各亚型的特点 sCJD 最常见，基本符合上述表现。fCJD 为常染色体显性遗传，临床表现大多与 sCJD 相似。但在 fCJD 中具有某些突变位点的患者可有特殊临床表现，已被单独列为一类疾病，如 Gerstmann-Sträussler-Scheinker（GSS）常以进展性共济失调为突出表现，可合并痴呆、锥体 / 锥体外系症状，肌阵挛较少见，发病后的生存期可长达 5 年；致死性家族性失眠（fatal familialinsomnia，FFI）以不可控制的顽固性失眠为突出表现，合并记忆下降、构音障碍及共济失调。iCJD 常有医源性感染史，如颅内电极植入、角膜移植或神经外科手术。vCJD 被认为与食用朊蛋白感染的动物制品相关，发病年龄更早，可在 30 岁以下发病，平均生存期约为 14 个月，精神症状和感觉异常较为突出。

【诊断要点】

1. 辅助检查

(1) 一般检查：血尿便常规、血生化、凝血功能、心电图、胸部 X 线、头颅 CT 等检查无特异性表现，结合甲状腺功能、铜蓝蛋白等实验室结果以除外其他临床表现与 CJD 相似的疾病。

(2) 脑脊液：脑脊液常规、生化、免疫、细胞学及压力无特异性表现。如上述结果异常，需警惕其他神经系统疾病的可能。脑脊液 14-3-3 蛋白阳性是 CJD 的诊断参考条件之一，但在 fCJD 及 vCJD 患者中，14-3-3 蛋白的阳性率较低，GSS 及 FFI 患者更是很少有阳性结果。

(3) 脑电图：脑电图周期性三相波是 CJD 诊断的参考条件之一，常在病程中晚期出现，但在疾病的终末期如无动性缄默期，脑电图三相波可消失。因此，进行脑电图检查需选择恰当的时机。24h动态脑电图监测可提高三相波的阳性率。但vCJD患者脑电图常无典型三相波，大多为慢波等非特异性表现。

（4）MRI DWI：典型表现为沿皮层沟回走行的条带状异常高信号和/或基底节区异常高信号。病程初期仅在单侧皮层显示的异常高信号，随发病时间延长，可进展为双侧。但在病程晚期或终末期，异常信号常减弱甚至消失。MRI DWI的敏感性较高，已被作为CJD的重要诊断依据之一。MRI DWI异常信号区域与临床表现及脑电图三相波区域存在一致性，且常早于脑电图三相波出现。双侧丘脑的DWI异常高信号更多见于vCJD。

（5）^{18}F-FDG PET/CT：CJD患者PET检查可显示病变脑组织的代谢减低，敏感性高于MRI DWI及脑电图。此外，PET可发现早期肿瘤病灶，有助于CJD与副肿瘤综合征的鉴别。

（6）基因检测：sCJD的病因假说之一为*PRNP*基因的随机突变，目前报道较多的亚型为：MM1、MM2、MV1、MV2、VV1及VV2。其中，MM1和MV1最常见且最典型，约占sCJD的60%~70%。fCJD为常染色体显性遗传，已发现50余个*PRNP*突变位点。

（7）病理：为CJD诊断的“金标准”，以脑组织海绵状空泡样变性、星形胶质细胞增生、神经细胞丢失为主要病理学特征。

2. 诊断标准 具体见表2-9-1~表2-9-3。

表2-9-1 sCJD诊断标准

临床表现： 1. 肌阵挛 2. 视觉或小脑症状 3. 锥体/锥体外系症状 4. 无动性缄默
辅助检查： 1. 脑电图三相波 2. 脑脊液14-3-3蛋白阳性及病程小于2年 3. MRI DWI或FLAIR序列显示基底节区异常高信号或至少2个皮层区域的条带状异常高信号
可能（possible）：快速进展性痴呆+至少2项临床表现+病程小于2年，除外其他疾病
很可能（probable）：快速进展性痴呆+至少2项临床表现+至少1项辅助检查，除外其他疾病
确诊（definite）：病理学诊断

表2-9-2 iCJD诊断标准

很可能（probable）：进展性小脑症状+人垂体激素使用史，或probable sCJD+医源性感染接触史
确诊（definite）：病理确诊+医源性感染接触史

表2-9-3 fCJD诊断标准

很可能（probable）：probable sCJD+一级亲属中有definite或probable sCJD患者，或进展性神经功能障碍及精神异常+明确的基因突变
确诊（definite）：病理确诊+明确的基因突变+一级亲属中有definite或probable sCJD患者

【治疗原则】

CJD为致死性疾病，一旦发病，病情进展加重，尚无有效治疗方法。目前治疗以对症处理、加强护理为主，国外曾对CJD的治疗进行过多方面的探索，如试用抗病毒药物及免疫调节药物，但最终均无确切疗效，未能延长生存期及逆转疾病最终的死亡结局。

（张家堂 赵 钢）

参考文献

[1] 肖康，周伟，张宝云，等．2014 年中国克雅氏病监测网络病例特征分析[J]．疾病监测，2016，31(1)：18-23.

[2] MANIX M，KALAKOTI P，HENRY M，et al. Creutzfeldt-Jakob disease：Updated Diagnostic Criteria，Treatment Algorithm，and the Utility of Brain Biopsy [J]. Neurosurg Focus，2015，39(5)：E2.

[3] 张家堂，蒲传强，郎森阳，等．1 例 Creutzfeldt-Jakob 病的神经影像学与脑电图长期跟踪研究[J]．解放军医学杂志，2008，(6)：743-746.

[4] CAOBELLI F，COBELLI M，PIZZOCARO C，et al.The Role of Neuroimaging in Evaluating Patients Affected by Creutzfeldt-Jakob Disease：a Systematic Review of the Literature [J]. J Neuroimaging，2015，25：2-13.

[5] 蒋胶胶，张家堂，陈妤，等．散发性 Creutzfeldt-Jakob 病病程不同时期的辅助检查敏感性研究[J]．解放军医学杂志，2017，42(5)：445-451.

第十节 布氏杆菌脑炎

【概述】

布氏杆菌脑炎是由布鲁氏菌感染引起的中枢神经系统慢性感染性疾病。神经系统表现可以是布氏杆菌感染的唯一表现或者首发表现，或者是布氏杆菌慢性感染的症状之一。布氏杆菌直接感染或内毒素引发炎症免疫反应导致神经系统损伤。我国布氏杆菌脑炎由羊型、牛型及猪型布氏杆菌感染多见。在内蒙古自治区、新疆维吾尔自治区、山西及河北等地牧区相对多发。

【临床表现】

布氏杆菌脑炎可发生于任何年龄，无性别差异。感染后潜伏期一般为 1~4 周，平均为 2 周，但少数患者可在感染后数月或 1 年以上才发病。临床表现多样，伴或不伴有布氏杆菌病的其他系统损害表现。

1. 全身症状

(1) 发热：缓起发热，以波状热及弛张热多见，病程长者可不伴发热。

(2) 多汗：常见于深夜或凌晨，当体温急剧下降时出现大汗淋漓，且常伴特殊气味，可不伴发热。

(3) 肌肉疼痛：多见于两侧大腿和臀部，可见痉挛性疼痛。

(4) 乏力、厌食、恶心呕吐。

(5) 合并其他系统损害：可出现游走性四肢关节疼痛、腰痛、肝脾肿大等。

2. 神经系统症状

(1) 头痛多见，持续且症状重，可影响日常生活及工作，查体脑膜刺激征可呈阳性。

(2) 局灶性症状：肢体无力，感觉异常，共济失调，尿失禁、智力及定向力障碍，癫痫发作，严重可出现意识障碍；累及脑神经可出现视物不清，复视、听力下降、面神经瘫痪等症状；累及脊髓与脊髓神经根者，可表现为双下肢无力、二便障碍等。

(3) 少数患者呈亚急性或者慢性脑病的表现，例如抑郁焦虑、性格改变、智能减退及失眠等。

【诊断要点】

1. 辅助检查

(1) 脑脊液检查：颅内压可正常或升高，若病程长，则颅内压升高明显。疾病早期表现为脑脊液蛋白浓度升高，以淋巴细胞为主的白细胞计数轻度升高，脑脊液细胞学一般呈淋巴细胞炎症，可伴有中性粒细胞比例升高，葡萄糖正常或减低；疾病后期，白细胞计数中度升高，仍以淋巴细胞为主。

(2) 影像学检查：头部 MRI 或 CT 检查可正常，或呈无特异性的炎症性改变。头部 MRI 炎性病灶早期可表现为模糊的 T_2 高信号，后期病灶的中心坏死区呈现 T_2 高信号；DWI 弥散受限；增强后中央坏死区可见明显强化，也可见部分脑膜强化。病灶在经正规治疗后可变小甚至消失。

(3) 实验室检查：①虎红平板凝集试验（RBPT），方便快捷，可在 5~10min 内获得结果，呈现为阳性或阴性，推荐用作快速筛查试验。②血清凝集试验（SAT），检测所有针对布氏杆菌抗原的凝集性抗体（包括 IgM、IgA、IgG）。对产生症状的急性感染患者更加敏感，WHO 建议判断标准定为 1∶160。③布鲁菌病抗-人免疫球蛋白试验（Coomb's 试验），可同时检测凝集或非凝集性抗体，阳性结果产生早，且治疗恢复后保持阳性的时间更长，灵敏度高，判断标准定为效价 1∶400，并出现显著凝集及以上。④细菌培养，血液、脑脊液、骨髓培养出布氏杆菌为确诊“金标准”。

2. 诊断标准　①流行病学接触史；②神经系统的临床表现；③脑脊液改变早期类似病毒性脑膜炎，蛋白和白细胞计数轻度升高，以淋巴细胞为主，葡萄糖和氯化物正常；后期白细胞计数中度升高，以淋巴细胞为主，葡萄糖和氯化物降低，类似于结核性脑膜炎；④血、骨髓、脑脊液培养可分离出布氏杆菌，或血清学凝集试验效价 >1∶160，或脑脊液布氏杆菌抗体阳性；⑤针对布氏杆菌治疗后，临床症状改善；⑥排除其他疾病。

血液、脑脊液或骨髓中培养出布氏杆菌是诊断的“金标准”，由于培养阳性率低，临床上符合以上标准的患者可诊断。

3. 鉴别诊断　需与感染性疾病如各种细菌性、结核性及病毒性脑炎、脑膜炎、脑脓肿等相鉴别；需与自身免疫性疾病，如脑干脑炎、多发性硬化、视神经脊髓炎等相鉴别；还需与淋巴瘤等肿瘤性病变相鉴别。

【治疗原则】

1. 对症治疗　注意休息，注意维持水、电解质平衡及补充营养，给予高热量、足量维生素以及易于消化的饮食。高热者可物理降温，持续不退者可用退热剂。颅内压增高者需给予脱水降颅压治疗。

2. 抗菌药物治疗　治疗原则为早期、联合、足量、足疗程用药，必要时延长疗程，以防止复发及慢性化。治疗目前国际上多以多西环素、利福平为基础用药，联合头孢曲松、氨基糖苷类、喹诺酮类中的一种，3 种药物联合应用至少 6 周。重症患者可加用激素，剂量及疗程无统一方案。推荐治疗方案如下：

一线方案：多西环素（100mg 口服，2 次 /d，4~5 个月）+ 利福平（10mg/kg，口服，最大剂量 900mg，1 次 /d，4~5 个月）+ 头孢曲松钠（2g，12h 1 次，静脉滴注，1 个月）。二线方案：多西环素（100mg 口服，2 次 /d，5~6 个月）+ 利福平（10mg/kg，口服，最大剂量 900mg，1 次 /d，5~6 个月）+ 复方新诺明（160/800mg，口服，2 次 /d，5~6 个月）三联治疗，监测脑脊液生化和常规检查，待脑脊液完全正常时方可停药。

对于布氏杆菌脑炎患者，早期诊断、早期治疗可使大部分患者获得较好的预后。若诊断及治疗不及时，部分患者可遗留不同程度的后遗症，部分患者可能死亡。

（崔　俐　赵　钢）

参考文献

[1]《中华传染病杂志》编辑委员会．布鲁菌病诊疗专家共识[J]．中华传染病杂志，2017，35(12)：705-710.

[2] MARTINEZ-CHAMORRO E，MUNOZ A，ESPARZA J，et al. Focal Cerebral Involvement by Neurobrucellosis：Pathological and MRI Findings [J]. Eur J Radiol，2002，43(1)：28-30.

[3] Guven T，Ugurlu K，Ergonul O，et al. Neurobrucellosis：Clinical and Diagnostic Features [J]. Clin Infect Dis，2013，56(10)：1407-1412.

第十一节 自身免疫性脑炎

【概述】

自身免疫性脑炎(autoimmune encephalitis,AE)泛指一类由自身免疫机制介导的脑炎。儿童、青少年、成人均可发病。临床以精神行为异常、癫痫发作、近事记忆障碍等多灶或者弥漫性脑损害为主要表现,免疫治疗总体效果良好。多数自身免疫性脑炎的机制与抗神经抗体相关,抗神经抗体包括抗神经元表面蛋白抗体与抗神经元细胞内蛋白抗体,前者一般属于致病性抗体,通过体液免疫机制导致可逆性的神经元细胞表面蛋白或者受体减少。根据不同的抗神经元抗体和相应的临床综合征,分为抗 N- 甲基 -D- 天冬氨酸受体(N-methyl-D-aspartate receptor,NMDAR)脑炎、抗体相关的边缘性脑炎[与抗富亮氨酸胶质瘤失活 1 蛋白(LGI1)抗体、抗 γ- 氨基丁酸 B 型受体(GABAbR)抗体、抗谷氨酸脱羧酶(GAD)抗体等相关]、其他自身免疫性脑炎综合征 3 种主要类型。肿瘤和感染可诱发自身免疫性脑炎。青年女性抗 NMDAR 脑炎患者合并卵巢畸胎瘤的比例较高。部分抗 GABAbR 抗体相关边缘性脑炎患者合并小细胞肺癌等肿瘤。单纯疱疹病毒性脑炎可以继发抗 NMDAR 脑炎。抗 NMDAR 脑炎是自身免疫性脑炎的最主要类型,主要见于青年与儿童,以下予以介绍。

【临床表现】

抗 NMDAR 脑炎以儿童和青年多见,男性与女性患者比例接近。多数急性起病,多在 2 周至数周内达高峰,少数为亚急性起病。可有发热和头痛等前驱症状。主要临床表现如下:

1. 精神行为异常与认知障碍　多数患者出现精神行为异常,表现多样,例如兴奋、激越、狂暴、紧张症、性格改变等,一些患者以单一的精神症状起病,并在起病数周甚至数月之后才出现其他症状。记忆障碍常见,以近事记忆力下降为著,但记忆障碍可能被严重的精神症状等掩盖,在急性期不容易评估。

2. 癫痫发作　约 80% 患者有癫痫发作,贯穿于各期,多在疾病早期发生,发作形式大部分为全面性强直阵挛发作和复杂部分性发作,部分患者出现癫痫持续状态,抗癫痫药治疗反应较差。

3. 言语障碍 / 缄默　患者可出现言语不利、语速减慢、找词困难、少语,甚至缄默状态。

4. 运动障碍与不自主运动　不自主运动在抗 NMDAR 脑炎中比较常见,可以非常剧烈,包括口面部的不自主运动、肢体震颤、舞蹈样动作,甚至角弓反张。

5. 意识水平下降　表现为不同程度的意识水平下降,精神萎靡、嗜睡、昏睡。昏迷见于重症患者。

6. 自主神经功能障碍　包括窦性心动过速、窦性心动过缓、泌涎增多、低血压、中枢性发热、体温过低和中枢性低通气等。其中窦性心动过速最常见,中枢性低通气者常需要呼吸机支持治疗。

7. 中枢神经系统(CNS)局灶性损害症状　少数患者可有脑干或小脑受累,合并 CNS 炎性脱髓鞘样病灶可引起复视、共济失调和肢体瘫痪等。

【诊断要点】

1. 辅助检查

(1) 脑脊液检查:腰椎穿刺压力正常或者升高,超过 300mmH_2O 者少见。脑脊液白细胞数轻度升高或者正常,少数超过 100×10^6/L,脑脊液细胞学呈淋巴细胞性炎症,可见浆细胞。脑脊液蛋白轻度升高,寡克隆区带可呈阳性,NMDAR 抗体阳性。脑脊液 NMDAR 抗体阳性对该病有确诊意义,单纯血清抗体阳性而脑脊液 NMDAR 抗体阴性则缺少确诊意义。

(2) 头部 MRI:多数患者头部 MRI 无明显异常,或者仅有散在的皮层、皮层下点片状 FLAIR 序列高信号;部分患者可见边缘系统 FLAIR 序列和 T_2 高信号,病灶分布可超出边缘系统的范围。

(3) 头部 PET:可见双侧枕叶代谢明显减低,伴额叶与基底节代谢升高。

(4) 脑电图:多呈弥漫或者多灶的慢波,偶尔可见癫痫波,异常 δ 刷是该病较特异性的脑电图改变,多见于重症患者。

(5) 肿瘤学相关检查:卵巢畸胎瘤在青年女性患者中较常见,卵巢超声和盆腔 CT 检查有助于发现卵巢畸胎瘤,卵巢微小畸胎瘤的影像学检查可以为阴性。男性患者合并肿瘤者罕见。

2. 诊断标准　建议参考《中国自身免疫性脑炎诊治专家共识》(中华医学会神经病学分会,2017 年)及 Graus 与 Dalmau 抗 NMDAR 脑炎诊断标准(参考 Lancet Neurol,2016 年)。确诊抗 NMDAR 脑炎需要符合以下 3 项:

(1) 出现 6 项主要症状中的 1 项或者多项症状:①精神行为异常或认知障碍;②言语障碍;③癫痫发作;④运动障碍 / 不自主运动;⑤意识水平下降;⑥自主神经功能障碍或中枢性低通气。

(2) 抗 NMDAR 抗体阳性:建议以脑脊液细胞法(cell based assay,CBA)抗体阳性为准。

(3) 合理地排除其他疾病病因。

3. 鉴别诊断　包括感染性疾病,例如病毒性脑炎,神经梅毒,细菌、真菌和寄生虫所致的中枢神经系统感染,克罗伊茨费尔特 - 雅各布病等;代谢性与中毒性脑病;弥漫性或者多灶性的脑肿瘤,例如大脑胶质瘤病、原发 CNS 淋巴瘤等。

【治疗原则】

抗 NMDAR 脑炎的治疗包括免疫治疗、对癫痫发作和精神症状的症状治疗、支持治疗、康复治疗。女性抗 NMDAR 脑炎患者一经发现卵巢畸胎瘤应尽快予以切除。一般而言,神经科重症不是手术的禁忌证。对于未发现肿瘤且年龄≥12 岁的女性患者,建议病后 4 年内每 6~12 个月进行 1 次盆腔超声检查。合并其他肿瘤者应尽快请相关科室评估与处置。

免疫治疗方案分为一线免疫治疗、二线免疫治疗和长程免疫治疗。一线免疫治疗包括糖皮质激素、静脉注射免疫球蛋白(IVIG)和血浆置换。二线免疫药物主要为利妥昔单抗,环磷酰胺也偶有采用,二线治疗主要用于一线治疗效果不佳的患者。长程免疫治疗药物包括吗替麦考酚酯等,主要用于复发病例,也可以用于一线免疫治疗效果不佳的重症抗 NMDAR 脑炎患者。具体如下:

1. 糖皮质激素　一般采用糖皮质激素冲击治疗,方法为:甲泼尼龙 1 000mg/d,连续静脉滴注 3d,然后改为 500mg/d 静脉滴注 3d。而后可减量为甲泼尼龙 40~80mg/d 静脉滴注 2 周,或者改为醋酸泼尼松 1mg/(kg·d)口服 2 周;之后每 2 周减 5mg。口服激素总疗程为 6 个月左右。

2. 静脉注射免疫球蛋白(IVIG)　按总量 2g/kg,分 3~5d 静脉滴注。对于重症患者,建议与激素联合使用,也可重复应用 IVIG。

3. 利妥昔单抗　按 375mg/m^2 体表面积静脉滴注,每周 1 次,根据外周血 B 细胞水平,共给药 3~4 次。该药用于自身免疫性脑炎属于非说明书适应证,需要尊重患方的自主决定权与知情同意等。

4. 静脉注射环磷酰胺　现很少采用。可按 750mg/m^2,每 4 周 1 次。病情缓解后停用。

5. 吗替麦考酚酯　口服剂量 1 000~2 000mg/d,一般分早晚 2 次服用,至少 1 年。对于重症抗 NMDAR 脑炎,可试用足量的诱导期方案 2 000~3 000mg/d,待病情缓解后减量维持。抗 NMDAR 脑炎总体预后良好,80% 左右的患者可恢复至正常或者轻度神经功能障碍的水平,少数患者的康复需要 2 年以上。死亡率在 2.9%~9.5%。复发率为 12%~31.4%,肿瘤阴性、未应用二线和长程免疫治疗的患者复发率偏高。

(关鸿志)

参考文献

[1] GRAUS F,DELATTRE JY,ANTOINE JC,et al. Recommended Diagnostic Criteria for Paraneoplastic Neurological Syndromes [J]. J Neurol Neurosurg Psychiatry,2004,75 :1135-1140.

[2] DALMAU J, TUZUN E, WU HY, et al. Paraneoplastic anti-N-methyl-D-aspartate receptor encephalitis associated with ovarian teratoma [J]. Ann Neurol, 2007, 61 :25-36.
[3] 关鸿志,孔维泽,彭斌,等. 复发性抗 N- 甲基 -D- 天冬氨酸受体脑炎临床分析[J]. 中华医学杂志,2015,95 :996-1001.
[4] 中华医学会神经病学分会. 中国自身免疫性脑炎诊治专家共识[J]. 中华神经科杂志,2017,50(2):91-98.
[5] 刘磊,宋兆慧,郭晶,等. 国人 45 例抗 N- 甲基 -D- 天冬氨酸受体脑炎病例分析[J]. 中华神经科杂志,2014,47(7):474-481.

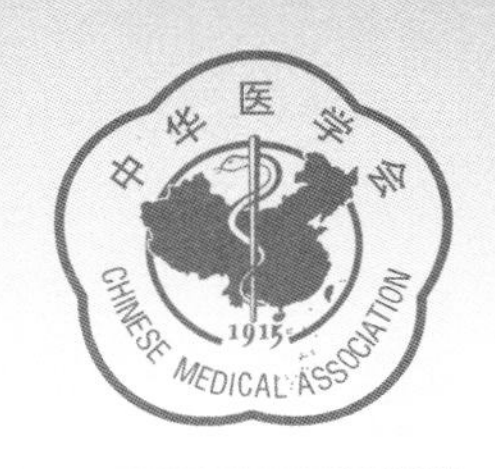

第三章

中枢神经系统脱髓鞘病

第一节　多发性硬化

【概述】

多发性硬化(multiple sclerosis,MS)是一种发生在具有特定遗传背景人群中的主要由T淋巴细胞介导的中枢神经系统(central nervous system,CNS)自身免疫性疾病,病因不明,可能由病毒、细菌等外源性因子所诱发,造成CNS内多发性炎性脱髓鞘、轴索变性和胶质瘢痕形成。MS好发于中青年,女性多于男性,男女患病比例为1∶2~1∶1.5。发病率存在种族差异,西方人群患病率较高,可达60/10万~300/10万,亚洲人群患病率较低,约为3/10万~5/10万。MS的主要临床特点为症状体征的空间多发性和病程的时间多发性,最常累及的部位为侧脑室周围白质、视神经、脊髓、脑干和小脑。大多数患者表现为反复发作的神经功能障碍,多次缓解复发,每次发作常遗留神经系统的症状、体征,最终造成神经功能残障。

【临床表现】

1. 年龄和性别　多于20~40岁起病,男性比女性的高峰发病年龄晚5年。

2. 起病形式　多急性和亚急性起病。部分患者发病前存在诱因,包括感染、过度劳累和应激等。发病无明显季节性。

3. 临床特征　主要有:①空间和时间多发性,空间多发性是指病变部位的多发,时间多发性是指缓解-复发的病程。少数病例在整个病程中仅发现单个病灶,单相病程多见于以脊髓征象起病的缓慢进展型MS和临床少见的病势凶险的急性MS。②体征多于症状,例如主诉一侧下肢无力的患者,查体时往往可见双侧皮质脊髓束或脊髓丘脑束受累的体征。③病灶散在多发,症状千变万化,症状和体征不能用CNS单一病灶解释,常为大脑、脑干、小脑、脊髓和视神经病变的不同组合构成其临床症状谱。

4. 常见症状　主要包括8个方面的常见症状。

(1) 视力障碍:表现为急性视神经炎或球后视神经炎,多为急性单眼视力下降,双眼同时受累少见,一侧受累后2~3周出现另一侧受累,常伴眼球疼痛。眼底检查早期可见视盘水肿或正常,以后出现视神经萎缩。视束、视交叉或视辐射的髓鞘脱失引起不同类型的视野缺损,如同向性偏盲、双颞侧偏盲和象限盲等。

(2) 眼肌麻痹及复视:核间性眼肌麻痹提示内侧纵束受累,表现为患者双眼向病变对侧注视时,患侧眼球不能内收,对侧眼球外展时伴有眼震,双眼内聚正常。旋转性眼球震颤常高度提示本病。

(3) 肢体无力:大约50%的患者首发症状为一个或多个肢体的无力。运动障碍一般下肢比上肢明显,以不对称瘫最常见。腱反射活跃或亢进,病理反射阳性。腹壁反射减低往往是最早的体征之一。

(4) 感觉异常：表现为肢体、躯干或面部的浅感觉障碍和深感觉障碍，如针刺麻木感、异常的肢体发冷、瘙痒感、蚁爬感或尖锐、烧灼样疼痛及定位不明确的感觉异常。被动屈颈时会诱导出刺痛感或闪电样感觉，从颈部放射至背部，称之为莱尔米特征（Lhermitte 征），屈颈时脊髓局部的牵拉力和压力升高，脱髓鞘的脊髓颈段后索受激惹所致。

(5) 共济失调：患者有不同程度的共济运动障碍，可为首发症状，以四肢为主，伴有轻度的意向性震颤，有时为躯干性共济失调，可伴有或不伴有构音障碍。部分晚期 MS 患者可见到典型的查科（Charcot）三联征：眼球震颤、意向性震颤和吟诗样语言。

(6) 自主神经功能障碍：直肠、膀胱和性功能障碍一般不单独出现，常同时伴有肢体感觉和运动功能异常，尤其多见于下肢，提示脊髓受累。常见症状有尿频、尿失禁、便秘或者便秘与腹泻交替出现、性功能减退，此外，还可出现偏身多汗和流涎等。

(7) 疲劳、睡眠异常、精神症状和认知功能障碍。

(8) 发作性症状：包括构音障碍、共济失调、单肢痛性发作及感觉迟钝、面肌痉挛、闪光、阵发性瘙痒和强直性发作等，一般持续数秒至数分钟，有时 1 天之内可反复发作。其中局限于肢体或面部的强直性痉挛，常伴放射性异常疼痛，亦称痛性痉挛，发作时一般无意识丧失和脑电图异常。此外，MS 还可伴有周围神经损害或其他自身免疫性疾病，如干燥综合征、重症肌无力等，发病机制可能是由于机体的免疫调节障碍引起多个靶点受累。

5. 临床分型　美国国家多发性硬化症学会根据临床特点，将 MS 分为复发 - 缓解型、原发进展型、继发进展型和进展复发型（表 3-1-1）。该分型与 MS 的治疗策略及预后有关。

表 3-1-1　MS 临床分型

分型	临床特点
复发 - 缓解型 （relapsing-remitting MS，RRMS）	最常见，约占 70%。反复发作，可完全缓解或改善后留有轻微的后遗症，2 次复发期间病情稳定，对治疗反应佳，约 50% 患者转变为继发进展型
原发进展型 （primary-progressive MS，PPMS）	约占 MS 10%。从发病开始病情就缓慢进展加重，无缓解，呈连续渐进性恶化，无急性发作，对治疗的反应较差
继发进展型 （secondary-progressive MS，SPMS）	复发 - 缓解型患者出现渐进性症状恶化，伴有或不伴有急性复发
进展复发型 （progressive-relapsing MS，PRMS）	少见，发病后病情逐渐进展，并间有复发

【诊断要点】

（一）辅助检查

1. 脑脊液检查　目前最为确定的 MS 患者脑脊液诊断标志物是寡克隆区带（oligoclonal bands，OCB）、IgG 指数和 IgG 合成率。

(1) 脑脊液单核细胞数正常或轻度增高，一般 $<15 \times 10^6$/L。急性起病或恶化病例的脑脊液单核细胞数可轻至中度增多，但通常不超过 50×10^6/L。

(2) IgG 鞘内合成：①脑脊液 IgG 指数，约 70% 以上 MS 患者 IgG 指数增高。IgG 指数 >0.7 提示有 CNS 内的 IgG 合成。②测定这组指标也可计算 CNS 24h IgG 合成率，其意义与 IgG 指数相当。

(3) 脑脊液 / 血清寡克隆区带：采用等电聚焦结合免疫印迹法，可使 OCB 阳性检出率达 95% 以上。应注意脑脊液和血清必须同时进行检测，只有脑脊液中存在寡克隆 IgG 带而血清中缺如才支持寡克隆区带阳性的诊断。

2. 诱发电位检查　包括视觉诱发电位（VEP）、脑干听觉诱发电位（BAEP）和体感诱发电位（SEP），

大多数 MS 患者以上试验有 1 项或多项异常。

3. 磁共振成像（MRI）　①侧脑室周围类圆形或融合性斑块，呈长 T_1、长 T_2 信号，大小不一，常见于侧脑室前角与后角周围，融合性斑块多累及侧脑室体部旁；这些脑室旁病灶呈椭圆形或线条形，垂直于脑室长轴，与病理上病灶沿脑室周围的小静脉放射状分布相符合。这种病灶垂直于脑室壁的特点称为直角脱髓鞘征（Dawson 手指征），是 MS 特征性表现之一。②半卵圆中心、胼胝体的类圆形斑块，脑干、小脑和脊髓的斑点状不规则斑块，呈长 T_1、长 T_2 信号；脊髓病灶以颈胸段多见，多分布于脊髓外周的白质部分，病灶直径 >3mm 但长度很少超过 2 个椎体节段，脊髓肿胀不明显。③多数病程长的患者可伴有脑室系统扩张、脑沟增宽等脑白质萎缩征象。急性和亚急性病灶通常显示 T_1 钆增强病灶，提示最近炎症活动、血脑屏障破坏。

（二）MS 的诊断

MS 的诊断主要基于其中枢神经系统病灶在时间和空间上的多发性（dissemination of lesions in time，DIT；dissemination of lesions in space，DIS）的临床证据，且需除外可引起这些损害的其他疾病。McDonald（2010）诊断标准如表 3-1-2。

表 3-1-2　2010 年修订版 MS 诊断标准

临床表现	诊断 MS 需要的附加证据
≥2 次临床发作[a]；≥2 个病灶的客观临床证据或 1 个病灶的客观临床证据并有 1 次先前发作的合理证据[b]	无[c]
≥2 次临床发作[a]；1 个病灶的客观临床证据	空间多发性需具备下列 2 项中的任何 1 项：4 个 CNS 典型病灶区域（脑室旁、近皮质、幕下和脊髓）[d]中至少 2 个区域有≥1 个 T_2 病灶；等待累及 CNS 不同部位的再次临床发作[a]
1 次临床发作[a]；≥2 个病灶的客观临床证据	时间多发性需具备下列 3 项中的任何 1 项：任何时间 MRI 检查同时存在无症状的钆增强和非增强病灶；随访 MRI 检查有新发 T_2 病灶和 / 或钆增强病灶，不管与基线 MRI 扫描的间隔时间长短；等待再次临床发作[a]
1 次临床发作[a]；1 个病灶的客观临床证据（临床孤立综合征）	空间多发性需具备下列 2 项中的任何 1 项：4 个 CNS 典型病灶区域（脑室旁、近皮质、幕下和脊髓）[d]中至少 2 个区域有≥1 个 T_2 病灶；等待累及 CNS 不同部位的再次临床发作[a]；时间的多发性需具备以下 3 项中的任何 1 项：任何时间 MRI 检查同时存在无症状的钆增强和非增强病灶；随访 MRI 检查有新发 T_2 病灶和 / 或钆增强病灶，不管与基线 MRI 扫描的间隔时间长短；等待再次临床发作[a]
提示 MS 的隐袭进展性神经功能障碍（PPMS）	回顾或前瞻研究证明疾病进展 1 年并具备下列 3 项中的 2 项[d]：MS 典型病灶区域（脑室旁、近皮质或幕下）有≥1 个 T_2 病灶以证明脑内病灶的空间多发性；脊髓内有≥2 个 T_2 病灶以证明脊髓病灶的空间多发性；脑脊液阳性结果（等电聚焦电泳证据有寡克隆区带和 / 或 IgG 指数增高）

临床表现符合上述诊断标准且无其他更合理的解释时，可明确诊断为 MS；疑似 MS，但不完全符合上述诊断标准时，诊断为“可能的 MS”；用其他诊断能更合理地解释临床表现时，诊断为“非 MS”

[a] 1 次发作（复发、恶化）定义为：由患者主观叙述或客观检查发现的具有 CNS 急性炎性脱髓鞘病变特征的当前或既往事件，持续至少 24h，无发热或感染征象。临床发作需由同期的神经系统检查证实，在缺乏神经系统检查证据时，某些具有 MS 典型症状和进展特点的既往事件亦可为先前的脱髓鞘事件提供合理证据。患者主观叙述的发作性症状（既往或当前）应是持续至少 24h 的多次发作。确诊 MS 前需确定：①至少有 1 次发作必须由神经系统检查证实；②既往有视觉障碍的患者视觉诱发电位阳性；或③MRI 检查发现与既往神经系统症状相符的 CNS 区域有脱髓鞘改变

[b] 根据 2 次发作的客观证据所做出的临床诊断最为可靠。在缺乏神经系统检查证实的客观证据时，对 1 次既往发作的合理证据包括：①具有炎性脱髓鞘病变典型症状和进展特点的既往事件；②至少有 1 次被客观证据支持的临床发作

[c] 不需要附加证据。但做出 MS 相关诊断仍需满足诊断标准的影像学要求。当影像学或其他检查（如脑脊液）结果为阴性时，应慎下 MS 诊断，需考虑其他诊断。诊断 MS 前必须满足：临床表现无其他更合理的解释，且必须有支持 MS 的客观证据

[d] 不需要钆增强病灶。对有脑干或脊髓综合征的患者，其责任病灶不在 MS 病灶数统计之列

（三）鉴别诊断

MS 应注意与以下疾病相鉴别，尤其是 MRI 表现与 MS 的多发性病灶相类似的一些疾病（表 3-1-3）。

表 3-1-3　MS 的鉴别诊断

感染性疾病	代谢性疾病	炎性疾病	遗传性疾病	其他	非器质性疾病
神经莱姆病	Vit B_{12} 缺乏	SLE	脑白质营养不良	CADASIL	抑郁
神经梅毒	Vit E 缺乏	干燥综合征	脊髓小脑共济失调	CNS 淋巴瘤	神经症
艾滋病	叶酸缺乏	神经白塞病	遗传性痉挛性截瘫	多发性脑梗死	癔病
HTLV-1 感染	Vit B_1 缺乏	神经结节病		Arnold-Chiari 畸形	
PML		CNS 血管炎		运动神经元疾病	
Whipple 病		NMO		颈椎病	
SSPE		ADEM		MELAS	
结核病		副肿瘤性脑脊髓炎		淋巴瘤样肉芽肿	
脑囊虫病		Wegener 肉芽肿		脊髓肿瘤	
		抗磷脂抗体综合征		颅内转移癌	
		瘤样炎性脱髓鞘病		胶质瘤	
				脑血管畸形	

HTLV-1：人 T 细胞病毒 -1（human T-lymphocyte virus-1）；PML：进行性多灶性白质脑病（progressive multiple leukoencephalopathy）；Whipple 病：惠普尔病；SSPE：亚急性硬化性全脑炎（subacute sclerosing panencephalitis）；SLE：系统性红斑狼疮（systemic lupus erythematomous）；NMO：视神经脊髓炎（neuromyelitis optica）；ADEM：急性播散性脑脊髓炎（acute disseminated encephalomyelitis）；Wegener 肉芽肿：韦氏肉芽肿；CADASIL：皮质下梗死伴白质脑病的常染色体显性遗传性脑动脉病（cerebral autosomal dominant anteriopathy with subcortical infarct and leukoencephalopathy）；Arnold-Chiari 畸形：小脑扁桃体下疝畸形；MELAS：线粒体脑肌病伴高乳酸血症和脑卒中样发作（mitochondrial encephalomyopathy with lactic acidosis and stroke-like episode）

【治疗原则】

MS 的治疗包括急性发作期治疗和疾病修正治疗。

1. 急性发作期治疗

（1）皮质类固醇激素：①病情较轻者，静脉滴注甲泼尼龙 1g/d，疗程 3~5d，如临床神经功能缺损明显恢复可直接停用，如临床神经功能缺损恢复不明显，可改为口服醋酸泼尼松或泼尼松龙 60~80mg，1 次 /d，每 2 天减 5~10mg，直至减停。②如果在减量过程中病情再次加重或者出现新的体征和 / 或出现 MRI 新的病灶，可再次使用甲泼尼龙 1g/d 冲击。主要不良反应：短期使用可引起暂时的情绪变化、头痛、胃肠疼痛和肌痛，长期使用可降低骨密度、导致骨质疏松，甚至产生可逆性的记忆缺失。对于新患者，通常在甲强龙治疗结束后进行免疫修正治疗。

（2）对于病情严重、大剂量激素治疗无效和处于妊娠或产后阶段的患者，可选择血浆置换治疗。小样本研究表明，数次血浆置换可促进部分 MS 患者的神经功能缺损症状明显改善。每次交换 50ml/kg，1~2 次 / 周，1~2 个月为 1 个疗程。

2. 疾病修正治疗（disease modifying therapy，DMT）　一线 DMT 药物包括 β- 干扰素（interferon-β，IFN-β）、醋酸格拉替雷、富马酸二甲酯和特立氟胺；二线 DMT 药物包括芬戈莫德、那他珠单抗；三线 DMT 药物主要有米托蒽醌（mitoxantrone hydrochloride）。

（1）β- 干扰素：一线治疗药物。可降低 RRMS 和可能发展为 MS 的高危临床孤立综合征（clinically isolated syndrome，CIS）患者的临床发作和 MRI 发作；可减少 MS 患者的 T_2 病灶容积和延缓残疾进展。

有可能发展为MS的高危CIS或已确诊的RRMS或仍有复发的SPMS患者应给予β-干扰素治疗。但是β-干扰素对临床无复发的SPMS患者的疗效不清（Ⅳ级推荐）。治疗原则为早期、序贯和长期。

（2）特立氟胺（teriflunomide）：特立氟胺是二氢乳清酸脱氢酶抑制剂，通过选择性、可逆的抑制线粒体二氢乳清酸脱氢酶而抑制嘧啶合成，进而阻止活化T和B细胞增殖。可使MRI显示新发的活动病灶显著减少，年复发风险降低。主要的不良反应包括恶心、腹泻、丙氨酸氨基转移酶升高。妊娠期妇女禁用。

（3）阿仑单抗（alemtuzumab）：是一种针对T细胞和B细胞表面CD52抗原的单克隆抗体，可降低年复发风险和残疾进展风险。适用于确诊的RRMS和仍有复发的SPMS患者。主要不良反应包括皮疹、头痛、发热、恶心、泌尿系感染、疲乏、失眠、关节炎等。

（4）米托蒽醌（mitoxantrone）：为三线治疗药物。米托蒽醌可以减少RRMS患者的复发率；延缓RRMS、SPMS和PRMS患者的疾病进展，但由于其严重的心脏毒性和白血病的不良反应，建议用于快速进展、其他治疗无效的患者。

MS治疗策略：临床上对RRMS首选一线治疗药物，对于一线治疗药物疗效不理想的RRMS和伴有复发过程的SPMS及PRMS可采用二线治疗，二线治疗仍无效者，可选用三线治疗。对PPMS目前尚无有效治疗。

治疗评价：患者在接受正规DMT过程中，疾病出现频繁复发或病情恶化（>3次/年），扩展残疾状态量表（EDSS）评分在1年内增加1分以上或颅内活动病变数量较前明显增加，界定为治疗无效或失败。评价治疗失败的最短治疗时间为6~12个月。

3. 对症治疗

（1）当患者出现明显的运动功能障碍时，宜早期进行康复治疗。

（2）疲劳：可以选用盐酸金刚烷胺、苯妥英钠或莫达非尼。

（3）膀胱直肠功能障碍：拟胆碱药如氯化卡巴胆碱或氯化乌拉碱对尿潴留可有裨益；尿急或尿频（痉挛性膀胱）较常见，抗胆碱药溴丙胺太林（普鲁本辛）或盐酸奥昔布宁可使逼尿肌松弛，无效时改用丙咪嗪。

（4）痛性痉挛：口服巴氯芬、卡马西平可有效；地西泮和氯硝西泮可缓解强直，但容易产生依赖，主要应用于夜间镇静。

（5）严重姿势性震颤用异烟肼可获改善；少数病例用卡马西平或氯硝西泮也可有效。

（6）抑郁：主要有氟西汀、舍曲林、帕罗西汀、安非他酮、西酞普兰、依他普仑、文拉法辛、度洛西汀、阿米替林、地昔帕明等。

4. 预后　很多因素如性别、发病年龄、病程类型和初发症状等可能会影响MS患者的预后。与男性患者相比，女性患者疾病的发展过程相对良性。初发年龄越小，预后相对较好。年轻患者通常表现为RRMS，年纪较大者常表现为进展型MS。疾病早期复发率高者，达到EDSS评分6分或引起残疾的时程较短。初发症状累及感觉系统或脑神经尤其是视神经的患者较累及锥体束、脑干和小脑者预后要好。MS明确诊断5年内EDSS评分较轻（0~3分）者在10~15年内很少发展至病情严重的程度。因此，早期诊断、严密的病情监测和适当的干预治疗是改善患者长期预后的关键因素。

（施福东）

参考文献

[1] POLMAN CH, REINGOLD SC, BANWELL B, et al. Diagnostic criteria for multiple sclerosis: 2010 revisions to the McDonald criteria [J]. Ann Neurol, 2011, 69 (2): 292-302.

[2] THOMPSON AJ, BARANZINI SE, GEURTS J, et al. Multiple sclerosis [J]. Lancet, 2018, 391 (10130): 1622-1636.

[3] FILIPPI M, ROCCA MA, CICCARELLI O, et al. MRI criteria for the diagnosis of multiple sclerosis: MAGNIMS consensus

guidelines [J]. Lancet Neurol, 2016, 15(3): 292-303.
[4] 中国免疫学会神经免疫分会, 中华医学会神经病学分会神经免疫学组. 多发性硬化诊断和治疗中国专家共识 2018 [J]. 中国神经免疫学和神经病学杂志, 2018, 25(6): 387-394.

第二节　视神经脊髓炎谱系疾病

【概述】

视神经脊髓炎谱系疾病(neuromyelitis optica spectrum disorder, NMOSD)是一种主要累及视神经和脊髓的中枢神经系统(central nervous system, CNS)的炎性脱髓鞘性疾病,主要表现为反复发作的视神经炎、横贯性脊髓炎,呈进行性单相或缓解与复发病程。不同于多发性硬化,NMOSD 疾病早期很少累及头部。其特征性的标志物是患者血中存在针对星形胶质细胞足突上水通道蛋白 4(aquaporin 4, AQP4)的自身抗体 AQP4-IgG。该病呈全世界分布,但白种人发病率较低,约为 1/100 万,而非白种人(亚、非洲人),发病率更高,且更容易复发。

【临床表现】

1. 该病好发于女性,单相病程女男比例为 1∶1,复发病例女∶男 >4∶1,平均发病年龄接近 40 岁,也有婴儿和 80 岁的人群发病,可伴有其他自身免疫性疾病如甲状腺炎、干燥综合征、系统性红斑狼疮等。

2. 急性严重的横贯性脊髓炎和双侧同时或相继出现的视神经炎(optic neuritis, ON)是本病特征性的临床表现,可在短时间内连续出现,导致截瘫和失明,病情进展迅速,可有缓解 - 复发,多数 NMOSD 患者为复发病程。单相病程 70% 病例常在数日内出现截瘫,约半数受累眼全盲;复发型发生截瘫约 1/3,视力受累约 1/4,临床事件间隔时间为数月至半年偶可长达 3~4 年,以后有多次孤立的 ON 和脊髓炎复发。发生在 1 个月的双眼视神经炎和脊髓炎通常预示为单相病程。

3. 延髓最后区(即极后区)综合征　部分 NMOSD 病例在疾病的某一阶段或是首次发作中突出表现为顽固性呃逆、恶心、呕吐等与影像对应的延髓最后区受累症状及体征,部分病例可与脊髓病变相连续,亦可无任何表现。

4. 其他脑病类型　部分病例在疾病的某一阶段可以单独或合并出现与 NMOSD 脑内特征影像对应的临床表现。①脑干及第四脑室周边表现:头晕、复视、共济失调等;②下丘脑表现:困倦、发作性睡病样表现、顽固性低钠血症、体温调节障碍等;③大脑半球白质或胼胝体表现:淡漠、反应迟缓、认知水平下降、头痛等;④可无任何表现。

在临床观察中,以上几种类型可以不同形式组合;合并或不合并 AQP4-IgG 阳性;合并或不合并风湿相关自身免疫性疾病,如干燥综合征、系统性红斑狼疮、桥本甲状腺炎等;合并或不合并风湿自身免疫性相关抗体阳性,如抗核抗体(ANA)及干燥综合征(SS)抗 SSA、抗 SSB 抗体等情况。

【诊断要点】

1. 辅助检查

(1) 脑脊液:压力与外观一般正常。脑脊液细胞数增多($<100/mm^3$)见于 73% 单相病程和 82% 复发型患者,以淋巴细胞为主,约 1/3 单相及复发型患者 $>50/mm^3$,且以中性粒细胞为主;脑脊液蛋白含量正常或轻度增高,多 <1g/L;20%~40% 可见寡克隆区带。

(2) 血清 NMO-IgG:即为 AQP4-IgG,是视神经脊髓炎的特异性自身抗体标志物,75%~90% 的患者的血清抗体阳性。

(3) MRI:眼部 MRI 检查可见急性期视神经炎表现或视交叉肿胀,可有或无强化,随着病程的反复和进展,MRI 检查可以看到视神经变细、萎缩。脊髓 MRI 检查发现病变主要见于颈段、胸段或颈胸

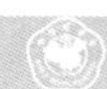

段，脊髓纵向融合病变超过3个或以上脊柱节段的发生率为88%，通常为6~10个节段，脊髓肿胀及钆(gadolinium)强化也较常见。治疗后异常信号及异常强化可消失，后期可有脊髓空洞和脊髓萎缩形成。有时可呈肿瘤样病灶。

(4) 诱发电位：多数患者有视觉诱发电位异常，主要为P100潜伏期延长及波幅降低。少数患者脑干听觉诱发电位异常。

(5) 光学相干断层成像术(optical coherence tomography，OCT)：主要表现为双眼或单眼的不对称视网膜神经纤维层厚度明显减少。

2. NMOSD的诊断

当血清AQP4-IgG阳性时：①至少1个核心临床特征；②采用最佳检测方法明确AQP4-IgG阳性(强烈推荐细胞学的方法)；③除外其他诊断。

当血清AQP4-IgG阴性(确实没检测到)或无检测条件时：①至少2个核心临床特征(可以1次出现，也可以多次发作时出现)并且符合下列所有：(a)至少1个核心临床特征为视神经炎、长节段横贯性急性脊髓炎或极后区综合征；(b)空间播散(至少2个核心临床特征)；(c)符合MRI的相应要求。②采用最佳检测方法明确AQP4-IgG阴性或无法检测；③除外其他诊断。

其中，核心临床特征包括：①视神经炎；②急性脊髓炎；③极后区综合征；④急性脑干综合征；⑤发作性睡病或其他急性间脑综合征；⑥大脑综合征。MRI附加条件包括①急性ON需脑MRI有下列表现之一：(a)脑MRI正常或仅有非特异性白质病变；(b)视神经长T_2或T_1增强病灶>1/2视神经长度，或病变累及视交叉。②急性脊髓炎需脊髓MRI符合下列表现：长脊髓病变≥3个连续椎体节段，或有脊髓炎病史的患者相应脊髓萎缩≥3个连续椎体节段。③最后区综合征需脑MRI延髓背侧/最后区有病灶。④急性脑干综合征脑MRI需脑干室管膜周围有病变。

3. 鉴别诊断 鉴别诊断的疾病范畴较广，包括单纯球后视神经炎、多发性硬化、急性播散性脑脊髓炎、急性脊髓炎以及其他自身免疫性疾病，如系统性红斑狼疮、干燥综合征、白塞综合征等的视神经和脊髓损害。

【治疗原则】

目前对NMOSD的治疗，主要包括急性期治疗和缓解期治疗。

1. 急性期治疗

(1) 糖皮质激素：主要采取甲基泼尼松龙大剂量冲击疗法，500~1 000mg静脉滴注，每天1次，连用3~5d；之后剂量阶梯依次减半，每个剂量用2~3d；至<120mg，可改为口服60~80mg；激素减量过程要慢；可每周减5mg，至维持量每天15~20mg，可小剂量维持数月。

(2) 大剂量静脉注射免疫球蛋白(IVIG)：IVIG治疗NMOSD的总体疗效仍不明确，仅用于对糖皮质激素治疗不耐受或处于妊娠或产后阶段的患者。

(3) 血浆置换：对激素反应差的NMOSD患者用血浆置换疗法可能有效。特别是早期应用，在进行2次血浆置换后即有明显改善。去除血浆中的抗体、免疫复合物及激活的补体，可能减少了中枢神经系统的炎性反应。一般建议置换3~5次，每次用血浆2~3L，多数患者可于置换1~2次后见效。

2. 缓解期治疗 总的来说，一些对多发性硬化治疗有效的药物如注射用重组人干扰素β-1b、那他珠单抗对NMOSD无效，反而可能会加重NMOSD的病情。

(1) 一线药物包括硫唑嘌呤、吗替麦考酚酯、甲氨蝶呤、利妥昔单抗(rituximab)等。二线药物包括环磷酰胺、他克莫司、米托蒽醌，定期IVIG也可用于NMOSD预防治疗，特别适用于不宜应用免疫抑制剂者，如儿童及妊娠期患者。

(2) 利妥昔单抗：是一种针对B细胞表面CD20的单克隆抗体，临床试验结果显示B细胞消减治疗能减少 NMOSD 的复发和减缓神经功能障碍进展，具有显著疗效。推荐用法：按体表面积 375mg/m^2 静脉滴注，每周 1 次，连用 4 周；或 1 000mg 静脉滴注，共用 2 次（间隔 2 周）。国内治疗经验表明，中等或小剂量应用利妥昔单抗对预防 NMOSD 仍有效，且副作用小，花费相对较少。用法为：单次 500mg 静脉滴注，6~12 个月后重复应用；或 100mg 静脉滴注，1 次 / 周，连用 4 周，6~12 个月后重复应用。

(3) 托珠单抗（tocilizumab）：是一种人源化的 IL-6 受体的单克隆抗体，通常用于治疗类风湿性关节炎。研究表明，IL-6 可刺激原浆细胞产生 AQP4 抗体，而托珠单抗可有效降低血清和脑脊液中 IL-6 水平，阻断原浆细胞 IL-6 受体通路，抑制 NMO 患者自身抗体的产生，从而达到降低 NMO 病情活动性的治疗目的。托珠单抗对于利妥昔单抗治疗效果欠佳的 NMOSD 患者亦可能有效。

上述单抗类生物制剂均有可能造成外周血白细胞降低，增加感染的风险，在治疗应用前应注意个体化评估。这些药物输注期间还可能引起头痛和皮肤反应（皮疹、荨麻疹等），但不影响治疗。

3. 修复和神经保护　包括神经保护药物的使用和干细胞修复治疗。

4. 预后　普遍认为，NMOSD 临床表现较多发性硬化严重，多发性硬化患者发作后常进入缓解期，NMOSD 患者多因一连串的发作而加剧。复发型 NMOSD 预后更差，大多数复发型患者表现阶梯式进展。若不及时治疗，在明确诊断 5 年内，患者可发生全盲或截瘫等严重残疾，1/5 患者死于呼吸衰竭，这在多发性硬化均不常见。

（施福东）

参 考 文 献

[1] WINGERCHUK DM, BANWELL B, BENNETT JL, et al. International Panel for NMO Diagnosis. International consensus diagnostic criteria for neuromyelitis optica spectrum disorders [J]. Neurology, 2015, 85(2): 177-189.

[2] 中国免疫学会神经免疫分会，中华医学会神经病学分会神经免疫学组，中国医师协会神经内科分会神经免疫专业委员会 . 中国视神经脊髓炎谱系疾病诊断与治疗指南 2016 [J]. 中国神经免疫学和神经病学杂志，2016，23(3)：155-165.

第三节　急性播散性脑脊髓炎

【概述】

急性播散性脑脊髓炎（acute disseminated encephalomyelitis, ADEM）是累及脑和脊髓白质的急性特发性炎症性脱髓鞘疾病，常发生于病毒感染、出疹及疫苗接种后数天或者数周，儿童和青壮年多见，男女发病率无明显差异。发病具有偶发性和散发性，多呈单相病程，预后与病情轻重有关，绝大多数恢复较好，病死率为 10%~30%。病灶多样，主要累及皮质下白质，也见于脑干、小脑和脊髓。病理主要特征为静脉周围局灶性脱髓鞘病灶，轴索相对保留，但也存在轴索损伤。

【临床表现】

ADEM 多在感染或疫苗接种后 1~2 周急性起病，少数也可呈暴发式或亚急性起病，患者常突然出现高热、头昏、头痛、乏力、全身酸痛，严重时出现抽搐和意识障碍。临床出现多灶性神经功能障碍，表现为脑和脊髓广泛弥漫性损害，精神症状和意识障碍较突出。按病程分为单相型、复发型和多相型，单相型临床中最常见。复发型是指时间上多发而空间无多发，影像学检查可见原有旧病灶扩大而无新发病灶。多相型表现为时间和空间多发，症状、体征及影像学检查均证明有新病灶。依据临床表现及病变部位可分为脑型、脊髓型和脑脊髓型。

1. 脑型　表现为发热、头痛、意识障碍和精神异常等，可迅速出现神经功能缺损症状：偏瘫、失语、视野缺损、脑神经麻痹和共济失调，锥体外系受累出现震颤、舞蹈样动作等，常伴局限性或全面性痫性发作，严重病例出现昏睡、昏迷和去脑强直发作。脑膜受累可出现脑膜刺激征。

2. 脊髓型 出现受损平面以下部分或者完全性截瘫，上升性麻痹，传导束性感觉减退或消失，不同程度的膀胱及直肠功能障碍，起病时可出现后背部疼痛，通常无发热。

3. 脑脊髓型 表现为脑和脊髓病变特点。

ADEM 也可伴发较严重的神经根及周围神经损害，表现为类似急性炎症性脱髓鞘性多发性神经病或上升性瘫痪，预后较差。急性出血性白质脑炎被认为是 ADEM 的暴发型，常见于青壮年，病前 1~14d 可有上呼吸道感染史，常呈暴发起病，病情凶险，临床表现为高热、头痛、颈项强直、精神异常与昏迷，症状及体征迅速达到高峰，不少病例在 2~4d，甚至数小时内死亡。

【诊断要点】

1. 辅助检查

(1) 外周血：白细胞增多，红细胞沉降率加快，C 反应蛋白增高。

(2) 脑脊液：压力正常或增高，脑脊液中单核细胞增多，通常 $<10\times10^6/L$，急性出血性白质脑炎则以多核细胞为主，红细胞常见，细胞数高达 $1\ 000\times10^6/L$ 以上。蛋白轻中度增高，一般 <1g/L，以 IgG 增高为主，寡克隆区带少见。

(3) 脑电图：可见广泛中度以上异常，常见 θ 和 δ 波，亦可见棘波和棘慢复合波，无特异性。

(4) 脑 CT：可见白质内弥散性多灶性大片状或斑片状低密度区，增强 CT 可出现环形或结节状强化。

(5) 脑 MRI：显示病变更清楚，主要表现为长 T_1、长 T_2 异常信号，为多灶性非对称性病变，病变大小及数目不同，在脑室周围多见，也见于皮层下白质，脑干、小脑、胼胝体以及脊髓白质；也可见灰质病变，约 40% 患者出现丘脑病灶，约 15% 患者出现双侧丘脑或基底节对称性病灶，丘脑受累是与多发性硬化的鉴别依据之一；病灶可局限在脑干或小脑，有时出现假瘤样改变；病灶可强化，近半数的病例病灶不强化。

2. 诊断要点

(1) 儿童及青壮年患者，在感染或疫苗接种后急性起病，病情严重或险恶；

(2) 主要表现脑、脊髓多灶性弥漫性损害症状体征，脑型突出表现精神症状和意识障碍，可伴脑膜刺激征、锥体束征和小脑体征等；脊髓型出现截瘫、上升性麻痹和尿便障碍等；

(3) 脑脊液压力正常或增高，脑脊液单个核细胞增多，蛋白轻中度增高，IgG 增高，寡克隆区带少见；脑电图（EEG）广泛中度异常，MRI 或 CT 出现脑和脊髓多发性散在病灶。

3. 鉴别诊断 鉴别诊断的疾病包括多发性硬化、病毒性脑炎、原发性中枢神经血管瘤、伴发于链球菌感染的儿童自身性免疫性神经精神障碍、脑血栓性静脉炎、缺氧缺血性脑病或急性中毒性肝性脑病等。

【治疗原则】

1. 大剂量静脉滴注甲泼尼龙 目前 ADEM 治疗尚缺乏多中心、随机、双盲对照研究，大剂量糖皮质激素冲击治疗被广泛应用。早期用药可减轻脑和脊髓水肿，保护血脑屏障，抑制炎性脱髓鞘病变。剂量为体重 >30kg 者 1 000mg/d，<30kg 的患儿 10~30mg/(kg·d)，静脉滴注，连用 5d，随后改为泼尼松口服，逐渐减量，短期快速减量易导致 ADEM 复发。有些患者在激素治疗后症状缓解，但停药后病情又反复，恢复用药后仍可改善。

2. 大剂量静脉注射免疫球蛋白（intravenous immunoglobulin，IVIG） 0.4g/(kg·d)，3~5d，可单独应用或与糖皮质激素合用。

3. 血浆置换（plasma exchange，PE） 大剂量激素治疗无效可试用 PE。美国神经病学协会（AN）推荐链球菌感染后 ADEM 应用血浆置换疗法（3 级证据，U 级推荐）。

4. 对症支持 ADEM 的急性期对症支持治疗非常重要，高热、昏迷患者可采用物理降温和冬眠疗法，颅内压增高可用脱水剂，还要注意控制感染和痫性发作，补充营养，维持水及电解质平衡。

（郭　力）

参考文献

[1] DESENA A，GRAVES D，MORRISS MC，et al. Transverse myelitis plus syndrome and acute disseminated encephalomyelitis plus syndrome：a case series of 5 children [J]. JAMA Neurol，2014，71(5)：624-629.

[2] POHL D，TENEMBAUM S. Treatment of acute disseminated encephalomyelitis [J]. Curr Treat Options Neurol，2012，14(3)：264-275.

[3] CHING BH，MOHAMED AR，KHOO TB，et al. Multiphasic disseminated encephalomyelitis followed by optic neuritis in a child with gluten sensitivity [J]. Mult Scler，2015，21(9)：1209-1211.

[4] RAMANATHAN S，MOHAMMAD S，TANTSIS E，et al. Clinical course，therapeutic responses and outcomes in relapsing MOG antibody-associated demyelination [J]. J Neurol Neurosurg Psychiatry，2018，89(2)：127-137.

[5] RAVAGLIA S，PICCOLO G，CERONI M，et al. Severe steroid-resistant post-infectious encephalomyelitis：general features and effects of IVIg [J]. J Neurol，2007，254(11)：1518-1523.

第四节　脑桥中央髓鞘溶解症和脑桥外髓鞘溶解症

【概述】

脑桥中央髓鞘溶解症（central pontine myelinolysis，CPM）是临床少见的代谢相关脱髓鞘综合征，病理特征为脑桥中央非炎性对称性脱髓鞘病变。脱髓鞘病变发生在脑桥外如基底核，丘脑和外侧膝状体等时称为脑桥外髓鞘溶解症（extrapontine myelinolysis，EPM）。CPM 和 EPM 可同时存在。1959 年 Adams 首次描述慢性酒精中毒或营养不良的患者，出现痉挛性四肢瘫痪、假性延髓性麻痹，昏迷而且很快死亡，提出 CPM 概念。1962 年，CPM 的概念扩大到脑桥外，并发现迅速纠正低钠血症会导致 CPM。1978 年 Starzl 首次报道肝移植术后出现 CPM。

CPM 常见于严重酗酒、营养不良或长期虚弱的患者，如慢性酒精中毒、肝移植术后、产后出血伴垂体功能不全、席汉综合征伴低钾、血液透析后等能引起血浆渗透压快速改变的疾病，或过快或过量纠正低钠血症（一般指在 24h 内血清钠离子水平增加超过 15mmol/L）后。发病率尚缺少确切数据。有尸体解剖结果显示一般人群发病率为 0.25%，肝移植术后发病率为 5%~10%。病理特点是脑桥基底部中央受累区髓鞘全部破坏、轴突及桥核神经细胞相对完好、无炎性反应存在。病灶从背部可至内侧丘系，严重时可延至其他被盖部结构，极少见的情况下病灶可扩展至中脑，但从未累及延髓，在脑桥有严重病变的病例中，有时可在丘脑、下丘脑、纹状体、内囊、深层脑皮质及相近的脑白质发现与脑桥病变相似，对称分布的脱髓鞘区。

【临床表现】

CPM 的临床表现多样，与病变部位有关。因多为在原发病基础上发生，常容易漏诊。主要临床表现包括脑病（61.3%）、癫痫发作（48.9%）、局部麻痹（29.0%）。在原发病导致症状的基础上，需要关注如下新增临床症状：

1. 意识障碍　病灶从脑桥基底延伸到被盖，累及此处的网状激活系统可出现闭锁综合征，表现为患者意识清楚，但因身体不能动，不能言语，常被误认为昏迷。

2. 四肢瘫痪　皮质脊髓束损害，急性出现的四肢弛缓性瘫痪逐渐发展为痉挛性瘫痪。

3. 构音和吞咽困难　脑桥基底部皮质延髓束损害出现假性球麻痹症状：咀嚼、吞咽和构音障碍。

4. 眼球运动障碍　水平凝视麻痹，如出现垂直凝视麻痹提示病变累及中脑。

EPM 的临床表现：癫痫发作、共济失调、肌张力障碍和帕金森综合征等，有少数会表现为精神行为

异常、谵妄、睡眠节律改变。

【诊断要点】

1. 诊断 既往认为 CPM 和 / 或 EPM 需病理确认。随着影像学进步,很多 CPM 和 / 或 EPM 患者可以获得生前诊断。符合以下情况者需考虑 CPM 的诊断:

(1) 好发年龄 30~50 岁;

(2) 慢性酒精中毒、严重全身性疾病和低钠血症纠正过快的患者;

(3) 在原发病基础上突发四肢弛缓性瘫、吞咽及言语障碍、眼震及眼球凝视障碍等,可呈缄默及完全或不完全闭锁综合征;

(4) 头颅 MRI 可发现脑桥基底部特征性蝙蝠翅膀样病灶,呈对称分布 T_1 低信号、T_2 高信号,无增强效应。

2. 辅助检查 头颅 MRI 是临床确诊 CPM/EPM 的首选检查方法,主要表现为脑桥基底部或脑桥外对称性 T_1WI 为低信号,T_2WI 为高信号病灶。值得注意的是,临床症状和 MRI 上出现的病灶并不同步。对临床疑诊 CPM 的患者应于临床症状出现 10~14d 后复查头颅 MRI,以免漏诊。

3. 鉴别诊断 本病应与脑桥基底部梗死、肿瘤和多发性硬化等鉴别。CPM 无明显占位效应,对比增强多不明显,而脑桥肿瘤有占位效应;CPM 病灶对称性,不符合血管走行与分布。治疗后复查脑 MRI 病灶缩小,也可完全恢复,说明脱髓鞘病变存在可逆性。

【治疗原则】

目前尚无特效治疗方案,需积极处理原发病及防治并发症。对于有发生 CPM 倾向的高危患者,正确处理低钠血症可减少 CPM 的发生。对于无症状且神经系统未受累的患者,无论血钠值多少,均不建议输注高渗钠溶液。纠正血钠速度每天宜低于 8~10mmol/L。

一旦发生 CPM/EPM,可能有效的治疗包括使用促甲状腺素释放激素、早期大剂量糖皮质激素冲击,高压氧治疗或皮质激素联合血浆置换及静脉应用免疫球蛋白的疗效等尚待验证。

(汪 昕)

参考文献

[1] SINGH TD, FUGATE JE, RABINSTEIN AA. Central pontine and extrapontine myelinolysis: a systematic review [J]. Eur J Neurol, 2014, 21: 1443-1450.

[2] Alleman AM. Osmotic Demyelination Syndrome: Central Pontine Myelinolysis and Extrapontine Myelinolysis [J]. Semin Ultrasound CT MR, 2014, 35: 153-159.

[3] Tavare AN, Murray D. Images in Clinical Medicine. Central Pontine Myelinolysis [J]. N Engl J Med, 2016, 374: e8.

[4] 吕传真,周良辅,洪震,等. 实用神经病学[M]. 上海:上海科学技术出版社,2012.

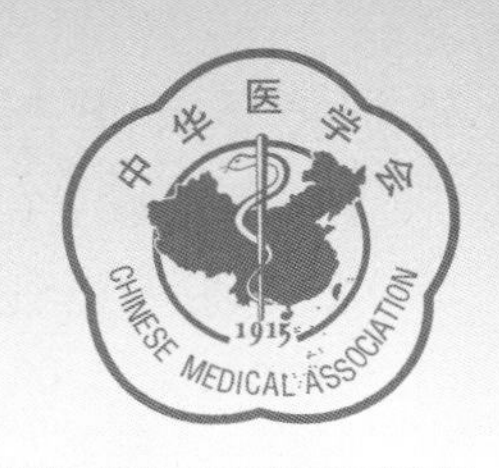

第四章

脑白质病综合征

第一节　肾上腺脑白质营养不良

【概述】

肾上腺脑白质营养不良(adrenoleukodystrophy,ALD)是一种少见的、病因不明的、与X染色体相关、遗传性、脂类代谢疾病。1923年Siemerling和Creutzfeldt首次描述该类疾病,1970年Blaw首次提出ALD这一疾病名称,本病发病率约为0.5/10万~1/10万,95%是男性,5%为女性杂合子,无种族和地域特异性。ALD主要侵犯大脑的脑白质及肾上腺等,治疗无特异性、预后差。由于临床罕见,国内对于ALD的认识不足,往往不易识别而造成漏诊或误诊。

ALD致病基因为ATP结合盒亚家族D成员1(ATP binding cassette subfamily D member 1,*ABCD1*),该基因位于Xq28。*ABCD1*基因突变导致其编码的蛋白功能异常,使极长链脂肪酸在组织及体液中异常蓄积,引起大脑白质脱髓鞘病变及肾上腺皮质萎缩或发育不良。

ALD属于单基因遗传代谢性疾病,遗传方式上可分为两种类型,一种是较多见的X连锁遗传,另一种是常染色体隐性遗传。半数以上患者于儿童或青少年期起病,男性多见,女性杂合子也可以出现症状。

【临床表现】

临床主要表现包括二大方面,一是中枢神经系统功能损害症状,二是肾上腺皮质功能减退症状。中枢神经系统症状和肾上腺症状可同时出现或相继出现,也可以单独出现。

神经系统症状表现多种多样,主要表现为进行性的认知与运动障碍,视力障碍及听力下降等,ALD所致的精神障碍临床少见。约2/3患者伴有肾上腺皮质功能不全,临床表现轻重不一,也可无临床表现。多数患者自3~12岁开始出现症状,临床表现多样,同一家系可有不同表型,同一患者不同时期表现也不同。

根据ALD的发病年龄及主要受累部位,按照Moser分型标准可分为7型:儿童脑型、青少年脑型、成人脑型、肾上腺脊髓神经病(AMN)型、Addison型、无症状型和杂合子型,其中以儿童脑型最常见。

【诊断要点】

ALD的诊断依据包括病史、临床表现及影像学检查与基因检测等。目前主要依靠临床表现和头颅磁共振成像(magnetic resonance imaging,MRI)检查。*ABCD1*基因突变分析是ALD最可靠的诊断方法,而肾上腺皮质功能低下并不是ALD的必备特征。

1. 辅助检查

(1) 影像学检查:头颅MRI表现具有特征性,对诊断该病具有一定价值。影像学特点(图4-1-1)为:

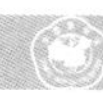

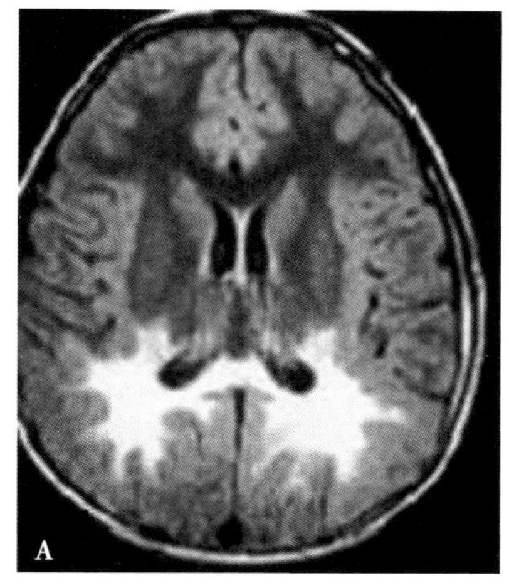
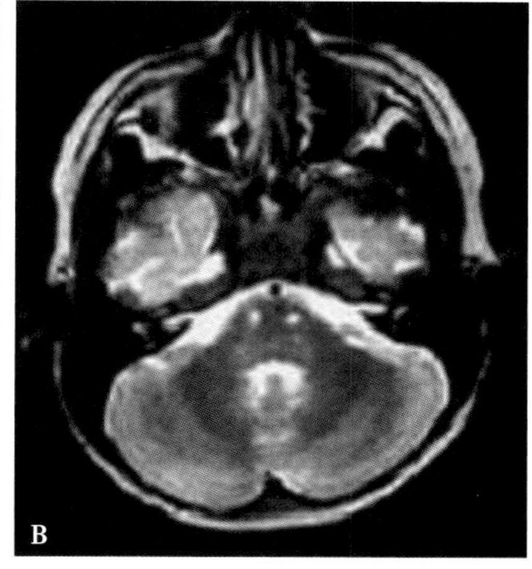
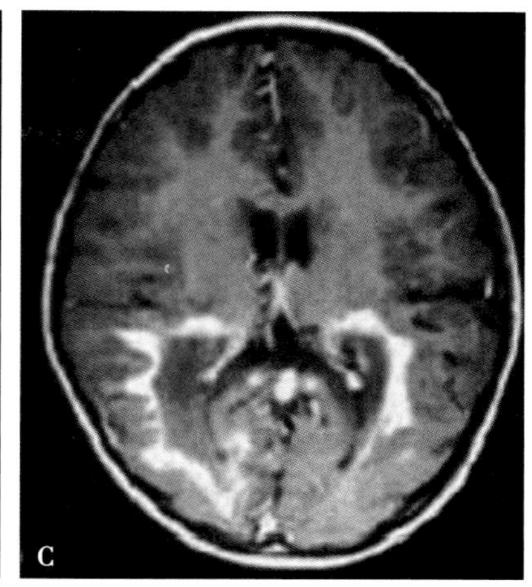

图 4-1-1　肾上腺脑白质营养不良影像学表现
A. 对称性顶枕部融合病灶；B. 双侧皮质脑干束 T_2 高信号；C. 病灶边缘火焰状强化

①对称性位于双侧顶枕区白质内的长 T_1、长 T_2 信号病灶，增强病灶可强化；②早期胼胝体压部受累，呈"蝶翼状"，是 ALD 所特有的影像学特征，其他脑白质病少见；③另一个显著特点是病变由后向前进展，逐一累及枕、顶、颞、额叶；可累及脑干皮质脊髓束，皮质下 U 形纤维免于受累；④增强扫描病灶周边强化，提示处于活动期；晚期增强后无强化，多伴有脑萎缩。ALD 的不同阶段在头部 MRI 上表现不同，可借此作为治疗转归和判断预后的指标。

(2) 内分泌检测：血浆促肾上腺皮质激素水平升高；血皮质醇、24h 尿 17- 羟类固醇和 17- 酮类固醇水平下降；促肾上腺皮质激素兴奋试验呈低反应或无反应。

(3) 基因突变分析：ALD 患者均有 *ABCD1* 基因突变，*ABCD1* 基因突变分析是 ALD 最可靠的诊断方法。目前尚无中国人群 *ABCD1* 基因突变的大样本研究报道，ABCD1 的 c.1850G → T 错义突变是我国该疾病致病基因新的突变类型。*ABCD1* 基因分析对患者早期筛查与诊断具有重要意义，并提供遗传咨询、指导优生优育。

(4) 病理检查：ALD 的病理特点是大体可见脑白质病变区呈橡胶状，肾上腺皮质萎缩，髓质不受影响；镜下可见脑组织、肾上腺、周围神经与睾丸细胞内有特征性、板层状结构的包涵体，包涵体内富含极长链脂肪酸酯化的胆固醇。

2. 鉴别诊断

(1) 异染性脑白质营养不良：是一种常染色体隐性遗传性溶酶体贮积病，致病基因［芳基硫酸酯酶 A（arylsulftase A，*ARSA*）基因］定位于 22q13.3，*ARSA* 突变导致芳基硫酸酯酶 A 活性下降，其作用底物硫酸脑苷脂大量堆积，出现中枢和周围神经系统的脱髓鞘改变。临床表现为：认知和精神行为异常，其次为运动症状，包括痉挛性截瘫和共济失调等。MRI 特点：①双侧脑室旁白质病变，以额区为主，疾病早期 U 形纤维保留；②胼胝体可受累；③疾病晚期可见皮质萎缩。

(2) 成人起病的常染色体显性遗传性脑白质营养不良：是一种非常罕见的、缓慢进展的、以中枢神经系统对称性广泛髓鞘缺失为特征的、脑白质营养不良。由编码核纤层蛋白 B1(*LMNB1*)基因异常所致。通常于成年期（20~50 岁）起病，首发症状多为自主神经功能异常（排尿排便功能障碍，直立性低血压），后出现锥体束征和小脑症状。MRI 特点：①异常信号多见于额顶叶和小脑白质、小脑脚、皮质脊髓束和胼胝体；②脑室旁白质相对受累不明显；③晚期可有弥漫脑白质病变。

(3) 遗传性弥漫性脑白质病伴神经巨轴索形成（HDLS）：是一种罕见的常染色体显性遗传性脑白质营养不良，集落刺激因子 1 受体（*CSF1R*）基因是目前唯一被确定的致病基因。*CSF1R* 突变影响酪氨酸激酶结构是HDLS的病理基础。与其他脑白质营养不良不同，本病只见于成年人，多数在20~50岁起病，特征性表现主要包括执行功能下降、记忆力下降、人格改变、运动障碍、癫痫样发作、额叶症状（如判断丧失、社会行为自制力缺乏，洞察力下降等）。MRI特点：①双侧额叶和额顶叶白质T_2/FLAIR序列高信号，T_1低信号，早期多为非对称性，表现为斑片样或局限性病灶，多不强化；②主要累及深部脑白质、环侧脑室区域，亦可累及胼胝体和皮质脊髓束；③可有脑室扩大和继发性脑萎缩改变，但一般没有灰质、脑干和小脑萎缩。

（4）亚历山大病（Alexander disease）：曾称纤维蛋白样白质营养不良脑病，是一种由于星型胶质细胞功能异常导致的罕见神经系统进行性变性病。遗传方式尚不十分清楚，可能为常染色体显性遗传病，大多数为散发病例。由胶质细胞原纤维酸性蛋白（*GFAP*）基因突变引起，定位于17q21.31。成人患者常首先出现下丘脑、脑干和脊髓受损症状，也可表现为真性或假性球麻痹、锥体束征、小脑症状、肌阵挛等，还可有自主神经功能异常。MRI特点：①轻至重度延髓萎缩，可累及颈髓，有时可伴有信号异常；②也可见中脑被盖萎缩，但脑桥基底部不受累，为成人亚历山大病特征性表现；③基底节区弥漫或片状异常信号伴强化常见于40岁后的患者，少数患者也可见脑室旁花环状高信号（少年型亚历山大病的典型影像学表现）。

【治疗原则】

ALD治疗无特效药物，预后差，因此，临床应早期诊断、早期综合治疗。

1. 饮食治疗　限制脂肪摄入，可以起到预防作用。可食用富含不饱和脂肪酸，避免含长链饱和脂肪酸的食物，脂肪摄入量以不超过总热量的30%~34%为宜，对于有症状患者无效，因此饮食治疗被建议用于无症状患者。

2. 药物治疗

（1）肾上腺皮质激素替代治疗：多数患者存在肾上腺皮质功能不全，因此，临床可采用皮质激素替代治疗，但此治疗不能改善神经组织病变进展，因此，主要适用于Addison型患者，对于脑型患者未见疗效。

（2）免疫调节治疗：考虑到脑型ALD的炎性脱髓鞘反应，有试用环磷酰胺和免疫球蛋白治疗的报道，但未见确切疗效。

（3）骨髓移植：骨髓移植可以纠正脂肪酸代谢紊乱、重建酶活性、改善临床症状，早期治疗效果更好。随着医疗技术的提高，骨髓移植有一定治疗前途。

（4）造血干细胞治疗：最近，造血干细胞治疗也有用于ALD患者并获得了一定的疗效，目前认为宜用于早期患者，进展型患者可以作为候选治疗。但不推荐用于头颅MRI正常的无症状患者、单纯AMN型患者。

本病目前尚无有效治疗措施，预后差，一般出现神经症状后1~3年死亡。有家族史患者宜行基因检测，积极干预，以尽量提高患者生活质量、延长生命。

（管阳太）

参考文献

[1] UNIYAL R，GARG RK，TEJAN N. Gene Therapy for Cerebral Adrenoleukodystrophy [J]. N Engl J Med，2018，378(5)：490.

[2] BENJELLOUN FM，CHABRAOUI L，KRIOUILE Y. Overview of X-linked adrenoleukodystrophy in Morocco：results of the implementation of the program of clinical and biological diagnosis [J]. Pan Afr Med J，2017，28：185.

[3] WEINHOFER I，ZIERFUSS B，HAMETNER S，et al. Impaired plasticity of macrophages in X-linked adrenoleukodystrophy [J]. Brain，2018，141(8)：2329-2342.

[4] 靳刚，宁洁娟，侯双兴. 肾上腺脑白质营养不良的MRI特点与临床表现相关性分析[J]. 中华神经外科疾病研究杂志，

2015，14(4)：360-362.
[5] 黄玉柱，陈红，杨惠泉．肾上腺脑白质营养不良的诊治进展[J]．医学综述，2015，21(9)：1647-1649.

第二节　异染性脑白质营养不良

【概述】

异染性脑白质营养不良(metachromatic leukodystrophy，MLD)是一种常染色体隐性遗传性疾病，是一种严重的神经退化性代谢病，是最常见的溶酶体病，为脑白质营养不良中的较常见类型，此病又称异染性白质脑病。MLD与*ARSA*基因突变有关，由于硫酸脑苷脂及其他含硫酸的糖脂不能脱硫酸，而沉积在全身组织的溶酶体中，主要在中枢及周围神经系统中，其他部位可累及肾脏集合管、肝管、胆囊、视网膜节细胞。

按发病年龄临床可分为婴儿晚期型、少年型及成人型。其中婴儿晚期型占50%~60%，少年型占20%~30%，成人型占15%~20%，同一家族中的患者发病年龄相似，患者最终丧失运动能力及智力严重减退，存活年龄在婴儿晚期型为3~10岁，少年型及成人型为20岁或可年龄更大，死亡原因多为出现并发症如肺炎或其他感染。

【临床表现】

临床表现多样，病程进展速度与表现可因发病年龄早晚而有差别，死亡的主要原因为肺炎或其他感染等并发症。

1. 婴儿晚期型　发病年龄为1~2岁，病程短，为3~10年，患儿出生后有一段正常生长发育过程，已能走路及说简单语言，继之出现智力及运动能力的倒退。最早表现为走路不稳、易跌跤、足尖着地、动作笨拙、语言不清，可持续数月至1年多，继之不能站立、语言困难及智力减退，可出现癫痫发作，视力及听力受累。晚期卧床不起，呈进行性痉挛性四肢瘫、去大脑姿势，四肢腱反射亢进，需用胃管进食，最后失明、失语、对外界无反应，可持续数年。

2. 少年型　病情进展慢，病程为10~20年，分为两个亚型。①少年早期型：发病年龄4~6岁，最早表现为肌肉神经病变，如步态姿势不正常，继之行为异常，出现视神经萎缩、进行性痉挛性四肢瘫痪。②少年晚期型：发病年龄6~16岁，最早表现为行为异常，学习成绩下降，继之语言不清、步态不稳，并有进行性痉挛性四肢瘫，进展慢。

3. 成人型　16岁以后发病，也有至40或50岁后发病者，病程20~30年。患者之间表现变异大，早期症状为在学校或工作岗位上出现性格行为改变，常被误诊为精神分裂症等；也有患者以神经症状为最早表现，如出现无力、痉挛、共济失调、智力倒退，晚期有失语、不能自制、癫痫发作、失明，周围神经病也是常见表现。

【诊断要点】

诊断依据包括病史、临床表现及影像学检查与基因检测等。临床病情变化特点：进行性神经系统功能倒退，包括行为或运动功能，先有一段时间正常发育，1年或更长时间后出现倒退。

1. 辅助检查

(1) 影像学检查：头颅MRI显示脑白质营养不良(图4-2-1)，①双侧侧脑室周围及皮质下白质广泛、对称性改变，在T_1WI为低信号、T_2WI为高信号，自双侧额叶向后发展，注入造影剂后，病灶无强化。②半卵圆中心病变T_2WI像呈不均匀高信号，高信号区内有散在片状或点状低信号区，称“豹纹征”。③早期U形纤维及小脑不受累，后期可累有小脑、U形纤维，并有脑室扩大和脑皮质萎缩。④早期累及胼胝体，尤其是胼胝体膝部和压部同时受累。

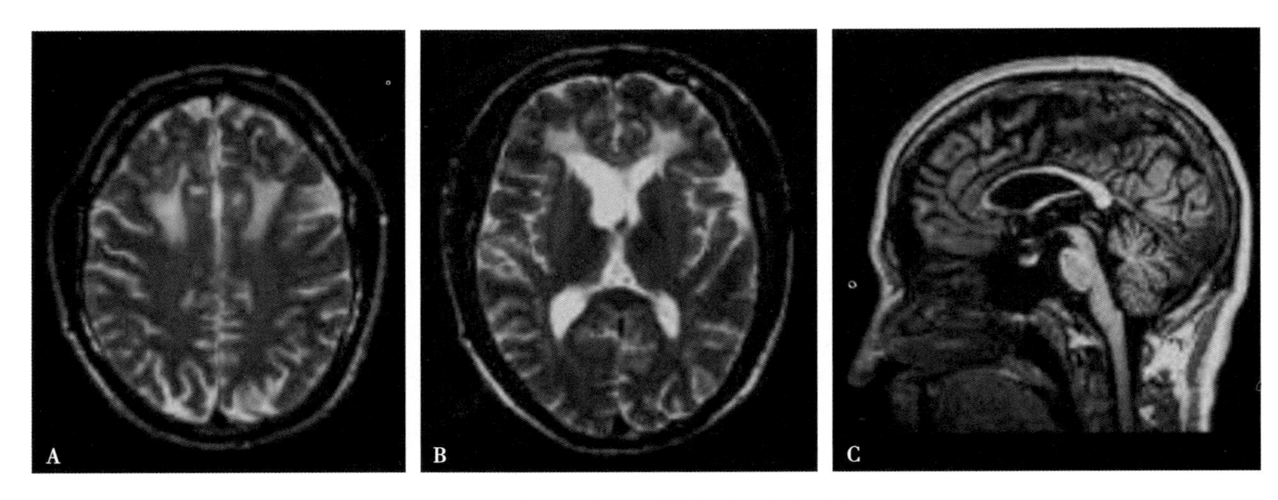

图 4-2-1 异染性脑白质营养不良影像学表现

A. 双侧对称性额叶白质 T_2WI 高信号病灶；B. 双侧侧脑室前角旁白质 T_2WI 高信号病灶；C. 矢状位可见脑萎缩

(2) 基因突变分析：*ARSA* 基因是唯一能造成芳基硫酸酯酶 A 缺乏的基因。三种 *ARSA* 等位基因。①致病等位基因(*ARSA-MLD*)：为纯合子或杂合子复合体。②假性缺乏等位基因(*ARSA-PD*)：为常见的多态，造成芳基硫酸酯酶 A(ASA)活性低于正常。③*ARSA-MLD*、*ARSA-PD*：有报道 *ARSA-MLD* 与 *ARSA-PD* 同时出现在 1 条染色体上，称 *ARSA-MLD-PD* 等位基因。

(3) 病理检查：周围神经、脑组织、肾脏、肝管、胆囊活检发现异染的，电镜下呈特异性的人字型和蜂窝状结构物质，可确诊本病。

(4) 其他检查：腰椎穿刺检出脑脊液蛋白水平升高，多数大于 1.0g/L。神经电生理检查包括肌电图与脑电图等，肌电图示周围神经传导速度减慢，脑干诱发电位潜伏期延长；脑电图示弥漫性慢波。上述检查均有助于 MLD 的诊断。

2. 鉴别诊断

(1) 肾上腺脑白质营养不良：是一种少见的、病因不明的、与 X 染色体相关、遗传性、脂类代谢疾病。*ABCD1* 基因突变导致其编码的蛋白功能异常，使极长链脂肪酸在组织及体液中异常蓄积，引起大脑白质脱髓鞘病变及肾上腺皮质萎缩或发育不良。临床主要表现是中枢神经系统功能损害症状、肾上腺皮质功能减退症状。头颅 MRI 表现具有特征性，对诊断该病具有一定价值。影像学特点为：①对称性位于双侧顶枕区白质内的长 T_1、长 T_2 信号病灶，增强病灶可强化；②早期胼胝体压部受累，呈“蝶翼状”，是 ALD 所特有的影像学特征；③病变由后向前进展，逐一累及枕、顶、颞、额叶；可累及脑干皮质脊髓束，皮质下 U 形纤维免于受累；④增强扫描病灶周边强化，提示处于活动期；晚期增强后无强化，多伴有脑萎缩。

(2) 成人起病的常染色体显性遗传性脑白质营养不良：是一种非常罕见的、缓慢进展的、以中枢神经系统对称性广泛髓鞘缺失为特征的、脑白质营养不良。由编码核纤层蛋白 B1 的 *LMNB1* 基因异常所致。通常于成年期(20~50 岁)起病，首发症状多为自主神经功能异常(排尿排便功能障碍，直立性低血压)，后出现锥体束征和小脑症状。MRI 特点：①异常信号多见于额顶叶和小脑白质、小脑脚、皮质脊髓束和胼胝体；②脑室旁白质相对受累不明显；③晚期可有弥漫脑白质病变。

(3) 遗传性弥漫性脑白质病伴神经巨轴索形成：是一种罕见的常染色体显性遗传性脑白质营养不良，集落刺激因子 1 受体基因是目前唯一被确定的致病基因。*CSF1R* 突变影响酪氨酸激酶结构是该病的病理基础。与其他脑白质营养不良不同，本病只见于成年人，多数在 20~50 岁起病，特征性表现主要包括执行功能下降、记忆力下降、人格改变、运动障碍、癫痫样发作、额叶症状(如判断丧失、社会行为自制力缺乏，洞察力下降等)。MRI 特点：①双侧额叶和额顶叶白质 T_2/FLAIR 序列高信号，T_1 低信号，早期

多为非对称性，表现为斑片样或局限性病灶，多不强化；②主要累及深部脑白质、环侧脑室区域，亦可累及胼胝体和皮质脊髓束；③可有脑室扩大和继发性脑萎缩改变，但一般没有灰质、脑干和小脑萎缩。

(4) 亚历山大病（Alexander disease）：曾称纤维蛋白样白质营养不良脑病，是一种由于星型胶质细胞功能异常导致的罕见神经系统进行性变性病。遗传方式尚不十分清楚，可能为常染色体显性遗传病，大多数为散发病例。由胶质细胞原纤维酸性蛋白（*GFAP*）基因突变引起，定位于 17q21.31。成人患者常首先出现下丘脑、脑干和脊髓受损症状，也可表现为真性或假性球麻痹、锥体束征、小脑症状、肌阵挛等，还可有自主神经功能异常。MRI 特点：①轻至重度延髓萎缩，可累及颈髓，有时可伴有信号异常；②也可见中脑被盖萎缩，但脑桥基底部不受累，为成人亚历山大病特征性表现；③基底节区弥漫或片状异常信号伴强化常见于 40 岁之后的患者，少数患者也可见脑室旁花环状高信号（少年型亚历山大病的典型影像学表现）。

【治疗原则】

MLD 治疗无特效药物，预后差，因此，临床应早期诊断，早期综合治疗。

1. 产前诊断　先证者确诊后，需向家长讲明遗传方式，患儿母亲再次妊娠时需做产前诊断，防止患病胎儿出生，以达到优生目的。

2. 对症支持治疗

(1) 支持治疗：可最大限度保持生理及智力功能。

(2) 并发症治疗：若有癫痫发作，可用抗癫痫药治疗；痉挛时可用肌肉松弛剂。

(3) 物理治疗：尽量维持神经肌肉功能及活动能力。

3. 骨髓移植　是目前治疗 MLD 中枢神经系统病变唯一有效的方法。最好在出现症状前做，能减缓疾病进展，但不能改变周围神经系统表现。因有一定危险性，尚有争议。在无更好的治疗方法时，可考虑应用于晚发型 MLD。

4. 预后　本病目前尚无有效治疗措施，预后差，针对症状进行对症护理及康复。

（管阳太）

参考文献

[1] WU C, FAN D. Metachromatic Leukodystrophy-Reply [J]. JAMA Neurol, 2018, 1518.

[2] CALBI V, FUMAGALLI F, CONSIGLIERI G, et al. Use of Defibrotide to help prevent post-transplant endothelial injury in a genetically predisposed infant with metachromatic leukodystrophy undergoing hematopoietic stem cell gene therapy [J]. Bone Marrow Transplant, 2018, 53(7): 913-917.

[3] 柴精华，郭玉凤，施惠平，等．一个成人型异染性脑白质营养不良家系的酶学分析[J]．中华医学遗传学杂志，1998，15(2): 61-62.

[4] 肖江喜，杨开颜，王霄英，等．儿童异染性脑白质营养不良的 MRI 表现[J]．中华放射学杂志，2001，35(10): 747-750.

[5] 薛梅，王志东，刘静，等．单倍体相合造血干细胞移植联合间充质干细胞输注治疗异染性脑白质营养不良[J]．组织工程与重建外科杂志，2010，6(5): 253-256.

第三节　可逆性后部脑病综合征

【概述】

可逆性后部脑病综合征（posterior reversible encephalopathy syndrome，PRES）是由多种病因所致的一组临床影像综合征。该病于 1996 年被首次命名；近年随着世界范围内病例报道的增多，临床医师对其认识也逐渐深入。PRES 的危险因素或并存疾病包括急性高血压、肾功能不全、子痫及免疫抑制治疗等。PRES 的确切发病机制不清，目前认为可能与脑血流自动调节功能障碍、内皮功能紊乱有关。但是由于病因存在异质性，不同患者的致病机制存在差异。

【临床表现】

PRES 常急性或亚急性起病，症状多于数小时或数日内进展至高峰，任何年龄均可发生。常见临床表现包括头痛、视觉异常、痫性发作、不同程度的意识障碍及局灶性神经功能缺损等。多个回顾性队列研究间各种临床症状出现率差异较大，可单一症状或上述多种症状合并存在。头痛常为钝痛，弥漫全头痛且逐渐加重，部分患者头痛为唯一表现，因此常被忽略。视觉异常可表现为视力下降、视野缺损、皮层盲或视幻觉等。痫性发作常为患者首发症状和就诊原因，严重时可呈癫痫持续状态，需引起关注并给予及时处理。部分患者查体可见局灶性神经功能缺损，包括偏瘫、偏身感觉障碍及失语等。少数患者累及脊髓出现脊髓相关症状，不能因此排除 PRES 的诊断。需要注意的是，PRES 的临床表现常不具有特异性，临床上需要小心除外其他疾病，以免延误治疗。此外，若患者表现“雷击样”头痛，应拟诊可逆性脑血管收缩综合征可能，及时进行脑血管检查非常关键。

【诊断要点】

急性或亚急性起病，表现头痛、痫性发作、意识障碍、视觉异常及其他局灶性神经功能缺损，既往史或目前检查提示存在以下临床情况：血压升高、肾功能不全、自身免疫病史、先兆子痫和子痫、接受免疫抑制治疗等，需要怀疑 PRES 的可能，并及时进行影像学检查明确诊断。

影像学检查对于 PRES 的诊断非常重要，并可辅助临床进行鉴别诊断。典型的影像特征是大脑半球后部对称性白质血管源性水肿，以顶枕叶为著，治疗后病灶可大部分消失。头部 CT 表现为低密度对称病灶，头部 MRI 的 T_2WI 和 FLAIR 序列较 CT 更敏感，多数病灶 DWI 低信号，表观扩散系数（ADC）升高，一般双侧顶枕叶受累，亦可单侧为主。此外，75% 患者病灶可累及额颞叶。部分病灶可分布于深部基底节区、脑干和小脑。有时部分病灶 DWI 信号升高，需要与脑梗死鉴别，病灶超过一个血管分布区是重要的鉴别依据。

约 70% 的 PRES 影像学表现为以下三种病灶特征：显著顶枕叶白质病灶（通常距状区和旁正中区不受累，有助于与后循环梗死鉴别）、前后分水岭病灶以及额上沟区病灶（图 4-3-1A~D）。此外，小脑和脑干（图 4-3-1E~H）亦可出现对称病灶，罕见脊髓受累；额叶白质受累时常同时伴随后部病灶；病灶有时不局限于白质，皮层和深部灰质亦可受累。此外，病灶内出血、细胞毒性水肿、病灶不可逆等均可见于 PRES，因此更增加了诊断难度。

需要注意的是，PRES 的临床表现和体征缺乏特异性，急性期需慎重除外其他可能疾病以免延误治疗，鉴别诊断包括静脉窦血栓、脑梗死（基底动脉尖综合征）、原发中枢神经系统血管炎、炎性脱髓鞘病及中毒等。头颅影像学可辅助诊断，特征性的危险因素及临床转归也是诊断的重要依据。

PRES 诊断流程见图 4-3-2。

【治疗原则】

PRES 无特异性治疗，针对诱因或共存疾病的治疗最关键，对症治疗包括控制癫痫发作等。伴有血压升高的患者，无确切的证据表明哪一种降压药更有效，可根据临床医师的经验选择。对于恶性高血压患者，适当程度地快速降压很重要，此外，持续降压避免血压波动也不能忽视。降压过程中仍需密切监测血压，尤其老年人群，应尽量避免快速降压所致脑灌注减低相关的脑缺血。若考虑药物相关 PRES，急性期需停药，病情缓解后综合评估是否继续使用或更换其他药物。若合并终末期妊娠，及时终止妊娠对于 PRES 的转归也很重要。合并系统性免疫病或者感染，则需结合全身情况进行针对性的原发病治疗。

多数 PRES 患者预后良好，少数患者病灶恢复不完全或临床预后不佳，严重时可导致死亡。复发性 PRES 见于 5%~10% 的患者，尤其是血压控制不佳时，因此严格监测和控制血压一定程度上可预防 PRES 的复发。

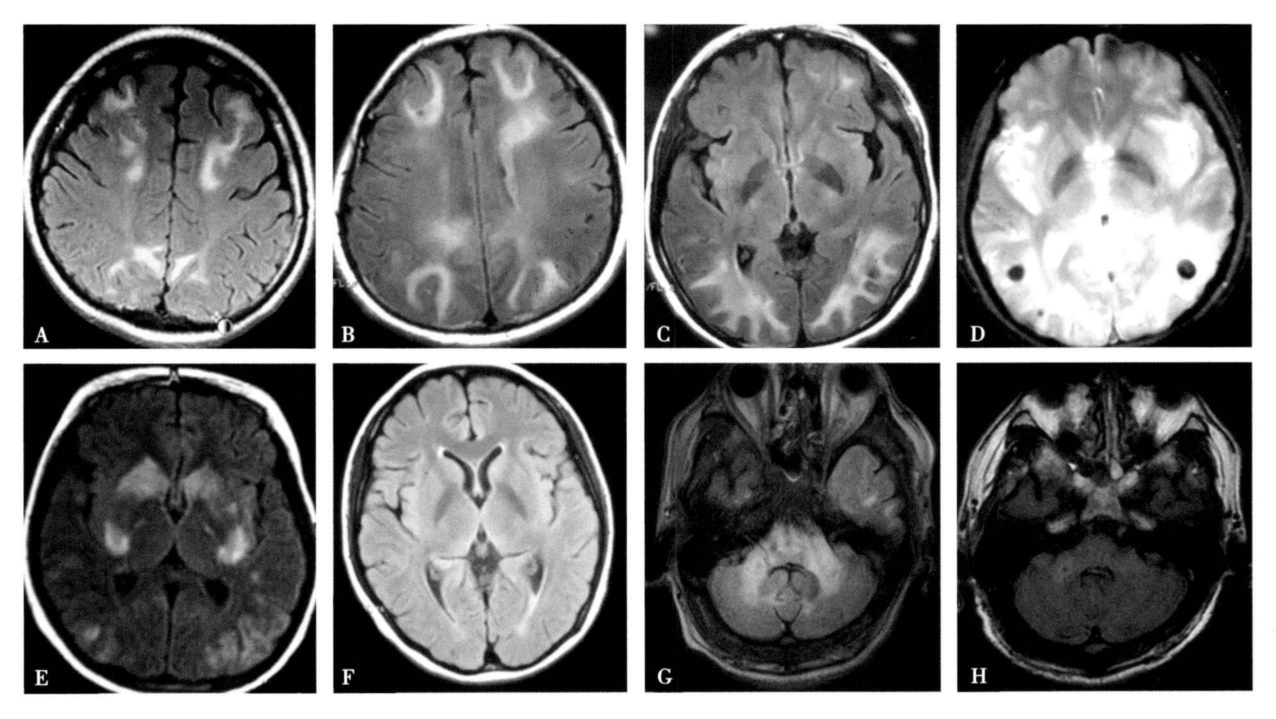

图 4-3-1　额上沟区病灶影像学表现

A~D 为典型的 PRES 影像改变：轴位 T_2FLAIR 序列显示双侧额上沟区及顶叶皮层下白质对称性高信号（A）、双侧分水岭区白质受累为主的对称性异常信号（B）；图③ FLAIR 序列像所示典型双侧枕叶皮层下白质对称异常信号（C），T_2*GRE 病灶内含铁血黄素信号（D）；E~H 为 PRES 不典型影像表现，除枕叶外，双侧基底节对称受累（E），治疗后所有病灶消失（F）；双侧脑桥受累（G），治疗后病灶大部分消失（H）

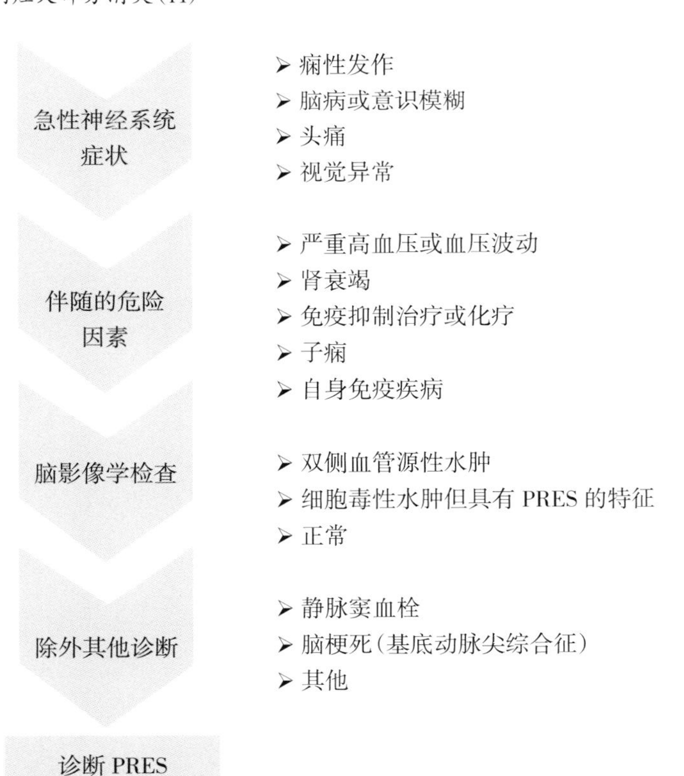

图 4-3-2　PRES 诊断流程

（倪　俊）

参 考 文 献

[1] HINCHEY J, CHAVES C, APPIGNANI B, et al. A reversible posterior leukoencephalopathy syndrome [J]. N Engl J Med, 1996, 334(8): 494-500.

[2] FUGATE JE, RABINSTEIN AA. Posterior reversible encephalopathy syndrome: clinical and radiological manifestations, pathophysiology, and outstanding questions [J]. Lancet Neurol, 2015, 14(9): 914-925.

[3] NI J, ZHOU LX, HAO HL, et al. The clinical and radiological spectrum of posterior reversible encephalopathy syndrome: a retrospective series of 24 patients [J]. J Neuroimaging, 2011, 21(3): 219-224.

[4] FUGATE JE, CLAASSEN DO, CLOFT HJ, et al. Posterior reversible encephalopathy syndrome: associated clinical and radiologic findings [J]. Mayo Clin Proc, 2010, 85(5): 427-432.

[5] BARTYNSKI WS, BOARDMAN JF. Distinct imaging patterns and lesion distribution in posterior reversible encephalopathy syndrome [J]. AJNR Am J Neuroradiol, 2007, 28(7): 1320-1327.

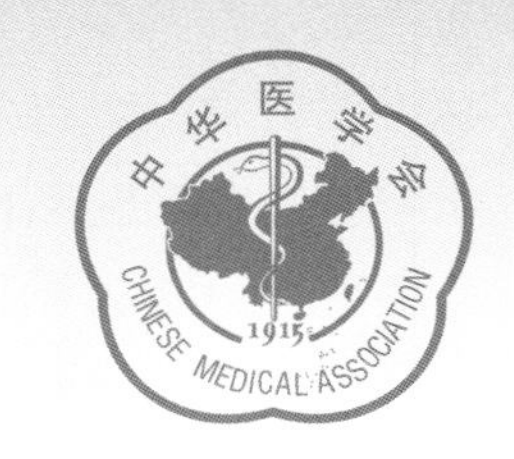

第五章

运动障碍疾病

第一节 帕金森病

【概述】

帕金森病（Parkinson disease，PD）又称为震颤麻痹，是一种常见神经系统退行性疾病，典型病理表现为中脑黑质致密带含色素的多巴胺能神经元变性脱失，残存的神经元内出现含有大量 α- 突触核蛋白的路易（Lewy）小体，及星形和小胶质细胞增生。临床出现运动迟缓、肌僵直、静止性震颤等运动症状以及嗅觉丧失等非运动症状。40~50 岁以前发病者称为早发 PD，50 岁后发病为晚发型。

【临床表现】

包括多巴胺能系统损害相关的运动症状和非多巴胺能系统损害相关的非运动症状。

1. 运动症状　即帕金森症（Parkinsonism），是目前诊断 PD 的主要依据。

（1）运动迟缓或少动：其特征是动作速度缓慢、幅度变小。日常生活中各种动作笨拙，起床翻身困难，行走时上肢伴随动作幅度小或消失。可有面具脸、“写字过小症”、声音低沉、嘶哑、吞咽困难及流涎，严重时无法进食。

（2）静止性震颤：常从一侧手部开始，逐渐扩展到其他肢体，在静止状态下出现，频率为 4~6Hz。典型者出现手指的节律性震颤使手部不断地做旋前旋后的动作，称为“搓丸样动作”。

（3）肌强直：由于促动肌和拮抗肌张力均增高，检查者给患者在做肢体被动运动时感到有均匀的阻力，称为铅管样强直。同时伴有震颤者检查者会感到在均匀增高的阻力上有断续的停顿，即“齿轮样强直”。患者常感肌肉发僵无力。

（4）姿势平衡和步态障碍：行走时受累下肢呈拖拽步态，步距变小，起步或转弯困难，双脚似粘在地上，即“冻结”步态；或迈开步后越走越快，不能止步，即“慌张步态”。常出现头部前倾，躯干俯屈或侧弯。最终出现平衡障碍、卧床。

2. 非运动症状　包括嗅觉障碍、睡眠障碍（如失眠、快速眼动睡眠行为障碍）、抑郁焦虑、便秘、流涎、尿频、尿失禁、排尿不畅、体位性低血压，痴呆、幻觉和妄想等。

【诊断要点】

（一）辅助检查

1. 常规的实验室检查及头颅 CT 和磁共振检查一般无异常改变。

2. 嗅觉检查提示嗅觉障碍支持 PD 的诊断。

3. 分子影像学 利用不同配体采用单光子发射计算机断层成像（SPECT）和 PET 方法可以显示纹状

体多巴胺转运蛋白，PD 患者显著降低。^{131}I- 间碘苄胍（Metaiodobenzylguanidine，MIBG）/PET 检查，PD 患者心脏摄取率显著下降。

4. 经颅多普勒超声显像 90% 的 PD 患者黑质信号显示增强。

（二）诊断标准

迄今 PD 的诊断尚缺乏精准的手段和指标，主要采用综合指标。建议使用 2015 年国际帕金森病与运动障碍学会（International Parkinson's Disease and Movement Disorders Society，MDS）推出新的诊断标准或我国于 2016 年提出的标准。

2015 年 MDS-PD 诊断标准如下：

1. 帕金森症的诊断　①运动缓慢，随意运动的缓慢，重复动作的速度及幅度进行性降低。②下述症状中至少 1 个：肌强直、静止性震颤（4~6Hz）。

2. PD 诊断的支持性条件　①对多巴胺能药物治疗具有明确且显著的有效应答。治疗后统一 PD 评分量表第三部分（UPDRS-Ⅲ）评分改善超过 30% 提示有效。②出现左旋多巴诱导的异动症。③临床体格检查记录的单个肢体静止性震颤（既往或本次检查）。④患者存在嗅觉丧失或心脏 MIBG 闪烁显像法提示存在心脏去交感神经支配。

3. 绝对排除条件　出现下列任何 1 项即可排除 PD 诊断：①明确的小脑异常，比如小脑性步态、肢体共济失调或者小脑性眼动异常（持续凝视诱发的眼震、巨大的方波急跳、超节律扫视）。②向下的垂直性核上性凝视麻痹，或者选择性的向下的垂直性扫视减慢。③在发病的前 5 年内，诊断为很可能的行为变异型额颞叶痴呆或原发性进行性失语。④发病超过 3 年仍局限在下肢的帕金森综合征的表现。⑤采用多巴胺受体阻滞剂或多巴胺耗竭剂治疗，且剂量和时间过程与药物诱导的帕金森综合征一致。⑥尽管病情至少为中等严重程度，但对高剂量的左旋多巴（至少 600mg/d）治疗缺乏可观察到的疗效。⑦明确的皮层性的感觉丧失，明确的肢体观念运动性失用或者进行性失语。⑧突触前多巴胺能系统功能神经影像学检查正常。⑨明确记录的可导致帕金森综合征或疑似与患者症状相关的其他疾病，或者基于整体诊断学评估，专业评估医生感觉可能为其他综合征而不是 PD。需说明，本标准并未将路易体痴呆作为 PD 之外的帕金森综合征。

4. 警示征象　①在发病 5 年内出现快速进展的步态障碍，且需要使用轮椅。②发病≥5 年，运动症状或体征完全没有进展；需排除这种稳定是与治疗相关的。③早期出现的延髓功能障碍：发病 5 年内出现严重的发音困难或构音障碍或严重的吞咽困难。④吸气性呼吸功能障碍：出现白天或夜间吸气性喘鸣或者频繁的吸气性叹气。⑤在发病 5 年内出现严重的自主神经功能障碍，包括：(a) 体位性低血压——在站起后 3min 内，收缩压下降至少 30mmHg 或舒张压下降至少 15mmHg；(b) 在发病 5 年内出现严重的尿潴留或尿失禁。⑥在发病 3 年内由于平衡损害导致的反复（>1 次 / 年）摔倒。⑦发病 10 年内出现不成比例地颈部前倾（肌张力障碍）或手足挛缩。⑧即使是病程到了 5 年也不出现任何 1 种常见的非运动症状，包括睡眠障碍（如失眠、日间过度嗜睡、快速眼动睡眠行为障碍）、自主神经功能障碍（便秘、日间尿急、症状性体位性低血压）、嗅觉减退、精神障碍（抑郁、焦虑或幻觉）。⑨其他原因不能解释的锥体束征：定义为锥体束性肢体无力或明确的病理性反射亢进（不包括轻微的反射不对称和孤立的跖伸反射）。⑩双侧对称性帕金森综合征：患者或看护者报告为双侧起病，没有明显的症状左右不对称，且客观体格检查也没有发现明显的双侧不对称的体征。

5. 临床确诊 PD　需要具备以下 3 项：①符合帕金森症的诊断，没有绝对排除条件。②至少 2 条支持性条件。③没有警示征象。

6. 诊断很可能 PD　需要具备以下 2 项：①符合帕金森症的诊断，没有绝对排除条件。②如果出现警示征象，需要通过支持性条件来抵消，如果出现 1 条警示征象，必需至少 1 条支持性条件；如果出现 2

条警示征象，必需至少 2 条支持性推荐；不允许出现超过 2 条警示征象。

我国提出的诊断标准基本基于该标准，略有不同的是支持条件第 4 项中加入了头颅超声显示黑质异常高回声（$20mm^2$）。

（三）鉴别诊断

需与原发性震颤、进行性核上性麻痹、多系统萎缩、皮质基底节变性、药物性帕金森综合征、血管性帕金森综合征、正常颅压脑积水及脊髓型颈椎病等进行鉴别。

【治疗原则】

目前提倡对 PD 患者综合治疗、全程管理。提倡早诊断、早治疗。其中药物治疗是首选。应坚持以较小剂量获得满意疗效的用药原则。注意不应突然停用抗 PD 药物，以免发生撤药恶性综合征。

（一）治疗药物

1. 左旋多巴或复方左旋多巴　目前最有效的抗 PD 药物。现多用复方左旋多巴，国内现有多巴丝肼和卡左双多巴控释片。复方左旋多巴一般以 50mg（以左旋多巴计）/ 次，3 次 /d 口服开始，逐渐增加到满意疗效为止。

2. 多巴胺受体激动剂（DA）　包括麦角碱和非麦角碱两类。目前提倡使用非麦角碱类激动剂。国内有吡贝地尔缓释片、罗匹尼罗标准片和缓释片、普拉克索标准片和缓释片和罗替高汀透皮贴等。早期使用可推迟运动并发症的发生。

3. 单胺氧化酶 B 抑制剂（MAOB-Ⅰ）　包括司来吉兰和雷沙吉兰。司来吉兰用法为 5~10mg/d，早、中午分 2 次口服。雷沙吉兰用法为 1mg/d，单次口服。

4. 金刚烷胺　对僵直、少动有一定疗效。剂量一般为 0.1~0.3g/d，分 2~3 次口服，末次应在下午 4 点前口服。

5. 抗胆碱能药物　代表药物为苯海索，剂量一般为 1~2mg，2~3 次 /d 口服。老年人不宜超过 4mg/d。对震颤有效，对少动和僵直基本无效。

6. 儿茶酚胺 -O- 甲基移位酶抑制剂（COMT-Ⅰ）　代表药物恩他卡朋，可阻止左旋多巴在周围血的降解，改善运动波动。需与左旋多巴同时服用。每次 100~200mg 口服，每天不超过 1 600mg。恩他卡朋双多巴片是恩他卡朋与卡比多巴、左旋多巴的三合一制剂，服用方法参照以上原则。

（二）药物选择原则

1. 早期患者药物首选原则　对于早发型 PD 患者，多提倡首选多巴胺受体激动剂以推迟运动并发症的发生，步态障碍者可首选 MAOB-Ⅰ。老年 PD 患者则首选左旋多巴类药物。复方左旋多巴单药治疗时剂量控制在 400mg/d（含）以内。已达 400mg/d 者疗效减退后再加用 DA、MAOB-Ⅰ、COMT-Ⅰ等。除非必要一般不用苯海索，金刚烷胺亦有抗胆碱能作用，也应慎用。

2. 运动并发症的治疗

（1）运动波动的治疗：运动波动包括剂末现象、“开”期延迟或无“开”期及“开 - 关”现象。其中剂末现象最为常见。处理原则：在复方左旋多巴应用的同时，首选加用 DA，或加用 COMT-Ⅰ及 MAOB-Ⅰ；也可以维持总剂量不变，增加左旋多巴的次数，减少每次服药剂量；或改用复方左旋多巴控释片。注意避免高蛋白饮食。

（2）异动症的治疗：异动症包括剂峰异动症、双相异动症和肌张力障碍。对剂峰异动症首先应考虑减少每次左旋多巴剂量，每天总剂量不变。金刚烷胺有轻微抗异动症作用，可以联合用药。非典型抗精神病药氯氮平对异动症也有疗效，但应定期监测血常规。

（三）外科治疗

对于经过最佳药物治疗，出现疗效减退、剂末现象或异动症严重影响生活质量，除外痴呆和严重精神疾病，可选择脑深部电刺激术或脑深部灰质立体定向毁损术。

（四）非运动症状治疗

1. 精神症状 对于 PD 抑郁焦虑，可选用普拉克索、帕罗西汀及文拉法辛缓释胶囊。对于幻觉妄想等精神病性症状，首先应依次停用或减少苯海索、金刚烷胺、司来吉兰、DA。或选用氯氮平和喹硫平，但服用氯氮平要定期监测粒细胞。不推荐使用奥氮平和利培酮。

2. 认知障碍 卡巴拉汀及多奈哌齐对 PD 痴呆有中等程度疗效。

3. 自主神经损害 对于症状性体位性低血压，首先应适当增加盐和水的摄入，穿弹力袜等。适当减少 DA 及左旋多巴的剂量。上述方法无效可用盐酸米多君或屈昔多巴。对于便秘应促使患者多饮水多运动，停用或减少抗胆碱能药物。乳果糖、莫沙必利等可改善便秘。

4. 睡眠障碍 首先避免药物对睡眠的影响，司来吉兰应在早、中午服用，金刚烷胺服用时间不迟于下午 4 点。夜间翻身困难等运动症状明显影响睡眠者，睡前加用卡左双多巴控释片或 DA 缓释片，也可选择镇静安眠药。对于快速眼动睡眠行为障碍（RBD）患者，睡前给予氯硝西泮，起始时 0.5mg 就能奏效。

（五）运动疗法

应鼓励患者多运动，如太极拳、慢跑或快步走、健身操。太极拳可以改善患者的平衡障碍。

（陈海波）

参 考 文 献

[1] 贾建平 . 神经病学[M]. 北京：人民卫生出版社，2009.

[2] 中华医学会神经病学分会帕金森病及运动障碍学组，中国医师协会神经内科医师分会帕金森病及运动障碍专业委员会 . 中国帕金森病的诊断标准（2016 年）[J]. 中华神经科杂志，2016，49（4）：268-271.

[3] 中华医学会神经病学分会帕金森病及运动障碍学组 . 中国帕金森病治疗指南（第三版）[J]. 中华神经科杂志，2013，46（1）：1-6.

[4] 中华医学会神经病学分会神经心理学与行为神经病学组，中华医学会神经病学分会帕金森病与运动障碍学组 . 帕金森病抑郁、焦虑及精神病性障碍的诊断标准及治疗指南[J]. 中华神经科杂志，2013，46（1）：56-60.

[5] 中华医学会神经病学分会帕金森病及运动障碍学组，中华医学会神经病学分会神经心理学与行为神经病学组 . 帕金森病痴呆的诊断与治疗指南[J]. 中华神经科杂志，2011，44（9）：635-637.

第二节 肝豆状核变性

【概述】

肝豆状核变性（hepatolenticular degeneration，HLD）又称威尔逊病（Wilson's disease，WD），是一种常染色体隐性遗传性铜代谢障碍疾病。致病基因 *ATP7B* 突变导致 ATP 酶功能缺陷，引起血清铜蓝蛋白合成减少及胆道排铜障碍，铜离子在肝、脑、肾、角膜等器官蓄积，引起进行性加重的肝硬化、锥体外系症状、精神症状、肾功能损害及角膜色素环（Kayser-Fleischer ring，K-F 环）等表现。HLD 世界范围内发病率为 1/100 000~1/30 000，而致病基因的携带频率为 1/90。本病在中国的发病率高于西方国家。

【临床表现】

HLD 发病年龄多在 5~35 岁，经基因诊断证实 2 岁及 70 余岁发病者均有。以肝病症状起病者平均发病年龄约 11 岁，以神经系统症状起病者平均年龄约 19 岁。

1. 神经系统症状 主要为锥体外系症状，可表现为：

（1）强直少动型帕金森综合征。

（2）震颤：通常为近端肢体粗大、不规则的震颤。

（3）肌张力障碍：可为局灶型、节段型或全身型肌张力障碍，讲话困难、流涎、吞咽障碍、怪异表情等

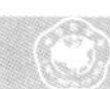

为典型表现。

(4) 肢体舞蹈样动作、扭转痉挛、手足徐动及共济失调等。神经系统症状可很轻微，缓慢发展，阶段性加重或缓解，亦有迅速进展者，数月可发展至残疾。可与肝病症状同时出现，或晚于肝病症状数年出现。

2. 精神症状　主要为情感障碍和行为异常，如抑郁、兴奋躁动、偏执、幻觉、妄想、行为改变；儿童可表现为学习成绩下降、个性改变、冲动、懒散等。1/3 的 HLD 患者以精神症状为首发症状，可在肝病症状或神经系统症状之前出现。

3. 肝病症状　多数为非特异性慢性肝炎或肝硬化表现，如食欲缺乏、疲乏、肝区肿痛、转氨酶升高、肝脾肿大、脾功能亢进、黄疸、腹水、食管胃底静脉曲张破裂出血等。少数表现为仅有转氨酶异常的无症状性肝病；极少数患者表现为急性肝衰竭或不明原因的急性溶血性贫血，病情较为凶险，未经治疗者多在短期内死亡。

4. 眼部异常　角膜 K-F 环是本病的重要体征，95% 有神经系统症状患者及约 50% 无神经系统症状的患者可发现 K-F 环，在肝病症状的儿童中罕见。少数患者可出现晶状体浑浊，称为向日葵样白内障(sunflower cataracts)。

5. 其他表现　较为少见的临床表现有：肌无力、肌萎缩、氨基酸尿、肾结石、高钙尿症、巨人症、心肌病、软骨钙化症、骨关节炎、胰腺炎、甲状旁腺功能低下、不育或反复流产。

【诊断要点】

(一) 辅助检查

1. 铜代谢相关检查

(1) 铜蓝蛋白：正常值为 200~500mg/L，HLD 患者通常 <200mg/L，<80mg/L 是诊断 HLD 的强烈证据。婴儿期铜蓝蛋白水平低于成年人，儿童需根据年龄进行校正。铜蓝蛋白降低是 HLD 重要诊断依据之一，但与病情、病程及驱铜治疗的效果无相关性。铜蓝蛋白升高可见于妊娠期、雌激素补充治疗、类风湿关节炎和急性炎症期等情况，重症肝炎、严重吸收不良、肾病综合征等情况下亦可出现铜蓝蛋白降低，因此血清铜蓝蛋白正常不能排除 HLD。

(2) 血清铜：90%HLD 患者血清铜总含量降低。非铜蓝蛋白结合铜(non-ceruloplasmin bound copper，又称游离铜)为血清铜减去铜蓝蛋白结合铜的剩余部分铜含量。正常人的非铜蓝蛋白结合铜通常 <150μg/L，未经治疗的 HLD 患者通常 >250μg/L。

(3) 24h 尿铜：大多数 HLD 患者 24h 尿铜含量显著增加，HLD 患者通常 >100μg/24h，尿铜 >40μg/24h 提示可能为 HLD，需进一步检查排除。24h 尿铜反映血清中非铜蓝蛋白结合铜含量，可用于诊断 HLD 及监测病情变化、治疗效果。尿铜 <100μg/24h 的可疑儿童患者可行青霉胺负荷试验明确。

(4) 肝铜量：肝穿刺标本肝实质铜含量≥250μg/g 干重为 HLD 最佳诊断指标；未治疗的患者，肝铜量 <40~50μg/g 干重可排除 HLD 诊断。经体检及生化检查未确诊及较年轻患者有必要测定肝铜量。

2. 肝肾功能检查　以肝损害为主要表现者可出现不同程度的肝功能异常，如转氨酶及胆红素升高、血清白蛋白降低等；以肾功能损害为主者可出现血尿素氮、肌酐增高及蛋白尿等。

3. 影像学检查　约 85% 脑损害为主及 50% 肝损害为主的 HLD 患者头颅 MRI 可表现为基底节区、丘脑、小脑等脑区 T_1WI 低信号和 T_2WI 高信号改变；少数患者出现“大熊猫脸征”。头颅 MRI 检查特异性高于头颅 CT。肝脏 B 超可有肝脏结节改变或肝硬化表现。

4. 基因检测　我国 HLD 患者 *ATP7B* 基因最常见的 3 个突变位点分别为 p.R778L、p.P992L 和 p.T935M，占所有突变约 80%。建议对临床可疑但家系中无先证者的患者行 *ATP* 基因热点突变直接检测。可直接检测已知致病基因位点进行一级亲属家系调查。经临床、生化检查及热点基因位点检测仍难以明确诊断的患者，可考虑基因测序检查。

（二）诊断流程

诊断流程见图 5-2-1。

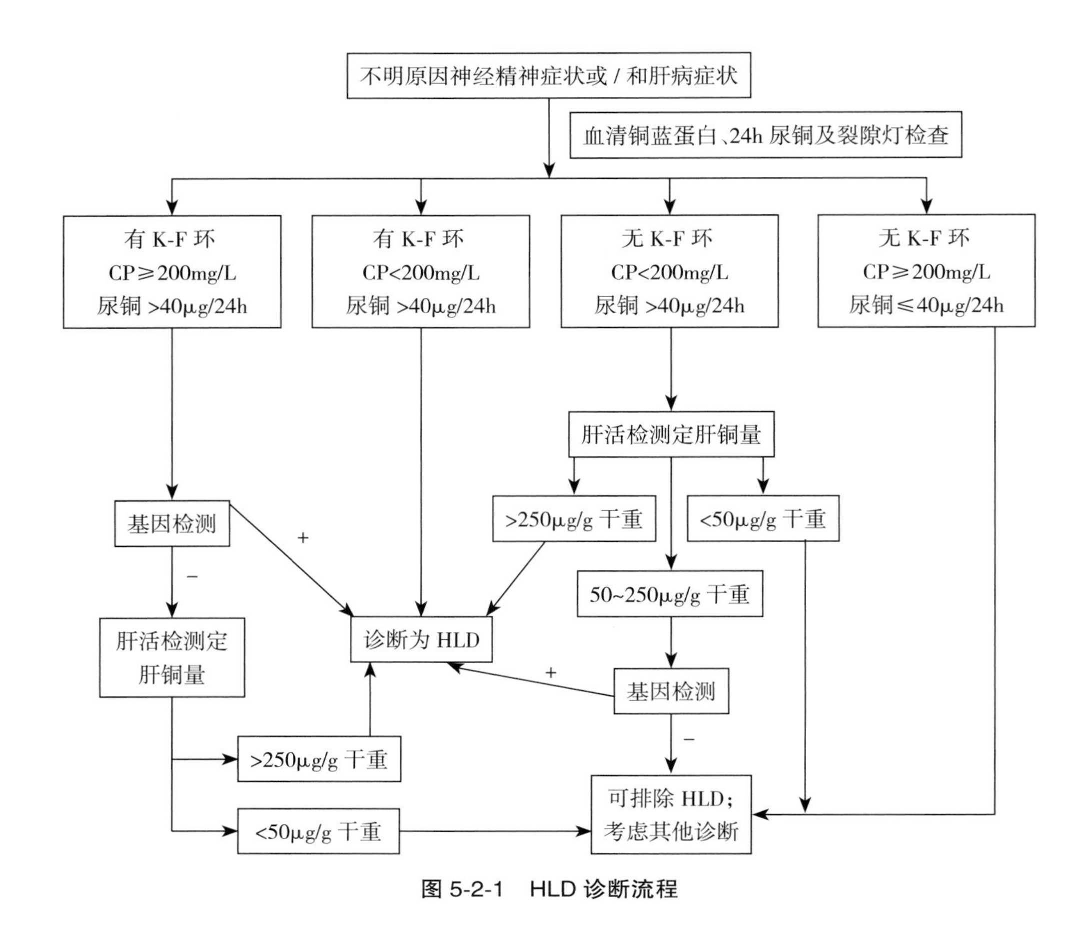

图 5-2-1 HLD 诊断流程

【治疗原则】

治疗的基本原则为低铜饮食、用药物减少肠道铜吸收和促进铜排出。尽早开始治疗，症状前患者也需要及早治疗；需要终生治疗，除非已做肝移植手术。

1. 低铜饮食 应尽量避免食用含铜高的食物，如坚果类、巧克力、豆类、香菇、玉米、南瓜、菠菜、薯类、贝壳类、螺类、动物的肝脏和血等。可食用适宜的低铜食物，如精白米、精面、新鲜青菜、苹果、桃子、鱼类、煮牛肉、鸡鸭鹅肉、牛奶等。高氨基酸或高蛋白饮食能促进尿铜的排泄。

2. 驱铜及阻止铜吸收的药物治疗

（1）D- 青霉胺（D-Penicillamine，PCA）：是 HLD 初始治疗的一线药物。PCA 可络合血液及组织中的过量游离铜并从尿液中排出，同时能诱导肝细胞合成金属铜硫蛋白，后者也有去铜毒的作用。首次使用 PCA 应先作青霉素皮试，成人剂量为 1 000~1 500mg/d，儿童为 20mg/（kg·d），分 2~4 次口服。应从小剂量（250~500mg/d）开始，每 4~7d 增加 250mg 至治疗量。应空腹服药，最好在餐前 1h 或餐后 2h 服药，勿与锌剂或其他药物混服。PCA 初始治疗过程中，建议每 2~4 周监测 24h 尿铜，如多次测定尿铜稳定在 200~500μg/24h，且症状稳定，可减量或间歇用药，进入维持期治疗，剂量为 750~1 000mg/d。肝损害为主的 HLD 患者通常 PCA 治疗 2~6 个月后出现临床症状改善，而脑损害为主的 HLD 患者症状改善较缓慢。PCA 不良反应较多，约 30%~50% 的患者用药早期发生神经系统症状加重，约 30% 的患者因不能耐受 PCA 毒副作用而停药。出现早期过敏反应（高热、皮疹）、严重骨髓抑制、蛋白尿等不良反应时应立即停药。长期服用可引起系统性红斑狼疮等自身免疫性疾病或血液系统疾病。

（2）曲恩汀（Trientine）：又名三乙基四胺，为铜络合剂。是 HLD 初始治疗或维持治疗可选的药物。成人剂量为 750~1 500mg/d，儿童为 20mg/（kg·d），分 2~3 次服用。应空腹服药，最好在餐前 1h 或餐后 2h 服药，勿与铁剂及锌剂同服。曲恩汀初始治疗过程中，建议监测 24h 尿铜，如多次测定尿铜为 200~500μg/24h，且症状稳定，可进入维持期治疗，剂量为 750mg/d 或 1 000mg/d。曲恩汀不良反应较少，用药早期发生神经系统症状加重的情况少于 PCA，因此尤其适用于不能耐受 PCA 毒副作用的患者。

（3）锌剂（Zinc）：可抑制肠道铜吸收。主要用于维持治疗或症状前患者的初始治疗。常用有硫酸锌、醋酸锌、葡萄糖酸锌等制剂，成人推荐剂量为 150mg/d，体重 <50kg 的儿童剂量为 75mg/d，分 3 次服用。锌剂单药治疗过程中，尿铜量 <100μg/24h 提示治疗量已满意。应在餐前 0.5h 或餐后 1h 服药。不良反应少，主要为胃肠道刺激。

（4）四硫钼酸盐（Tetrathiomolybdate，TM）：为强效驱铜剂，具有铜络合作用及抑制肠道铜吸收双重作用。剂量为 20~60mg，每天 6 次。因过量钼可能滞留在肝脾及骨髓内，不能用于维持治疗，可用于初始治疗。不良反应少。该药目前在国外仍未商品化，国内未有使用经验。

（5）二巯丁二酸钠（sodium dimercaptosuccinate，Na-DMS）：为含有双巯基的低毒高效重金属络合剂。1g Na-DMS 溶于 10% 葡萄糖液 40ml 中缓慢静脉注射，1~2 次 /d，5~7d 为 1 个疗程，可间断使用数个疗程。不良反应轻，主要为胃肠道刺激和过敏。可与 PCA 交替使用，作为长期维持治疗，减少 PCA 的毒副作用。同类药物还有二巯丙磺酸钠、二巯基二酸，在国内有一定使用经验，目前较为少用，未推广至国外。

3. 中药治疗　大黄、黄连、姜黄、金钱草、泽泻、三七等由于具有利尿及排铜作用而对 HLD 有效，少数患者服药后早期出现腹泻、腹痛，其他不良反应少。但需注意，单独使用中药治疗 HLD，疗效常不满意，通常需要中西医结合治疗。

4. 手术治疗

（1）脾切除：适用于严重脾功能亢进患者，长期白细胞和血小板显著减少，经常出现出血和 / 或感染的情况。

（2）肝脏移植：出现急性肝衰竭的 HLD 患者和对络合剂治疗无效的失代偿肝硬化 HLD 患者应尽快行肝移植治疗。对有严重神经或精神症状的 HLD 患者因其损害已不可逆，不推荐作肝移植治疗。

5. 对症治疗　有震颤或肌张力障碍表现的患者可选用苯海索、氯硝西泮或复方多巴制剂治疗。有精神症状的患者可根据病情使用抗精神病药、抗抑郁药或促智药治疗。大多数患者需要护肝治疗。

6. 孕产妇用药　HLD 孕妇在妊娠期全程应继续药物治疗，停药可能诱发急性肝衰竭。锌剂剂量可以不作调整，但 PCA 及曲恩汀的剂量应减少 25%~50%。服用 PCA 的孕妇孕期前 3 个月应减少剂量以降低致畸风险，PCA 是否有致畸作用尚有争议；拟行剖宫产的孕妇孕期后 3 个月，应减少 PCA 用量以避免伤口愈合不全。服用络合剂的产妇不宜哺乳。

（王丽娟　冯淑君）

参考文献

[1] 中华医学会神经病学分会帕金森病及运动障碍学组，中华医学会神经病学分会神经遗传病学组．肝豆状核变性的诊断与治疗指南[J]. 中华神经科杂志，2008，41（8）：566-569.

[2] 贾建平，陈生弟．神经病学[M]. 7 版．北京：人民卫生出版社，2015.

[3] ROBERTS EA，SCHILSKY ML. Diagnosis and treatment of Wilson disease：an update [J]. Hepatology，2008，47（6）：2089-2111.

[4] European Association for Study of Liver. EASL Clinical Practice Guidelines：Wilson's disease [J]. J Hepatol，2012，56（3）：671-685.

[5] XIE J，WU Z. Wilson's Disease in China [J]. Neuroscience Bulletin，2017，33（3）：323-330.

附(备注及讨论要点)

1. 我国于2008年发表《肝豆状核变性的诊断与治疗指南》,考虑HLD患者铜蓝蛋白通常<200mg/L,<80mg/L是诊断HLD的强烈证据。美国2008年指南*Diagnosis and treatment of Wilson disease:an update*,考虑<50mg/L为诊断HLD强烈证据。欧洲2012年指南*EASL Clinical Practice Guidelines:Wilson's disease*,提出HLD患者通常低于100mg/L。我们如何界定?

2. 血清铜及非铜蓝蛋白结合铜对于HLD的诊断意义 《神经病学》(第7版)提到过血清铜,中国指南未提及。欧洲和美国指南也有叙述,非铜蓝蛋白结合铜曾被提出作为HLD诊断试验,但由于检测方法学问题,可靠性不高,指南不推荐作为诊断试验。法国一个实验团队(Lariboisière Hospital)针对这个方法学问题提出了可交换铜(exchangeable copper)的概念和新的检测方法,有较高的特异性和敏感性,但仅为一家报道,未被公认。

3. 24h尿铜对于HLD的诊断意义 HLD患者通常>100μg/24h;《神经病学》(第7版)提出正常人尿铜<50μg/24h。2008年美国指南及2012年欧洲指南认为,多个实验团队认为40μg/24h为尿铜正常上限值更合理,提高敏感性因此尿铜>40μg/24h提示可能为HLD,需要进一步检查排除HLD。

4. 诊断标准及诊断流程图 欧洲和美国指南均提出了不同的诊断流程图,2012年欧洲版指南诊断流程基于Leipzig评分系统,2008年美国指南根据铜蓝蛋白、尿铜水平、是否有K-F环、基因检测、肝铜亮等指标进行诊断。《神经病学》(第7版)提出4条诊断标准,但不知道该标准的出处。目前流程图主要参考2008年美国指南绘制,请讨论该流程图是否合理、严谨。

第三节 肌张力障碍

【概述】

肌张力障碍(dysmyotonia,DYT)是一种运动障碍病,其特征是不自主地持续性或间歇性肌肉收缩引起的异常运动和/或姿势,常重复出现。肌张力障碍性运动一般为模式化的扭曲动作,可以合并或表现为震颤。肌张力障碍常因随意动作诱发或加重,伴有肌肉兴奋的泛化。肌张力障碍一词既可以用于描述一类具有独特表现的运动症状,与震颤、舞蹈、抽动、肌阵挛等同属不自主运动;也可以定义为一种独立的疾病或综合征,肌张力障碍性不自主运动是其唯一或主要的临床表现。

【临床表现】

肌张力障碍主要表现为异常的表情姿势和不自主的变换动作,速度可快可慢,可以不规则或有节律,但在收缩的顶峰状态有短时持续,呈现为一种奇异动作或特殊姿势。多累及头颈部肌肉(如眼轮匝肌、口轮匝肌、胸锁乳突肌、头颈夹肌等),躯干肌,肢体的旋前肌、指腕屈肌、趾伸肌和跖屈肌等。发作间歇时间不定,但异常运动的方向及模式很少改变,受累的肌群较为恒定,肌力不受影响。往往在随意运动时加重,休息睡眠时减轻或消失,晚期症状持续存在,可呈固定扭曲痉挛畸形。感觉诡计(缓解技巧)现象和动作特异性是肌张力障碍的特征性表现。

肌张力障碍是运动增多性疾病的常见类型,临床上常根据发病年龄、症状分布、伴随症状和病因进行分类。

1. 以发病年龄分类 婴幼儿期(出生至2岁)、儿童期(3~12岁)、青少年期(13~20岁)、成年早期(21~40岁)、成年晚期(>40岁)。

2. 以症状分布分类

(1) 局灶型:只有一个身体区域受累。如眼睑痉挛、口下颌肌张力障碍、颈部肌张力障碍、喉部肌张

力障碍和书写痉挛。

(2) 节段型:≥2 个相邻的身体区域受累,如颅段肌张力障碍、双上肢肌张力障碍。

(3) 多灶型:2 个不相邻或≥2 个(相邻或不相邻)的身体区域受累。

(4) 全身型:躯干和至少 2 个其他部位受累。

(5) 偏身型:半侧身体受累,常为对侧半球、特别是基底节损害所致。

3. 以伴随症状及诱因分类

(1) 单纯型:肌张力障碍是唯一的运动症状,可伴有肌张力障碍性震颤。

(2) 复合型:肌张力障碍合并其他运动障碍,如肌阵挛或帕金森综合征。

(3) 复杂型:肌张力障碍合并其他神经系统或全身系统疾病表现。

(4) 发作型:在特定条件下出现的肌张力障碍,存在如启动、体位变化、持续运动及情绪波动等明确诱因。

4. 以病因分类

(1) 遗传性:已明确致病基因。

(2) 获得性:已明确致病原因,如围产期脑损伤、感染、药物、中毒、血管病、肿瘤、免疫、心因性等。

(3) 特发性:病因未明。

【诊断要点】

(一) 辅助检查

1. 实验室检查和影像学检查　感染、肿瘤、免疫筛查中的异常发现有助于获得性肌张力障碍的诊断,血氨基酸和尿有机酸检查异常提示遗传代谢病的可能。特征性的影像学发现如基底节钙化、铁沉积等,以及血清铜蓝蛋白、红细胞形态学检查异常,对于特殊类型的遗传变性病具有诊断价值。

2. 基因检查　对于肌张力障碍的精准诊治和预后判断具有重要意义。基因检查的策略为:首先考虑主要的临床特征,其次考虑起病年龄和遗传方式等因素,综合考虑筛选候选基因进行检测,并针对候选致病基因选取相应的检测技术。

(1) 单纯型肌张力障碍:当以全身型表现为主时,应考虑 DYT-TOR1A、DYT-THAP1、DYT-HPCA、DYT-TUBB4、DYT-THAP 等,尤其对于起病年龄小于 26 岁或者有早发患病亲属的患者,应首选检测 *TOR1A* 基因。而当以局灶型和节段型表现为主时,尤其是颅颈段受累明显时,应考虑 DYT-GNAL、DYT-ANO3、DYT-COL6A3 等亚型,并优先检测 *GNAL* 基因。

(2) 复合型肌张力障碍:应对早发、诊断不明的患者优先考虑 DYT-GCH1、DYT-TH 等。当持续性肌张力障碍主要伴随肌阵挛表现时,应考虑 DYT-SGCE、DYT-CACNA1B、DYT-KCTD17 等。当以伴随帕金森综合征表现为主时,应考虑 DYT-TAF1、DYT-ATP1A3、DYT-PRKRA、DYT-GCH1、DYT-TH 等,值得注意的是,由致病基因 *Parkin*、同源性磷酸酶张力蛋白诱导激酶 1 [phosphatase and tensin homologue (PTEN)-induced putative kinase 1, *PINK1*]及 *DJ1* 导致的帕金森症 PARK-Parkin、PARK-PINK1、PARK-DJ1 也常出现类似表现。

(3) 发作型肌张力障碍:根据诱发因素的不同,应选择检测相应的基因。如以随意运动为主要诱发因素,则首选富脯氨酸跨膜蛋白 2(proline-richtransmenbraneprotein 2, *PRRT2*)基因进行检测,其次检测 *SLC2A1* 和肌原纤维形成调节因子 1(myofibrillogenesis regulator 1, *MR-1*)基因;如无明显随意运动诱发,则首先检测 *MR-1* 基因,其次检测 *PRRT2*、*SLC2A1*、*KCNMA1* 基因;如以持续运动为主要诱发因素,则首先检测 *SLC2A1* 基因,其次检测 *PRRT2*、*MR-1* 基因。

(4) 当患者的临床特点提示神经变性、遗传代谢等相关的复杂型肌张力障碍时,需完善相关疾病致病基因检测。目前普遍采用的高通量测序可以同时检测多个基因或进行全外显子测序,可极大提高诊断效率。

（二）诊断流程

肌张力障碍的诊断主要依靠病史、临床表现，实验室检查、影像学检查和基因检测。具体诊断流程可分为3步：即首先确定患者的不自主运动是否为肌张力障碍性运动，其次确定肌张力障碍是否为获得性，最后明确肌张力障碍是遗传性或特发性（图5-3-1）。

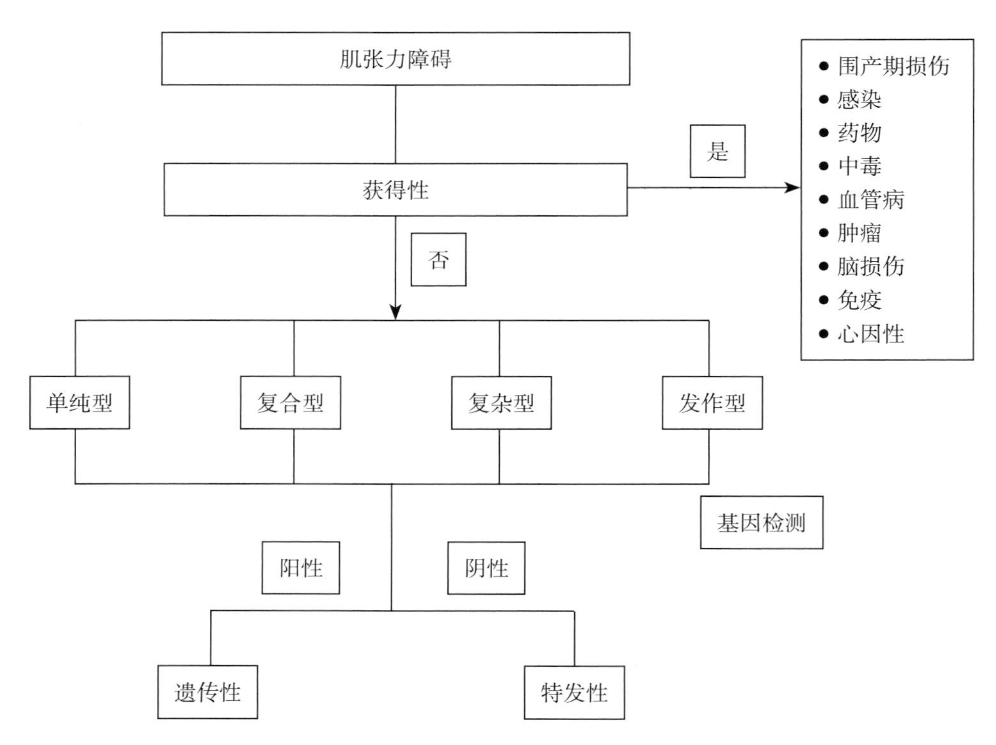

图5-3-1　肌张力障碍诊断流程图

（三）鉴别诊断

1. 肌张力障碍不同于痉挛状态（spasticity）和肌僵直（ridigity）。痉挛状态是上运动神经元损害的表现，牵张反射增强，肌张力呈折刀样增高，伴有腱反射亢进和病理反射阳性。肌僵直常见于帕金森综合征，以运动减少或运动迟缓为突出表现，肌张力呈铅管样或齿轮样增高；而肌张力障碍是主动肌和拮抗肌收缩不协调引起的扭曲运动和异常姿势，以运动增多为特点。

2. 肌张力障碍与其他不自主运动的鉴别　肌张力障碍的受累肌群相对恒定，具有模式化和重复性，不同于舞蹈以肢体远端为主，不规则、无节律、变化多端的动作；肌张力障碍的肌肉收缩在顶峰状态有短时持续，可呈现奇异表情或异常姿势，肌肉收缩的持续性不同于肌阵挛和抽动障碍的单个、短暂的抽搐样动作；肌张力障碍的异常动作非感觉不适所驱动，不同于抽动障碍的短暂可控。肌张力障碍可合并震颤或早期表现为震颤，具有特定方向时震颤加重的特点，常与异常姿势同时存在。除了运动特征外，肌张力障碍的缓解技巧和动作特异性也有助于肌张力障碍性运动的临床判断，其中零点、镜像现象在肌张力障碍中常见，可以作为辅助诊断的依据。

3. 器质性假性肌张力障碍　眼部感染、干眼症和眼睑下垂应与眼睑痉挛鉴别；牙关紧闭或颞下颌关节病变应与口-下颌肌张力障碍鉴别；颈椎骨关节畸形，外伤、疼痛、感染或眩晕所致强迫头位，先天性肌性斜颈或第Ⅳ脑神经麻痹形成的代偿性姿势等应与颈部肌张力障碍鉴别；掌腱膜挛缩、扳机指、低钙血症等应与手部肌张力障碍鉴别。其他需鉴别的还有脊柱侧弯、僵人综合征、后颅窝肿瘤、脊髓空洞症、裂孔疝-斜颈综合征（sandifer综合征）、Satoyoshi综合征、神经肌肉病等表现的异常姿势或动作。

【治疗原则】

目前对于大多数肌张力障碍，尚无有效的病因治疗方法，主要采用对症治疗。临床治疗目标是减少不自主运动、纠正异常姿势、减轻疼痛、改善功能和提高生活质量。临床上应根据患者的具体情况，权衡利弊，选择支持和物理康复治疗、口服药物、肉毒毒素注射和手术干预等综合措施，实现个体功能和生活质量的最大改善。

1. 支持和物理康复治疗　首先要进行心理疏导，充分与患者及家属沟通，理解疾病的性质，建立对疗效的合理预期。避免过度焦虑、紧张、情绪波动，提高自我控制能力。佩戴墨镜、眼镜支架或颈托，使用矫形器械等可以强化缓解技巧，有助于减轻症状，改善功能。有经验的治疗师采用制动、感觉训练等康复手段，对于手部肌张力障碍有一定疗效。重复经颅磁刺激、生物反馈治疗等也可以用于辅助治疗。

2. 病因治疗　对于确切病因导致的获得性肌张力障碍，可以采用病因治疗。如药物诱发的病患可及时停药并应用拮抗剂治疗，由抗精神病药物引起的急性肌张力障碍主要使用抗胆碱能药物。与 Wilson 病相关的肌张力障碍综合征可用 D- 青霉胺或硫酸锌促进铜盐排泄及阻止肠道吸收。

3. 对症的药物治疗

(1) 口服药物：抗癫痫药如卡马西平、苯妥英钠主要用于治疗发作性运动诱发性运动障碍。左旋多巴和多巴胺受体激动剂可以用于多巴反应性肌张力障碍的替代治疗，疗效显著。儿童起病的全身型和节段型肌张力障碍患者应首选多巴胺能药物进行诊断性治疗以避免漏诊。抗胆碱能药物如苯海索可用于全身型和节段型肌张力障碍，对儿童和青少年更为适合。苯二氮䓬类药物、多巴胺受体拮抗剂、肌松剂均为临床经验用药，部分有效，尚缺乏充分的对照研究证据。

(2) 肉毒毒素注射：肉毒毒素是颈部肌张力障碍和眼睑痉挛的一线治疗。对于内收型喉部肌张力障碍、口下颌肌张力障碍、书写痉挛等局灶型肌张力障碍也证实有效。此外，肉毒毒素还选择性应用于节段或全身型肌张力障碍的治疗，以缓解突出的局部症状。肉毒毒素的长期治疗需关注患者及疾病本身的个体化差异和演变，对症状特征及承载的效应器官或组织进行精细化分析，精准注射以提升疗效，同时重视和防范可能的治疗风险。

4. 手术治疗　脑深部电刺激（DBS）主要用于口服药物治疗无效的遗传或特发性的单纯、全身型肌张力障碍，也可用于口服药或肉毒毒素治疗效果欠佳的遗传或特发性的单纯、节段型肌张力障碍。诊断明确的 DYT1 全身型或节段型肌张力障碍患者 DBS 手术获益明显，可以优先考虑。DBS 还可用于治疗中重度迟发性运动障碍。对于复合型和复杂型肌张力障碍的 DBS 治疗尚属于临床探索阶段，需综合考虑获益 / 风险比及长期预后。多巴反应性肌张力障碍、发作性运动障碍等不适合手术治疗，手术前应注意排除。选择性痉挛肌肉切除术和周围神经切断术、射频毁损术等由于疗效不确切或不良反应发生率高，目前已经较少应用。

5. 基本治疗原则

(1) 遗传或特发性的全身型肌张力障碍：首选口服药物治疗。如对左旋多巴疗效显著则提示多巴反应性肌张力障碍的可能。抗胆碱能药物如苯海索可能有效，并且在儿童中耐受良好。如果单独应用抗胆碱能药物疗效不足，可联合应用肌松剂或苯二氮䓬类药物。对于不能耐受口服药物或不能获益的单纯型患者可选择 DBS 治疗。康复治疗是重要的辅助治疗手段，在预防和治疗肌肉挛缩、优化功能和减轻局部症状方面发挥重要作用。

(2) 遗传或特发性的局灶型或节段型肌张力障碍：大多数局灶型和节段型肌张力障碍口服药物疗效欠佳或疗效持续短暂，可选择肉毒毒素注射治疗。口服药与肉毒毒素联合应用可能增加疗效、延长注射间隔。肉毒毒素治疗效果不满意的单纯、节段型肌张力障碍可选择 DBS 手术。康复治疗是局灶型或节段型肌张力障碍有效的辅助手段。

（王 琳 万新华）

参考文献

[1] ALBANESE A, Bhatia K, Bressman SB, et al. Phenomenology and classification of dystonia: a consensus update [J]. Mov Disord, 2013, 28 (7): 863-873.

[2] 中华医学会神经病学分会帕金森病及运动障碍学组．肌张力障碍诊断与治疗指南[J]. 中华神经科杂志, 2008, 41 (8): 570-573.

[3] ALBANESE A, ASMUS F, BHATIA KP, et al. EFNS guidelines on diagnosis and treatment of primary dystonias [J]. Eur J Neurol, 2011, 18 (1): 5-18.

[4] SIMPSON DM, BLITZER A, BRASHEAR A, et al. Assessment: botulinum neurotoxin for the treatment of movement disorders (an evidence-based review): report of the Therapeutics and Technology Assessment Subcommittee of the American Academy of Neurology [J]. Neurology, 2008, 70 (19): 1699-1706.

[5] SIMPSON M, HALLETT M, ASHMAN J, et al. Practice guideline update summary: Botulinum neurotoxin for the treatment of blepharospasm, cervical dystonia, adult spasticity, and headache. Report of the Guideline Development Subcommittee of the American Academy of Neurology [J]. Neurology, 2016, 86 (19): 1818-1826.

第四节 亨廷顿病

【概述】

亨廷顿病（Huntington Disease，HD）是由单基因变异引起的常染色体显性遗传的神经变性疾病，主要累及基底节和大脑皮层，临床上以“运动症状、认知障碍和精神症状”三联征为核心症状。HD 由位于 4 号染色体 4p16.3 区域编码亨廷顿蛋白（Huntingtin protein，HTT）的 *IT15* 基因 1 号外显子内胞嘧啶 - 腺嘌呤 - 鸟苷酸（CAG）三核苷酸重复序列异常扩增所致。该病因 George Huntington 医生于 1872 年的首次详细报道获得广泛关注，并以其名字命名。HD 的患病率在不同地区差异较大，欧美的患病率约为 5.7/10 万，亚洲人群 HD 的患病率约为 0.4/10 万。

【临床表现】

该病隐匿起病，进行性发展。HD 患者的平均发病年龄为 40 岁左右，自婴幼儿至 90 岁高龄均可发病。发病年龄与 CAG 重复次数呈负相关。CAG 重复次数可以解释发病年龄差异的 60%~70%，而环境因素、修饰基因、生活方式等也对发病年龄有影响。男女发病率无明显差异。临床症状复杂多变，以运动症状、认知障碍和精神症状为主要表现。

1. 运动症状　运动症状是 HD 的三大核心症状之一，其中舞蹈症是最显著最常见的运动症状，约 50%~70% 的 HD 患者以舞蹈症为首发症状，超过 90% 的 HD 患者会出现舞蹈症。舞蹈症是一种突然、不规律的、形式多变的不自主运动。HD 患者也可表现出其他运动症状，如肌张力障碍、运动迟缓、肌僵直、肌阵挛、抽动和震颤等。随着疾病的进展，患者运动控制能力进行性下降，导致功能障碍，自理能力逐渐丧失。

疾病早期的运动症状和发病年龄有关。青少年型 HD（发病年龄小于 20 岁者）患者主要表现为肌僵直、运动迟缓和肌张力障碍，有时可伴有震颤和肌阵挛性震颤，通常缺乏舞蹈症的表现。成人起病的 HD 患者（发病年龄 20~50 岁）通常最初表现出舞蹈样动作，到疾病后期逐渐出现肌张力障碍和肌僵直。也有约 10% 成人起病的 HD 患者其运动症状表现为少动僵直型，及显著的肌张力障碍，但缺乏舞蹈症。

2. 认知障碍　HD 患者可出现广泛的认知损害，主要累及学习能力和记忆力、感知能力、执行功能以及语言功能。尽管目前该病的临床诊断是基于运动症状的出现，但研究发现亚临床的认知损害可早于临床诊断 15 年出现。在临床诊断时，约 73% 的患者的认知表现至少低于同龄人平均水平的 1.5 倍

标准差。相较于运动症状对患者的影响，认知障碍和行为改变所带来的功能障碍和疾病负担更为严重。

3. 精神症状　HD的精神症状复杂多变，可作为首发症状出现。普通人群中较常见的精神症状均可见于HD，如抑郁、焦虑、躁狂、强迫症状、刻板思维和行为等。其中抑郁最常见，和HD所导致的脑部损害直接相关，而非仅仅是对患病的心理反应。自杀倾向在HD患者中比较常见，可能与抑郁和人格改变所导致的脱抑制和冲动行为有关。执行缺陷综合征，也称为器质性人格改变综合征或额叶综合征，在HD患者中非常常见但常被忽视，可表现为去抑制症状如持续性言语、易激惹、冲动，和功能缺损的症状如淡漠、主动性缺乏。谵妄、精神分裂症状相对少见。

4. 其他症状　主要包括疼痛、体重减轻，以及多于中晚期出现的排便功能障碍。

【诊断要点】

1. 辅助检查

(1) 常规检查：血、尿和脑脊液常规检查通常无异常，脑电图检查常呈弥漫性异常。

(2) 影像学检查：在不同疾病进程，头部CT和MRI检查可发现不同程度的纹状体和皮层萎缩，其中尾状核萎缩最严重，皮层萎缩以感觉运动区最显著。纹状体萎缩可发生于运动症状出现之前。功能磁共振发现HD早期在皮质纹状体环路和楔前叶存在静息状态下的局部功能活动异常，以及广泛的功能连接异常。PET和SPECT检查显示患者基底节和大脑皮层葡萄糖代谢降低，局部脑血流减少，代谢异常可早于CT或MRI观察到的结构改变。

(3) 基因检测：目前诊断HD的“金标准”是DNA检测发现*IT15*等位基因上CAG重复次数不少于36次。CAG重复次数在36~39时，具备不完全外显率，患者可不发病或延迟发病；CAG重复次数超过39，具备完全外显率，携带者均会发病；CAG重复次数为27~35时，虽然本人无发病风险，但是遗传不稳定性增加，后代患病风险增加。DNA检测诊断HD的敏感性和特异性分别是98.8%和100%。

2. 诊断　根据患者的发病年龄、临床表现和阳性家族史进行临床初步诊断，确诊需基因检测证实。

3. 鉴别诊断　鉴别诊断的疾病谱较广，包括遗传性疾病(如神经棘红细胞增多症、肝豆状核变性)、风湿性疾病(小舞蹈病、妊娠舞蹈病)、药源性(抗精神病药、口服避孕药、左旋多巴等)或系统性疾病(系统性红斑狼疮、甲状腺功能亢进、高糖血症、副肿瘤综合征、真性红细胞增多症)。

【治疗原则】

HD症状复杂，需神经内科、精神科、康复科、遗传咨询、护理等多学科综合治疗。药物治疗应与心理、社会和环境支持相协助，在疾病不同阶段其治疗重点有所不同，随症状变化需适时调整治疗方案。疾病早期重点在于心理和社会支持，药物治疗主要针对睡眠障碍和精神症状，运动症状轻微可不予干预。中期，运动症状和精神症状日趋明显，且对生活有影响，治疗侧重于控制运动和精神症状。晚期，患者丧失活动能力，日常生活完全需要他人照料和护理，需要全面监护。临床治疗包括对症治疗和疾病修饰治疗，以控制症状、提高生活质量为目标。

1. 对症治疗

(1) 运动症状的治疗：当舞蹈样症状显著影响生活时，可给予干预。丁苯那嗪(tetrabenazine)选择性地结合多巴胺能神经元突触前膜单胺突触囊泡转运体2而减少多巴胺释放，是北美和欧洲部分国家批准用于治疗HD舞蹈症状的首个药物。起始剂量12.5mg/d，以每周增加12.5mg日剂量逐渐滴定到适合剂量。12.5mg、2次/d可对中度的舞蹈症状有效，更大剂量则用于处理更难控制的舞蹈症状。副作用包括抑郁、镇静、静坐不能、随意运动的控制能力恶化、QT间期延长。2017年4月美国食品药品管理局批准Austedo[也称为氘代丁苯那嗪(deutetrabenazine)]用于控制HD舞蹈症状，其半衰期较丁苯那嗪更长，可减少单次剂量和每天用药次数。部分抗精神病药如氟哌啶醇、氟奋乃静、奥氮平、利培酮也可控制舞蹈症状。治疗肌张力障碍的药物包括苯二氮䓬类药物、肌松剂以及多巴胺能药物，肉毒毒素治疗对于局灶型肌张力障碍有效。肌僵直可通过减少或停用丁苯那嗪或其他抗精神病药而得以改善，也可尝试使用苯二氮䓬类药物或肌松剂。对于步态障碍和跌倒，早期需康复科进行的步态评估、平衡和姿势训练；随疾病进展，可给予步行辅助工具。当患者出现发音不清时，需要语言治疗师的干预。吞咽功能严重受损时，需要考虑经皮内镜下胃造瘘术。

（2）精神症状的治疗：HD 的精神症状通常对患者的功能损害最大，但也是相对较容易处理的症状。目前对 HD 的精神症状常存在诊断和治疗的不及时。抑郁症的治疗可选用选择性 5- 羟色胺再摄取抑制药（selective serotonin reuptake inhibitor，SSRI），小剂量起始，据病情逐渐加量；但需要注意抗抑郁药有加重自杀冲动和行为的风险，在用药过程中需要注意监测患者的情绪和行为。躁狂症状常需使用抗惊厥药和抗精神病药。强迫和冲动控制障碍相关的症状，大多可用 SSRI 类药物良好控制，控制不佳时，可选用抗精神病药。当出现幻觉或妄想，应积极搜索可能的诱因，包括情绪障碍、代谢相关的谵妄、药物的副作用等因素，当消除这些诱因后，可用抗精神病药控制精神分裂症类的症状。对易激惹的有效治疗，依赖于仔细分析和避免引起发怒的原因和药物治疗的有效结合；SSRI 可对易激惹有效，须以小剂量开始，逐渐滴定至有效。当患者出现突然的行为或人格改变时，需考虑谵妄的可能性，及时明确和去除导致谵妄状态的因素是治疗关键。

（3）认知障碍的处理策略：面对 HD 患者进行性进展的认知障碍，目前尚无有效药物。认知训练和环境适应治疗对降低认知障碍所致的功能残疾有一定帮助，但这依赖于患者家人和照料者的配合。

（4）其他症状的治疗：所有的晚期 HD 患者均应定期进行疼痛评估并结合病情给予相应的疼痛治疗方案。HD 疼痛的处理包括对舞蹈症状、肌张力障碍、肌僵直的治疗，防止跌倒和损伤，使用防护垫和勤翻身，避免便秘和尿储留，加用止痛药等。

2. 疾病修饰治疗　针对 HD 发病机制的不同环节而进行的干预措施正处于实验阶段，如减少突变亨廷顿蛋白（mutant huntingtin protein，mHTT）表达，加强 mHTT 清除，免疫调节和改善线粒体功能等。然而目前尚无用于临床的疾病修饰治疗。近期研究热点在于靶向作用于突变基因或其产物，以期望推迟发病或者延缓疾病进展。IONIS-HTTRx 为一种反义寡核苷酸（antisens oligonucleotides，ASOs），可靶向作用于 *HD* 基因 mRNA 而抑制 mHTT 产生。HD 小鼠和猴子试验显示，该药可以降低 mHTT 表达并改善 HD 症状。IONIS-HTTRx 药物 1b/2a 阶段临床试验（NCT02519036）已于 2015 年 7 月开始并于 2017 年 11 月结束，其结果显示，IONIS-HTTRx 在 HD 患者中具有良好的安全性和耐受性，并且患者脑脊液中 mHTT 含量呈药物剂量依赖性减少。这可能是自 1993 年 HD 致病基因被发现以来，HD 领域最重大的突破。另外两种 ASOs 药物的 Ⅰb/Ⅱa 期临床试验，RECISION-HD1（NCT03225833）和 PRECISION-HD2（NCT03225846）已于 2017 年 7 月开始，预计 2019 年 9 月结束。这两项临床试验将分别评估 WVE-120101 和 WVE-120102 在 HD 患者中的安全性和耐受性。

发病后生存期约 15~20 年，少数可长达 30~40 年。患者多因进行性加重的运动障碍、吞咽困难、痴呆、尿失禁而住院治疗，最终多因误吸、感染、营养不良而死亡。近期疾病修饰治疗的进展，或可为 HD 患者及家庭带来曙光。

（杨 靓　商慧芳）

参考文献

[1] ANDREW S，FEIGIN，KAREN E. ANDERSON. Huntington's Disease [M]. First edition. Handbook of Clinical Neurology，Elsevier，2017.

[2] 中华医学会神经病学分会，中华医学会神经病学分会帕金森病及运动障碍学组．亨廷顿病的诊断与治疗指南[J]. 中华神经科杂志，2011，44(9)：638-641.

[3] YANG J，CHEN K，SHANG HF，et al. Clinical and genetic characteristics in patients with Huntington's disease from China [J]. Neurological Research，2016，38：10，916-920.

[4] KIEBURTZ K, REILMANN R, OLANOW CW. Huntington's disease: Current and future therapeutic prospects [J]. Mov Disord, 2018, 33(7): 1033-1401.
[5] LIU W, YANG J, CHEN K, et al. Resting-state fMRI reveals potential neural correlates of impaired cognition in Huntington's disease [J]. Parkinsonism Relat Disord, 2016, 27: 41-46.

第五节　原发性震颤

【概述】

原发性震颤（essential tremor，ET）亦称特发性震颤，是最常见的运动障碍疾病，普通人群的患病率为1%左右，随年龄增长而升高，40岁以上人群为4%，65岁以上14%。但大部分未被诊断和治疗。1/3以上患者有阳性家族史，无性别差异，呈常染色体显性遗传。发病机制不明。

【临床表现】

1. 一般情况　起病隐袭，缓慢进展。各年龄组均可发病，但在20岁和60岁有两个发病年龄高峰，震颤是其最为重要的临床表现。

2. 震颤特点　震颤频率为4~10Hz。主要表现为姿势性震颤或动作性震颤，精神松弛或休息、静止位时减轻或消失，情绪紧张、疲劳或受检时加重。有近2/3的患者在饮酒后震颤可暂时减轻或缓解。

3. 震颤部位　通常是双手或前臂开始，可累及上肢以外的其他部位，也有从头颈部首先出现，可伴有声音的震颤。主要累及部位依次为：上肢(95%)、头部(34%)、下肢(20%)、言语(12%)、面部和躯干(各5%)。

4. 无其他帕金森症表现　无其他帕金森症表现如行动迟缓、肌强直等。

【诊断要点】

1. 诊断　中老年人经常出现上肢姿势性或动作性震颤，不伴有其他神经系统症状和体征，特别是病程较长、具有阳性家族史的患者，应考虑原发性震颤的诊断。由于原发性震颤与帕金森病存在一定关联，需注意与帕金森病的鉴别，伴发PD的患者难以识别，需要询问病史，识别震颤的类型。此外还需要与肝豆状核变性、甲状腺功能亢进或药物等引起的震颤鉴别。推荐常规的实验室检查包括肝肾功能、电解质、促甲状腺激素水平等检查以除外其他疾病所致震颤。

2. 诊断标准　2017年国际帕金森病与运动障碍学会提出了原发性震颤的诊断标准：

(1) 至少3年以上的双上肢孤立性震颤综合征。

(2) 伴或不伴其他部位的震颤，如头部、喉部（声音震颤）或下肢。

(3) 无其他神经系统体征，如肌张力障碍、共济失调、帕金森症表现等。

同时还提出了原发性震颤叠加综合征的诊断标准，这类患者存在原发性震颤的表现，但还存在其他临床症状，如直线行走步态异常、可疑的肌张力障碍姿势或记忆受损，而以上这些症状通常较轻，不足以构成附加诊断或其他独立诊断。

【治疗原则】

症状轻微、对工作或生活未造成影响者可暂不用药，症状明显者需给予治疗。普萘洛尔和扑米酮用于治疗特发性震颤，可以减轻上肢症状严重程度，是目前证据水平最高的治疗药物。

普萘洛尔（propranolol）：非选择性的β受体阻断剂，国际上推荐剂量达到120~240mg。应用120~240mg/d普萘洛尔在随机对照试验中已经被证明是一种有效的治疗方法。但国人很难接受90mg/d以上的剂量，常用剂量10~20mg，每天3次。阿罗洛尔（arotinolol）：为β和α肾上腺素能阻滞剂，虽然没有循证医学证据，但临床实践中应用10mg，每天3次，有较好的疗效，不良反应较少。两种药物均可引起心率减慢，因此未获良好控制的心功能不全、严重的房室传导阻滞慎用，建议脉搏须保持在≥60次/min。

扑米酮(扑痫酮):使用须从小剂量(25mg/d)开始,缓慢逐增剂量,每次 25mg,直至有效且不出现不良反应,有效剂量为 150~350mg/d,最大剂量不超过 250mg(极少用至此剂量),分 3 次服用。副作用有眩晕、恶心、姿势不稳等。如果单一用药无效时,可尝试普萘洛尔和扑米酮联合治疗。普萘洛尔和扑米酮联合治疗与安慰剂对比的随机对照试验显示出对震颤幅度的治疗改善率高达 70%。然而,患者很难接受其副作用。

其他推荐用于原发性震颤的治疗还包括托吡酯、阿普唑仑、加巴喷丁以及其他除普萘洛尔外的 β 受体阻滞剂(比如阿替洛尔、纳多洛尔、甲磺胺心定)。而左乙拉西坦、二氨吡啶、氟桂利嗪、曲唑酮、纳多洛尔、乙酰唑胺、硝苯地平、米氮平、维拉帕米等对原发性震颤的治疗无效,不建议使用。

A 型肉毒毒素局部注射可用于肢体、头部和软腭等部位的震颤。对药物治疗无效或无法耐受副作用,且患者工作生活受到严重影响时可考虑选择脑深部电刺激或 MRI 引导下的聚焦超声丘脑切开术,但应权衡好手术可能存在的风险和术后的获益。

(刘春风)

参 考 文 献

[1] HAUBENBERGER D, HALLETT M. Essential Tremor [J]. N Engl J Med, 2018, 378(19): 1802-1810.

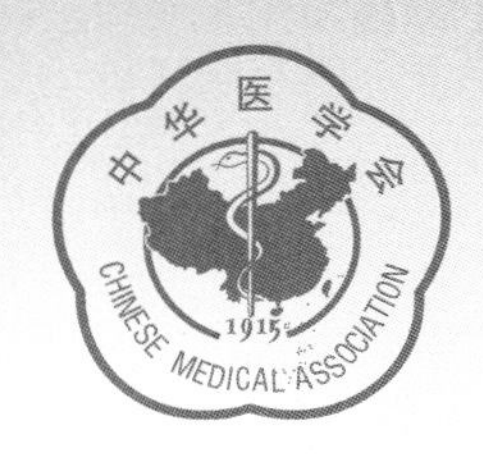

第六章

癫　　痫

第一节　癫痫的新定义和临床发作类型

【概述】

由不同病因所引起的，脑部神经元高度同步化异常放电所导致的，发作性、短暂性，通常也是刻板性的脑功能失调称为痫性发作，而以反复痫性发作为主要特征的慢性脑部疾病称为癫痫。在癫痫中由特殊病因、特殊发病机制组成的特定癫痫现象称为癫痫综合征。

国际抗癫痫联盟新的癫痫定义认为诊断癫痫需要有以下条件之一：①二次非诱导性（或反射性）的痫性发作，发作间期大于 24h；②一次非诱导性（或反射性）的痫性发作伴有高复发风险（依据流行病学调查和临床特征提示在未来的 10 年中复发的可能性 >60%）；③或明确为某种癫痫综合征。

【临床表现】

（一）痫性发作分类

痫性发作的分类基于实用性的原则，即以临床医生的应用需求为主。目前临床上广泛使用的是 1981 年国际抗癫痫联盟痫性发作分类。

1981 年痫性发作分类参照 2 个标准来进行（图 6-1-1）：①发作起源于一侧或双侧脑部；②发作时有无意识丧失。其依据是脑电图检查结果和临床表现。脑电图和发作的最初症状学提示发作起于一侧称为部分性发作，起于双侧伴有意识丧失称为全身性发作。

（二）痫性发作临床表现

痫性发作有 2 个主要特征。①共性：所有发作的共同特征，即发作性、短暂性、重复性、刻板性。发作性指突然发生，持续一段时间后很快恢复，发作间歇期正常；短暂性指患者发作持续的时间都非常短，数秒钟、数分钟，除癫痫持续状态外，很少超过 5min；重复性指发作可反复发生；刻板性指就某一患者而言，发作的临床表现几乎一致。②个性：即不同发作类型所具有的独特表现。

1. 全面性发作　最初的症状学和脑电图提示发作起源于双侧脑部称为全面性发作，这种类型的发作多在发作初期就有意识丧失。常见的全面性发作可有：

（1）全面强直阵挛发作：意识丧失、全身强直后紧跟有全身阵挛活动。

（2）强直性发作：与强直 - 阵挛性发作中强直期相似的全身骨骼肌强直性收缩，常伴有明显的植物神经症状，如面色苍白等。

（3）阵挛性发作：类似全身强直 - 阵挛性发作中阵挛期的表现。

（4）失神发作：以突然发生和迅速终止的意识丧失为特征。典型失神发作表现为活动突然停止，发

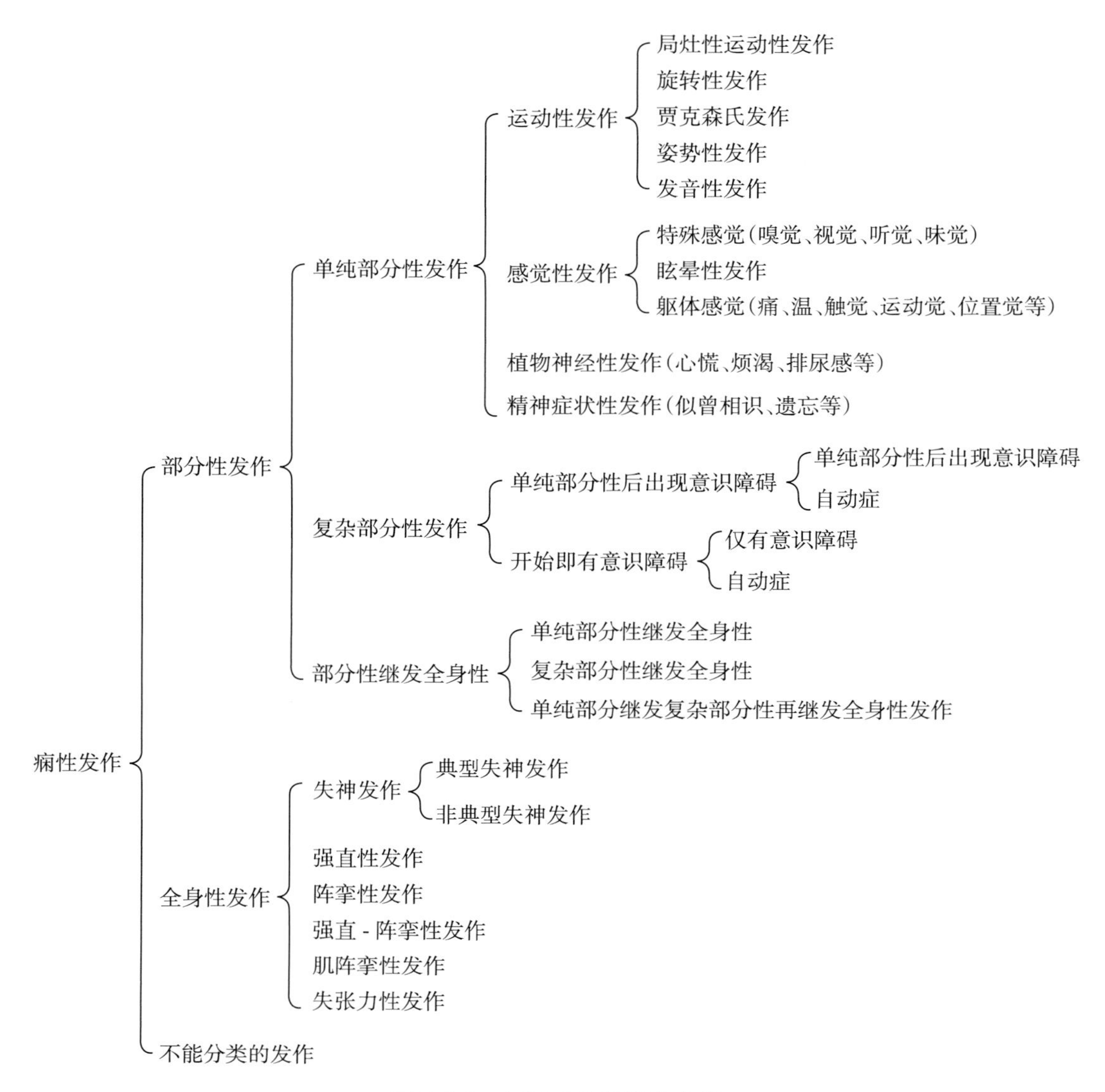

图 6-1-1　1981 年癫痫发作分类

呆、呼之不应，手中物体落地，部分患者可机械重复原有的简单动作，每次发作持续数秒钟，每天可发作数十、上百次。发作后立即清醒，常伴有典型的 3Hz 棘慢复合波脑电表现。

（5）肌阵挛性发作：快速、短暂、触电样肌肉收缩，可遍及全身，也可限于某个肌群，常成簇发生。

2. 部分性发作　包括单纯部分性、复杂部分性、部分性继发全身性发作三类。后者系神经元异常放电从局部扩展到双侧大脑半球时出现的发作。

（1）单纯部分性发作：发作过程中意识始终存在。可有运动性，即身体某一局部发生不自主的强直和 / 或阵挛，大多见于一侧眼睑、口角、手或足趾，也可涉及一侧面部或肢体；可有感觉性，表现为一侧面部、肢体或躯干的感受异常，包括眩晕、虚幻的肢体运动感等，也可表现为由味、嗅、听、视幻觉等特殊感觉；亦可有植物神经性，可表现为上腹部不适、面色苍白、出汗等；还可有精神症状性发作，各种类型的遗忘症（如似曾相识、似不相识、强迫思维、快速回顾往事）、情感异常（恐惧、忧郁、欣快、愤怒）、错觉（视物变形、变大、变小，声音变强或变弱）、复杂幻觉等。

（2）复杂部分性发作：特征为有意识障碍，发作时患者对外界刺激没有反应或仅有部分反应，发作后不能或部分不能复述发作的细节。发作可有自动症，即看似有目的，但实际无目的的发作性行为异常。患者可表现为反复咂嘴、噘嘴、咀嚼、舔舌、磨牙或吞咽（消化道自动症）或反复搓手、抚面，不断地穿衣、

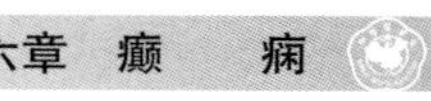

脱衣、解衣扣、摸索衣裳(手足自动症),也可表现为游走、奔跑等;也可仅有意识障碍,需和失神发作进行鉴别。

(3) 部分性继发全身性发作:先出现上述部分性发作,随之出现全身性发作。

(三) 痫性发作分类新进展

2017 年国际抗癫痫联盟提出了新版痫性发作分类(图 6-1-2)。2017 版分类分别评估知觉状态和发作症状学表现,再依据脑电图、影像等辅助检查证据分为局灶性起源、全面性起源和未知起源发作。局灶性起源指痫性发作起始于单侧大脑;全面性起源指起始于双侧;未知起源指不能根据现有信息决定痫性发作的起源,但是确定是痫性发作,且患者的临床表现能被术语进行描述。2017 版分类的框架及其与 1981 版分类的术语对应关系见表 6-1-1。

局灶性起源
知觉保留
知觉障碍
运动表现
自动症发作
失张力发作
阵挛发作
癫痫样痉挛发作
过度运动发作
肌阵挛发作
强直发作
非运动表现
自主神经性发作
行为停止发作
认知性发作
情绪性发作
感觉性发作
局灶进展到双侧强直阵挛发作
全面性起源
运动表现
强直-阵挛发作
阵挛发作
强直发作
肌阵挛发作
肌阵挛-强直-阵挛发作
肌阵挛-失张力发作
失张力发作
癫痫样痉挛发作
非运动表现
(失神)
典型发作
不典型发作
肌阵挛发作
眼睑肌阵挛发作
未知起源
知觉保留
知觉障碍
运动表现
强直-阵挛发作
癫痫样痉挛发作
非运动表现
行为停止发作
未能分类

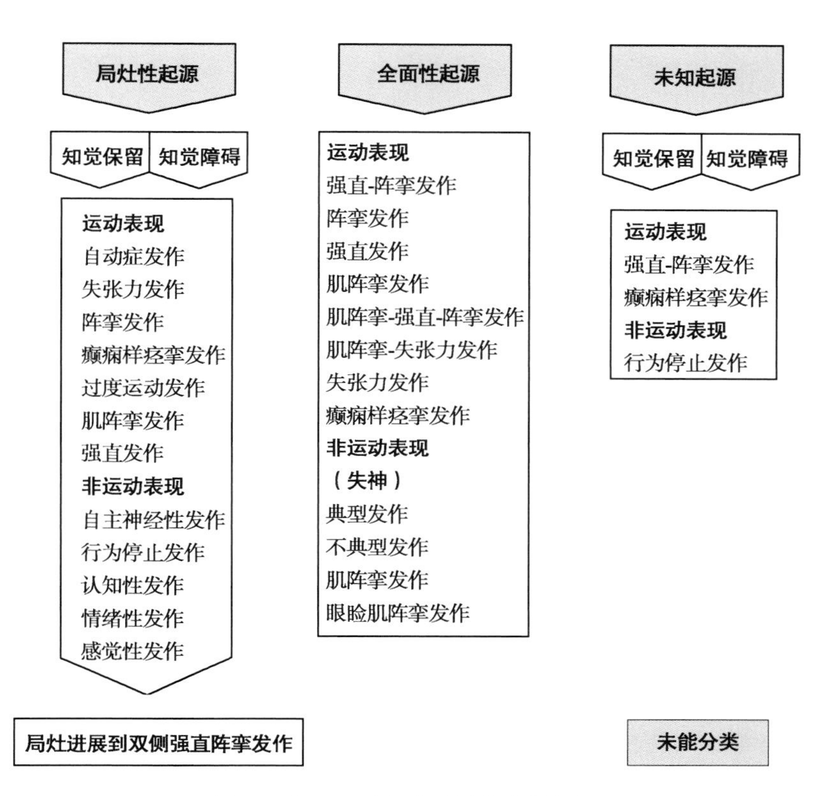

图 6-1-2 2017 年癫痫发作分类框架

表 6-1-1 2017 版和 1981 版分类的术语对照关系

旧术语	新术语	旧术语	新术语
简单部分运动发作	局灶知觉保留运动发作	阵挛发作	全面阵挛发作
简单部分感觉发作	局灶知觉保留感觉发作	精神发作	认知性发作
复杂部分伴自动症发作	局灶知觉障碍伴自动症发作	情感发作	情绪性发作
复杂部分不伴自动症发作	局灶知觉障碍伴行为停止发作	大发作	全面强直阵挛、局灶到双侧强直阵挛、未知起源强直阵挛发作
先兆	局灶知觉保留发作	小发作	(全面)失神发作
部分继发全面强直阵挛发作	局灶进展双侧强直阵挛发作	运动不能	失张力发作
全面强直阵挛发作	全面强直阵挛发作	击剑样动作	局灶运动(阵挛)发作
典型 / 不典型失神发作	(全面)典型 / 不典型失神发作	抽搐	强直、阵挛、强直 - 阵挛发作

(四)癫痫和癫痫综合征分类

癫痫综合征是将一组资料包括病因、可能的发病机制、病变部位、好发年龄、临床表现、脑电图特征、治疗、预后转归等放在一起进行的描述。

癫痫和癫痫综合征分类有:①与部位相关的,如伴中央-颞区棘波的儿童癫痫,具枕区放电的良性儿童癫痫,颞叶癫痫,额叶癫痫,枕叶癫痫等;②全面性癫痫和癫痫综合征,如儿童期失神癫痫、青少年肌阵挛性癫痫、婴儿痉挛症(West综合征)、Lennox-Gastaut综合征等;③不能分类的癫痫,如婴儿重症肌阵挛性癫痫(Dravet综合征)、获得性癫痫性失语(Landau-Kleffner综合征)等;④特殊综合征:包括热性惊厥、与位置有关的发作等。

2017年国际抗癫痫联盟对癫痫和癫痫综合征分类也进行了修订,着重增加了合并全面性和局灶性的癫痫类型,强调了从结构、基因、感染、代谢和免疫等方面寻找病因,以及关注患者合并的共病,如焦虑、抑郁等。

(周 东)

参考文献

[1] ROBERT S,FISHER,CARLOS A,et al. A practical clinical definition of epilepsy [J]. Epilepsia,2014,55(4):475-482.

[2] Proposal for revised clinical and electroencephalographic classification of epileptic seizures. From the Commission on Classification and Terminology of the International League Against Epilepsy [J]. Epilepsia,1981,22(4):489-501.

[3] FISHER RS,CROSS JH,FRENCH JA,et al. Operational classification of seizure types by the International League Against Epilepsy:Position Paper of the ILAE Commission for Classification and Terminology [J]. Epilepsia,2017,58(4):522-530.

[4] SCHEFFER IE,BERKOVIC S,CAPOVILLA G,et al. ILAE classification of the epilepsies:Position paper of the ILAE Commission for Classification and Terminology [J]. Epilepsia,2017,58(4):512-521.

第二节 癫痫的诊疗原则

【诊断要点】

(一)癫痫的诊断原则

1. 癫痫发作的诊断及分类 首先应当确定发作是否为癫痫发作,需与一系列非癫痫性发作相鉴别。如确定是癫痫发作,应明确是哪种类型。癫痫发作的临床诊断一般根据癫痫患者发作的病史,特别是可靠目击者所提供的详细的发作过程和表现,结合发作间期脑电图的痫性放电即可确诊。必要时进行视频脑电图(Video-EEG)检查以得到确切的发作期表现和脑电图改变资料。某些患者无可靠的目击者提供病史,或夜间睡眠时发作等情况下不能提供全面的描述,或发作稀少、Video-EEG监测也无法记录到发作,临床诊断则会有一些困难。

2. 癫痫与癫痫综合征的诊断 相当于对癫痫患者的疾病诊断,主要是根据发作类型、发作的时间规律及诱发因素、起病年龄、家族史、神经系统损害的定位和定性、脑电图改变、对治疗的反应和转归等。

3. 病因诊断 对所有的癫痫患者应结合神经系统及全身其他方面的检查结果,尽可能做出病因诊断。

(二)癫痫的诊断步骤

1. 病史采集 完整的病史对于区分是否为癫痫发作、癫痫发作的类型、癫痫及癫痫综合征的诊断有很大的帮助。由于患者来诊时绝大多数处于发作间期,应仔细询问患者本人及目击者,尽可能获取详尽的癫痫发作史,包括:首次发作的年龄、发作的详细过程、有几种类型的发作、发作的频率、发作有无诱因、是否应用了抗癫痫药(anti-epileptic drug,AED)治疗及其效果等。此外,还应询问出生史、生长发育史、热性惊厥史、家族史、其他疾病史如寄生虫史、头颅外伤史、中枢神经系统感染史等。

2. 体格检查 包括一般内科体统查体和神经系统查体,重点为神经系统查体,注意患者的精神状态和智能情况。体格检查对癫痫的病因诊断有一定帮助。

3. 辅助检查

(1) 脑电图(EEG):EEG 是癫痫诊断最重要的辅助检查方法。很多癫痫患者在发作间期 EEG 检查可见尖波、棘波、尖 - 慢复合波或棘 - 慢复合波等癫痫样放电,对癫痫的诊断具有特异性。癫痫样放电的形态及部位也是对癫痫进一步分类的依据,如出现局限性癫痫样放电常提示部分性癫痫;全面性放电则提示全面性癫痫。重复 EEG 检查或延长记录时间,以及应用过度换气、闪光刺激、剥夺睡眠等激活方法可提高癫痫样放电的记录机会。一些患者可出现脑电背景活动变慢、或局限性慢波等异常,对癫痫的诊断及定性也有一定的帮助。Video-EEG 是近年来逐渐广泛应用的诊断方法,它能同步监测和记录患者发作情况及相应的脑电改变,如果记录到发作,对诊断及分类有很大的帮助。全面性发作中不同的类型其发作期 EEG 变化有一定特异性,如强直性发作多表现为连续多棘波;肌阵挛发作多表现为多棘 - 慢复合波;失神发作表现为 3Hz 棘 - 慢复合波。部分性发作发作期 EEG 变化较多,特异性不强,但其起源的部位对定位有较大的意义。

(2) 神经影像学检查:头颅 CT、MRI 可确定脑结构异常或损害,对癫痫及癫痫综合征的诊断和分类有较大的帮助,有时也能做出病因诊断,如颅内肿瘤、灰质异位等。MRI 较为敏感,特别是加上一些特殊成像和扫描,如 T_2 FLAIR 序列能更好地显示发育异常性病灶,冠状面扫描和海马体积测量能较好地显示颞叶、海马病变。功能影像学检查,如 MRS、SPECT、PET、及功能磁共振成像(fMRI),能从不同的角度反映脑局部代谢的变化,可辅助癫痫灶的定位。

癫痫患者的接诊流程详见图 6-2-1。

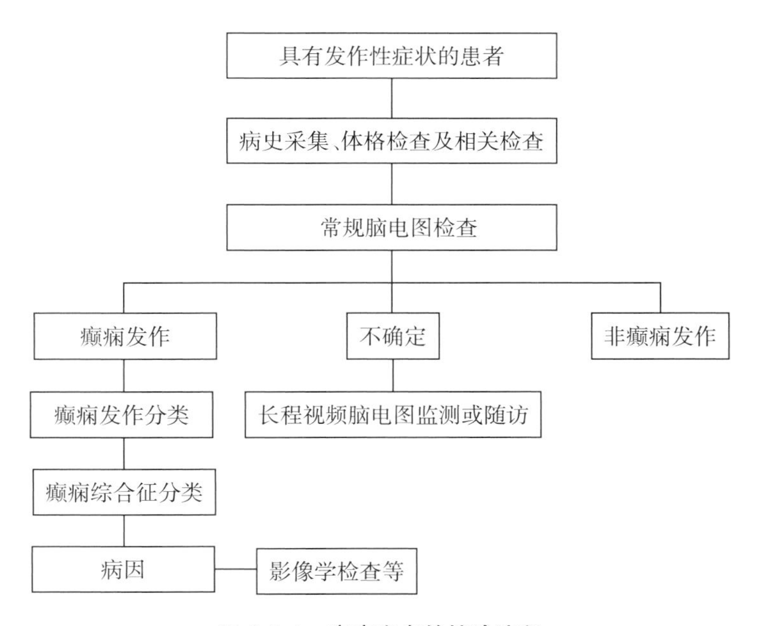

图 6-2-1 癫痫患者的接诊流程

(三) 癫痫的鉴别诊断

1. 晕厥 是脑血流灌注短暂全面降低,导致短时的意识丧失、倒地。不少患者有久站、剧痛、见血、情绪激动等诱因,排尿、咳嗽和憋气等也可诱发。常有恶心、头晕、无力、眼前发黑等先兆。与癫痫发作相比,跌倒较缓慢,表现面色苍白、出汗,有时脉搏不规则,偶可伴有抽动、尿失禁。直立性低血压晕厥多在体位改变时出现;心源性晕厥多在突然用力或活动时出现。心电图、血压等检查有助于鉴别。

2. 假性发作　又称心因性非癫痫性发作，可有运动、感觉、倒下等各种类似癫痫发作的症状，多在情绪波动或刺激后发生，症状有表演性。表现闭眼、哭叫、手足抽动和过度换气等，可伴短暂精神和情绪异常，一般无摔伤和尿失禁。发作中瞳孔对光反射正常、Babinski 征阴性等也可帮助鉴别。暗示治疗可终止发作。须注意的是癫痫患者也可能合并有假性发作。

3. 发作性睡病　主要表现为长时间警觉程度减退和不可抗拒的睡眠，可合并有猝倒，易误诊为癫痫。根据合并的睡眠瘫痪、入睡前幻觉及可以唤醒等特征可鉴别。

【治疗原则】

（一）治疗目标

1. 完全控制癫痫或尽最大可能地减少癫痫发作频率；

2. 避免长期治疗所致的不良反应；

3. 帮助患者保持或恢复正常的社会心理状态及职业功能。

（二）发作期的处理

癫痫发作具有自限性，多数患者不需要特殊医学处理。发作期最重要在于防止外伤，移开患者身边的危险物品，或将患者转移至安全之处。及时清理口腔分泌物或呕吐物以防止误吸，禁止强行往齿间塞物品，也注意不要强压患者以阻止抽搐。

患者如果有连续发作的倾向则需进一步处理，可口服 1~2mg 氯硝西泮，或可肌内注射苯巴比妥钠 0.1~0.2g，如果无效则准备按癫痫持续状态处理。若患者为第一次发作情况不明，需及时排除颅内感染、出血等其他神经系统异常。

（三）发作间期的药物治疗

1. 药物治疗一般原则

（1）用药时机：当癫痫诊断明确时应开始抗癫痫药治疗，除非一些特殊情况需与患者或监护人进行讨论并达成一致。通常情况下，第二次癫痫发作后推荐开始用抗癫痫药治疗。有的患者虽然已有两次发作，但发作间隔期在 1 年以上，且有明确的诱发因素、或不能坚持服药、或患者 / 家属拒绝用药时，可以与其充分讨论达成一致后，暂时推迟药物治疗。

以下情况抗癫痫药治疗在第一次无诱因发作后开始，并与患者或监护人进行商议：有确切的癫痫家族史；患者有脑功能缺陷；脑电图提示明确的痫样放电；患者或监护人认为不能承受再发一次的风险；头颅影像显示脑结构损害。

（2）正确选择药物

1）根据发作类型、癫痫及癫痫综合征类型选药：丙戊酸是新诊断的全面强直阵挛发作患者的一线用药。如果丙戊酸不适用则使用拉莫三嗪、左乙拉西坦或苯巴比妥。新诊断局灶性发作的一线用药为卡马西平、拉莫三嗪或左乙拉西坦。 奥卡西平也可作为一线用药用于儿童新诊断局灶性发作的治疗。一些癫痫综合征治疗有其特殊性，如婴儿痉挛症需同时使用 ACTH 治疗。某些抗癫痫药有加重某种发作或癫痫类型的作用，临床要充分考虑。见表 6-2-1。

2）单药起始治疗：大部分患者可通过单药治疗达到良好效果。在下列一些情况下才考虑联合用药：①耐药性癫痫患者，试用多种单药治疗方案无效；②有多种发作类型；③某些特殊的综合征患者，如 Lennox-Gastaut 综合征等，但也应逐一试用，找到最佳用药方案。在联合用药时最好选用作用原理、环节及代谢途径不一样的药物，其副作用方面最好避免相同。

3）综合考虑患者的年龄、全身情况、耐受性及经济情况用药：如新生儿肝酶系统发育不全，丙戊酸类药物要非常小心；苯妥英钠对骨骼系统发育有影响，小儿要避免使用；苯巴比妥对小儿智能、行为有一定影响，对儿童要避免长期使用。很多药物通过肝脏代谢，托吡酯（大部分）和加巴喷丁（全部）通过肾

表 6-2-1　常见的癫痫发作及癫痫类型的药物选择和可能加重发作的药物

癫痫发作类型	可选用药物	可能加重发作的药物
局灶性发作	CBZ、LTG、OXC、TPM、LEV、VPA、GBP、PHT	
强直 - 阵挛性发作	VPA、LTG、CBZ、TPM、PHT	
失神发作	VPA、LTG、ESM、LEV	PHT、PB、CBZ、GBP
肌阵挛发作	VPA、CNZ、LTG、LEV	PHT、GBP、CBZ、LTG
婴儿痉挛症	ACTH、VPA、LTG、TPM	
Lennox-Gastaut 综合征	VPA、LTG、TPM、LEV	PB、CBZ、PHT、CNZ

CBZ：卡马西平；LTG：拉莫三嗪；OXC：奥卡西平；TPM：托吡酯；LEV：左乙拉西坦；VPA：丙戊酸；GBP：加巴喷丁；PHT：苯妥英；ESM：乙琥胺；PB：苯巴比妥；CNZ：氯硝安定；ACTH：促肾上腺皮质激素

脏排泄，分别在肝、肾功能改变时要注意。

4）注意药物的使用方法：药物的使用方法差异很大，取决于其代谢特点、作用原理及副作用的出现规律等。例如苯妥英钠常规偏低剂量无效需增加剂量时要非常小心，否则极易中毒；丙戊酸钠的治疗范围大，可开始给予常规剂量；而卡马西平使用后由于自身诱导作用，其代谢逐渐加快，故使用时要逐渐加量。拉莫三嗪、托吡酯应逐渐加量，1 个月左右达治疗剂量，以避免不良反应。

5）注意药物反应及副作用：一般性的与剂量有关的副作用，如头痛、消化道症状等通过逐渐加量、调节剂量等方法可以避免或减轻；而一些特殊的药物反应，如卡马西平、拉莫三嗪、奥卡西平所致皮疹，丙戊酸、卡马西平所致肝功损害、血小板减少等，苯妥英钠所致神经系统损害，苯巴比妥、托吡酯所致智能、行为改变等，则要考虑减药、停药或换药。

6）坚持长期规则的治疗：癫痫的治疗是一个长期的过程，一般特发性癫痫在控制发作 1~2 年后，非特发性癫痫在控制发作 3~5 年后可考虑减量和停止治疗，部分患者需终身服药。

7）掌握停药的时机及方法：癫痫患者中经过系统正确的治疗约 40% 左右的可以完全停药。能否停药、什么时候停药对患者来说是一重大事件，其主要考虑因素有癫痫类型（包括病因）、发作已控制的时间、发作控制的难易及试停药的反应等。停药过程根据病情，一般需 1~2 年的时间逐渐减量。如果减量后有复发的趋势或 EEG 明显恶化，则考虑再加回原剂量。

2. 常用抗癫痫药（AED）

(1) 丙戊酸：广谱抗癫痫药，为全面性发作的首选。成人常规剂量 600~1 500mg/d 口服，儿童常规剂量 20~50mg/（kg·d）口服。

(2) 卡马西平：是局灶性发作的首选药物。常规治疗剂量 10~20mg/（kg·d）口服，起始剂量应为 2~3mg/(kg·d)，1 周后渐加至治疗剂量。对皮疹要特别注意，否则可发展为严重的、致死性皮肤不良反应。使用前可进行人类白细胞抗原 *HLA*B1502* 基因筛查，该基因阳性者应避免使用。

(3) 苯妥英：对全面强直阵挛发作和局灶性发作有效，可加重失神发作和肌阵挛发作。成人剂量 200mg/d 口服，再加量时要慎重。小儿不宜使用。

(4) 苯巴比妥：较广谱，起效快常用于急性脑损害合并的癫痫或癫痫持续状态。成人常规剂量 60~150mg/d 口服，小儿最好 <3mg/（kg·d）口服。常见的不良反应有镇静，在儿童还有兴奋多动和认知障碍等，应尽量少用。

(5) 氯硝西泮：强有力的辅助用药，小剂量辅助用药常达到良好的效果。成人可试用 1mg/d 口服，逐渐加量至最佳效果；小儿可从 0.5mg/d 起口服。

(6) 托吡酯：对耐药性局灶性发作、继发全面强直阵挛发作、Lennox-Gastaut 综合征和婴儿痉挛症等均有一定疗效。成人常规剂量 75~200mg/d 口服，儿童常规剂量 3~6mg/（kg·d）口服，但应从小剂量开始，在 3~4 周内逐渐加量至治疗剂量。

(7) 拉莫三嗪：对全面性发作、Lennox-Gastaut 综合征和局灶性发作均有一定疗效。成人常规剂量 150~300mg/d 口服(起始剂量 50mg/d),儿童常规剂量 5~15mg/(kg·d)口服[起始剂量 2mg/(kg·d)];与丙戊酸合并使用时剂量减半或更低[儿童 2~5mg/(kg·d),起始剂量 0.2mg/(kg·d)]。经 4~8 周逐渐增加至治疗剂量。加量过快时易出现皮疹。

(8) 加巴喷丁：可作为广谱辅助治疗。成人起始剂量 300mg/d 口服,分 3 次。每天加量 300mg 至维持剂量(900~2 400mg/d,分 3~4 次)。儿童起始剂量 10mg/(kg·d)口服,维持剂量 25~35mg/(kg·d)。

(9) 奥卡西平：对局灶性发作和全面强直阵挛发作均有效,尤其是伴有其他疾病的情况。起始剂量在 300~600mg/d 口服,维持剂量在 900~1 200mg/d,可以达到 2 400mg/d。注意皮疹。

(10) 左乙拉西坦：可用于耐药性癫痫的单药或添加治疗,对 Lennox-Gastaut 综合征也有效。2~3d 内起效。起始剂量在 1 000mg/d 口服,可以加量至 3 000mg/d。

(四) 癫痫的病因治疗

指已判明病因而又可以进行病因治疗的患者,如低血糖、甲状旁腺功能低下、颅内占位、感染、寄生虫病、某些代谢疾病、某些心脑血管病等。

(五) 癫痫的手术治疗

癫痫灶定位明确,且在可切除区域的耐药性癫痫可考虑手术切除治疗。手术方式包括病灶切除术、前颞叶切除术、胼胝体切开术、半球切除术。颞叶癫痫是较常见的耐药性癫痫,对定位明确者可行前颞叶切除术,这也是目前进行的较多、疗效较肯定的术式。癫痫病灶位于其他脑叶也可进行相应的病灶切除术。

另外,对于头颅磁共振阴性或难以精准定位病灶的耐药性癫痫患者,可使用神经调控治疗。主要包括迷走神经刺激(VNS)、脑深部丘脑核团电刺激(DBS)。如 VNS 是通过躯体性刺激治疗药物耐药性癫痫的新途径;此外,DBS 是通过在脑的深部特定部位埋置微电极,脑外刺激器控制、调整刺激的电压、脉宽、频率等参数的方法来进行治疗。一些研究已经证实了其在治疗耐药性癫痫疾病中的安全性和有效性。

(六) 癫痫的饮食治疗

生酮饮食是一个脂肪高比例、碳水化合物低比例,蛋白质和其他营养素合适的配方饮食。现国际指南推荐,对 2 种药物治疗无效的儿童应使用生酮饮食,在多种儿童癫痫综合征中甚至应尽早使用。

(七) 癫痫的预后

不同类型癫痫的预后差异很大,包括自发缓解、治疗后痊愈、长期服药控制或发展为耐药性癫痫。特发性癫痫自行缓解率较高;但绝大部分症状性或隐源性癫痫患者需药物或其他方式治疗,部分患者需终生服药。近年来的长期追踪结果显示 67%~75% 的患者可完全控制发作,其中约半数患者在治疗一段时间后可停药,约有 10%~26% 患者会成为耐药性癫痫。

癫痫的预后受许多因素的影响,如病因、病情的严重程度、治疗的合理性等。不少作者发现,如果癫痫在前两年没有缓解则以后缓解的机会明显降低;在不治疗的情况下癫痫发作的间隙期有逐渐缩短的趋势,提示早期、合理的治疗对改善预后、预防耐药性癫痫有利。

(周 东)

参考文献

[1] GLUSER T,BEN ME,BOURGEOIS B,et al. Updated ILAE evidence review of antiepileptic drug efficacy and effectiveness as initial monotherapy for epileptic seizures and syndromes [J]. Epilepsia,2013,54(3):551-563.
[2] 中华医学会 . 临床诊疗指南:癫痫病分册[M]. 北京:人民卫生出版社,2015.
[3] 吴江,贾建平 . 神经病学[M]. 第 3 版 . 北京:人民卫生出版社,2015.

[4] FISHER R, ACEVEDO C, ARZIMANOGLU A, et al. A practical clinical definition of epilepsy [J]. Epilepsia, 2014; , 55(4): 475-482.
[5] The epilepsies: the diagnosis and management of the epilepsies in adults and children in primary and secondary care [M]. National Institute for Health and Clinical Excellence (NICE), London, 2012.

第三节 癫痫持续状态的治疗原则

【概述】

癫痫持续状态(status epilepticus, SE)是神经科最常见的急危重症。持续的癫痫发作不仅可以引起脑神经元的变性坏死,造成不可逆的脑损伤,还可以合并感染、肝肾功能受损、呼吸及循环衰竭等并发症,可能危及生命。必须设法快速且有效地终止 SE 的临床发作和电活动。

传统上,癫痫持续状态定义为癫痫持续发作超过 30min,或反复发作≥2 次且发作间歇期意识无法恢复正常。从病理生理角度,癫痫一旦超过 30min 将造成不可逆的神经元损伤。但是在临床上,癫痫发作超过 5min,常无法自行终止,最终仍需药物治疗。为了解决理论与临床实践的矛盾,2015 年国际抗癫痫联盟对 SE 进行了新定义和分类,将导致持续发作的时间定义为 t1,将导致神经元不可逆损伤的时间定义为 t2。基于不同发作类型的 t1 和 t2 时间如表 6-3-1。在临床操作过程中,应将 t1 视为临床干预的时间点。

表 6-3-1 不同发作类型的 t1 与 t2 时间

发作类型	t1	t2
强直阵挛发作	5min	30min
伴意识障碍的局灶性发作	10min	>60min
失神癫痫持续状态	10~15min	未确定

难治性癫持续状态(refractory status epilepticus, RSE)定义为当足够剂量的一线抗 SE 药物,如苯二氮䓬类药物后续另一种抗癫痫药(anti-epileptic drug, AED)治疗仍无法终止发作和脑电图痫性放电时,称为 RSE。

【治疗原则】

传统上将抗癫痫药分为 1~4 线,但是这样分类不能反映 SE 治疗的紧迫性。因此,推荐将 SE 的治疗分为紧急初始治疗、后续控制治疗(urgent control therapy)和难治性癫痫持续状态治疗。

1. 紧急初始治疗(5~20min) 苯二氮䓬类药物仍是目前最有效的初始治疗药物。如果条件允许,应建立静脉通道使用静脉推注药物。对于无法迅速建立静脉通道的患者,肌内注射咪达唑仑或直肠给予地西泮也同样有效。在积极寻找可能的病因同时,应进行保持稳定的生命体征和进行心肺功能支持、处理并发症等对症治疗。

2. 后续控制治疗(20~40min) 对于在紧急初始期发作已终止的患者,本期的治疗目标是继续 AED 的维持治疗;对于经过初始期发作仍未控制的制的患者,本期目标是加强抗癫痫治疗尽快终止发作。药物选择目前尚无明确定论。一般建议使用丙戊酸、苯妥英、左乙拉西坦、苯巴比妥。对于既往服药的癫痫患者,建议选择继续使用之前使用的药物静脉推注。

3. 难治性癫痫持续状态(40~60min) 经过紧急初始治疗和后续控制,临床发作与电活动仍未终止应考虑难治性癫痫持续状态。此期选择第三种 AED 的获益均较低,具体治疗选择缺乏循证依据。治疗总体策略是使用后续控制期或者全身麻醉药物:咪达唑仑、丙戊酸、丙泊酚、戊巴比妥钠、左乙拉西坦、苯妥英、苯巴比妥,同时加强重症监护室(ICU)监护、仔细寻找可能病因。

治疗目标常为终止异常电活动或达到暴发抑制状态。在达到 EEG 治疗目标后,建议继续维持

24~48h 后逐步撤销静脉药物;如若复发,需重复给予更高浓度的 AED 并维持更长的治疗时间。

4. 过渡治疗 RES 缓解后的过渡期治疗缺乏循证依据。应个体化选择 AED 药物。药物剂量常超过标准推荐以便快速达到有效治疗浓度,可供选择药物包括丙戊酸、左乙拉西坦、奥卡西平、卡马西平、苯巴比妥、托吡酯、拉科酰胺。

癫痫持续状态处理流程图详见图 6-3-1。

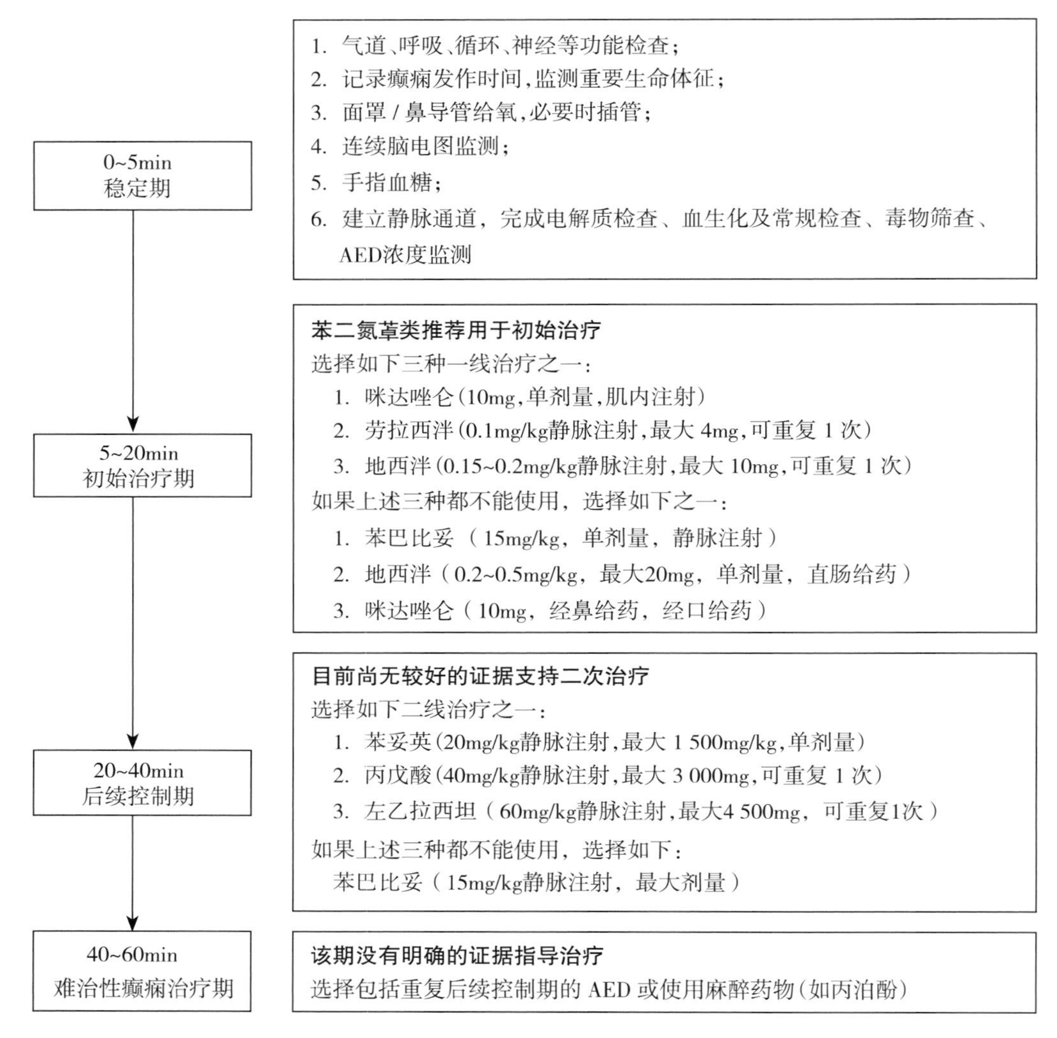

图 6-3-1 癫痫持续状态处理流程图
AED:抗癫痫药

(周 东)

参考文献

[1] 中华医学会.临床诊疗指南:癫痫病分册[M].北京:人民卫生出版社,2015.

[2] GLAUSER T,SHINNAR S,GLOSS D,et al. Evidence-Based Guideline:Treatment of Convulsive Status Epilepticus in Children and Adults:Report of the Guideline Committee of the American Epilepsy Society [J]. Epilepsy Currents,2016,16(1):48-61.

[3] Proposal for revised classification of epilepsies and epileptic syndromes. Commission on Classification and Terminology of the International League Against Epilepsy [J]. Epilepsia,1989,30(4):389-399.

[4] GASTAUT H,BROUGHTON R,et al. A proposed diagnostic scheme for people with epileptic seizures and with epilepsy:Report of the ILAE task force on classification and terminology [J]. Epilepsia,2001,42(6):796-803.

[5] BROPHY GM,BELL R,CLAASSEN J,et al. Guidelines for the evaluation and management of status epilepticus [J]. Neurocritical Care,2012,17(1):3-23.

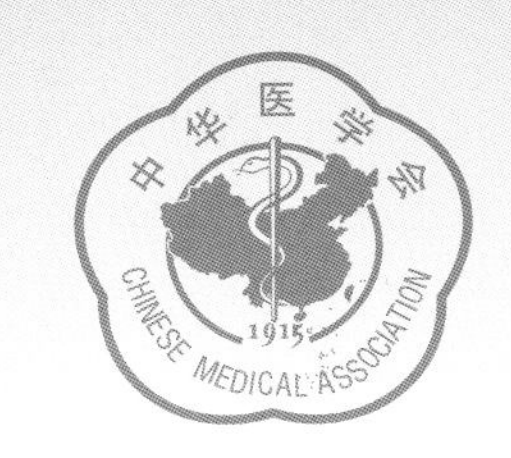

第七章

头痛与头晕

第一节 偏 头 痛

【概述】

偏头痛(migraine)是一组反复发作的头痛疾病,呈一侧或双侧疼痛,常伴有恶心和呕吐,少数典型病例发作前有视觉、感觉和运动障碍等先兆,可有家族史。近年来的流行病学资料显示:偏头痛的全球患病率约为10%,终生患病率约为14%。偏头痛的发作可与多种因素有关,包括各种理化因素、精神因素以及体内激素水平变化等。

【临床表现】

偏头痛是一种反复发作的、常为搏动性的头痛,多呈单侧分布,常伴有恶心和呕吐。少数典型者发作前有视觉、感觉和运动等先兆,可有家族史。主要类型偏头痛的临床表现如下:

1. 无先兆偏头痛　无先兆偏头痛是最常见的偏头痛类型,约占80%,以前称为普通型偏头痛、单纯性半侧颅痛。主要为一侧搏动性头痛,伴恶心、呕吐、出汗、畏光等症状,女性患者多见。头痛的诱发因素包括强烈的情绪刺激,进食某些食物如乳酪、巧克力、饮酒,月经来潮及应用血管活性药物等。重度头痛症状持续≥72h不缓解,称偏头痛持续状态。

2. 有先兆偏头痛　有先兆偏头痛约占偏头痛患者的10%。以前称为典型偏头痛。多有家族史,其最大特点是头痛前有先兆症状。先兆是复杂的神经系统症状,一般发生在头痛前,也可与头痛同时发生,或者持续到头痛阶段。视觉先兆是最常见的先兆,超过90%的有先兆偏头痛患者的先兆为视觉先兆,先兆至少存在于患者的部分发作中。视幻觉谱一般为视野中心的齿轮样图像并逐渐向左或向右扩散,边缘散光成角凸出,遗留完全或不同程度的暗点。其次是感觉异常,常常以身体一侧、面部或舌头的缓慢移动的局部针刺样感觉障碍逐渐变大或变小。可以有麻木,但麻木也可以是唯一的症状。比较少见的是语言障碍,一般为失语。大多数先兆一般最长持续1h,但运动症状持续时间更长。

3. 家族性偏瘫性偏头痛　少见,有家族史、常为染色体显性遗传。偏瘫性偏头痛多起病于儿童或青少年其常在成年后偏瘫发作停止,代之以其他类型的偏头痛。偏头痛先兆包括肢体力弱,至少在一级或者二级亲属中偏头痛先兆包括肢体力弱。其临床特点为头痛发作的同时或之后,出现同侧或对称肢体不同程度的瘫痪,尤以上肢明显,并可在头痛消退以后持续一段时间。偏瘫对侧的大脑半球脑电图检查可发现慢波。

4. 脑干先兆偏头痛　少见,多见于有偏头痛家族史的女性,起病年龄多<35岁,与月经周期有关。先兆明确起缘于脑干,但不伴肢体力弱。

5. 可能与偏头痛相关的周期综合征　反复胃肠功能障碍(包括周期性呕吐综合征、腹型偏头痛),良性阵发性眩晕以及良性阵发性斜颈。除了这些综合征,还会有一些额外的情况包括发作性晕动症、发作性睡眠障碍包括梦游、梦呓、夜惊和夜间磨牙。

6. 慢性偏头痛　每月头痛15d、持续3个月,且符合偏头痛特点的头痛至少每个月8d。慢性偏头痛是偏头痛的常见并发症,大多源自无先兆偏头痛,只有2%~3%的普通型偏头痛患者会发展为慢性偏头痛。

【诊断要点】

偏头痛的诊断主要依据家族史、典型的临床特征以及通过辅助检查如CT、MRI、MRA等排除了其他疾病,并要重视继发性头痛的各种警兆。应结合偏头痛发作类型、家族史、临床表现和神经系统检查进行综合判断。2018年国际头痛协会(IHS)推出了第3版国际头痛疾病分类(the International Classification of Headache Disorders, 3rd edition, ICHD-Ⅲ),将头痛疾病分为原发性头痛、继发性头痛、痛性脑神经病、其他面痛和其他头痛。偏头痛属原发性头痛,分为6个亚型,亦可再行细分(表7-1-1)。最常见的为无先兆偏头痛(以前称为普通型偏头痛)和有先兆偏头痛(以前称为典型偏头痛)。

表7-1-1　ICHD-Ⅲ 偏头痛分型

1.1　无先兆偏头痛	1.3　慢性偏头痛
1.2　有先兆偏头痛	1.4　偏头痛并发症
1.2.1　典型有先兆偏头痛	1.4.1　偏头痛持续状态
1.2.1.1　典型先兆伴头痛	1.4.2　不伴脑梗死的持续先兆
1.2.1.2　典型先兆不伴头痛	1.4.3　偏头痛性脑梗死
1.2.2　伴有脑干先兆偏头痛	1.4.4　偏头痛先兆诱发的痫样发作
1.2.3　偏瘫型偏头痛	1.5　很可能的偏头痛
1.2.3.1　家族性偏瘫型偏头痛	1.5.1　很可能的无先兆偏头痛
1.2.3.1.1　家族性偏瘫型偏头痛,1型	1.5.2　很可能的有先兆偏头痛
1.2.3.1.2　家族性偏瘫型偏头痛,2型	1.6　可能与偏头痛相关的周期综合征
1.2.3.1.3　家族性偏瘫型偏头痛,3型	1.6.1　反复胃肠功能障碍
1.2.3.1.4　家族性偏瘫型偏头痛,其他基因位点	1.6.1.1　周期性呕吐综合征
1.2.3.2　散发性偏瘫型偏头痛	1.6.1.2　腹型偏头痛
1.2.4　视网膜型偏头痛	1.6.2　良性阵发性眩晕
	1.6.3　良性阵发性斜颈

诊断标准如下详述:

1. 无先兆偏头痛诊断标准

(1) 符合下列第(2)~(4)项,发作至少5次。

(2) 头痛发作(未经治疗或治疗无效)持续4~72h。

(3) 至少有下列4项中的2项头痛特征:①单侧性;②搏动性;③中或重度头痛;④日常活动(如步行或上楼梯)会加重头痛,或头痛时会主动避免此类活动。

(4) 头痛过程中至少伴有下列1项:①恶心和/或呕吐;②畏光和畏声。

(5) 不能用ICHD-Ⅲ中的其他诊断更好地解释。

2. 有先兆偏头痛诊断标准

(1) 符合下列第(2)~(4)项,发作至少2次。

(2) 至少有 1 个可完全恢复的先兆症状：①视觉；②感觉；③语音和 / 或语言；④运动；⑤脑干；⑥视网膜。

(3) 至少符合下列 4 项中的 2 项：①至少有 1 个先兆持续超过 5min，和 / 或 2 个或更多的症状连续发生；②每个独立先兆症状持续 5~60min；③至少有 1 个先兆是单侧的；④与先兆伴发或者在先兆出现 60min 内出现头痛。

(4) 不能用 ICHD-Ⅲ中的其他诊断更好地解释，排除短暂性脑缺血发作。

3. 慢性偏头痛诊断标准

(1) 符合偏头痛特征的头痛，且每月发作超过 15d，持续 3 个月以上。

(2) 符合无先兆偏头痛诊断 (2)~(4) 或有先兆偏头痛 (2) 和 (3) 的头痛至少发生 5 次。

(3) 头痛符合以下任何 1 项，且每月发作大于 8d，持续大于 3 个月：①无先兆偏头痛的 (3) 和 (4)；②有先兆偏头痛的 (2) 和 (3)；③患者所认为的偏头痛发作并可通过服用曲普坦或者麦角类缓解。

(4) 不能用 ICHD- Ⅲ中的其他诊断更好地解释。

【治疗原则】

偏头痛的治疗目的是终止头痛发作、缓解伴发症状和预防复发。治疗包括药物治疗和非药物治疗两个方面。药物治疗分为预防性用药和治疗性用药，非药物治疗主要是物理疗法可采取用磁疗、氧疗、心理疏导，缓解压力，保持健康的生活方式，避免各种偏头痛诱因。

(一) 急性期药物治疗

对患者头痛发作时的急性治疗目的是：快速止痛；持续止痛，减少本次头痛再发；恢复患者的功能；减少医疗资源浪费。

偏头痛急性期的治疗药物分为非特异性药物和特异性药物两类。

1. 非特异性药物

(1) 非甾体抗炎药 (NSAIDs，解热镇痛药)，包括对乙酰氨基酚、阿司匹林、布洛芬、萘普生等及其复方制剂；

(2) 巴比妥类镇静药；

(3) 可待因、吗啡等阿片类镇痛药及曲马多。

2. 特异性药物

(1) 麦角胺类药物：麦角胺制对部分患者有效。它是 5- 羟色胺 (5-HT) 受体的促动剂，也有直接收缩血管作用。主要激动 5-HT1A 受体，但对多巴胺、肾上腺素受体也有作用，因此副作用较大。常用麦角胺咖啡因片 (每片含咖啡因 100mg 和麦角胺 1mg)，在出现先兆或开始隐痛时立即服用 1~2 片。为避免麦角中毒，单次发作用量不要超过 4 片，每周总量不得超过 8 片。或可用酒石酸麦角胺 0.25~0.5mg，皮下或肌内注射。麦角过量会出现恶心、呕吐、腹痛、肌痛及周围血管痉挛、缺血等副作用。有严重心血管、肝、肾疾病者及孕妇禁用。对偏瘫型、眼肌麻痹型和基底型偏头痛也不适用。

(2) 曲坦 (triptan) 类药物：曲坦类药物为 5-HT 1B/1D 受体激动剂，能特异地控制偏头痛的头痛。目前国内有舒马曲坦、佐米曲坦和利扎曲坦，那拉曲坦、阿莫曲坦、依来曲坦和夫罗曲坦国内尚未上市。舒马曲坦成人口服 100mg，30min 后头痛开始缓解，4h 后达到最佳疗效。皮下注射 6mg (成人量) 起效快，症状复发可在 24h 内再次注射 6mg。副作用轻微，有一过性全身热、口干、头部压迫感和关节酸痛。偶而有胸闷、胸痛或心悸。

(3) 偏头痛持续状态和严重偏头痛可口服或肌内注射氯丙嗪 (1mg/kg) 或静脉滴注促肾上腺皮质激素 (ACTH)50 单位 (置于 500ml 葡萄糖注射液内)，或口服泼尼松 10mg，3 次 /d。对发作时间持续较长的患者应注意适当补液，纠正水及电解质紊乱。

（二）预防治疗

对患者进行预防性治疗目的是降低发作频率、减轻发作程度、减少功能损害、增加急性发作期治疗的疗效。每月头痛发作2~3次上者应考虑长期预防性药物治疗。该类药物需每天口服，用药后至少2周才能见效。若有效应持续口服6个月，随后逐渐减量到停药。

1. β受体阻滞剂　β受体阻滞剂在偏头痛预防性治疗方面效果明确，有多项随机对照试验结果支持。其中证据最为充足的是非选择性β受体阻滞剂普萘洛尔。普萘洛尔约对50%~70%的患者有效，1/3患者的发作次数可减少一半以上。一般用量为10~40mg，3次/d。副作用小，逐渐增量可减少恶心、共济失调及肢体痛性痉挛等不良反应。

2. 钙通道阻滞剂　尼莫地平（nimodipine）和氟桂利嗪（flunarizine，西比灵）常用剂量尼莫地平为20~40mg，3次/d。药物副作用小，可出现头昏、头胀、恶心、呕吐、失眠或皮肤过敏等不适。非特异性钙离子通道阻滞剂氟桂利嗪对偏头痛预防性治疗证据充足，剂量为5~10mg/d，女性所需的有效剂量低于男性。

3. 抗癫痫药　丙戊酸（至少600mg/d）证实其对偏头痛预防有效，但需定时检测血常规、肝功能和淀粉酶。

4. 抗抑郁药　阿米替林（amitryptiline）为三环类抗抑郁药，能阻止5-HT的重摄取。多用于抗抑郁和治疗慢性疼痛，对偏头痛伴有紧张型头痛者有效。常用剂量为75~150mg/d。

（何志义）

参考文献

[1] 吴江，贾建平．神经病学[M]．3版．北京：人民卫生出版社，2015.

[2] 中华医学会疼痛学分会头面痛学组．中国偏头痛防治指南[J]．中国疼痛医学杂志，2016，22（10）：721-727.

[3] 偏头痛诊断与防治专家共识组．偏头痛诊断与防治专家共识[J]．中华内科杂志，2006，45（8）：694-696.

[4] 李舜伟，李焰生，刘若卓，等．中国偏头痛诊断治疗指南[J]．中国疼痛医学杂志，2011，17（2）：65-86.

[5] Headache Classification Committee of the International Headache Society（IHS）. The International Classification of Headache Disorders，3rd edition [J]. Cephalalgia，2018，38（1）：1-211.

第二节　紧张型头痛

【概述】

紧张型头痛（tension-type headache，TTH）又称为肌收缩性头痛，是一种最为常见的原发性头痛，近年的流行病学资料显示，该病全球患病率是38%，终身患病率是46%，约占头痛患者的70%~80%。表现为头部的紧束、受压或钝痛感，更典型的是具有束带感。紧张型头痛多与日常生活中的应激有关，但如持续存在，则可能是焦虑症或抑郁症的特征性症状之一。其常见病因是由于头部与颈部肌肉持久的收缩所致，而引起这种收缩的原因有：①作为焦虑或抑郁伴随精神紧张的结果；②作为其他原因的头痛或身体其他部位疼痛的一种继发症状；③由于头、颈、肩胛带姿势不良所致。

国际头痛疾病分类第3版（ICHD-Ⅲ）将紧张型头痛分为4类：偶发性紧张型头痛（infrequent episodic tension-type headache，IETTH），频发性紧张型头痛（frequent episodic tension-type headache，FETTH），慢性紧张型头痛（chronic tension-type headache，CTTH），很可能的紧张型头痛（probable tension-type headache，PTTH）。

【临床表现】

本病多见于青、中年，儿童也可患病，女性略多见。病初症状较轻，以后渐渐加重。紧张型头痛的头痛性质通常为钝痛、胀痛、压迫感、麻木感、束带样紧箍感、无搏动性；头痛部位定位不固定，通常位于顶、颞、额及枕部，有时上述部位均有疼痛；头痛程度属轻度或中度，通常不影响日常生活。患者可有长期持续性头痛，症状甚至可回溯 10~20 年。此外，许多患者伴随头昏、失眠、焦虑或抑郁等症状，少数患者伴随轻度烦躁或情绪低落，通常不伴随畏光或畏声症状。查体包括神经系统检查无阳性体征，颅周肌肉如颈枕部肌肉，头顶部及肩上部肌肉常有压痛，有时轻轻按揉，患者感到轻松舒适，脑部 CT 或 MRI 应无异常，不伴有高血压及明显的耳鼻咽喉等疾病。

【诊断要点】

根据病史及临床表现，并排除颅颈部疾病如颈椎病、占位性病变、外伤、炎症等疾病后，通常可以确诊。

（一）辅助检查

1. 脑电图（EEG）、肌电图（EMG）检查。

2. 眼科特殊检查。

3. 放射性核素（同位素）检查、X 线检查、MRI 检查、头部 CT 检查。

（二）诊断标准

诊断标准应参照 ICHD-Ⅲ。

1. 偶发性紧张型头痛（IETTH）

（1）符合下述第（2）~（4）项的发作至少 10 次，平均每月发作时间 <1d（每年发作时间 <12d）。

（2）每次头痛发作持续 30min~7d。

（3）头痛具有至少 2 项以下特征：①双侧性；②压迫感 / 紧束感（无搏动性）；③轻或中度疼痛；④常规体力活动（如步行或上楼）不会加重头痛。

（4）以下 2 项均符合：①无恶心或呕吐；②不会同时兼有畏光和畏声。

（5）不符合 ICHD-Ⅲ其他诊断。

2. 频发性紧张型头痛（FETTH）

（1）符合下述第（2）~（4）项的发作至少 10 次，平均每月发作时间 1~14d，持续至少 3 个月（12d ≤每年发作时间 <180d）。

（2）每次头痛发作持续 30min~7d。

（3）头痛具有至少以下 2 项特征：①双侧性；②压迫感 / 紧束感（无搏动性）；③轻或中度疼痛；④常规体力活动（如步行或上楼）不会加重头痛。

（4）以下 2 项均符合：①无恶心或呕吐；②不会同时兼有畏光和声音恐怖。

（5）不符合 ICHD-Ⅲ其他诊断。

3. 慢性紧张型头痛（CTTH）

（1）发作符合下述第（2）~（4）项的发作，平均每月发作时间≥15d，持续超过 3 个月（每年发作时间≥180d）。

（2）每次头痛发作持续数小时至数天，或长期持续无缓解。

（3）头痛具有至少以下 2 项特征：①双侧性；②压迫感 / 紧束感（无搏动性）；③轻或中度疼痛；④常规体力活动（如步行或上楼）不会加重头痛。

（4）以下 2 项均符合：①畏光、畏声和轻度恶心三者中最多只有 1 项；②既无中度或重度恶心，也无呕吐。

（5）不符合 ICHD-Ⅲ其他诊断。

4. 很可能的紧张型头痛（PTTH） 紧张型头痛样头痛，仅 1 项不满足上述紧张型头痛及其亚型的标准，且不符合其他头痛疾病的诊断标准。

【治疗原则】

1. 非药物治疗

(1) 综合物理疗法：包括电针灸疗法、神经肌肉电刺激疗法、电兴奋疗法、经络导平治疗以及按摩推拿治疗等，可使紧张型头痛得到改善。

(2) 放松疗法：放松疗法作为一种辅助疗法，是通过主观想象和客观措施，使人达到肌肉松弛、精神安定、减轻焦虑的治疗方法。相应的肌肉放松锻炼方法：①训练坐位、站立、睡眠及工作时颈部和头部的正确姿势；②在家中练习改善头部位置和俯卧位练习，加强颈后部肌肉的动作，并在颈后部放置冰袋；③在背和肩部进行中至深部按摩 2min；④被动伸展斜角肌、斜方肌上部、提肩肌和胸肌 5min。放松疗法作为一种减轻焦虑的心理行为治疗的重要组成部分，可明显的缓解精神因素造成的各种神经性头痛、偏头痛、失眠症、焦虑症、抑郁症、神经衰弱等。

2. 药物治疗　对于头痛症状持续时间较长或症状严重的紧张型头痛患者，应采用放松疗法与药物联合治疗。由于紧张型头痛的发病机制并不清楚，所以在药物选择上多采用温和的非麻醉性止痛药，借以减轻症状，其中主要是非甾体抗炎药（NSAIDs）。其他药物包括适量的肌松弛药和轻型的镇静药，抗抑郁药也常根据病情应用。一般多以口服方式给药，并且短期应用，以免引起药物的毒副作用。本病的许多治疗药物与偏头痛用药相同。

急性发作期可依次序选用对乙酰氨基酚（1 000mg）、阿司匹林（500~1 000mg）、双氯芬酸（50~100mg）或酮洛芬(25~50mg）或布洛芬(200~800mg）或萘普生(375~550mg)；此外，麦角胺或二氢麦角胺等亦有效。如短期用药难以缓解，应考虑加以非药物治疗和预防性用药。

对于频发性和慢性紧张型头痛，应采用预防性治疗，其原则为：起始剂量小；缓慢加量（通常 1 周加量 1 次）至最小有效剂量；起始后维持 2~4 周；判定药物是否有效，应足量治疗至少 4~8 周；并同时治疗焦虑、抑郁等伴发疾病。可选用三环类抗抑郁药阿米替林作为一线药物。它是唯一被多项临床对照研究证实有效的药物，用法：睡前 1~2h 服用 1 次以减少镇静作用，起始剂量为 10~25mg，每周加量 10~25mg，有效日剂量通常为 30~75mg，当日剂量大时可改为 2 次 /d；5- 羟色胺和去甲肾上腺素再摄取抑制剂（SNRIs）可作为二线药物，如米氮平 15~30mg/d、文拉法辛 37.5~225mg/d；其他三环类抗忧郁药如氯米帕明 50~100mg/d、马普替林 30~150mg/d、米安色林 20~60mg/d 等可作为三线药物。此外，选择性 5-羟色胺重摄取抑制剂如氟西汀 10~20mg/d 等，其疗效尚未明确证实，不应常规使用；肌肉松弛剂如盐酸乙哌立松、巴氯芬等，其疗效尚未明确证实，不应常规使用；伴失眠者可给予苯二氮䓬类药如地西泮口服。此外，预防性用药应每 6~12 个月尝试减少用量至停药，对于需要预防性用药的患者，应耐心解释长期用药以及联合非药物治疗的重要性。

综上，紧张型头痛使用止痛药物需要遵循原则：①在头痛的初期足量使用。②对每月发作少于 15d 的偶发性紧张型头痛和频发性紧张型头痛可在头痛发作时酌情使用止痛药物。对每月发作大于 15d 的慢性紧张型头痛不建议使用止痛药物，而用预防性药物替代。另外，头痛患者应该培养起良好的生活习惯，如晚饭后多散步，平常多运动等，这些对于头痛的恢复均有很好的帮助。对于服用药物控制头痛的患者，在可能的情况下应尽量避免长期服用某些药物以免产生依赖性。

与偏头痛类似，紧张型头痛常可反复发作持续多年，但一般预后良好。有研究显示，多种疗法并用，可明显降低各类型紧张型头痛患者的发作频率、发作强度。预后不佳的影响因素有：合并偏头痛、未婚、睡眠障碍和固定的生活方式。

（谢　鹏）

参考文献

[1] Headache Classification Committee of the International Headache Society (IHS). The International Classification of Headache

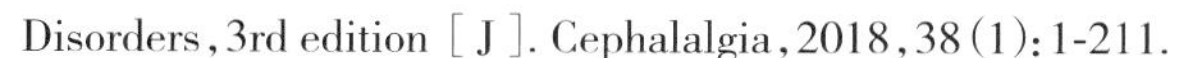

Disorders, 3rd edition [J]. Cephalalgia, 2018, 38(1): 1-211.
[2] BENDSTEN L, BIGAL ME, CERBO R, et al. Guidelines for controlled trials of drugs in tension-type headache: second edition [J]. Cephalalgia, 2010, 30(1): 1-16.
[3] 吴江，贾建平. 神经病学[M]. 3版. 北京：人民卫生出版社，2015.
[4] 紧张型头痛诊疗专家共识组. 紧张型头痛诊疗专家共识[J]. 中华神经科杂志，2007, 40(7): 496-497.
[5] FREITAG F. Managing and treating tension-type headache [J]. Med Clin North Am, 2013, 97(2): 281-292.

第三节　丛集性头痛

【概述】

丛集性头痛(cluster headache, CH)归类于三叉神经自主神经性头痛，为原发性头痛之一。丛集性头痛患者的发病年龄通常为20~40岁，男性患病约为女性的3倍以上。酒精、组胺或硝酸甘油可诱发头痛发作。有研究表明，丛集性头痛急性发作与下丘脑后部灰质区域激活有关。大约5%的患者可能为常染色体显性遗传。

丛集性头痛发作时可持续数周或数月，称为丛集期。丛集性头痛的发作间期通常可持续数月或数年，称为间歇期。根据间歇期持续时间的长短，可将丛集性头痛分为发作性丛集性头痛和慢性丛集性头痛。

【临床表现】

丛集性头痛为发生于单侧眼眶、眶上和/或颞部的重度头痛，头痛可持续15~180min，发作频率为1次/隔日~8次/d，可伴随同侧结膜充血、流泪、鼻塞、流涕、前额和面部出汗、瞳孔缩小、上睑下垂、眼睑水肿和/或烦躁不安或躁动。

【诊断要点】

(一) 辅助检查

影像学无明确可导致该头痛表现的病灶。

(二) 诊断标准

1. 丛集性头痛

(1) 符合下述(2)(3)(4)定义的发作5次以上。

(2) 发生于单侧眼眶、眶上和/或颞部的重度或极重度的疼痛，若不治疗疼痛持续15~180min。

(3) 头痛发作时至少符合下列2项中的1项：

1) 至少伴随以下症状或体征(和头痛同侧)中的1项：

(a) 结膜充血和/或流泪；

(b) 鼻充血和/或流涕；

(c) 眼睑水肿；

(d) 前额和面部出汗；

(e) 瞳孔缩小和/或上睑下垂。

2) 烦躁不安或躁动。

(4) 发作频率1次/隔日~8次/d。

(5) 不能用ICHD-Ⅲ中的其他诊断更好地解释。

2. 发作性丛集性头痛

(1) 发作符合丛集性头痛诊断标准，且在一段时间(丛集期)内发作。

(2) 至少2个丛集期持续7d~1年(未治疗)，且头痛缓解期≥3个月。

3. 慢性丛集性头痛

(1) 发作符合丛集性头痛诊断标准以及下述(2)。

(2) 至少 1 年内无缓解期或缓解期小于 3 个月。

4. 很可能的丛集性头痛

(1) 符合丛集性头痛(1)至(4)中的 3 项,且不符合其中 1 项。

(2) 不符合 ICHD-Ⅲ中其他头痛疾病诊断标准。

(3) 不能用 ICHD-Ⅲ中的其他诊断更好地解释。

(三) 鉴别诊断

临床需要与颅内病变相关的头痛(继发性丛集性头痛)、阵发性偏侧头痛、短暂单侧神经痛样头痛发作(SUNCT/SUNA)、三叉神经痛、原发性针刺样头痛鉴别。

【治疗原则】

丛集性头痛的治疗分为急性期治疗和预防性治疗。预防性治疗的药物(糖皮质激素除外)剂量常需滴定,以平衡疗效、副作用和耐受性。预防性治疗需要覆盖整个丛集期,丛集期结束则应停药。

1. 急性期治疗

(1) 吸纯氧:纯氧(储氧面罩)6~12L/min,10~15min。

(2) 佐米曲坦(喷鼻):佐米曲坦 5mg 或 10mg 喷鼻,喷于头痛对侧鼻孔。

(3) 佐米曲坦(口服):佐米曲坦 5mg 或 10mg 口服。

(4) 利多卡因(滴鼻):4%~10% 利多卡因 1ml,疼痛同侧鼻孔滴鼻。

(5) 奥曲肽(皮下注射):奥曲肽 100μg 皮下注射。

2. 预防性治疗

(1) 维拉帕米:多数患者的有效剂量为 240~360mg/d。维拉帕米常在 2~3 周内起效。

(2) 糖皮质激素:开放性研究和临床经验提示,多数丛集性头痛患者对糖皮质激素有反应,而且起效快。目前尚无证据证明哪种给药方式最优。其中一种方案是,泼尼松 60mg,1 次 /d,连用 5d,随后每天减 10mg 至停用。维拉帕米联合糖皮质激素是临床常用的预防方案。

(3) 华法林:每天口服,国际标准化比值(INR)维持在 1.5~1.9。

(4) 锂:常用维持量 900mg/d。锂的治疗窗窄,通常用于其他药物无效或有禁忌的慢性丛集性头痛患者。

(5) 其他口服药物(托吡酯、丙戊酸钠、褪黑激素),枕大神经阻滞,蝶腭神经节刺激,对难治性丛集性头痛患者有时可以考虑。

(何志义)

参 考 文 献

[1] Headache Classification Committee of the International Headache Society (IHS). The International Classification of Headache Disorders, 3rd edition [J]. Cephalalgia, 2018, 38(1): 1-211.

[2] QIU E, TIAN L, WANG Y, et al. Abnormal coactivation of the hypothalamus and salience network in patients with cluster headache [J]. Neurology, 2015, 84(14): 1402-1408.

[3] ROBBINS MS, STARLING AJ, PRINGSHEIM TM, et al. Treatment of Cluster Headache: The American Headache Society Evidence-Based Guidelines [J]. Headache, 2016, 56(7): 1093-1106.

[4] HOFFMANN J, MAY A. Diagnosis, pathophysiology, and management of cluster headache [J]. Lancet Neurol, 2018, 17(1): 75-83.

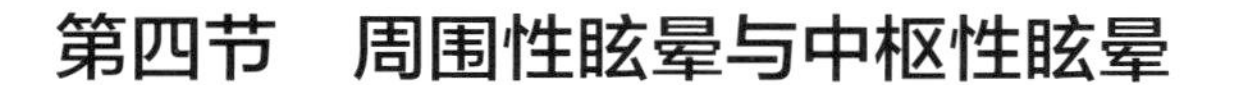

第四节　周围性眩晕与中枢性眩晕

【概述】

一般而言，周围性眩晕的病损位于前庭神经核以下的前庭通路，中枢性眩晕的损害则位于前庭核及核上的前庭通路。前者的发病率明显高于后者。临床上两者的区别主要表现在有无神经系统局灶性损害的症状及体征，少数孤立性中枢性眩晕的识别，需要重视通过急性前庭综合征床边检查（HINTS）等发现的神经 - 耳科体征并结合病史以及必要的影像复查。

【临床表现】

1. 不伴听力障碍的周围性眩晕

（1）良性阵发性位置性眩晕（benign paroxysmal positional vertigo，BPPV）：是最常见的前庭疾病，其中后半规管耳石症最为常见，水平半规管次之，前半规管很少见。眩晕或不稳感常发生在起卧床及侧翻身或抬头和低头等头位改变时，症状常持续数十秒钟，患者离床活动时多无异常。

（2）前庭神经炎（vestibular neuritis，VN）：曾称为前庭神经元炎。多累及前庭上神经或前庭上下神经同时受累，极少单独累及前庭下神经。患者急性或亚急性起病，多表现为伴有恶心、呕吐的剧烈的视物旋转感，常持续 1~3d，部分患者可达 1 周左右，之后出现姿势性症状或前庭 - 视觉症状，一般持续数天到数周。

（3）双侧前庭病（bilateral vestibulopathy，BVP）：是慢性头晕的主要表现形式之一，继发性和特发性 BVP 约各占一半。多隐袭起病缓慢进展，表现为行走不稳且夜间为著，近半数伴随振动幻觉。

2. 伴有听力障碍的周围性眩晕

（1）梅尼埃病（Ménière disease，MD）：病因仍未明确，病理改变主要为膜迷路积水和内淋巴扩大，其中双耳受累的比率为 7%~16%。临床表现突发眩晕，伴患侧的耳聋、耳鸣或耳胀满感呈波动性。

（2）伴眩晕的突发性聋（sudden hearing loss，SHL）：SHL 中约有 1/3 的患者出现眩晕发作，眩晕发作可能与前庭末梢感受器受损有关。

（3）前庭阵发症（vestibular paroxysmia，VP）：临床至少 10 次眩晕发作，每次持续时间不超过 1min，发作形式相对刻板。

3. 中枢性眩晕　病变多位于脑干和小脑，少数见于丘脑或前庭皮层。多数病损导致脑组织解剖结构的，可被影像学检查所证实。

（1）脑干和小脑病变：临床表现除眩晕外，同时合并中枢神经系统损害的其他表现，如面瘫、偏瘫或共济失调、构音障碍等，临床识别不难。少数孤立性中枢性眩晕，仅表现为眩晕 / 头晕却没有中枢损害的其他表现。

（2）前庭性偏头痛（vestibular migraine，VM）：曾称为偏头痛性眩晕，女性患病率高于男性。至少发作 5 次中到重度的眩晕 / 头晕，每次持续 5min~72h，现病史或既往史中存在符合国际头痛疾病分类标准的偏头痛。

【诊断要点】

1. 良性阵发性位置性眩晕　位置试验可在 70% 以上的患者中发现与症状同步发生的眼球震颤，眼震的方向是受累半规管相对应眼外肌作用的结果，其中后半规管耳石症的眼球震颤为旋转朝向患侧并轻微上跳，水平半规管管石症表现为水平向地性眼震，水平半规管脊帽结石症则表现为水平离地性眼震。前半规管耳石症以及非典型表现的 BPPV，需要与发生于四脑室附近的中枢性前庭病变以及前庭性偏头痛等相鉴别。

2. 前庭神经炎　急性期可见自发性水平略带旋转性眼震朝向健侧，甩头试验患侧可见纠正性的眼球扫视，闭目难立征或加强试验向患侧倾倒，部分患者可出现朝向患侧的眼偏斜反应。冷热试验显示患侧半规管麻痹或功能显著减退，视频甩头试验增益明显降低并可见扫视波，前庭肌源性诱发电位显示患侧无反应或波幅显著降低。急性发作的 VN 常需要与孤立性中枢性眩晕相鉴别。

3. 双侧前庭病　双侧冷热水试验平均慢相角速度 <6°/s，甩头试验双侧阳性，增益 <0.6，转椅试验增益 <0.1。

4. 梅尼埃病　确诊标准：①自发性眩晕发作至少 2 次，持续 20min 至 12h；②至少 1 次纯音测听发现低到中频为感音聋；③患侧的耳聋、耳鸣或耳胀满感呈波动性；④排除其他疾病引起的眩晕。纯音听阈是诊断 MD 不可或缺的工具；耳蜗电图有助于诊断。部分 MD 患者合并偏头痛，而部分前庭性偏头痛患者出现耳蜗症状，应注意鉴别。

5. 伴眩晕的突发性聋　诊断标准为：①突发的感音性耳聋于 72h 内达到高峰；②与病前或对侧比较，听力图中至少 2 个连续频段的听力下降≥20dB。纯音听阈图是基本的必备性检查，由于极少数耳蜗内出血、桥小脑角肿瘤以及桥延脑梗死的临床表现极似 SHL，有条件者应尽可能进行内听道及脑干的 MRI 扫描检查，必要时应将患者转诊至专科就诊。

6. 前庭阵发症　确诊标准包括：①至少 10 次眩晕发作；②眩晕发作每次的持续时间不超过 1min；③发作形式相对刻板；④卡马西平或奥卡西平试验性治疗有效；⑤难以归咎为其他疾病。表现不典型的 VP 需要与 BPPV、直立性低血压和惊恐发作等相鉴别。

7. 前庭性偏头痛　确诊标准：①至少发作 5 次中到重度的眩晕 / 头晕，每次持续 5min~72h。②现病史或既往史中存在符合国际头痛疾病分类标准的偏头痛。③至少 50% 的眩晕 / 头晕发作合并下列症状中的 1 项，(a) 头痛，至少符合 2 项，即位于头部一侧或呈搏动性或疼痛达到中到重度或活动后加重头痛；(b) 畏光且惧声；(c) 视觉先兆。④临床表现不能用其他疾病解释。少数患者，自发性眩晕的持续时间短暂或表现为位置性眩晕，应与 BPPV 或 VP 等鉴别；当合并耳蜗症状时，应与 MD 鉴别。

【治疗原则】

1. 良性阵发性位置性眩晕的主要治疗措施是的手法复位。后半规管耳石症的常用措施为 Epley 法和 Semont 法，水平半规管则包括 Barbecue 法和 Gufoni 法。对于个别存在严重颈椎病或恐惧不能配合的患者，可尝试 Brandt-Daroff 法康复训练。

2. 前庭神经炎　眩晕急性期需要给予前庭抑制剂，常使用 2~3d；VN 早期应用糖皮质激素有利于病情的恢复。急性期过后应鼓励患者尽早进行适当的活动，促进前庭功能的康复。少数前庭功能受损严重，遗留一定程度的平衡障碍，需要康复治疗。

3. 双侧前庭病主要的治疗措施是前庭康复训练。继发性 BVP 还需要针对原发病治疗。

4. 梅尼埃病　眩晕发作期需要应用前庭抑制剂，预防措施则是阶梯性疗法，即限制食盐的摄入以及忌烟酒咖啡等，口服倍他斯汀、利尿剂或激素并维持至少数月，鼓室内注射激素或庆大霉素，均无效时才考虑外科手术。

5. 伴眩晕的突发性聋　主要治疗措施是应用糖皮质激素，少数患者遗留一定程度的前庭功能损害，需要康复训练。

6. 前庭阵发症　主要的治疗措施是应用卡马西平或奥卡西平。

7. 前庭性偏头痛　治疗应参照偏头痛的防治方案。

（韩军良　赵　钢）

参考文献

[1] 中华医学会神经病学分会，中华神经科杂志编辑委员会．眩晕诊治多学科专家共识[J]．中华神经科杂志，2017，50(11)：805-812.

[2] BRANDT T，DIETERICH M，STRUPP M. Vertigo and Dizziness：Commmon complaints [M]. 2nd ed. Berlin：Springer，2013.

[3] JOSEPH M. FURMAN，THOMAS LEMPERT. Neuro-Otology. In：Handbook of Clinical Neurology，Elsevier，2016.

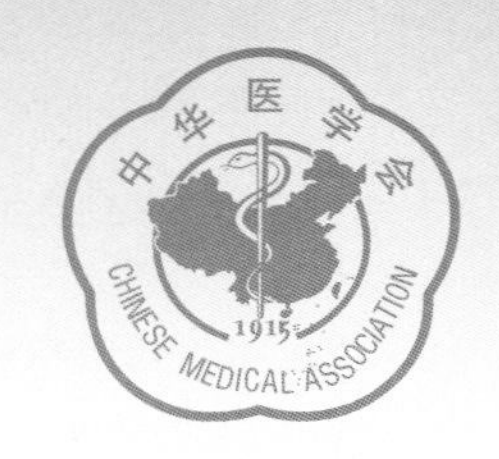

第八章

神经系统变性疾病

第一节　肌萎缩侧索硬化

【概述】

肌萎缩侧索硬化（amyotrophic lateral sclerosis，ALS）是一种病因未明、主要累及大脑皮层、脑干和脊髓运动神经元的神经系统变性疾病。ALS 以进行性发展的骨骼肌无力、萎缩、肌束颤动、延髓麻痹和锥体束征为主要临床表现，一般中老年发病，生存期通常 3~5 年。90% 左右的患者为散发，约 10% 左右的患者为基因异常所致。

【临床表现】

1. 病程特点　隐袭起病，逐渐发展。症状体征通常从某一区域的一个部位开始，逐渐加重并进展至其他区域。

2. 症状体征　①面肌和延髓支配肌、四肢和躯干肌肉进行性无力和萎缩，常伴有肌束颤动。②查体可见腱反射活跃或亢进，病理征阳性。③眼肌和括约肌功能一般并不受累。④无感觉障碍。⑤部分患者可以表现有不同程度的认知功能障碍，严重者可伴有额颞叶痴呆。

【诊断要点】

1. 辅助检查

(1) 电生理检查：①感觉神经传导测定一般正常。②运动神经传导测定，可见远端运动潜伏期和神经传导速度通常正常，受累肢体复合肌肉动作电位波幅可有下降。③针极肌电图检查，可见进行性失神经电位如纤颤电位、正锐波，以及束颤电位，并同时存在慢性神经再生表现如宽大的运动单位电位以及募集减少。可以早期发现临床未受累区域的神经源性损害，有助于早期诊断。

(2) 影像学检查：磁共振检查有助于排除颈椎病、腰椎病或颅内病变等其他原因导致的上下运动神经损害。

2. 诊断标准　①隐袭起病，逐渐进展；②临床表现为纯运动受累，神经系统查体可见上下运动神经元受累的证据，肌电图证实存在下运动神经元受累；③排除其他可导致上下运动神经元受累的疾病。

3. ALS 的诊断分级

(1) 临床确诊 ALS：通过临床或电生理检查，证实在 4 个区域中至少有 3 个区域存在上、下运动神经元同时受累的证据。

(2) 临床拟诊 ALS：通过临床或电生理检查，证实在 4 个区域中至少有 2 个区域存在上、下运动神经元同时受累的证据。

(3) 临床可能 ALS:通过临床或电生理检查,证实仅有 1 个区域存在上、下运动神经元同时受累的证据,或者在 2 个或以上区域仅有上运动神经元受累的证据。已经行影像学和实验室检查排除了其他疾病。

4. 鉴别诊断　在 ALS 的诊断过程中,根据症状和体征的不同,需要与多种疾病进行鉴别,常见的有颈椎病、腰椎病、多灶性运动神经病、青少年上肢远端肌萎缩(平山病)、成人脊髓性肌萎缩、脊髓延髓肌萎缩症、遗传性痉挛性截瘫、家族性运动神经元病等。

【治疗原则】

尽管 ALS 仍是一种无法治愈的疾病,但有许多方法可以改善患者的生活质量,早期诊断、早期治疗,尽可能延长生存期。治疗上除了延缓病情发展和对症治疗的药物外,还包括营养管理、呼吸支持和综合治疗等。

1. 药物治疗

(1) 利鲁唑:化学名为 2- 氨基 -6(三氟甲氧基)- 苯并噻唑,该药是目前唯一证实可以在一定程度上延缓病情发展的药物,用法为 50mg,每天 2 次口服。常见不良反应为疲乏和恶心,个别患者可出现肝转氨酶升高,需注意监测。当患者已经使用有创呼吸机辅助呼吸时,不建议继续服用。

(2) 其他药物:目前尚无其他证实能够延缓病情发展的药物。临床上常常使用多种 B 族维生素等。另外根据患者情况,可以选用不同的对症治疗药物以改善抑郁焦虑、失眠、流涎、肢体痉挛、疼痛等。

2. 营养管理

(1) 能够正常进食时应采用均衡饮食;吞咽困难时宜采用高蛋白、高热量饮食以保证营养摄入。进食软食、半流食,少食多餐。

(2) 当患者吞咽明显困难、体重下降、脱水或存在呛咳、误吸风险时,应尽快行经皮内镜胃造瘘术(percutaneous endoscopic gastrostomy,PEG)。对于拒绝或无法行 PEG 者,可采用鼻胃管进食。

3. 呼吸支持　当 ALS 患者出现呼吸肌无力时,需要尽早考虑治疗的方法,与患者和家属就无创通气、有创通气以及后期的处理达成共识。在使用有创呼吸机辅助呼吸前,建议定期检查肺功能。

4. 综合治疗　ALS 患者治疗过程中,应注重多科协作,这涉及神经科、内科、心理科、康复科、营养科等,护理人员在其中也发挥着重要作用。

(刘明生)

参 考 文 献

[1] BROWN RH, AL-CHALABI A. Amyotrophic Lateral Sclerosis [J]. N Engl J Med, 2017, 377(2): 162-172.

[2] BROOKS BR, MILLER RG, SWASH M, et al. El Escorial revisited: revised criteria for the diagnosis of amyotrophic lateral sclerosis [J]. Amyotroph Lateral Scler Other Motor Neuron Disord, 2000, 1(5): 293-299.

[3] LUDOLPH A, DRORY V, HARDIMAN O, et al. A revision of the El Escorial criteria-2015 [J]. Amyotroph Lateral Scler Frontotemporal Degener, 2015, 16(5-6): 291-292.

[4] 中华医学会神经病学分会肌电图与临床神经电生理学组,中华医学会神经病学分会神经肌肉病学组. 中国肌萎缩侧索硬化诊断和治疗指南[J]. 中华神经科杂志,2012,45(7):531-533.

第二节　脊髓延髓肌萎缩症

【概述】

脊髓延髓肌萎缩症(spinal and bulbar muscular atrophy,SBMA)又称肯尼迪病,是一种 X 连锁隐性遗传的神经系统变性病,患者多以肢体无力起病,逐渐出现面部、延髓、肢体肌肉萎缩,同时伴有感觉障碍及内分泌系统异常,如男性乳房发育和不育。该病是由染色体 Xq11-12 上的雄激素受体(androgen receptor，*AR*）基因第一外显子 CAG 重复序列异常扩增所致，具体发病机制尚不十分明确。

【临床表现】

男性发病，起病隐匿，常见发病年龄为 30~60 岁。患者常以痛性痉挛、震颤、双下肢无力等症状起病，逐渐出现双上肢、延髓部和面部的肌肉萎缩、肌束颤动、构音障碍、吞咽困难、呼吸困难等。可伴有男性乳房发育、生殖功能降低等雄激素受体不敏感表现。约超过 50% 的患者存在感觉异常。女性突变携带者临床症状较轻，可仅出现痉挛，电生理检查所示慢性失神经改变多轻微。该病进展缓慢，患者通常在病程晚期才出现行走不能，仅有部分患者需要辅助通气，对生存期无显著影响。

1. 不典型症状　某些不典型症状可在出现肢体力弱前数年甚至数十年前出现，包括痛性痉挛、口周震颤及姿势性震颤，针对后者有研究发现其原因有可能与感觉障碍和运动单位的减少有关。

2. 肌无力　多数患者以双下肢无力起病，逐渐进展至双上肢、舌肌以及面肌，而眼外肌往往不受累。肢体无力的分布多不对称，以近端受累为主。咀嚼肌受累时可引起下颌下垂及震颤。体检以下运动神经元损害体征为主，表现为肢体肌力下降，近端为著，伴肌肉萎缩、束颤，腱反射多减弱或消失。多数患者可出现明显舌肌萎缩、纤颤，但软腭活动、咽反射多正常，患者饮水呛咳、吞咽困难的程度也较轻。某些患者还可观察到嘴唇以及口周束颤。患者运动功能损害随病程延长逐渐加重，后期可出现上楼费力、行走不稳等。

3. 感觉障碍　约半数患者存在不同程度的感觉减退，而在其他患者中为亚临床表现，仅在感觉神经传导检查中可发现异常。

4. 内分泌异常　包括葡萄糖及脂肪代谢的异常，雄激素受体不敏感等表现，后者包括男性乳房发育、性功能下降、不孕不育、睾丸萎缩等。

5. 女性携带者　多数女性携带者并不出现症状，即使出现症状程度也较轻，可仅表现为束颤、轻度远端肢体无力、肌肉痉挛或肌酸肌酶增高等。

【诊断要点】

1. 辅助检查

(1) 常规检查：SBMA 患者血清肌酸肌酶和乳酸脱氢酶可轻度或明显升高，内分泌指标包括睾酮、黄体酮、促卵泡激素、黄体生成素水平也可出现增高。腰穿脑脊液检查通常正常。某些患者可出现高脂血症以及糖耐量受损。

(2) 电生理检查：感觉神经动作电位波幅降低，感觉神经传导速度减慢。针极肌电图多呈广泛神经源性损害，存在进行性和 / 或慢性失神经改变，出现多个自发电位，运动单位动作电位时限显著增宽，甚至出现巨大电位，大力收缩时呈单纯相。单纤维肌电图上颤抖（jitter）明显增宽，运动单位计数也明显减少。

(3) 影像学检查：肌肉 MRI 可显示肌肉萎缩及脂肪填充。

(4) 肌肉活检：主要表现为神经源性损害，有时可合并肌源性损害特征。

(5) 基因检测：雄激素受体基因外显子中的 CAG 三核苷酸重复数目超过 40 个即可诊断。

2. 诊断标准　*AR* 基因中 CAG 重复序列扩增数目是诊断 SBMA 的“金标准”。根据病史、临床检查及神经电生理表现，结合基因检测结果即可明确诊断。

【治疗原则】

目前临床上仍缺乏有效的针对病因的治疗方法，对症治疗有助于缓解肢体无力、震颤、内分泌异常、肌肉痉挛、呼吸衰竭、吞咽困难等症状。

1. 对症治疗　所有患者均可给予维生素 B、维生素 E 营养神经治疗。对于痛性痉挛，镁剂、替扎尼定、巴氯芬、加巴喷丁、丙戊酸钠、卡马西平等均可选用。若患者存在糖尿病，则按照现行诊疗原则进行

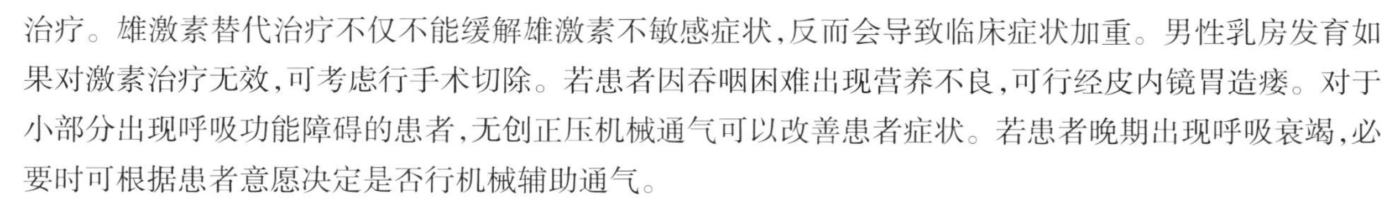

治疗。雄激素替代治疗不仅不能缓解雄激素不敏感症状，反而会导致临床症状加重。男性乳房发育如果对激素治疗无效，可考虑行手术切除。若患者因吞咽困难出现营养不良，可行经皮内镜胃造瘘。对于小部分出现呼吸功能障碍的患者，无创正压机械通气可以改善患者症状。若患者晚期出现呼吸衰竭，必要时可根据患者意愿决定是否行机械辅助通气。

2. 病因治疗　雄激素抑制治疗已成功用于动物模型。亮丙瑞林作为一种促黄体激素释放激素拮抗剂，可通过抑制睾酮以及双氢睾酮的生成，减少异常 AR 在细胞核中沉积，起到起到延缓病情进展的作用。在最近一项纳入 50 名受试者的随机对照试验中，与安慰剂组患者相比，接受亮丙瑞林注射治疗的患者功能评分增加，吞咽指数明显改善。其他一些药物包括组蛋白去乙酰化酶抑制剂、热激蛋白（heat shock protein，Hsp）诱导剂、Hsp90 抑制剂等尚在研究阶段。

（杨洵哲　崔丽英）

参考文献

[1] JOKELA ME, UDD B. Diagnostic Clinical, Electrodiagnostic and Muscle Pathology Features of Spinal and Bulbar Muscular Atrophy [J]. J Mol Neurosci, 2016, 58(3): 330-334.

[2] QUERIN G, SORARU G, PRADAT PF. Kennedy disease (X-linked recessive bulbospinal neuronopathy): A comprehensive review from pathophysiology to therapy [J]. Rev Neurol (Paris), 2017, 173(5): 326-337.

[3] FRATTA P, NIRMALANANTHAN N, MASSET L, et al. Correlation of clinical and molecular features in spinal bulbar muscular atrophy [J]. Neurology, 2014, 82(23): 2077-2084.

[4] FISCHBECK KH. Spinal and Bulbar Muscular Atrophy Overview [J]. J Mol Neurosci, 2016, 58(3): 317-320.

[5] MITSUMOTO H. Long-term treatment with leuprorelin for spinal and bulbar muscular atrophy [J]. J Neurol Neurosurg Psychiatry, 2017, 88(12): 1004-1005.

第三节　阿尔茨海默病

【概述】

阿尔茨海默病（Alzheimer's disease，AD）是发生于老年和老年前期、隐袭起病、以进行性认知功能障碍和精神行为损害为特征的中枢神经系统退行性疾病，临床上以记忆障碍、失语、视空间障碍、定向力障碍、抽象思维和计算损害、失用、精神和行为异常改变为特征，是最常见的痴呆类型。根据国际阿尔茨海默病协会（Alzheimer's Disease International，ADI）发布的《全球阿尔茨海默病报告》，2015 年全球约 4 680 万人患痴呆症，并以每 20 年翻一番的速度在增长，预计到 2050 年，全球痴呆患者将达到 1.315 亿，其中约一半为 AD 患者。AD 危险因素包括不可逆性和可逆性，不可逆性危险因素包括：痴呆家族史、高龄、性别、遗传因素[AD 致病基因为淀粉前体蛋白（amyloid precursor protein，*APP*）基因、早老蛋白（presenilin，PS）*PS1* 和 *PS2* 基因，易感基因 *ApoE* 基因等]；可逆性危险因素包括心脑血管疾病、高血压、2 型糖尿病、高脂血症、低教育水平、肥胖、吸烟、脑外伤等，其中年龄增长是最主要的危险因素，国内外的研究均显示，65 岁以上人群，年龄每增长 5 岁，AD 患病率几乎增加一倍。AD 的病理改变以老年斑和神经原纤维缠结为特征，神经生化则以脑皮层和海马合成胆碱能神经元明显减少为特征。

【临床表现】

AD 临床表现包括记忆障碍、认知障碍和精神行为障碍。

1. 记忆障碍　是 AD 最常见和最早的症状，也是诊断 AD 的必要条件。在 AD 患者中情景记忆损害为最早和最突出表现，特别是近事遗忘尤为突出，工作记忆亦受到损害，导致患者无法学习和记忆新知识，工作能力减退。而语义记忆障碍出现得相对较晚，继发于工作记忆损害，患者对熟悉的地理名称、内容无法理解。AD 患者记忆障碍的发展与新皮质结构的损害，特别是颞叶海马的结构破坏有关。

2. 认知障碍　AD认知障碍表现为失语、失用、视空间障碍、思维障碍、执行功能障碍等。失语是AD患者常见症状，其发展顺序为言语主动性减少、找词困难、命名性失语、经皮层感觉性失语、Wernicke失语和完全性失语。AD患者计算损害往往表现明显，表现为购物时算账错误。视空间障碍表现为地理方位认识困难，在家找不到自己房间，出门后找不到自己的家，容易迷路和走失；前后穿反衣服，上衣当作裤子穿等，照镜时不认识自己的面孔。执行功能障碍则表现为患者在任务计划、组织和实施方面的损害导致不能完成既往可以完成的任务。AD患者的失语、失用和视空间障碍与顶颞区后半球皮层萎缩有关。

3. 精神行为障碍　是AD的重要表现之一。早期患者即可出现猜疑、妄想（被窃妄想、关系妄想）、易激惹，随病情的发展，逐渐出现幻觉、错觉、人格改变、游荡、尾随，抑郁也是常见症状，患者主动性显著减退，兴趣爱好减少或缺失，社交礼仪逐渐丧失，后期可出现脱抑制等。研究显示收敛行为（患者收集废旧物品，甚至捡拾垃圾等）也是AD较为特征的行为异常症状。

【诊断要点】

（一）临床分期

根据全面减退评分（global deterioration scale）标准将AD临床分为7个阶段：认知功能正常、主观认知下降、轻度认知障碍、轻度AD、中度AD、中重度AD和重度AD。2011年美国国家衰老研究所和阿尔茨海默病学会（NIA-AA）基于生物学标志物发表了新的诊断标准，提出了临床前期AD（preclinical）和轻度认知功能障碍轻度认知功能障碍（MCI）期AD的概念，将AD分为临床前期、AD源性MCI期和AD期。2014年国际工作组织（IWG）重新修改AD诊断标准，将临床前期AD分为无症状风险期（asymptomatic at risk for AD）和症状前期（presymptomatic AD）并提出了明确诊断标准，由此将AD分为无症状期、症状前期和典型AD期。同时还制订了不典型AD（Atypical AD）和混合性AD诊断标准，将AD分为典型AD、不典型AD（后部变异型、少词变异型、额叶变异型和唐氏综合征变异型）和混合型AD三大类，将AD的诊断不断前提，为AD的研究和早期预防治疗做准备。

（二）认知评定

AD认知评估分为总体认知评估和专项认知评估。

1. 总体认知评估　简明精神状态检查量表（MMSE）、蒙特利尔认知评估量表（MoCA）、AD评估量表-认知部分（ADAS-cog）、临床痴呆评定量表（CDR）等。

2. 不同认知领域专项评估

（1）记忆力评估：主要是情景记忆的评估，包括各种版本的听觉词语学习测验、韦氏记忆量表逻辑记忆分测验、非语言材料记忆测验等。

（2）注意/执行功能评估：常用工具为韦氏记忆测验的注意分测验（心智、数字广度测验、视觉记忆广度测验）、简易注意测验、同步听觉连续加法测验、持续操作测验、数字划销测验、字母划销测验、符号数字模式测验、日常注意测验、注意力变化测验和连线测验A，执行功能测试工具相对较多，常用的有语音词语流畅性测验、语义词语流畅性测验、数字符号测验、Stroop测验A部分、威斯康星卡片分类测验、连线测验B、伦敦塔测验和迷宫测验等。

（3）语言功能评估：常用的有波士顿命名测验（Boston naming test，BNT）、词语流畅性测验（verbal fluency test，VF-I'）、代币检测（token test），系统的语言功能评估工具如北京大学第一医院汉语失语成套测验（aphasia battery of Chinese，ABC）和北京医院汉语失语症检查法（Chinese aphasia examination scale）也广泛应用。

（4）视空间和结构能力评估：Benton面孔再认测验、线条方向测验、Rey-Osterrieth复杂图形测验、视

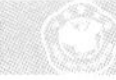

觉运动整合测验、Hooper 视觉组织测验、物品拼凑测验、图形排列测验、画钟测验、积木测验等。

(5) 日常功能评估：评价日常能力常用的量表包括阿尔茨海默病协作研究日常能力量表(Alzheimer disease cooperative study ADL, ADCS-ADL)、Lawton 工具性日常活动能力量表(instrumental ADL scale of Lawton)、社会功能问卷(functional activities questionnaire, FAQ)、进行性恶化评分(progressive deterioration scale, PDS)和痴呆残疾评估(disability assessment for dementia, DAD)等。

(三) 辅助检查

AD 的辅助检查包括体液检查、影像学检查和基因检测等。

1. 血液检查　糖原合成酶激酶 -3(glycogen synthase kinase-3, GSK3)在 AD 发病中起着重要的作用。在早期的 AD 患者中，血液 GSK-3 水平明显升高。AD 和 MCI 患者的血小板 APP 高分子量(相对分子质量 120 000~130 000)与相对分子质量(110 000)的比值减低，其检测的敏感度和特异度达到 80%~95%。血浆中 Aβ 也是 AD 的一个重要体液指标。家族性 AD 患者中血浆总 Aβ 或 $Aβ_{42}$ 水平增高。血浆 Aβ 测定水平虽然尚不能用于诊断，但可以辅助评估 AD 的进展和监测疗效。

2. AD 诊断相关的尿液标志物　研究报道，AD 患者的 AD7C 神经丝蛋白(neural thread protein, NTP)敏感度和特异度都很高，但这一发现还需进一步得到其他实验室的证据支持，目前尚未通过美国食品药品管理局(FDA)的批准。

3. 脑脊液检查　AD 诊断相关的脑脊液标志物：为了准确诊断 AD，在结合其他评估的基础上，至少应分析 4 种脑脊液生物标志物($Aβ_{42}$、$Aβ_{42}$/$Aβ_{40}$、T-Tau 和 P-Tau_{181})。

淀粉样蛋白(Aβ)聚集形成寡聚体、纤维和斑块是 AD 核心的分子病理机制。在散发性 AD 患者中，脑脊液 $Aβ_{42}$ 水平明显下降，在 MCI 患者中，通过检测脑脊液 $Aβ_{42}$ 诊断 AD 的平均特异度是 64%，敏感度是 81%。脑脊液 $Aβ_{42}$/$Aβ_{40}$ 比值相较于 $Aβ_{42}$ 降低能更显著地反映 AD 的病理变化。脑脊液 $Aβ_{42}$/$Aβ_{40}$ 用于诊断 AD 的敏感度为 64%~88%，而特异度为 70%~78%。

在 AD 患者中，脑脊液 T-Tau 的含量显著增加约 300%，其敏感度和特异度达到 80%~90%。相比于 T-Tau，脑脊液 P-Tau 的升高更能反映 AD 的病理生理改变，P-Tau 水平升高特异地提示脑内有神经原纤维缠结形成。P-Tau_{181} 可以用来鉴别 AD 与额颞叶痴呆(FTD)、路易体痴呆、血管性痴呆和抑郁等。由于 AD 源性 MCI 初期患者脑脊液 P-Tau 的显著增高，因而 P-Tau 可以作为该类疾病的早期标志物。

在诊断时综合考虑 4 个脑脊液生物标志物 $Aβ_{42}$、$Aβ_{42}$/$Aβ_{40}$、T-Tau 和 P-Tau_{181} 至关重要。如果 3 个脑脊液生物标志物都异常，高度提示脑脊液的改变是由 AD 引起的。联合应用 $Aβ_{42}$ 和 Tau 预测 MCI 患者转换为 AD 的准确性已经达到 80% 以上。

4. 影像学检查

(1) 结构 MRI：内侧颞叶尤其是海马和内嗅皮质改变是结构 MRI 有关 AD 研究最经典的发现。海马容积缩小常作为 AD 诊断和判断疾病进展的指标之一。晚发 AD(发病年龄 >65 岁)在结构 MRI 的表现主要是内侧颞叶萎缩，海马和内嗅皮质是最早受累的部位。内侧颞叶萎缩在区分轻、中度 AD 与正常人的敏感度和特异度均 >85%，且用于鉴别 AD 与 DLB、血管性痴呆的敏感度和特异度均在 90% 以上。荟萃分析表明结构 MRI 显示内侧颞叶萎缩对于提示 MCI 向 AD 的转化敏感度 73%，特异度 81%。早发 AD(发病年龄 <65 岁)相比晚发 AD，内侧颞叶萎缩不明显，但是顶叶、颞叶外侧和额叶改变更加突出。非典型 AD 的内侧颞叶改变常常缺如，颞、顶叶皮质萎缩用于区分非典型 AD 与 FTD 的准确性比海马萎缩更高(81% 比 74%)。

(2) 弥散张量成像(diffusion tensor imaging, DTI)：DTI 研究发现可能的 AD 患者存在胼胝体压部、上纵束和扣带回白质纤维改变。AD 的白质病变主要是与记忆相关的长束白质如穹窿、钩束和扣带回改变，额叶与颞叶相连接的白质纤维也有损害，且扣带回白质纤维改变主要在前部和后部，DTI 可以显示 AD

早期改变。

(3) 正电子发射计算机体层显像技术(PET)

1) ^{18}F-FDG PET：显示AD患者的低代谢或是低灌注区域主要集中在扣带回后部和楔前叶，痴呆相同程度的AD患者，早发型AD较晚发型AD低灌注或是低代谢程度更严重，早发AD患者病变区域主要集中在顶叶、枕叶和额叶及皮质下区域。Aβ淀粉样物质显像的标志物可分为以^{11}C标记和^{18}F标记两类示踪剂。对于AD，^{11}C-PIB显像在敏感度方面优于^{18}F-FDG PET(89%比73%)。但^{11}C标记半衰期只有20min，一定程度上限制了其应用。与^{11}C标记相比^{18}F具有较长的半衰期，约为110min。目前后三种新型^{18}F标记分子示踪剂即：^{18}F-Florbetapir、^{18}F-Flutemetamol和^{18}F-Florbetaben已经先后于2012、2013和2014年获得美国食品药品管理局批准应用于临床。^{11}C-PIB和Florbetaben均可有效区分AD与FT。

2) Tau蛋白显像：新一代的Tau蛋白PET示踪剂为^{18}F标记THK系列喹啉衍生物([^{18}F]-THK-523、[^{18}F]-THK-5105和[^{18}F]-THK-5117)，对AD中Tau的选择性结合明显高于Aβ。[^{18}F]-THK5105、[^{18}F]-THK5117与Tau的亲和力约是Aβ的25倍。THK523不能与CBD、PSP和Pick病等Tau病理中的Tau结合，可作为AD的特异性生物标志物，THK-5117是三者中最好的示踪剂，可以用于轻、中、重度AD的显像。

5. 基因检测　遗传因素在多种认知障碍疾病中发挥重要作用，在具有阳性家族史或早发性痴呆患者中检测相关致病基因具有重要意义。目前已确认位于14、1、21号染色体上的*PS1*基因、*PS2*基因和*APP*基因为家族性AD致病基因；其中*PSEN1*基因突变占75%~80%，*APP*基因突变占15%~20%，*PSEN2*基因突变不足5%。位于19号染色体上载脂蛋白Eε4(*ApoEε4*)等位基因作为易感基因与散发型AD相关联。同时*ApoEε4*基因型也是MCI向AD转化的危险因素。

(四) 诊断标准

随着近年结构MRI、功能MRI及分子影像学和基因检测技术的普及，AD的美国国立神经疾病及交流障碍与卒中研究所-阿尔茨海默病及相关疾病学会(NINCDS-ADRD)诊断标准和DSM-IV-R诊断标准已经远远不能满足临床和科研需要。2011年NIA-AA诊断标准逐渐广泛应用。NIA-AA标准将AD痴呆的诊断分为很可能的AD痴呆、可能的AD痴呆、伴AD病理生理标志物的很可能或可能的AD痴呆。前两种适用于几乎所有的医疗机构，第三个适用于开展了AD相关生物标志物检查的医学中心，目前主要用于科研。另外，还提到了病理生理学证实的AD痴呆。

1. 很可能的AD痴呆　符合下述核心临床标准可诊断为很可能的AD痴呆。

(1) 符合上述痴呆的诊断标准；起病隐袭，症状在数月至数年内逐渐出现；

(2) 患者主观报告或知情者观察得到明确的认知损害的病史；

(3) 病史和查体中，起始和最突出的认知域受损常为记忆障碍，此外还应有一个认知域受损；

(4) 当有脑血管病、路易体痴呆、额颞叶痴呆等其他疾病的证据时，不应诊断很可能的AD痴呆。

2. 可能的AD痴呆　有以下情况之一时，即诊断为可能的AD痴呆。

(1) 病程不典型，符合上述核心临床标准，但认知障碍可呈突然发作、或病史不够详细、或客观认知下降的证据不充分；

(2) 病因不确定，满足上述核心临床标准，但具有脑血管病、路易体痴呆等其他疾病的证据。

3. 伴AD病理生理标志物的很可能或可能的AD　痴呆在上述临床诊断的基础上，引入了脑脊液和影像学标志物。NIA-AA标准将这些生物标志物分为两类。

(1) 脑Aβ沉积的标志物：脑脊液$Aβ_{42}$降低和PET Aβ显像。

(2) 神经元损伤的生物标志物：脑脊液Tau蛋白升高、^{18}F-FDG PET显示颞顶叶皮质葡萄糖代谢下

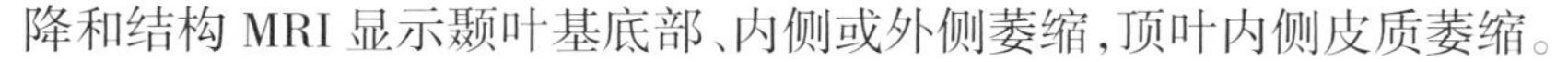

降和结构 MRI 显示颞叶基底部、内侧或外侧萎缩，顶叶内侧皮质萎缩。

这些生物标志物的结果可以分为 3 类：明确阳性、明确阴性、不确定。并推荐了其应用标准。

4. 病理生理学证实的 AD 痴呆　如果患者符合前述 AD 痴呆的临床和认知标准，并用神经病理学检查证明了 AD 病理的存在，即可诊断为病理生理学证实的 AD 痴呆。

【治疗原则】

1. 认知障碍的治疗

(1) 胆碱酯酶抑制剂：为治疗轻、中度 AD 的一线药物。目前临床应用的主要为多奈哌齐、卡巴拉汀和加兰他敏。另外，有部分研究证实，多奈哌齐和卡巴拉汀对中、重度 AD 也有一定治疗效果。胆碱酯酶抑制剂除可改善 AD 患者认知功能和全面功能外，对 AD 的精神行为异常（特别是淡漠）也有一定效果，其对易激惹疗效相对较差。

(2) 兴奋性氨基酸受体拮抗剂：主要为美金刚，对中、重度 AD 疗效确切，可有效改善患者的认知功能、全面能力，还对妄想、激越等精神症状效果明显。有报告其对轻、中度 AD 也有一定效果。

2. 精神行为症状的处理　首先积极寻找精神症状的诱因或加重因素，在此基础上优先采用一些非药物手段去除诱因。在对症治疗方面，改善 AD 痴呆认知功能的药物均有一定改善精神症状的作用。如果非药物治疗和改善认知的药物治疗后患者仍有较严重的精神症状，可考虑以下药物治疗：

(1) 抗精神病药：主要为非典型抗精神病药，对幻觉、妄想等症状有效。但可能增加心脑血管事件、肺部感染等不良事件。因此应小剂量应用，症状控制后尽早减量或停用。

(2) 抗抑郁药：主要为选择性 5- 羟色胺再摄取抑制药（selective serotonin reuptake inhibitor，SSRI），较传统的三环类抗抑郁药的不良反应少。

(3) 苯二氮䓬类药物：用于治疗 AD 患者焦虑、激惹和睡眠障碍。药品的选择一般根据患者除睡眠障碍和焦虑激越外是否还存在其他症状而定。

3. 其他治疗　认知刺激和康复治疗虽然缺乏较强的证据支持，但有研究证实其有助于改善认知和功能状态。职业治疗可以改善患者功能状态，减轻照料者负担。

除关注对 AD 痴呆患者的综合管理外，应对患者坚持随访，至少每 3~6 个月随访 1 次，对治疗进行评估，以及时调整治疗方案。

（贾建平）

参考文献

[1] SPERLING RA，AISEN PS，BEEKETT LA，et al. Toward defining the preclinical stages of Alzheimer's disease：recommendations from the National Institute on Aging. Alzheimer's Association workgroups on diagnostic guidelines for Alzheimer's disease [J]. Alzheimers Dement，2011，7（3）：280-292.

[2] ALBERT MS，DEKOSKY ST，DICKSON D，et al. The diagnosis of mild cognitive impairment due to Alzheimer's disease：recommendations from the National Institute on Aging-Alzheimer's Association workgroups on diagnostic guidelines for Alzheimer's disease [J]. Alzheimers Dement，2011，7（3）：270-279.

[3] MCKHANN GM，KNOPMAN DS，CHERTKOW H，et al. The diagnosis of dementia due to Alzheimer's disease：recommendations from the National Institute on Aging-Alzheimer's Association workgroups on diagnostic guidelines for Alzheimer's disease [J]. Alzheimers Dement，20ll，7（3）：263-269.

[4] DUBOIS B，FELDMAN HH，JACOVA C，et al. Advancing research diagnostic criteria for Alzheimer's disease：the IWG-2 criteria [J]. Lancet Neurol，2014，13（6）：614-629.

[5] 中国痴呆与认知障碍诊治指南写作组 . 2018 中国痴呆与认知障碍诊治指南（三）：痴呆的认知和功能评估[J]. 中华医学杂志，2018，98（15）：1125-1129.

第四节 额颞叶痴呆

【概述】

额颞叶变性(frontotemporal lobar degeneration,FTLD)是一组以进行性精神行为异常、执行功能障碍和语言损害为主要特征的痴呆综合征,其病理特征为选择性的额叶和/或颞叶萎缩,具有明显的异质性。额颞叶痴呆(frontotemporal dementia,FTD)则是与FTLD相关的一组临床综合征。FTD发病年龄在40~80岁,以45~60岁发病最为常见,患病率为15/10万~22/10万人。在变性病导致的痴呆中仅次于阿尔茨海默病(AD)和路易体痴呆(DLB)。FTD的病因及发病机制尚不清楚。FTD通常包括两大类:以人格和行为改变为主要特征的行为变异型FTD(behavioral variant FTD,bvFTD)和以语言功能隐匿性下降为主要特征的原发性进行性失语(primary progressive aphasia,PPA),后者又可分为进行性非流利性失语(progressive non-fluent aphasia,PNFA)和语义性痴呆(semantic dementia,SD)。此外,进行性核上性麻痹(PSP)及皮质基底节综合征(CBS)或FTD合并的运动神经元病(MND)/肌萎缩性侧索硬化(ALS)等神经退行性疾病也属于FTLD的亚型。

【临床表现】

临床上以明显的人格、行为改变和语言障碍为特征,可以合并帕金森综合征和运动神经元病表现。

1. 行为变异型FTD(bvFTD)是最常见的FTD亚型。临床表现为进行性加重的行为异常,人际沟通能力下降和/或执行能力下降,伴情感反应缺失,自主神经功能减退等。其中行为异常显著,包括脱抑制、行为动力缺失、强迫性行为、仪式性行为和刻板运动等。随着病情进展,患者会出现认知障碍。与阿尔茨海默病(AD)的认知障碍不同,FTD患者的记忆障碍较轻,尤其是空间定向保存较好,但行为、判断和语言能力明显障碍。晚期患者可以出现妄想以及感知觉障碍等精神症状,部分患者可以出现锥体系或锥体外系损害的表现。

2. 原发性进行性失语

(1)进行性非流利性失语(PNFA):PNFA多在60岁缓慢起病,以言语输出能力进行性下降为特点。通常表现为语言表达障碍,对话能力下降,语言减少,找词困难,语音和语法错误,行为和性格改变极为罕见。

(2)语义性痴呆(SD):典型表现为进行性语义障碍。患者语言流畅,但内容空洞,缺乏词汇,伴阅读障碍(可按发音读词,但不能阅读拼写不规则词)和书写障碍。伴有不同程度面孔失认,命名性失语是特异表现。晚期可出现行为异常,但视空间、注意力和记忆力相对保留。

【诊断要点】

(一)辅助检查

1. 神经心理学 Addenbrook认知功能改良量表(ACE-R)有助于发现FTD患者,而MMSE的诊断敏感性差。神经精神量表、剑桥行为量表或额叶行为量表有助于评价行为异常。

2. 神经影像学 CT或MRI有特征性的颞叶和/或前额叶萎缩,可在疾病早期出现,多呈双侧不对称性。SPECT多表现为不对称性额颞叶血流减少、颞叶血流减少;PET多显示不对称性额、颞叶代谢减低。

(二)诊断标准

由于FTD各个亚型的临床表现存在很大的异质性,因此针对bvFTD、PNFA、SD分别制订了相应的诊断标准。

1. bvFTD的国际诊断标准

(1)神经系统退行性病变:必须存在行为和/或认知功能进行性恶化才符合bvFTD的标准。

（2）疑似 bvFTD：必须存在以下行为 / 认知表现（A~F）中的至少 3 项，且为持续性或复发性，而非单一或罕见事件。

A. 早期去抑制行为［至少存在下列症状（A1~3）中的 1 个］：

A1. 不恰当的社会行为；

A2. 缺乏礼仪或社会尊严感缺失；

A3. 冲动鲁莽或粗心大意。

B. 早期出现冷漠和 / 或迟钝。

C. 早期出现缺乏同情 / 移情［至少存在下列症状（C1~2）中的 1 个］：

C1. 对他人的需求和感觉缺乏反应；

C2. 缺乏兴趣、人际关系或个人情感。

D. 早期出现持续性 / 强迫性 / 刻板性行为［至少存在下列症状（D1~3）中 1 个］：

D1. 简单重复的动作；

D2. 复杂强迫性 / 刻板性行为；

D3. 刻板语言。

E. 口欲亢进和饮食习惯改变［至少存在下列症状（E1~3）中的 1 个］：

E1. 饮食好恶改变；

E2. 饮食过量，烟酒摄入量增加；

E3. 异食癖。

F. 神经心理表现：执行障碍合并相对较轻的记忆及视觉功能障碍［至少存在下列症状（F1~3）中的 1 个］：

F1. 执行功能障碍；

F2. 相对较轻的情景记忆障碍；

F3. 相对较轻的视觉功能障碍。

（3）可能为 bvFTD：必须存在下列所有症状（A~C）才符合标准。

A. 符合疑似 bvFTD 的标准；

B. 生活或社会功能受损（照料者证据，或临床痴呆评定量表或功能性活动问卷评分的证据）；

C. 影像学表现符合 bvFTD［至少存在下列（C1~2）中的 1 个］：

C1. CT 或 MRI 显示额叶和 / 或前颞叶萎缩；

C2. PET 或 SPECT 显示额叶和 / 或前颞叶低灌注或低代谢。

（4）病理确诊为 bvFTD：必须存在下列 A 标准与 B 或 C 标准中的 1 项：

A. 符合疑似 bvFTD 或可能的 bvFTD；

B. 活体组织检查或尸体组织检查有 FTLD 的组织病理学证据；

C. 存在已知的致病基因突变。

（5）bvFTD 的排除标准：诊断 bvFTD 时，下列 3 项（A~C）均必须为否定；疑似 bvFTD 诊断时，C 可为肯定。

A. 症状更有可能是由其他神经系统非退行性疾病或内科疾病引起；

B. 行为异常更符合精神病学诊断；

C. 生物标志物强烈提示阿尔茨海默病或其他神经退行性病变。

2. PNFA 的诊断标准

（1）PNFA 的临床诊断，至少具有下列核心特征（A、B）之一：

A. 语言生成中的语法缺失；

B. 说话费力、断断续续、带有不一致的语音错误和失真（言语失用）。

至少具有下列其他特征（a、b、c）中的2个及以上：

a. 对语法较复杂句子的理解障碍；

b. 对词汇的理解保留；

c. 对客体的语义知识保留。

（2）有影像学检查支持的PNFA的诊断应具有下列2项：

A. 符合PNFA的临床诊断；

B. 影像学检查必须至少具有以下1个及以上：

B1. MRI显示明显的左侧额叶后部和岛叶萎缩；

B2. SPECT或PET显示明显的左侧额叶后部和岛叶低灌注或代谢低下。

（3）具有明确病理证据的PNFA应符合下列A以及B或C：

A. 符合PNFA的临床诊断；

B. 特定的神经退行性病变的病理组织学证据[例如额颞叶变性-微管相关蛋白-Tau蛋白（FTLD-Tau）、额颞叶变性-TARDNA结合蛋白43（FTLD-TDP）、阿尔茨海默病或其他相关的病理改变]；

C. 存在已知的致病基因突变。

3. SD的诊断标准

（1）SD的临床诊断

1）必须同时具有下列核心特征：

A. 命名障碍；

B. 词汇理解障碍。

2）必须具有下列其他诊断特征中的至少3项：

A. 客体的语义知识障碍（低频率或低熟悉度 的物品尤为明显）；

B. 表层失读或失写；

C. 复述功能保留；

D. 言语生成（语法或口语）功能保留。

（2）有影像学结果支持的SD诊断，必须同时具有下列核心特征：

A. SD的临床诊断；

B. 影像学检查显示以下结果中的至少1项：

B1. 显著的前颞叶萎缩；

B2. SPECT或PET显示有显著的前颞叶低灌注或代谢低下。

（3）具有明确病理证据的SD应符合下列A以及B或C：

A. SD的临床诊断；

B. 特定的神经退行性病变的病理组织学证据（例如FTLD-Tau、FTLD-TDP、阿尔茨海默病或其他相关的病理改变）；

C. 存在已知的致病基因突变。

（三）鉴别诊断

鉴别诊断的疾病范畴较广，包括阿尔茨海默病（AD）、路易体痴呆（DLB）、血管性痴呆（VD）、多系统萎缩（MSA）、额颞叶痴呆-肌萎缩侧索硬化综合征（FTD-ALS）；遗传性疾病（如肝豆状核变性、亨廷顿病），代谢性疾病（维生素B_{12}缺乏、韦尼克脑病），内分泌性（甲状腺功能减低）、外伤性（硬膜下积液）、结构性（原发性或转移性肿瘤)病变及精神疾病(抑郁症)或系统性疾病(系统性红斑狼疮、副肿瘤综合征、真性红细胞增多症)等。

【治疗原则】

本病目前尚无有效治疗方法,主要以对症治疗为主。

对症治疗主要是针对行为、运动和认知障碍等的对症治疗。对于易激惹、好动、有攻击行为的患者可以给予选择性 5-HT 再摄取抑制剂和非典型抗精神病药物。临床调查显示,超说明书使用胆碱酯酶抑制剂和 N- 甲基 -D- 天冬氨酸受体拮抗剂在临床中很普遍。

病程晚期主要是防止呼吸道、泌尿系统感染以及压疮等。有条件者可以由经过培训的看护者给予适当的生活及行为指导和对症处理。

(陈小春　贾建平)

参考文献

[1] YOUNG JJ, LAVAKUMAR M, TAMPI D, et al. Frontotemporal dementia: latest evidence and clinical implications [J]. Ther Adv Psychopharmacol, 2018, 8(1): 33-48.

[2] RASCOVSKY K, HODGES JR, KNOPMAN D, et al. Sensitivity of revised diagnostic criteria for the behavioural variant of frontotemporal dementia [J]. Brain, 2011, 134: 2456-2477.

[3] GORNO-TEMPINI ML, HILLIS AE, WEINTRAUB S, et al. Classification of primary progressive aphasia and its variants [J]. Neurology, 2011, 76: 1006-1014.

[4] TSAI RM, BOXER AL. Therapy and clinical trials in frontotemporal dementia: past, present, and future [J]. J Neurochem, 2016, 138(Suppl.1): 211-221.

第五节　路易体痴呆

【概述】

路易体痴呆(dementia with Lewy body, DLB)是最常见的变性病痴呆之一,仅次于 AD,占第 2 位,临床主要表现为波动性认知功能障碍、帕金森综合征和以视幻觉为突出表现的精神症状,患者的认知功能障碍常常在运动症状之前出现。病程不可逆且进行性加重,进展速度因人而异,一般认为要快于 AD 的病程。

一项基于人群资料的系统性综述结果显示,在 65 岁以上老年人中 DLB 的患病率为 0~5%,占所有痴呆的 0~30.5%。DLB 的病因及发病机制目前尚不清楚。DLB 的胆碱能及单胺能神经递质损伤可能与患者的认知功能障碍和锥体外系运动障碍有关。DLB 典型的病理改变为路易小体,α- 突触核蛋白基因突变及 *Parkin* 基因突变所产生的基因产物 α- 突触核蛋白(α-synuclein)和泛素(ubiquitin),是路易小体的主要成分,这些异常蛋白的沉积可能导致神经元功能紊乱和凋亡,推测可能与 DLB 的发病有关。*APOEε4* 基因也可能是 DLB 的危险因素。

【临床表现】

DLB 发病年龄在 50~85 岁,平均发病年龄是 75 岁,男女比例为 4∶1。临床表现可归结为 3 个核心症状:波动性认知功能障碍、视幻觉和帕金森综合征。

1. 波动性认知功能障碍　DLB 早期出现且持续存在的症状,认知功能损害常表现为执行功能和视空间功能障碍,而近事记忆功能早期受损较轻,视空间功能障碍常表现得比较突出。患者常突发短暂的认知障碍,可持续几分钟、几小时或几天,之后又戏剧般地恢复。这种认知功能的波动本质上是注意力和警觉程度的波动,患者及家属常常不会主动提供相应的病史,可询问家属是否存在一天至数天之内有多次意识模糊和清醒状态的交替等情况。

2. 视幻觉　50%~80% 的患者在疾病早期就有视幻觉。视幻觉的内容活灵活现，常在夜间出现；听幻觉、嗅幻觉也可存在。早期患者可以分辨出幻觉和实物，比较常见的描述包括在屋子内走动的侏儒和宠物等。后期患者无法辨别幻觉，对于旁人否定会表现得很激惹。

3. 帕金森综合征　主要包括运动迟缓、肌张力增高和静止性震颤。与经典的帕金森病相比，DLB 的静止性震颤常不明显，且左旋多巴治疗效果不佳；肌强直较运动迟缓和震颤更严重，且常为双侧对称性且症状较轻。锥体外系症状可与认知障碍在 1 年内相继出现有诊断意义。

4. 其他症状　有睡眠障碍、对抗精神病类药物过度敏感、自主神经功能紊乱和性格改变等。快速眼动睡眠行为障碍被认为是 DLB 最早期出现的症状，患者在睡眠的快速眼动期出现肢体抽动和不自主活动，伴有梦境回忆。DLB 患者对抗精神病类药物极度敏感，对常规剂量的安定药物有严重的副作用，这类药物会加重运动障碍、自主神经功能障碍和认知障碍，导致全身肌张力增高，重者可出现抗精神药物恶性综合征而危及生命。自主神经功能紊乱常见的有体位性低血压、性功能障碍、便秘、尿潴留、多汗、少汗、晕厥、眼干口干等，自主神经紊乱可能由于脊髓侧角细胞损伤所致。性格改变常见的有攻击性增强、抑郁等。在严重痴呆之前会有肌阵挛现象。

【诊断要点】

（一）辅助检查

1. 实验室检查　DLB 没有特异性的实验室检查方法，检查的目的是鉴别诊断。需要进行的检查有：血常规、甲状腺功能、维生素 B_{12} 水平、梅毒抗体、莱姆病抗体检查等。脑脊液不作常规检测。*APOE* 等位基因测定能够提示 AD 的风险。

2. 影像学检查　MRI 和 CT 可发现脑广泛性萎缩但缺乏特征性表现，SPECT 和 PET 发现 DLB 患者枕叶皮层血流或代谢率下降，纹状体多巴胺转运体摄取降低，有一定鉴别意义，多巴胺转运异常对于 DLB 诊断的敏感性超过 78% 且特异性超过 90%。此外研究显示，DLB 患者常有间碘苄胍（MIBG）闪烁扫描提示心肌摄取率降低。

3. 神经心理学检查　认知功能障碍呈波动性，主要表现为注意、执行及视空间功能障碍，与 AD 相比，回忆及再认功能相对保留，而言语流畅性、视觉感知及执行功能等方面损害更为严重。在认知水平相当的情况下，DLB 患者较 AD 患者功能损害更为严重，运动及精神障碍更重。

（二）诊断

2005 年 McKeith 等对 DLB 诊断标准进行了修订，该版指南得到了广泛认可及应用，具体如下：

1. 诊断 DLB 必须具备的症状

（1）就总体病程而言认知功能进行性下降，以致明显影响社会或职业功能；

（2）认知功能以注意、执行功能和视空间功能损害最明显；

（3）疾病早期可以没有记忆损害，但随着病程发展，记忆障碍越来越明显。

2. 3 个核心症状　如果同时具备以下 3 个核心症状中的 2 个则诊断为很可能的 DLB；如只具备 1 个，则诊断为可能的 DLB。

（1）波动性认知功能障碍，患者的注意和警觉性变化明显；

（2）反复发作的详细成形的视幻觉；

（3）自发的帕金森综合征症状。

3. 提示症状　具备 1 个或 1 个以上核心症状，同时还具备 1 个或 1 个以上提示性症状，则诊断为很可能的 DLB；无核心症状，但具备 1 个或 1 个以上的提示性症状可诊断为可能的 DLB。

（1）快速动眼（REM）期睡眠障碍；

（2）对抗精神病类药物过度敏感；

（3）SPECT 或 PET 提示基底节多巴胺能活性降低。

4. 支持证据（DLB 患者经常出现，但是不具有诊断特异性的症状）

（1）反复跌倒、晕厥或短暂性意识丧失；

（2）自主神经功能紊乱（如直立性低血压、尿失禁）；

（3）其他器官的幻觉、错觉；

（4）系统性妄想；

（5）抑郁；

（6）CT 或 MRI 提示颞叶结构完好；

（7）SPECT/PET 提示枕叶皮层的代谢率降低；

（8）间碘苄胍（MIBG）闪烁扫描提示心肌摄取率降低；

（9）脑电图提示慢波，颞叶出现短阵尖波。

5. 不支持 DLB 诊断的条件

（1）脑卒中的局灶性神经系统体征或神经影像学证据；

（2）检查提示其他导致类似临床症状的躯体疾病或脑部疾病；

（3）痴呆严重时才出现帕金森综合征的症状。

6. 对症状发生顺序的要求 DLB 痴呆症状一般早于或与帕金森综合征同时出现。对于明确的帕金森病患者合并的痴呆，应诊断为帕金森痴呆。如果需要区别帕金森痴呆和 DLB，则应参照“1 年原则”，即帕金森症状出现 1 年内发生痴呆，可考虑 DLB，而 1 年后出现的痴呆应诊断为帕金森痴呆。

2017 年 DLB 联盟再次更新了 DLB 的诊断标准，与 2005 年标准相比，新的诊断标准明确地区分了临床特征和生物学标志物；且根据患者不同的临床特征和生物学标志物将诊断的可能性分为很可能的 DLB 和可能的 DLB；具体如下：

1. 诊断 DLB 的必要条件　诊断 DLB 的必要条件是出现痴呆，即出现进行性认知功能减退，且其严重程度足以影响到患者正常的社会和职业功能以及日常生活活动能力。在早期阶段并不一定出现显著或持续的记忆功能障碍，但随着疾病进展会变得明显。注意力、执行功能和视觉功能的损害可能早期出现。

2. 核心临床特征　前 3 个特征可能早期出现且持续整个疾病病程。

（1）波动性认知功能障碍，伴有注意力和警觉性显著变化；

（2）反复出现的视幻觉，通常是十分详细且生动的；

（3）REM 期睡眠行为障碍，可能在认知功能下降之前出现；

（4）出现帕金森综合征核心症状的一种或多种，包括：运动迟缓、静止性震颤或肌强直。

3. 支持性临床特征

（1）对抗精神病药物高度敏感；

（2）姿势不稳；

（3）反复摔倒；

（4）晕厥或其他短暂性意识丧失；

（5）严重自主神经功能障碍（包括便秘、体位性低血压、尿失禁）；

（6）嗜睡；

（7）嗅觉减退；

（8）幻觉；

(9) 妄想;

(10) 淡漠;

(11) 焦虑和抑郁。

4. 提示性生物标志物

(1) 通过SPECT/PET显示的基底节多巴胺转运体摄取下降;

(2) ^{123}I-MIBG心肌扫描成像异常(摄取减低);

(3) 多导睡眠图证实快速眼动期肌肉弛缓消失。

5. 支持性生物标志物

(1) CT/MRI扫描显示内侧颞叶结构相对保留;

(2) SPECT/PET灌注成像/代谢扫描显示普遍低灌注或低代谢;^{18}F-FDG PET显示枕叶活性下降,伴或不伴有扣带回岛征(指后扣带回活性异常增高);

(3) EEG出现显著的后部慢波,且出现前α波和θ波之间周期性波动。

很可能的DLB诊断标准:①出现2项或2项以上DLB的核心临床特征,伴或不伴有提示性生物标志物阳性;或②仅出现1项DLB核心临床特征,但伴有1项或1项以上的提示性生物标志物阳性。仅仅基于生物标志物并不能诊断为很可能的DLB。

可能的DLB诊断标准:①仅出现1项DLB的核心临床特征,提示性生物标志物阴性;或②出现1项或多项提示性生物标志物,但缺乏核心的临床特征。

符合以下标准,则考虑DL可能性较小:①出现其他任何躯体疾病或脑部疾病,足以部分或全部解释患者的临床症状。在这种情况下,即使不能完全排除DLB诊断,也需要考虑混合性或多发性病变的可能性;或者②在严重的痴呆患者中,其核心临床特征仅有帕金森综合征的症状,并且是作为首发症状出现。

注意:DLB是指痴呆在帕金森综合征之前或与之同时出现。而帕金森痴呆(PDD)是指在已有帕金森病的患者中出现的痴呆。在需要对DLB和PDD进行严格区分的临床研究中,痴呆和帕金森综合征症状出现的1年原则仍然推荐使用。

(三) 鉴别诊断

在DLB的诊断过程中,根据症状和体征的不同,需要与多种疾病鉴别,常见的有AD、PDD、皮质基底节变性、额颞叶痴呆、血管性痴呆、脑积水、腔隙综合征、朊蛋白病、进行性核上性麻痹和多系统萎缩等。DLB临床上主要应与AD、PDD相鉴别。鉴别诊断主要依靠临床表现、病理学特征等。神经心理认知量表检测有助于AD与DLB的鉴别诊断。AD主要从记忆、语言、注意力与执行功能方面进行检查,视空间功能影响较晚。而DLB则主要从注意力与执行功能、视空间功能方面检查进行;记忆力与语言功能影响不确定。DLB与PDD诊断中"1年原则"的时间分界点,完全是为了区分两者的人为设定,若不遵循"1年原则"而据临床表现则不能准确的区分两者。大多数PDD患者是在PD的中晚期出现痴呆。分子影像学检查如PET/CT扫描对AD、PDD、DLB的鉴别有很大帮助,如^{11}C-PIB PET/CT标记淀粉样斑块分子显像提示PDD脑部淀粉样斑块负荷显著低于DLB。

【治疗原则】

DLB迄今尚无方法能够治愈该病,早期积极的治疗可以控制症状、改善患者生活质量及延长寿命,指南推荐非药物和药物治疗相结合的方式进行综合管理。

1. 非药物治疗　初步研究显示锻炼、认知功能训练和针对看护者的教育有助于患者精神症状的改善。

2. 药物治疗　通常采用多种治疗模式,或多个药理学治疗靶点。一般包括抗PD运动症状的治疗、抗痴呆治疗、抗精神症状和自主神经功能障碍等对症治疗。①认知症状：研究认为胆碱酯酶抑制剂（ChEI）可有助于改善认知功能、总体功能及日常生活能力。美金刚可单独或与 ChEI 联合使用，尽管其证据较少。②神经精神症状：轻度患者无需治疗，尽量避免抗精神病药物的使用；如需要药物治疗时，一般应选用 ChEI 或非典型抗精神病药物。相对而言，喹硫平较为安全。或可选择新一代针对 5-HT 系统的药物，但其疗效需要进一步研究证实。③运动症状：DLB 患者的运动症状对多巴胺能药物治疗反应较差，部分有效，该药应从小剂量开始，缓慢加量至最适剂量后维持治疗。由于此类药物易于引起意识紊乱和精神症状，所以使用时应当小心，最好不用抗胆碱能药物。需要对有潜在摔倒风险的患者进行安全性评估，并进行骨密度筛查，评估维生素 D 水平等。

3. 预后　本病预后不佳，进展速度因人而异，预期寿命为 5~7 年，较 AD 短。患者最终死因常为营养不良、肺部感染、压疮及其他感染等。

（张杰文　夏明荣）

参考文献

[1] GOEDERT M, SPILLANTINI MG, DEL TREDICI K, et al. 100 years of Lewy pathology [J]. Nat Rev Neurol, 2013, 9(1): 13-24.

[2] MCKEITH IG, DICKSON DW, LOWE J, et al. Diagnosis and management of dementia with Lewy bodies: third report of the DLB Consortium [J]. Neurology, 2005, 65(12): 1863-1872.

[3] MCKEITH IG, BOEVE BF, DICKSON DW, et al. Diagnosis and management of dementia with Lewy bodies: Fourth consensus report of the DLB Consortium [J]. Neurology, 2017, 89(1): 88-100.

[4] 中国微循环学会神经变性病专业委员会．路易体痴呆诊治中国专家共识[J]．中华老年医学杂志，2015，34(4)：339-344.

[5] 吴江，贾建平．神经病学[M]．3 版．北京：人民卫生出版社，2015.

第六节　进行性核上性麻痹

【概述】

进行性核上性麻痹（progressive supranuclear palsy，PSP）又称 Steele-Rchardson-Olszewski 综合征，是一种少见的神经系统变性疾病，目前病因尚不明确，表现为性格改变、情绪异常、步态不稳、视觉和语言障碍。临床主要特点为核上性眼肌麻痹、轴性肌强直、帕金森综合征、假性延髓性麻痹和痴呆。皮层下结构中病理可见神经元纤维缠结、颗粒空泡变性、神经元丢失等。PSP 的发病年龄一般为 50~70 岁，平均病程为 5~9 年，但近年来以病理诊断为基础的病例研究结果显示，PSP 的临床表现变异较大，其中典型 PSP 约占 2/3，其他则早期易被误诊为帕金森病（Parkinson disease）及其他神经变性病，目前无特异的实验室检查，容易被误诊。本病破坏基底节及脑干，目前尚无有效的治疗方法。文献报道日本的患病率为 2/10 万 ~17/10 万，高于欧美 3.1/10 万 ~6.5/10 万的患病率，而我国目前尚无确切的流行病学资料。PSP 的诊断仍以病理诊断为“金标准”，临床尚缺乏客观的生物学标志。

【临床表现】

PSP 多为隐匿起病，发病年龄一般为 50~70 岁，平均病程为 5~9 年，缓慢持续进展，男性稍多，于发病后 2~3 年内出现下列临床症状。

1. 首发症状　常见起始症状有疲劳、嗜睡、无故跌倒（常为向后跌倒）等，症状对称者约 81%。运动障碍早期表现步态不稳及平衡障碍，约 63% 的病例首发症状为步态不稳，行走呈大步态，双膝部呈伸直僵硬状，转身时双下肢交叉，易跌倒，由于眼 - 前庭功能障碍、躯干强直及少动所致。这种步态与帕金森综合征患者小步态、急促步态及转身困难不同。

2. 眼球运动障碍　是核上性麻痹综合征特征性表现，主要表现为对称性眼球垂直运动障碍，两眼向上及向下凝视麻痹。一般先从两眼意志追随性下视麻痹开始，主诉看不到脚尖步行困难，或看不到桌上食品取食困难，渐损及上视功能成为完全性垂直性注视麻痹，眼球固定于正中位。晚期 2/3 以上的患者可有双眼侧视麻痹，1/3 的患者有核间性眼肌麻痹，部分患者出现两眼会聚不能，瞳孔缩小，对光反射存在。辐辏反射障碍，呈玩偶眼现象。存在头眼反射及 Bell 现象说明为核上性，晚期头眼反射消失为核性病损。

3. 轴性肌强直　表现为锥体外系症状，颈部肌张力障碍为本病的重要症状，表现为颈部过伸、仰脸、下颏突出的特殊姿势。头颈部和躯干肌肉明显强硬，四肢较轻，面部表情刻板，皱纹加深，步态不稳，平衡障碍，转身时容易向后方倒倾，但指鼻试验、跟膝胫试验一般正常。

4. 假性延髓性麻痹　表现为构音障碍、吞咽困难、咽反射亢进、下颌反射增强、舌肌僵硬和情绪不稳等假性延髓性麻痹症状，可引起吸入性肺炎。可出现腱反射亢进、Babinski 征等锥体束受损症状，情感失常，少数患者由于强直、少动及面肌张力高使面部出现皱褶，表现惊讶面容。

5. 帕金森综合征　临床早期（2 年内）很难与帕金森病鉴别，可以表现为非对称性或对称性起病、动作迟缓、肌强直甚至静止性震颤等。

6. 认知及行为障碍　出现较晚，约 52% 的核上性麻痹综合征患者在病程第 1 年出现，表现认知功能减退、情感活动减少、痴呆及空间定向记忆测试较差等，约 8% 的患者以此为首发症状。可出现言语含糊、发音困难、语速变慢或加快、重复言语或模仿言语及共济失调性言语等，额叶症状表现言语流利性及形象思维能力减退、言语模仿或复述困难，性格改变等。

虽然典型 PSP 以其特征性的临床表现具有较高的辨识度，但随着研究的深入，发现 PSP 的临床表现变异性很大。临床表型分为 7 型：①PSP 理查森型（PSP-Richardson's syndrome，PSP-RS）；②PSP 帕金森综合征型（PSP-Parkinsonism，PSP-P）；③PSP 纯少动伴冻结步态型（PSP-pure akinesia with gait freezing，PSP-PAGF）；④PSP 皮质基底节综合征型（PSP-corticobasal syndrome，PSP-CBS）；⑤PSP 非流利性变异型原发性进行性失语（PSP-non-fluent variant primary progressive aphasia，PSP-nfvPPA）；⑥PSP 小脑共济失调型（PSP-cerebellar ataxia，PSP-C）；⑦PSP 行为变异型额颞叶痴呆（PSP-behavioral variant frontotemporal dementia，PSP-bvFTD）。

【诊断要点】

（一）辅助检查

1. 常规检查　血、尿常规检查：通常无异常。脑脊液检查：常规检查可发现约 1/3 的患者蛋白含量增高。脑电图检查：约 1/2 患者出现非特异性弥漫性异常。

2. 进行性核上性麻痹评分量表（PSP rating scale，PSPRS）　评价患者运动功能、动眼神经麻痹、认知功能及相关症状的改变。PSPRS 是为 PSP 专门设计的评定量表，包括病史、精神行为状态、球麻痹症状、眼球运动、肢体运动、步态及中轴位评估 6 大类 28 小项，每项 0~4 分，总分 100 分。该量表信效度较好，可作为 PSP 患者预后生存的独立预测因子应用。有研究表明，PSPRS 评分越高，其生存期限越短。

3. 影像学检查　头颅 CT 检查可见大脑萎缩；MRI 检查可显示中脑及脑桥萎缩，伴第三脑室后部扩大，颞叶前部萎缩；T_2WI 上部分患者可显示壳核低信号；颅脑正中矢状位 T_1WI 表现的中脑萎缩和小脑上脚萎缩可作为 PSP 和其他 PDS 的鉴别依据。蜂鸟征和牵牛花征诊断 PSP 特异度 100%，但敏感度分别只有 68.4% 和 50.0%。磁共振帕金森综合征指数（MRPI）对 PSP-RS 诊断特异度为 100%，敏感度 99.2%~100%，均优于单纯中脑脑桥比。早期研究发现 MRPI 可预测 PSP-RS 的非典型帕金森样表现及眼动异常。此外，有研究发现静息态功能磁共振也可作为PSP潜在的影像诊断标志物。在4R Tau病（包括尸检证实的PSP突变型）患者的额叶、尾状核、中脑和丘脑中，^{18}F-FDG PET呈低代谢，但其诊断价值缺乏深入研究。虽然Tau-PET特异性示踪剂检测在痴呆研究中深入，但其在PSP中的研究应用仍缺乏有力证据。

4. 基因检测　与PSP联系最为密切的基因是微管相关蛋白（*MAPT*）基因。基因学研究指出：无论是倒位基因多态性还是单倍体MAPT多态性都会影响PSP的发病风险。MAPT突变（152A→T）是一种罕见的突变类型，它可以改变微管组装过程，导致4R Tau蛋白沉积增加，因此是PSP和额颞叶痴呆的一个强危险因素。

（二）PSP的诊断

诊断所需条件如下：

1. 纳入条件

（1）隐匿起病，病程逐渐进展；

（2）发病年龄≥30岁；

（3）临床症状：临床症状为并列条件可以同时具有或单独存在。

1）姿势不稳：

A. 病程第1年出现明显的反复跌倒；

B. 1年后出现反复跌倒。

2）病程2年内出现：

A. 垂直性核上性向下或向上扫视缓慢；

B. 凝视麻痹。

3）病程2年后出现：

A. 垂直性核上性向下或向上扫视缓慢；

B. 凝视麻痹。

2. 支持条件

（1）中轴性肌强直或多巴抵抗的帕金森症。

（2）早期的吞咽困难或构音障碍。

（3）存在额叶认知功能障碍、冻结步态、非流利性失语或假性球麻痹等无法用排除条件中所列疾病解释的临床表现。

（4）头颅正中矢状位T_1WI MRI：①表现为以中脑萎缩为主的特征性征象：中脑背盖上缘平坦及蜂鸟征；②磁共振帕金森综合征指数（magnetic resonance parkinsonism index，MRPI）= 脑桥与中脑的面积比值 × 小脑中脚 / 小脑上脚宽度比值 >13.55；③中脑和脑桥长轴的垂直线比值 <0.52或中脑长轴垂直线 <9.35mm。

（5）嗅觉检查和心脏间碘苄胍（MIBG）闪烁显像正常。

3. 排除条件

（1）有其他帕金森综合征病史；

（2）与多巴胺能药物无关的幻觉和妄想；

（3）严重不对称性帕金森症；

（4）采用多巴胺受体阻滞剂或多巴胺耗竭剂治疗，且剂量和时间过程与药物诱导的帕金森综合征一致；

（5）神经影像学有结构损害的依据（如基底核或脑干梗死、占位性病变等）；

(6) 阿尔茨海默型皮质性痴呆；

(7) 局限性额叶或颞叶萎缩；

(8) 早期出现明显小脑共济失调；

(9) 早期显著的自主神经功能障碍。

4. 诊断标准

(1) 临床确诊的 PSP-RS 必备纳入条件为(1)、(2)、(3) 中 1) A 和 2) B 及支持条件(4) 中的 2 项；无排除条件。

(2) 很可能的 PSP-RS 必备纳入条件为(1)、(2)、(3) 中 1) A 和 2) A 及支持条件(5)；无排除条件。

(3) 很可能的 PSP-P 必备纳入条件为(1)、(2)、(3) 中 3) A 或 B 和支持条件(1)、(5)；无排除条件。

(4) 可能的 PSP 必备纳入条件为(1)、(2)、(3) 中 1) B 或② A 或③ A 伴有支持条件(1)、(2)、(3) 其中 1 项；无排除条件(1)~(6)。

(三) 鉴别诊断

应与早老性痴呆、小脑变性、基底节疾病、帕金森综合征、阿尔茨海默病及 Creutzfeldt-Jacob 病相鉴别。

【治疗原则】

目前本病尚无特效治疗方法，主要为对症治疗，减轻症状，防止并发症。

1. 运动和吞咽障碍　选择性 5- 羟色胺再摄取抑制药（selective serotonin reuptake inhibitor，SSRI）如氟西汀、美西麦角（美舍吉特）及赛庚啶等对 PSP 的运动和吞咽障碍有轻度改善作用。

2. 帕金森综合征　复方左旋多巴改善肌强直、震颤、动作迟缓，辅酶 Q_{10} 改善能量代谢；平衡训练辅助眼球运动及视觉注意训练可显著提高患者站立时间和行走速度。

3. 针对表型治疗　PSP-P 患者早期左旋多巴治疗可缓解症状但是短暂性的，且对疾病进程无明显作用。物理疗法是有效的，睑板前注射肉毒杆菌毒素可能对睁眼困难是有效的。脑深部电刺激脑桥核治疗对于进展性 PSP-RS 患者无明显治疗效果，利鲁唑对 PSP 有可能的轻微治疗效果。由于 PSP 在生化和基因方面均与 Tau 蛋白异常强烈关联，目前针对 PSP 的新药研发也主要靶向作用于 Tau。

4. 潜在的治疗靶点　①针对 Tau 蛋白功能丧失的治疗策略：目前三种微管稳定剂已进入治疗神经系统退行性疾病的临床实验阶段。②针对 Tau 蛋白毒性的治疗策略：通过抗 Tau 蛋白单克隆抗体所获得的被动免疫不仅抑制了 Tau 病理的进展，同时改善了 Tau 蛋白转基因小鼠的认知功能和运动功能。③以 Tau 聚集和 Tau 蛋白翻译后修饰为靶点的小分子制剂：抑制可溶性 Tau 的乙酰化亦是一种潜在的治疗方案。④反义寡核苷酸和剪接调节剂：通过反义寡核苷酸或剪接调节剂实现 3R Tau 与 4R Tau 比例标准化是一种可行的治疗方法。

5. 护理措施　一般护理、饮食护理、生活护理、病情监测、安全护理与康复护理、对症护理、用药护理和心理护理，以帮助患者配合治疗，尽可能改善患者的生活质量。

6. 预后　本病存活期大约为 1~20 年，平均为 5.6 年。早期出现跌倒、尿失禁、肌张力障碍者存活期较为短，以震颤为主要表现者存活期较为长。发病年龄、性别、早期出现痴呆、垂直性核上性麻痹或轴性肌强直并不影响预后。

（杜怡峰）

参考文献

[1] 吴江，贾建平．神经病学[M]. 3 版．北京：人民卫生出版社 2015.

[2] HOGLINGER GU，RESPONDEK G，STAMELOU M，et al. Clinical diagnosis of progressive supranuclear palsy：The

movement disorder society criteria [J]. Mov Disord, 2017, 32(6): 853-864.
[3] LITVAN I, AGID Y, CALNE D, et al. Clinical research criteria for the diagnosis of progressive supranuclear palsy (Steele-Richardson-Olszewski syndrome): report of the NINDS-SPSP international workshop [J]. Neurology, 1996, 47(1): 1-9.
[4] BOXER AL, YU JT, GOLBE LI, et al. Advances in progressive supranuclear palsy: new diagnostic criteria, biomarkers, and therapeutic approaches [J]. Lancet Neurol, 2017, 16(7): 552-563.
[5] 中华医学会神经病学分会帕金森病及运动障碍学组，中国医师协会神经内科医师分会帕金森病及运动障碍专业委员会. 中国进行性核上性麻痹临床诊断标准[J]. 中华神经科杂志，2016，49(4): 272-276.

第七节　皮质基底节变性

【概述】

皮质基底节变性（corticobasal degeneration，CBD）是临床少见的进展性神经系统变性疾病，1967年Rebeiz等首次描述CBD的神经病理改变为“伴随神经元色素脱失的皮质-齿状核-黑质变性”。CBD病理学特征表现为磷酸化4R Tau蛋白在神经元和胶质细胞中广泛沉积，导致局限性皮质萎缩伴海绵样及气球样神经元形成，异常Tau蛋白在星形胶质细胞沉积形成特征性的星形斑块，以额叶后部受累突出，顶叶次之，颞叶和枕叶相对较轻，尾状核、丘脑和中脑也显著受累。这些病理改变形成的部位不同导致患者出现临床表现的异质性。临床表现主要包括皮质下-帕金森综合征和皮质-额叶综合征的特点及认知功能改变。严重的运动障碍和症状的不对称为其主要临床特点。皮质损害经常出现特征性的局灶性肢体失用，即“异己手”现象。起病隐匿，缓慢进展，通常在50~70岁间发病，男女发病比例均等，平均生存年限为7.9年。多为散发性，无类似家族史。尚未发现中毒及感染等环境危险因素。

【临床表现】

1. 运动障碍症状　主要表现为非对称性起病帕金森综合征且对左旋多巴治疗无效、肌张力障碍及肌阵挛。肢体僵硬（85%）及运动迟缓（76%）是最常见的运动障碍症状。69%的患者在病程进展中出现躯体僵硬症状。CBD中强调认知或行为改变而在其他帕金森综合征早期很少出现。39%患者出现震颤，可表现为静止性、姿势性、动作性震颤的混合类型。CBD患者的震颤表现缺乏特征性，不同于PD典型的静止性震颤，低振幅的肌阵挛也可能与震颤混淆。步态异常在73%的CBD患者中出现，且姿势不稳和跌倒发生率相似。CBD患者运动症状经左旋多巴治疗后可能有短暂的轻度到中度改善，但几乎无持续性。肌阵挛常在CBD中出现，可合并肌张力障碍，多出现在上肢，也可累及面部，称为“局灶性肌阵挛”“刺激敏感性肌阵挛”“运动性肌阵挛”。

2. 高级皮层功能障碍症状　包括失用症、异己肢现象、皮质感觉缺损、认知障碍、行为异常和失语。失用是既往诊断标准的核心。肢体失用出现在57%患者中，观念运动性失用是最常见的类型。由于可能合并肌张力障碍、运动迟缓及肢体僵硬症状，使肢体失用的评估较为困难。CBD也可出现“咽颊失用”或“睁眼失用”，后者现被认为是眼睑痉挛所致而非真正的失用。异己手现象是较为特异性的表现，在30%的CBD患者中出现，表现为复杂无意识的肢体运动干扰执行动作或感觉肢体不是本体的一部分且有自己的意志。皮质感觉缺损在27%患者中出现，表现为感觉及视觉的忽视。语言障碍是CBD常见的表现，失语存在于52%的CBD患者中，通常为原发性进行性失语（primary progressive aphasia，PPA）、进行性非流利性失语（progressive nonfluent aphasia，PNFA），可进展为缄默症。言语失用症（aphasia of speech，AOS）可单独出现，也可与失语并存，因此诊断较为困难。半数以上CBD患者在疾病初期出现认知功能障碍，70%患者在整个病程中出现，可表现在不同认知区域。行为改变、执行功能障碍在CBD中较常见，55%的患者具有FTD综合征表现，冷漠、古怪、反社会、性格改变、易怒、性欲亢进等。而视空间相对保留，幻觉较少出现。

3. 其他症状　60% 患者出现眼球运动异常，有研究描述为扫视潜伏性延长。50% 患者可出现上运动神经元体征，但其他不典型帕金森综合征中也可出现，不具有鉴别诊断价值。

【诊断要点】

1. 诊断标准　CBD 可根据临床表现分为 5 种表型(表 8-7-1)：皮质基底节综合征(corticobasal syndrome，CBS)；进行性核上性麻痹综合征(Richardson 综合征)；FTD；AD 样痴呆；失语(PPA 或 PNFA)。由于 AD 临床上较常见，将其纳入 CBD 诊断标准将造成假阳性率升高，该表型临床上与 CBD 误诊。因此，余 4 种临床表型是 CBD 代表性的临床表型。由于 CBD 临床表现缺乏特异性，制订了两种诊断标准(表 8-7-2)：很可能的 CBD- 用于临床研究的诊断标准(cr-CBD)及可能的 CBD(p-CBD)，患者可能同时符合其他神经系统变性疾病的诊断标准。

表 8-7-1　与皮质基底节变性有关的临床综合征

症状	特征
很可能的 CBS	非对称性的表现，符合下列 2 项以上： ①肢体僵硬或运动不能；②肢体肌张力障碍；③肌阵挛合并下列 2 项以上：④面颊或肢体失用；⑤皮层感觉缺损；⑥异己肢综合征
可能的 CBS	可能对称性的表现，符合下列 1 项以上： ①肢体僵硬或运动不能；②肢体肌张力障碍；③肌阵挛合并下列 1 项以上：④面颊或肢体失用；⑤皮层感觉缺损；⑥异己肢综合征
额叶行为 - 空间障碍综合征(FBS)	符合下列 2 项以上： ①执行功能障碍；②行为性格改变；③视空间障碍
非流利性 / 语法错误型原发性进行性失语(NAV)	言语费力、语法错误伴下列至少 1 项： ①语句语法理解受损伴单词理解保留；②找词困难，用词不当
进行性核上性麻痹综合征(PSPS)	符合下列至少 3 项： ①躯体或对称性肢体僵硬或失用；②姿势不稳或跌倒；③小便失禁；④行为改变；⑤核上性垂直凝视麻痹或垂直扫视障碍

表 8-7-2　皮质基底节变性的诊断标准

	很可能的 CBD(cr-CBD)	可能的 CBD(p-CBD)
表现	隐匿起病并逐渐进展	隐匿起病并逐渐进展
症状最短持续时间 / 年	1	1
发病年龄 / 岁	≥50	无
家族史(大于两个亲属)	排除	允许
临床表型	1. 很可能的 CBS 或 2. FBS 或 NAV 加至少 1 项 CBS 特征(①~⑥)	1. 可能的 CBS 或 2. FBS 或 NAV 或 3. PSPS 加至少 1 项 CBS 特征(②~⑥)
基因突变(如 MAPT)	排除	允许

2. 辅助检查

(1) 脑脊液：可出现总 Tau 蛋白水平增高，有研究认为监测磷酸化 Tau 蛋白及 Tau 蛋白降解物水平更有意义。也有报道 amyloid-β42、神经微丝蛋白轻链及重链水平异常，目前诊断意义不明确。

(2) 电生理:EEG 患者早期表现正常,随着病情发展,部分患者可出现双侧弥漫性慢波,或局灶性慢波。

(3) 影像学表现:MRI 显示额顶叶皮质不对称性萎缩。随着疾病进展出现不对称性额顶皮质萎缩及侧脑室扩大,而以认知功能障碍起病的患者,常呈双侧皮质萎缩,额、颞叶受累为著。功能影像学:^{18}F-FDG PET研究显示,CBS患者可见额、顶、颞部皮质及基底节区的葡萄糖代谢呈不对称性降低。F-dopa PET 提示黑质纹状体多巴胺功能障碍。

(4) 病理学特点:主要为 4R Tau 蛋白病理改变。特征为星形胶质细胞斑块;多形性 Tau(+)皮层神经元包涵体,无色气球样神经元;神经元内 Tau(+)包涵体;散在分布的 Tau(+)的少突胶质细胞病灶;灰质和白质稠密,广泛分布的线状结构。

3. 鉴别诊断

(1) PSP:姿势不稳、跌倒常在发病 1 年内出现;垂直性凝视麻痹;通常为对称性帕金森综合征;缺乏皮质症状如肌阵挛、失用。

(2) PD:静止性震颤;对左旋多巴有持续疗效。

(3) DLB:常伴视幻觉(非药物诱导);快速眼动睡眠行为障碍;波动性认知障碍。

(4) MSA:显著的自主神经功能异常;小脑性共济失调;快速动眼期睡眠行为异常。

(5) AD:发病时以近记忆受损为主要症状。

(6) CJD:快速进展的认知障碍,病程常小于 1 年。

【治疗原则】

CBD 尚无有效治疗方法,目前针对 Tau- 蛋白靶点的治疗是研究热点之一,亚甲蓝和氯化锂可减少 Tau 蛋白磷酸化,抑制其毒性产物聚集。临床上主要是对症和支持治疗,部分患者使用左旋多巴可能短暂改善帕金森综合征症状;肉毒杆菌注射可改善肌张力障碍;巴氯芬有助于改善肌肉僵硬;氯硝西泮和左乙拉西坦常用于治疗肌阵挛;乙酰胆碱酯酶抑制剂和 N- 甲基 -D- 天冬氨酸(NMDA)受体拮抗剂可能对认知障碍症状有效,尤其是对于存在为 AD 病理改变的患者。

(张杰文)

参考文献

[1] GIBB WR, LUTHERT PJ, MARSDEN CD. Corticobasal degeneration [J]. Brain, 1989, 112(Pt5): 1171-1192.

[2] KOURI N, WHITWELL JL, JOSEPHS KA, et al. Corticobasal degeneration: a pathologically distinct 4R tauopathy [J]. Nat Rev Neurol, 2011, 7(5): 263-272.

[3] Armstrong MJ, Litvan I, Lang AE, et al. Criteria for the diagnosis of corticobasal degeneration [J]. Neurology, 2013, 80(5): 496-503.

[4] GUILLOZET-BONGAARTS AL, GLAJCH KE, LIBSON EG, et al. Phosphorylation and cleavage of tau in non-AD tauopathies [J]. Acta neuropathologica, 2007, 113(5): 513-520.

[5] PORTELIUS E, HANSSON SF, TRAN AJ, et al. Characterization of tau in cerebrospinal fluid using mass spectrometry [J]. J Proteome Res, 2008, 7(5): 2114-2120.

第八节 脑 积 水

【概述】

颅内蛛网膜下腔或脑室内的脑脊液异常积聚,使其一部分或全部异常扩大称为脑积水。脑积水不是一种单一的疾病改变,而是由脑脊液循环障碍(通道阻塞)、脑脊液吸收障碍、脑脊液分泌过多、脑实质萎缩等诸多原因引起的脑脊液循环障碍。临床上最常见的是梗阻性病因,如脑室系统不同部位(室间孔、导水管、正中孔）的阻塞、脑室系统相邻部位的占位病变压迫和中枢神经系统先天畸形。按流体动力学分为交通性和梗阻性脑积水；按时限进展分为先天性和后天性脑积水，急性和慢性脑积水，进行性和静止性脑积水；按影像学分为单纯性、继发性和代偿性脑积水；按病理生理分为高压力性、正常压力性、脑萎缩性脑积水；按年龄分为儿童和成人脑积水。

【临床表现】

头颅及前囟增大，生长发育迟缓（婴幼儿）；颅内压增高的临床症状和体征（头痛、恶心、呕吐、视盘水肿）；脑组织受压引起进行性脑功能障碍表现（智能障碍步行障碍、尿失禁、癫痫、肢体瘫痪、意识障碍等）。

【诊断要点】

（一）辅助检查

1. 脑室穿刺测压　高于正常值（小儿 40~110mmH_2O，成人 80~180mmH_2O）。成人正常压力脑积水的脑室内压力在正常值范围内。临床常以患者侧卧位腰穿测蛛网膜下腔压力代表脑室内压力，梗阻性脑积水严禁做腰穿测压。

2. 影像学变化

（1）梗阻性脑积水：头颅 X 线片为颅骨内板可见指压痕（慢性病例）。CT 见脑室扩大，双额角径或颅内径（Evans 指数）>0.33 是诊断脑积水的标志性指标；额角变锐 <100°；颞角宽度 >3mm；脑室边缘模糊，室旁低密度晕环；基底池、脑沟受压 / 消失。MRI 为矢状位 T_1 可显示导水管梗阻，幕上脑室扩大；胼胝体变薄，向上拉伸；穹窿、大脑内静脉向下移位、第三脑室底疝入扩大的蝶鞍。T_2 显示脑脊液样的指纹状高信号向脑室外延伸到脑组织，间质水肿在脑室角周围明显；脑室内脑脊液形成湍流；导水管流空消失。增强 T_1 显示软脑膜血管淤滞，类似于脑膜炎改变。心电门控相位对比 MRI 电影为在导水管中无明显脑脊液流动。推荐的影像学检查：三维稳态进动结构相干序列（3DCISS 序列）可减少脑脊液流动伪影，更好显示脑室轮廓及透明隔；心电门控相位对比 MRI 电影。

（2）正常压力脑积水：CT 见脑室扩大伴额角变钝。MRI 有脑室扩大；额角颞角扩大不伴海马萎缩；基底池、外侧裂扩大，脑沟正常；部分病例在质子密度加权像及常规自旋回波序列上，导水管流空现象可消失；脑脊液电影上，脑脊液流速增加可消失。推荐的影像学检查是心电门控相位对比 MRI 电影。

（3）蛛网膜下腔增宽（脑外积水）：CT 见双侧额部（前部半球间裂）蛛网膜下腔增宽≥5mm；脑池增宽；轻度脑室扩大；增强 CT 显示静脉穿过蛛网膜下腔。MRI 可见蛛网膜下腔增宽伴血管穿行；在所有序列上，蛛网膜下腔内为脑脊液信号。推荐的影像学检查：多普勒超声显示静脉穿行蛛网膜下腔；MRI 排除慢性硬膜下积液；增强 CT 或 MRI 排除基础病因。

（二）鉴别诊断

本病要注意与下列疾病鉴别：硬膜下积液或血肿或积脓、脑穿通畸形、大脑发育不全、阿尔茨海默病、脑血管病等。

【治疗原则】

目的是为了预防或治疗因颅内压增高或脑组织结构的病理改变引起的神经功能损伤，原则是解除病因和解决脑室扩大兼顾，综合考虑患者的个体因素，采取个体化治疗。

1. 手术适应证

（1）新生儿和儿童脑积水为脑室扩大并有颅内压增高、脑功能损害的临床表现。

（2）无症状且脑室大小稳定不再增大的儿童脑积水，要考虑儿童认知功能有无损害，积极手术治疗对改善儿童神经功能有明确益处。

（3）颅内出血后和脑脊液感染继发脑积水，在血性脑脊液吸收后，有脑脊液感染者采用静脉（脑室内或鞘内用药要根据《中华人民共和国药典》和药品说明书）用抗生素，待脑脊液感染控制后（接近或达到正常脑脊液指标），可行分流术。

（4）肿瘤伴发的脑积水，对伴有脑积水的第三和第四脑室内肿瘤，如估计手术不能全部切除肿瘤，或不能解除梗阻因素，做术前脑室 - 腹腔分流术有助于肿瘤切除术后安全渡过围手术危险期。

（5）伴有神经功能损害的正压性脑积水。

（6）脑外积水的处理原则是狭义的脑外积水见于 1 岁以内的婴幼儿，原因不明，表现为双额蛛网膜下腔增宽，前囟张力正常或轻度饱满。如无颅内压增高的表现，绝大多数患儿在 1 岁半以后积液消失，无需特殊治疗。

2. 手术禁忌证

（1）颅内出血急性期。

（2）颅内感染，有脑脊液感染或感染病灶。

（3）头皮、颈部、胸部、腹部皮肤有感染。

（4）腹腔内有感染。

3. 手术方式的选择原则

（1）脑室腹腔（V-P）分流术适合于大多数类型的脑积水。

（2）腰大池腹腔（L-P）分流术适合于交通性脑积水和正压性脑积水，有小脑扁桃体下疝的患者为禁忌证。

（3）脑室 - 心房（V-A）分流术常用于不适合做 V-P 分流术者，如腹腔内感染，有严重呼吸、循环系统疾病者为禁忌证。

（4）第三脑室底造瘘术适合于非交通性和部分交通性脑积水患者，还适合于因脑室内条件所限（如出血、感染、隔膜等）无法放入分流管的患者。对婴幼儿（尤其是 <1 岁的婴儿）和严重脑室扩大的患者，由于成功率低和极易引起严重的硬膜下积液，选择此类手术要谨慎。

（5）其他分流术方式包括透明隔造瘘术、托氏分流（肿瘤切除后做脑室 - 枕大池分流）。

4. 分流术后的常见并发症及处理措施　在神经外科疾病的治疗中，分流手术的并发症发生率最高，主要有分流感染（包括颅内或腹腔内感染，切口或皮下感染）、分流管阻塞、分流管断裂、颅内或腹腔内分流管异位、脑脊液过度引流（引起硬膜下血肿或积液，裂隙脑室综合征）、脑脊液引流不足、颅内出血、癫痫等。

（1）感染：术后常见的有颅内感染、切口感染、腹腔内感染、分流管皮下通道感染等。一旦有感染，应先拔出分流管，再进行抗感染治疗，可行脑室外引流或腰穿持续引流，在有效控制感染后，重新做分流术。

（2）过度引流：可表现为裂隙脑室综合征、硬膜下积液或硬膜下血肿。在治疗积液或血肿的同时，应更换高一级压力的分流泵（压力固定型分流管）或调高压力（可调压型分流管）。

（3）引流不足：患者临床表现无明显改善，脑室无缩小。首先检测分流系统是否通畅，如果发现有阻塞，应更换分流管。如果分流管通畅，应调低设定压力（可调压型分流管）或更换低一级压力的分流泵（压力固定型分流管）。长期卧床可致引流不足，应鼓励患者半坐位或站立活动。

（4）分流管阻塞：常见阻塞部位和原因为颅内分流管位置不佳（如靠近脉络丛、紧贴脑室壁）、分流泵内红细胞或脑组织积聚、腹腔内大网膜包绕分流管等。判定分流管阻塞的一般方法是按压头皮下分流泵储液囊，能快速回弹说明分流管通畅，不能回弹或回弹缓慢说明分流管脑室端阻塞。分流管腹腔端阻塞的判定比较困难，可以做腹部 B 超判定有无腹腔内包块，有包块提示大网膜包裹分流管。处理方法：做分流管调整术或更换分流管。

(5) 分流管断裂:常见断裂部位:分流管和泵连接处以及皮下走行区。用手触摸和行 X 线片检查,可判定分流管断裂部位。可用腹腔镜将滑入腹腔内的分流管取出。

(6) 其他少见并发症包括分流管进入肠道、膀胱、阴道、胸腔等,头部分流管皮下积液(因硬膜切口过大和脑皮层薄),分流管处皮肤破溃、感染,颅内出血(分流管颅内盲穿所致),帕金森反应(在正常压力脑积水分流术后偶见,多巴胺药物有效)。

5. 术后随访 术后不同时间(术后 24h 内,术后 2 周,术后 3、6、12 个月)以及症状有变化时,根据病情需要做头颅影像(CT 或 MRI)检查。L-P 分流应行腰椎 X 线平片检查,判断腰大池段的位置。对分流术的疗效评价是一个长期和综合分析的过程,要结合患者脑积水的类型、手术方式、术后影像学、术后并发症、临床症状和体征、运动功能、认知功能、神经电生理(如肌张力)、排尿功能、日常生活能力等诸多方面对患者进行术后短期疗效和长期随访的评价。

(高 晶)

参 考 文 献

[1] LANGNER S, FLECK S, BALDAUF J, et al. Diagnosis and Differential Diagnosis of Hydrocephalus in Adults [J]. Rofo, 2017, 189(8):728-739.

[2] REKATE HL, BLITZ AM. Hydrocephalus in children [J]. Handb Clin Neurol, 2016, 136:1261-1273.

[3] YAMADA S, KELLY E. Cerebrospinal Fluid Dynamics and the Pathophysiology of Hydrocephalus: New Concepts [J]. Semin Ultrasound CT MR, 2016, 37(2):84-91.

[4] AGARWAL A, BATHLA G, KANEKAR S. Imaging of Communicating Hydrocephalus [J]. Semin Ultrasound CT MR, 2016, 37(2):100-108.

[5] 中国医师协会神经外科医师分会. 中国脑积水规范化治疗专家共识(2013 版) [J]. 中华神经科杂志, 2013, 29(6):634-638.

第九节 正常颅压脑积水

【概述】

正常颅压脑积水也称为特发性正常压力性脑积水(idiopathic normal pressure hydrocephalus, iNPH),是以痴呆、步态不稳和尿失禁为临床三主征的综合征,伴随脑室扩大但脑脊液压力正常,且无导致上述症状的疾病存在。

【临床表现】

1. 步态障碍 发生率为 94.2%~100%。典型的三联征为步幅小、抬腿困难和步距宽,走路缓慢且不稳,有时会跌倒,尤其在起身站起或转向时更明显。引流一定量的脑脊液后,步态改善的特征性表现为步幅的增大及转向时所需步数的减少,其他方面则无明显改善。

2. 认知功能障碍 发生率为 69%~98%。轻度认知功能障碍的患者可有额叶相关功能如注意力、思维反应速度、语言流利程度、执行能力和记忆力的障碍。在记忆障碍方面,回忆记忆障碍要比识别记忆障碍相对严重。重度认知功能障碍的患者可表现为全部认知功能障碍。少数患者也可有行动笨拙及书写困难的表现。分流术后言语记忆和思维反应速度障碍的改善较明显。

3. 排尿功能障碍 发生率为 54.0%~76.7%,患者膀胱内压力测定显示膀胱功能亢进。

4. 其他临床表现 可见上肢运动功能减退,表现为抓物上抬时因指尖抓力的减退而导致抓起动作缓慢,脑脊液引流测试可使上举动作得到改善。其他神经系统表现有运动迟缓、运动技能减退、过伸强直、眉心反射、噘嘴反射、掌颏反射。约 88% 的患者有精神症状,包括易疲劳、不耐心、情绪不稳定、瞌睡、冷淡。

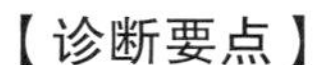

【诊断要点】

1. 辅助诊断

(1) CT 和 MRI 检查均可见脑室扩大(外侧裂及脑沟的增大是脑萎缩的表现),大脑凸面的脑沟和蛛网膜下腔变窄。一些患者可有脑萎缩存在,海马萎缩和海马旁沟增宽均较轻,这一特点有助于和阿尔茨海默病鉴别。有研究发现,大脑凸面蛛网膜下腔变窄而外侧裂增宽(在 MRI 的冠状位像上更确切),具有重要的价值。

(2) 脑脊液(CSF)引流测试:该测试是通过腰穿引流一定量的脑脊液后观察临床症状有无改善,也是诊断 NPH 的有效方法之一。每次引流脑脊液为 30~50ml,如果临床症状呈进行性加重则有必要至少在 1 周后重复脑脊液引流测试,引流量可比首次多。对于脑脊液单次引流测试阴性的患者,可考虑进行脑脊液持续外引流测试,控制引流量为 500ml/3d。

(3) 脑脊液动力学测试(脑脊液容量负荷测试):通过向蛛网膜下腔注射正常生理盐水,可测定脑脊液流出阻力(outflow resistance,Ro)及脑脊液流出传导力(outflow conductance,Cout)。但是由于 Ro 值在不同单位的测定结果不恒定,而且 Ro 值与术后症状改善程度之间还没有相关的研究结论,此外 Ro 和 Cout 的测定缺乏标准化数值,因此该方法为非强制性测试方法。

2. 诊断分类和标准　典型的临床表现和影像学所见是诊断 iNPH 的必备条件。将 iNPH 分为 2 个诊断级别,即可能的(possible)和很可能的(probable)。

(1) 可能的 iNPH 的诊断标准:起病年龄≥60 岁,缓慢起病并逐渐加重,有时症状可呈波动性加重或缓解;临床上有典型步态障碍、认知功能障碍和尿失禁三联征表现中的至少 2 种症状;头颅 CT 或 / 和 MRI 检查显示脑室增大(Evans 指数 >0.3),并且无其他引起脑室增大的病因,脑室周围可有 / 无低密度影(CT 扫描上)或高信号(MRI T_2WI)征象,大脑凸面脑沟变窄;腰穿(侧卧位)或脑室内 ICP 监测证实 ICP≤200mmH_2O,CSF 常规和生化检查正常;临床、影像学和生化检查排除可能引起上述临床表现的神经系统和非神经系统疾病存在;有时可能同时伴有帕金森病、阿尔茨海默病和缺血性脑血管病存在;既往无可能引起脑室增大的自发性或外伤性颅内出血(包括蛛网膜下腔出血、脑室内出血、各种类型的颅内血肿)、脑膜炎、颅脑手术病史,无先天性脑积水病史。

(2) 很可能的 iNPH 的诊断标准:符合前述可能的 iNPH 的诊断标准,同时符合下列标准之一者:CSF 引流测试后症状改善;CSF 持续引流测试后症状改善;诊断性脱水治疗后症状改善;Ro 测定或 ICP 监测异常。

【治疗原则】

iNPH 的治疗主要是手术治疗。

1. 常用分流手术方法有脑室 - 腹腔分流术(V-P)、脑室 - 心房分流术(V-A)和腰大池 - 腹腔分流术(L-P)。V-P 分流是最常用方法,疗效肯定。L-P 分流术近几年逐渐受到重视,建议多做 L-P 分流术。

2. 分流管装置的选择,采用可调压分流管治疗的疗效可能更好,因为术后可以在体外根据患者的状态来逐步调节设定的压力,解决分流不足或过度分流的问题。一般是先设定一个稍高的压力,然后根据临床症状渐渐将压力调低。如果使用固定压力分流管,建议使用中压型(50~110mmH_2O)分流管(建议用抗虹吸型)。

3. 部分患者可做第三脑室底造瘘术,但不建议首选此方法。

(高　晶　刘俊然)

参 考 文 献

[1] JARAJ D, RABIEI K, MARLOW T, et al. Prevalence of idiopathic normal-pressure hydrocephalus [J]. Neurology, 2014, 82 (16): 1449-1454.

[2] WILLIAMS MA, MALM J. Diagnosis and Treatment of Idiopathic Normal Pressure Hydrocephalus [J]. Continuum (Minneap Minn), 2016, 22 (2 Dementia): 579-599.

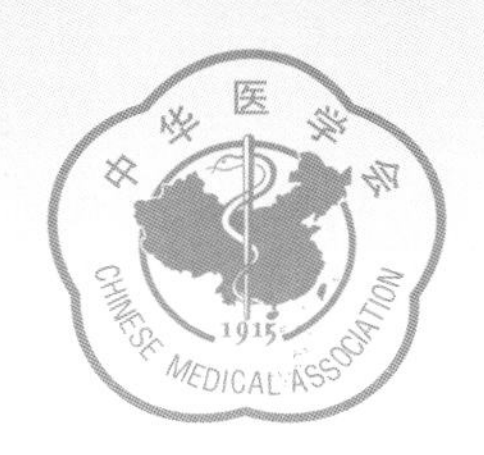

第九章

神经系统遗传性疾病

第一节　遗传性共济失调

【概述】

遗传性共济失调(hereditary ataxia,HA)是一组以慢性进行性小脑共济失调为特征的神经系统遗传变性病,是最为常见的神经遗传病之一。该病遗传方式及分型众多,在我国以常染色体显性遗传的脊髓小脑共济失调(spinocerebellar ataxia,SCA)最为常见。家族史、共济失调为主的临床表现及小脑、脑干、脊髓损害为主的病理改变是本病的三大特征。绝大部分 HA 的发病尚未阐明,三核苷酸动态突变、离子通道基因突变、线粒体功能缺陷、DNA 修复功能异常、及维生素缺乏等与其发病有关。该病的主要临床表现为慢性进行性小脑性共济失调,如行走不稳、辨距不良、言语含糊等,其他如吞咽困难、眼球震颤、复视、痴呆、癫痫、周围神经病等也较为常见。治疗上,因无特效疗法,主要是进行对症治疗及康复训练。

【临床表现】

HA 最为常见的临床表现为缓慢进展的行走不稳、言语含糊及吞咽呛咳,此外复视、痴呆、癫痫、帕金森综合征、精神异常、周围神经病、视力下降、肌张力障碍、眼震、眼外肌麻痹、脊柱侧凸、弓形足和心脏损害等症状体征在 HA 中也较为常见。总体来说,HA 的临床表现具有两种特点:一是临床表现异质性明显,不仅不同亚型的表现不同,同一种亚型的不同患者及同一家系的不同患者间临床表现也可不尽相同;二是存在遗传早现(anticipation)现象,是指在一个家系中,随代数延续,发病年龄逐代提前及病情逐代加重的现象。遗传早现主要存在于三核苷酸或五核苷酸突变导致的 SCA 家系中。造成这一现象的原因为发生扩增突变的核苷酸重复序列在传代过程中可发生进一步的扩增。由于核苷酸重复数目同发病年龄及临床表现严重程度有关,故最终导致遗传早现的发生。HA 常见亚型的临床表现如下:

SCA1:其主要临床表现进展性行走不稳、吟诗样语言、吞咽呛咳、眼震及慢眼动,也可见痴呆、周围神经病、肌张力障碍、震颤等表现。家系中可见到遗传早现现象。

SCA2:除进展性步态不稳、言语含糊及吞咽困难等常见表现外,慢眼动、帕金森综合征、肌阵挛、腱反射减弱等表现,尤其是慢眼动相对其他亚型更为常见。遗传早现在 SCA2 家系中同样存在。

SCA3:又称为 Machado-Joseph disease(MJD),是最为常见的 SCA 亚型,在我国的比率超过 50%,在中国东部及东南部甚至高达 72%。其主要表现为小脑性共济失调、复视、眼外肌麻痹、凝视诱发眼震、眼睑后退(突眼征)、面舌肌束颤、不同程度的锥体和锥体外系症状及周围神经病变。同 SCA1、SCA 2 一样,SCA3 部分家系也存在遗传早现。

SCA6:除小脑征、眼震等主要表现外,发病较晚、进展缓慢、预后较好、复视、有时呈发作性共济失调是 SCA6 相对其他亚型更为突出的一些表现。因 SCA6 的致病基因 *CACAN1A* 的 CAG 重复在代间相对保守,故 SCA6 罕见遗传早现现象。

SCA7:除小脑征外,视网膜色素变性导致的视力下降及辨色力异常(红绿色盲)是 SCA7 的显著特点,几乎所有 SCA7 患者均有视力下降表现。显著的遗传早现是 SCA7 的另一个特点,故可导致婴儿期发病(发病年龄小于 2 岁)的病例,这些病例进展极为迅速,预后极差,多于发病 1 年内死亡。

齿状核红核 - 苍白球路易体萎缩(dentatorubral-pallidoluysian atrophy,DRPLA):由于临床表现及基因突变特点同 SCA 常见的亚型相似,故 DRPLA 已被广泛认为是 SCA 的一种亚型。该病主要见于日本,在我国也不少见。临床表现同发病年龄有一定相关性,成人发病的患者主要表现为共济失调、舞蹈样动作及痴呆,而青少年起病的患者主要表现为癫痫、肌阵挛、行为改变及智能受损。遗传早现也较为常见。

弗里德赖希共济失调(Friedreich ataxia,FRDA):FRDA 是最常见的常染色体隐性遗传共济失调,在西方国家中较为常见,可占 HA 的半数。但在我国却极为少见,只见零星个案报道。其主要临床特征为儿童期发病,肢体进行性共济失调,伴锥体束征、发音困难、深感觉异常、脊柱侧凸、弓形足和心脏损害等。

【诊断要点】

HA 亚型众多,各亚型的临床表现复杂多样,除基因分析外,无其他特异性的辅助检查可确定 HA 的分型。一般来说,HA 的诊断可遵循以下步骤:

1. 小脑性共济失调的确定　主要临床表现为慢性进行性发展的步态不稳、言语含糊、吞咽困难,体征主要有眼震、吟诗样言语含糊、直线行走困难、宽基步态、指鼻试验及跟 - 膝 - 胫试验阳性。

2. 确认有无家族史　如有明确的常染色体显性遗传家族史,进入 *SCA* 基因分析流程:应依据 SCA 各亚型临床表现特点来选择各亚型致病基因的筛查顺序。但在多数情况下,SCA 临床表现没有特异性,这时就需要根据不同种群 SCA 各亚型的发病率高低来选择基因筛查顺序。中国人常见 SCA 亚型的发病率从高到低依次为 SCA3、SCA2、SCA1、SCA6、SCA7、SCA17、SCA12 及 DRPLA。如为明显的常染色体隐性遗传或其他遗传方式,则根据患者的临床表现进行相对应的致病基因筛查。因常染色体隐性遗传共济失调的致病基因繁多,可应用靶向基因测序或全外显子测序等新一代基因测序技术进行相关基因筛查。

3. 无明确家族史的小脑性共济失调患者首先需排除继发性因素引起的共济失调综合征。

(1) 中毒:酒精、重金属(水银、铅)、农药及一些抗癫痫药如卡马西平、苯妥英的储积都可造成小脑性共济失调。

(2) 内分泌障碍:甲状腺功能低下、糖尿病等可伴有小脑性共济失调。

(3) 此外,原发性或转移性肿瘤及副肿瘤综合征、多发性硬化、小脑发育不良及畸形等均可有小脑性共济失调表现。

需注意的是,无明确家族史的患者仍有可能为 HA 患者,可能原因如下:致病基因外显率在家系各成员中的外显率不同导致家系其他成员无症状或暂无症状;先证者的父或母在发病前死亡;因遗传早现,先证者早于父母发病;不是亲生或收养因素导致先证者与家系其他成员无血缘关系;新的自发突变;隐性遗传的家系中可能只有一个患者。因此对无明确家族史的小脑性共济失调患者在排除常见的继发性因素后,仍需考虑筛查 HA 相关基因。

4. 排除继发性因素及基因突变的小脑性共济失调患者则需考虑特发性晚发型小脑性共济失调,但需注意与多系统萎缩小脑型及复杂型遗传性痉挛性截瘫相鉴别。

【治疗原则】

目前还没有任何药物对常见的 HA 有确定的疗效或可延缓 HA 的进展,但对 HA 患者进行合适的

干预有可能改善相关症状并提高患者的生命质量。

1. 药物干预

(1) 共济失调症状的药物治疗：多个药物试验显示丁螺环酮、利鲁唑、坦度螺酮、D-环丝氨酸、复方支链氨基酸、普瑞巴林、美卡舍明、吡拉西坦、唑吡坦、瓦伦尼克林、硫酸锌、拉莫三嗪等药物能在不同程度改善 SCA 患者的共济失调症状。但这些药物试验的样本量均不大，且疗效观测时间较短，故确切疗效还有待进一步考证。

(2) 非共济失调症状的药物治疗：左旋多巴或多巴胺受体激动剂能不同程度控制 SCA 的帕金森样症状；震颤症状可试用抗胆碱能药、氯硝安定等；抗胆碱能药、肉毒杆菌毒素可用于治疗肌张力障碍，运动徐缓及因吞咽困难造成的流涎也可试用抗胆碱能药治疗；此外，艾地苯醌可以减少 FRDA 患者心脏肥厚的发生。

2. 非药物干预　康复训练及专业矫正鞋可在一定程度上改善患者的行走不稳及步态异常等表现。发音和进食的专业康复训练可改善言语含糊及吞咽呛咳等 HA 常见的症状。而对视力下降、视物重影等症状可由眼科进行适当干预。

（甘世锐　王　柠）

参考文献

[1] 王国相，周永兴，刘兴洲，等．遗传性共济失调[M]// 梁秀龄．神经系统遗传性疾病．北京：人民军医出版社，2001.

[2] 中华医学会神经病学分会神经遗传组．遗传性共济失调诊断与治疗专家共识[J]. 中华神经科杂志，2015，48(6)：459-463.

[3] SCHÖLS L，BAUER P，SCHMIDT T，et al. Autosomal dominant cerebellar ataxias：clinical features，genetics，and pathogenesis [J]. Lancet Neurol，2004，3(5)：291-304.

[4] NCBI Bookshelf-GeneReviews- Hereditary Ataxia Overview [OL].[http://www.ncbi.nlm.nih.gov/books/NBK1138/].

第二节　遗传性痉挛性截瘫

【概述】

遗传性痉挛性截瘫（hereditary spastic paraplegia，HSP）是一组具有高度临床异质性及遗传异质性的神经退行性病变。临床上主要以双下肢进行性痉挛和无力为特征，根据不同表型可分为单纯型和复杂型；而根据致病基因又可分为 70 余种亚型，既往文献已报道的其相关致病基因已百余个，其中包括常染色体显性遗传、常染色体隐性遗传、X-连锁遗传和母系遗传。此外，临床上此病常常需要与遗传性小脑共济失调、腓骨肌萎缩症、肌萎缩侧索硬化及热带痉挛性截瘫等其他神经系统疾病相鉴别，因此，临床上要精准诊断此类疾病需依靠完善的检测体系。目前，本病尚无有效的治疗手段，主要是进行对症治疗和遗传咨询。

【临床表现】

根据不同的临床体征，HSP 主要分为单纯型和复杂型：

1. 单纯型　主要表现为单纯双下肢痉挛无力，反射亢进，病理征阳性等锥体束体征，伴或不伴括约肌功能障碍。双上肢可不同程度受累，有时可出现双手僵硬，动作笨拙，轻度构音障碍。多在疾病晚期（>70 岁）合并认知功能障碍，目前报道最早出现认知功能障碍在 39 岁。其又可分为早发型和晚发型：其中，早发型（HSP Ⅰ型）发病年龄多小于 35 岁，进展缓慢，多数患者晚期仍旧可以走动；若儿童期起病常可见畸形，如弓形足等。晚发型（HSP Ⅱ型）发病年龄在 40~70 岁，进展较快，且双下肢肌无力、深感觉障碍、括约肌障碍更常见。

2. 复杂型　约占 10%。除具有单纯性体征外，同时合并以下体征：

(1) 伴脊髓小脑和眼部症状：Ferguson-Critchley 综合征，呈常染色体显性遗传。中年起病，四肢锥体束征，踝反射减弱或消失，其他腱反射亢进。四肢协调障碍，深感觉略减退。眼部症状主要是眼球震颤、侧向及垂直注视受限、假性眼肌麻痹。锥体外系表现为四肢僵硬、不自主运动、面部表情少，可有前冲步态。

(2) 伴有锥体外系体征：类帕金森样表现。

(3) 伴有视神经萎缩：Behr 综合征，因常合并小脑体征，故也称为视神经萎缩 - 共济失调综合征。

(4) 伴有黄斑变性：Kjellin 综合征，呈常染色体隐性遗传。于 20 岁左右开始发生痉挛性截瘫，伴小脑性构音障碍，精神运动发育迟滞，视网膜色素变性。

(5) 伴有早老性痴呆：Mast 综合征。起病于 20 岁左右，痉挛性截瘫，伴有构音障碍，痴呆，手足徐动症。呈常染色体隐性遗传。如同时合并双手和腿部肌肉萎缩、精神发育迟滞、中心性视网膜变性与眼肌麻痹称为 Barnard-Scholz 综合征。

(6) 伴有精神发育迟滞或痴呆：若婴儿期出现精神发育迟滞、痉挛性截瘫和鱼鳞病，则称为 Sjögren-Larsson 综合征。

(7) 伴有多发性神经病：表现感觉运动性多发性神经皮质脊髓束病变体征，儿童或青少年期起病，至成年早期不能行走时病变才停止进展。腓肠神经活检呈典型增生性多发性神经病。

(8) 伴有远端肌肉萎缩：Troyer 综合征，呈常染色体隐性遗传。以手部肌肉萎缩起病，轻度小脑症状，手足徐动和耳聋等，部分病例不自主苦笑，构音障碍，到 20~30 岁不能走路。

(9) Charlevoix-Sageunay 综合征：多在幼儿发病，表现痉挛性截瘫、共济失调、智力低下、二尖瓣脱垂、双手肌萎缩和尿失禁等。

【诊断要点】

考虑到痉挛性截瘫基因型和表型的复杂性，以及临床表现型和遗传亚型之间的不明确关系，分子诊断目前是确诊痉挛性截瘫的“金标准”。一般来说，HSP 的诊断可遵循以下步骤(图 9-2-1)：

1. 参照 Harding 的标准，临床上诊断 HSP：①临床症状，缓慢进展的双下肢肌张力增高、肌无力与剪刀步态；②临床体征，以双下肢锥体束征明显，腱反射亢进和病理征阳性；③阳性家族史；④排除其他疾病。

2. 对拟诊的 HSP 患者采用 PCR 结合琼脂糖凝胶电泳对其进行以 SCA3 为代表的动态突变初筛。

3. 借助多重连接探针扩增技术(multiplex ligation dependent probe amplification，MLPA)进行 HSP 相关拷贝数分析。

4. 结合靶向二代测序分析，明确致病基因。

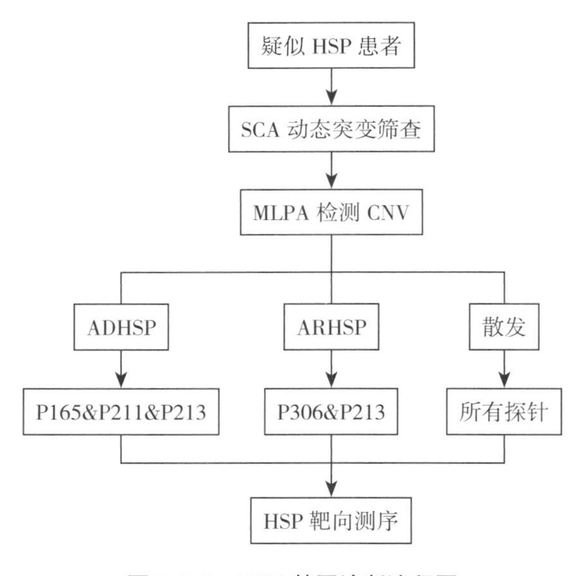

图 9-2-1　HSP 基因诊断流程图

MRC-Holland MLPA P165 试剂盒(探针覆盖 *ATL1* 基因和 *SPAST* 基因)

MRC-Holland MLPA P211 试剂盒(探针覆盖 *SPAST* 基因和 *NIPA1* 基因)

MRC-Holland MLPA P213 试剂盒(探针覆盖 *REEP1* 基因和 *SPG7* 基因)

MRC-Holland MLPA P306 试剂盒(探针覆盖 *SPG11* 基因)

【治疗原则】

目前，对于 HSP 尚无有效的治疗手段，主要通过对症治疗改善相关症状，以提高患者的生命质量。下肢痉挛的治疗主要包括物理疗法、辅助行走装置(如踝足矫形器)以及药物疗法(如巴氯芬或替扎尼定)。如果患者伴有尿频尿急症状，还可以使用抗胆碱能药物治疗。

HSP 是一种神经遗传性疾病，因此，避免致病基因遗传给后代是预防 HSP 的关键，通过靶向二代测序技术联合 MLPA 的方法使 HSP 患者可获得精确的疾病分型，从而进行相应的遗传咨询和产前筛查，避免 HSP 患儿的出生。

（陈万金　王 柠）

参考文献

[1] TISHER A, SALARDINI A. A case report of a woman with young onset cognitive impairment associated with hereditary spastic paraplegia due to a mutation in the SPAST gene [J]. J Neurol Sci, 2016, 15(367): 131-132.

[2] BANGHAM CRM, ARAUJO A, YAMANO Y, et al. HTLV-1-associated myelopathy/tropical spastic paraparesis [J]. Der Nervenarzt, 2012, 83(8): 1028-1034.

[3] HARDING AE. Classification of the hereditary ataxias and paraplegias [J]. Lancet, 1983, 1(8334): 1151-1155.

[4] RUANO L, MELO C, SILVA MC, et al. The global epidemiology of hereditary ataxia and spastic paraplegia: a systematic review of prevalence studies [J]. Neuroepidemiology, 2014, 42(3): 174-183.

第三节　腓骨肌萎缩症

【概述】

腓骨肌萎缩症（Charcot-Marie-Tooth disease，CMT）是一组临床和遗传异质性非常高的累及周围神经系统的神经遗传病。它在 1886 年由法国 Charcot Marie 和英国的 Tooth 同时提出。患病率约为 1/4 000~1/2 500，是最常见的遗传性周围神经病。广义的 CMT 还包括遗传性运动神经病（hereditary motor neuropathy，HMN）及遗传性感觉和自主神经病（hereditary sensory and autonomic neuropathy，HSN），共同构成了由运动到感觉演变的复杂而交叉的临床形式，又称为 CMT 及其相关疾病。遗传方式分为常染色体显性遗传（AD）、常染色体隐性遗传（AR）及 X 连锁显性或隐性遗传（XD 或 XR）。

根据电生理和病理特征，CMT 可分为 2 型，即 CMT 1 型和 CMT 2 型。脱髓鞘型（CMT 1 型）：正中神经或尺神经运动传导速度 <38m/s；轴索型（CMT 2 型）：正中神经或尺神经运动传导速度正常或轻度减慢 ≥38m/s，但轴索变性。其中，CMT1 型约占 CMT 总数的 70%。二十世纪八十年代，Madrid 等又提出了中间型 CMT 的概念，指患者同时有脱髓鞘性和轴索损害，中间型 CMT 患者的传导速度在 25~40m/s。

CMT 中最常见的类型是 CMT1A 型，为髓鞘外周蛋白（*PMP22*）的重复突变导致，约占 CMT1 型的 60%，整体 CMT 的 40%，第二常见的是 X 连锁 CMT1 型，为编码缝隙连接蛋白的基因 *GJB1* 突变导致，约占整体 CMT 的 8%~12%，第三常见的是 CMT2A 型，为线粒体融合素 -2（mitofusin 2，*MFN2*）基因突变所致的常染色体显性的轴索性神经病，占整体 CMT 的 5%~8%，第四常见的为编码髓鞘糖蛋白零（proteinzero，*MPZ/P0*）基因突变。以上四种基因是 CMT 最常见的致病基因，约占所有已知基因突变的 80%，但是由于 CMT 的新发基因不断被发现，这个命名系统不能满足需要，新的命名方式正在酝酿之中，倾向于直接用基因名称同时结合遗传方式和临床特征来命名。

【临床表现】

1. 典型 CMT 表现

（1）高弓足：通常在 10~20 岁发病，病程进展缓慢，致残率高，CMT 第一个特征就是足弓很高，逐渐发展为弓形足及锤状趾。

（2）跨阈步态：随着病情的发展，双下肢缓慢进行性萎缩及无力，呈“仙鹤腿”或“倒酒瓶”样改变。同时伴有行走及平衡障碍，为避免摔倒，患者会将膝部异常高抬而表现出“跨阈步态”。

（3）腕部、手部肌肉萎缩：难以完成一些精细运动，如书写、从地面拾起细小物品等。部分患者的大腿肌肉也会出现无力。

(4) 感觉障碍：不是腓骨肌萎缩症的突出表现，患者可以有末梢型感觉减退和麻木，呈现手套袜套样感觉障碍，部分患者可以合并疼痛。

(5) 其他：有些患者可以出现听力减退，视神经萎缩和脊柱侧弯等骨骼发育异常。

2. 特殊类型 CMT 表现

(1) 纯运动型 CMT：又称远端遗传性运动神经病（dHMN）或远端型脊髓性肌萎缩（SMA）。由 Nelson 和 Amick 等于 1966 年首次报道。dHMN 除没有感觉障碍外，其他表现与腓骨肌萎缩症基本相似，为肢体远端的无力和萎缩，下肢起病常见，伴腱反射减退或消失，无感觉障碍。可分为七种类型，其中Ⅱ型多为成年起病，下肢受累为主，致病基因为 *HSP22* 和 *HSP27*，这两个基因可同时引起 CMT 的 2F 型和 2L 型，主要的鉴别依据为是否出现感觉障碍。*HSP27* 基因的 R127W 突变是中国人群的热点突变。另外一个成年起病的类型为 dHMN-Ⅴ型，这个类型主要影响双上肢，可以出现锥体束征，致病基因为 *GARS* 和 *BSCL2*。部分特殊类型的 SMA，如以下肢症状为主的 SMA（SMALED）和累及球部功能的 SMA（SPSMA）的基因与 dHMN 有交叉，如 BICD2、DYNC1H1 和 TRPV4。目前与 dHMN 有关的基因已高达 30 余种，机制可有蛋白质合成，轴浆转运等。

(2) 纯感觉型 CMT：又称遗传性感觉和自主神经病（hereditary sensory and autonomic neuropathy，HSAN）或遗传性感觉神经病 . 以感觉为主的慢性多发性神经病（inherited polyneuropathy of predominantly sensory type），临床表现多种多样，命名和分类也不统一，采用较多的是 Dyke 提出的 HSAN 五种类型。其中最常见的是Ⅰ型，临床表现是对痛觉不敏感、刀割样疼痛及手足溃疡等，可导致骨髓炎、骨溶解、压缩性骨折和蜂窝组织炎等，需要与脊髓空洞症、麻风及脊髓痨等疾病鉴别。周围神经受累最重的是无髓纤维，其次是小有髓纤维，大有髓纤维受累最轻。单纤维可见轴索变性，髓球形成，继发性节段性脱髓鞘。Ⅱ型以四肢感觉减弱为主，Ⅲ型以自主神经功能不全为主，Ⅳ型以皮肤感觉减退伴无汗为主，Ⅴ型主要表现为四肢感觉减退。

(3) 压迫易感性遗传性神经病（hereditary neuropathy with liability to pressure palsies，HNPP）：又称腊肠样神经病，是较罕见的复发性遗传性周围神经病，由 DeJong（1974）首先报道，为常染色体显性遗传，17 号染色体短臂 11.2 区 1.5Mb 的 *PMP22* 基因缺失所致。临床表现为反复出现的肢体麻木和无力，肢体受轻微挤压、牵拉或外伤后可引起周围神经病，某一周围神经在特定位置受压后出现急性麻痹等。常累及较表浅的周围神经，如桡神经、尺神经、腓总神经及臂丛神经等。症状可在数日或数周内缓解和反复发生，同一神经数次发病后不易完全恢复，留有某种程度的功能缺失。多有家族史。电生理检查提示周围神经损害，特别在嵌压部位可以出现节段性脱髓鞘表现。患者家族其他成员神经传导速度测定有助于发现亚临床患者。神经病理检查可见节段性脱髓鞘及“腊肠样”结构形成。

(4) 伴有上运动神经元体征：部分 CMT 患者可伴有腱反射活跃和病理征，常见于 *GJB1*、*MFN2*、*NEFL*、*BSCL2* 等基因的突变，发病机制各有不同。其中 GJB1 引起的 CMTX1 型常合并中枢神经系统症状，如卒中样发作，一过性白质脑病和听觉传导阻滞，原因为 CMTX1 可同时在施万细胞和少突胶质细胞表达。锥体束征也可出现在 *MFN2* 基因突变中，既往命名为 CMT Ⅵ型。

(5) 近端型 CMT：相对比较少见，患者肌肉无力和萎缩多以近端受累为主，肌酶升高和肌肉痉挛性疼痛是其特征性症状，同时可伴有感觉障碍，电生理表现为感觉运动性周围神经病。常见致病基因是 *TFG* 和 *CHCHD10*，如果患者无明确感觉障碍，需要与近端型 SMA 鉴别。

【诊断要点】

1. 辅助检查

(1) 电生理检查：神经传导检查可以区分是脱髓鞘型、轴索型或是中间型 CMT，同时确定周围神经受损的范围和程度，部分患者可以进行肌电图检查，有助于判断受累肌肉是神经源性或肌源性损害，与

肌病进行鉴别，怀疑有听力障碍或中枢神经受损的患者还可以同时检查听觉、视觉及脑干诱发电位。

（2）基因检查：CMT 的基因检测策略建议分为三步。第一步，用多重连接探针扩增（multiplex ligation probe amplification，MLPA）技术进行 *PMP22* 基因重复或缺失突变的检测，因此，建议所有患者首先排除最常见的 *CMT1* 基因突变后再进行下一步分析。第二步，利用二代靶向测序技术（next-generation target sequencing，NGS）对所有已知基因突变进行检测，目前 CMT 已报道的基因数目已经超过 80 个，且每年都有新基因出现，在检测时注意选择更新的基因包。另外，如果患者经济情况不允许，以下策略可供参考：①如患者家族史明确，青春期起病，家系中男性症状较重，无男性传男性的现象，神经传导速度在 30~40m/s，这类患者可以直接进行 GJB1 的一代测序；②可选用比较常见的 7 种基因进行小包测定，包括 *PMP22*、*GJB1*、*MFN2*、*MPZ*、*GDAP1*、*SH3TC2*、*HINT1*。第三步，全外显子组测序和全基因组测序，更适用于有家族史的家系，目的是发现新的致病位点或新发的基因，还可以除外其他类似 CMT 的遗传性疾病：如远端性肌病等。但这些检测带来的海量数据需要专业的分析团队对结果进行判读，更常用于科学研究的范畴。需要注意的是，尽管使用了目前所有的基因检测方法，仍有 35%~40% 的 CMT 患者无法基因确诊，这部分患者需要重新考虑一下临床诊断，除外获得性周围神经病的可能，对这部分患者的管理有助于开发新的 CMT 致病基因。

（3）病理检查：CMT1A 型的特征性表现是有髓神经纤维数量减少，节段性脱髓鞘和髓鞘再生，形成“洋葱球”样结构，HNPP 的特征性表现是“腊肠”样结构。病理检查不是必需的，因为大部分典型 CMT 患者可以通过肌电图和基因检测明确诊断。但是，对于一部分患者还是有积极作用的：①鉴别诊断，对于家族性淀粉样周围神经可以看到淀粉样物质的沉积，血管炎性周围神经疾病可以看到炎细胞在小血管周围的浸润，肌肉活检有助于与肌肉疾病进行鉴别；②对于未找到明确致病基因的患者，或外显子组测序发现很多意义未明的位点时，病理活检可以通过观察大、中、小神经纤维受累的比例和再生的情况，轴索受累的情况和特殊的病理结构改变来判断可能的致病基因位点。

（4）磁共振检查：神经 MRI 不作为 CMT 患者的常规检查，但是臂丛 MRI 或腰骶神经根 MRI 发现对称粗大的神经有助于 CMT 的诊断，脑弥散张量成像（brain diffusion tensor imaging，DTI）可以帮助判断有无脑白质病变受累。肌肉 MRI 可以帮助患者受累肌群的判断，可以根据患者的需要选查。

（5）超声检查：神经超声在 CMT1A 型中可以看到正中神经和尺神经的普遍显著的神经增粗，可以用来和慢性炎性脱髓性多发性神经根神经病（CIDP）的节段性脱髓鞘鉴别。

2. 诊断标准　CMT 临床异质性较大，缺乏统一的诊断标准。在诊断时首先要注意患者是否有阳性家族史，阴性家族史也不能除外 CMT，因为常染色体隐性遗传、de novo 突变或外显不全等情况都可以无明确家族史。如果出现以下特点需要注意 CMT 的可能：①早期发病；②有足踝部畸形；③病情进展缓慢；④感觉症状轻而电生理损害较重。确诊往往需要基因诊断。

3. 鉴别诊断　与 CMT 需要进行鉴别的疾病包括家族性淀粉样多神经病、慢性感染性脱髓鞘性神经病、慢性进行性远端型 SMA、远端型肌病、线粒体肌病、植烷酸贮积症等。

【治疗原则】

1. 药物治疗　CMT 尚缺乏有效的药物治疗手段。大剂量维生素 C 治疗 CMT1A 型已被证明无效，目前 PXT3003、巴氯芬，纳曲酮和山梨醇都已进入 CMT1A 型的三期临床阶段。其他药物如 HDAC6 抑制剂、反义寡核苷酸和基因替代治疗仍处于基础研究阶段。因此，治疗 CMT 的药物主要为神经营养药：可用 B 族维生素、维生素 E、烟酰胺、ATP、艾地苯醌、辅酶 A、胞二磷胆碱、肌酐和辅酶 Q_{10} 等，促进神经纤维再生；促进肌肉代谢药：肌生注射液；黄芪、灵芝、枸杞等中药有营养神经及肌肉的功效。

2. 物理治疗　可采取超短波疗法、电兴奋治疗，针灸、按摩及肢体功能训练。可配合康复医师进行一些肢体或精细动作的训练。良姿位置的摆放：学会正确的良姿位置可以延缓关节畸变的发生。足下垂及畸形可以穿着矫正鞋,保护踝关节。

3. 外科治疗 对高足弓患者可行手术治疗,如跟腱松解术。

4. 运动锻炼 运动强度应适当,不宜过大,避免摔伤。

5. 积极对症治疗和管理并发症 如伴发糖尿病或疼痛等,需要进行对症治疗并管理并发症。

(刘小璇 樊东升)

参考文献

[1] BIRD TD. Charcot-Marie-Tooth(CMT)Hereditary Neuropathy Overview [M]. GeneReviews® [Internet],University of Washington,Seattle,2018.

[2] MAGY L,MATHIS S,Le MASSON G,et al. Updating the classification of inherited neuropathies:Results of an international survey [J]. Neurology,2018,90(10):e870-e876.

[3] SHAHRIZAILA N,NOTO Y,SIMON NG,et al. Quantitative muscle ultrasound as a biomarker in Charcot-Marie-Tooth neuropathy [J]. Clin Neurophysiol,2017,128(1):227-232.

[4] WEIS J,CLAEYS KG,ROOS A,et al. Towards a functional pathology of hereditary neuropathies [J]. Acta Neuropathol,2017,133(4):493-515.

[5] CORNETT KM,MENEZES MP,BRAY P,et al. Phenotypic Variability of Childhood Charcot-Marie-Tooth Disease [J]. JAMA Neurol,2016,73(6):645-651.

第四节 线粒体脑肌病

【概述】

线粒体脑肌病是一组由于线粒体 DNA 基因(mitochondrial DNA,mtDNA)和/或核 DNA 基因突变,导致线粒体结构和/或功能障碍,主要累及脑部和肌肉系统的多系统受累疾病。其肌肉损害主要表现为骨骼肌极度不能耐受疲劳,神经系统主要表现有眼外肌麻痹、卒中、癫痫反复发作、肌阵挛、偏头痛、共济失调、智能障碍以及视神经病变等,其他系统表现可有心脏传导阻滞、心肌病、糖尿病、肾功能不全、假性肠梗阻和身材矮小等。

【临床表现】

线粒体脑肌病包括:线粒体脑肌病伴高乳酸血症和卒中样发作(mitochondrial encephalomyopathy with lactic acidosis and stroke-like episode,MELAS)综合征、伴破碎红纤维的肌阵挛癫痫(myoclonus epilepsy with ragged red fiber,MERRF)综合征、慢性进行性眼外肌麻痹(chronic progressive external ophthalmoplegia,CPEO)、卡恩斯-塞尔综合征(Kearns-Suyre syndrome,KSS)、亚急性坏死性脑脊髓炎(Leigh syndrome,Leigh)综合征、Leber 遗传性视神经病变(leber's hereditary optic neuropathy,LHON)、Menke 病、Wolfram 综合征等。现仅就主要综合征的临床特点概述如下:

1. MELAS 综合征 是一组以卒中为主要临床特征的线粒体病。MELAS 综合征系母系遗传病,一般在 2~40 岁发病,主要症状多数为发作性头痛、呕吐,卒中样发作、癫痫,伴身材矮小、发际低,多次发作后可出现智能减退,其他系统损害如神经性耳聋、糖尿病、甲状腺功能低下等,血及脑脊液中乳酸水平升高,影像学上见与卒中表现相对应的病灶,肌肉病理可见异常线粒体、破碎红纤维(ragged red fiber,RFF)等,从新鲜肌肉标本中分离出线粒体,测定出其代谢过程中的各种酶的活性降低,或者测定载体肉毒碱的水平改变等,为诊断本病的重要依据。线粒体基因检测可发现热点突变。肌肉受累可出现易疲劳、运动不耐受,但多数为症状轻微,被脑病症状所掩盖。MRI 皮层有层状异常信号的特征所见。MELAS 综合征患者卒中样发作急性期主要累及颞顶或颞枕叶,病灶可累及皮质和深部的白质。与缺血性脑梗死不同,MELAS 综合征梗死灶与脑动脉灌注供血区分布不一致,主要集中在代谢旺盛的微血管区域,周围

水肿不明显。

2. MERRF 综合征 主要临床特征为小脑共济失调、肌阵挛或肌阵挛癫痫、乳酸血症和 RRF。母系亲属可呈现部分表现型如仅有耳聋或癫痫。少数有智能低下、痴呆，亦有神经聋、矮小、弓形足等畸形。脑电图显示为棘慢波综合，肌活检见 RRF、异常线粒体和包涵体。CT 和 MRI 可见小脑萎缩和大脑白质病变。基因检测可见 8 344 或 8 356 核苷酸点突变。

3. CPEO 各年龄均可发病，以儿童或成年早期发病为多。临床表现为眼球运动障碍眼睑下垂、短暂复视，多伴有易疲劳和肢体近端无力、肌活检病理可见大量 RRF 和细胞色素氧化酶(cytochromeoxidase，COX)缺失。基因检测变异大，可见 mtDNA 缺失或大量重排。

4. LHON 是指青春期或成年起病的急性或亚急性遗传性视神经萎缩，表现为突发性双侧视力减低和丧失。多数双侧视力丧失。少数先一眼发病，数周或数月后，另一眼亦发病。多为球后视神经损害而致失明、黄斑区水肿和视网膜小血管病。男性多见，至少有 85% 为青年男性，具有 X- 连锁遗传特点。CT、MRI 影像学检查和肌活检多无特征性所见。

【诊断要点】

1. 电生理检查 肌电图为常用首选检查之一，临床有肌无力、肌萎缩等肌病表现时肌电图检查尤其重要。多数为肌源性改变，少数病例也可见神经源改变或两者兼有，偶见线粒体脑病患者肌电图正常。脑电图在伴有抽搐、癫痫样发作的线粒体脑病具有重要意义。心电图检查对 KSS 具有重要诊断意义。对母系遗传线粒体肌病合并心脏病变也具有重要辅助诊断意义。

2. 血清乳酸检查 线粒体疾病血清乳酸值升高也是重要诊断筛选指标。安静状态，血清乳酸值若大于 1.8~2.0nm，即为异常而运动后血清乳酸水平升高，更是特别有意义。部分患者的血清肌酸激酶和 / 或乳酸脱氢酶水平升高，且血乳酸、丙酮酸以及血乳酸 / 丙酮酸比值高于正常(正常值小于 20)均有助于诊断。血乳酸、丙酮酸最小运动量试验，即上楼梯运动 5min 后测定血乳酸丙酮酸含量，出现含量增高及比值异常的阳性率高，对诊断更为敏感。

疲劳试验有助于诊断线粒体疾病。线粒体疾病因氧化磷酸化障碍能量供给不足，不能耐受疲劳，血中的乳酸、丙酮酸、氨堆积。疲劳试验作为线粒体疾病的一种简单的筛查手段，包括有自行车动量计疲劳试验、亚厌氧阈值自行车疲劳试验、自行车增量疲劳试验、前臂缺血试验、前臂有氧运动试验、血乳酸 / 丙酮酸最小运动量试验等。最常采用的是改良最小运动量试验，嘱患者进行上下楼梯运动，达到最大心率(HRmax)[HRmax =202-0.72 × 年龄(次 /min)]时停止，静息时、运动即刻、运动后 5min、运动后 20min 各取 1 次静脉血(不扎止血带)测定乳酸和丙酮酸，运动后乳酸、丙酮酸明显升高，血乳酸 / 丙酮酸 >20 提示疲劳试验阳性。另外，前臂有氧运动试验也比较简单便捷，便于临床应用。试验前 30min 测定受试者最大收缩力(MVC)值。试验时受试者以 40% MVC 力度做握拳动作，握 1s，放松 1s，持续 3min。分别在试验前、运动结束前 30s、运动后 1min、运动后 5min、运动后 10min 抽血，测定静脉血血气分析。线粒体疾病患者运动后血氧饱和度下降不超过 30%。临床上如果有怀疑线粒体疾病时，可通过上述两种方法进行简单筛查，确诊需要结合肌肉活检、基因等检查。

3. 影像学检查 CT、MRI 的某些特征所见对线粒体脑肌病的临床诊断具有重要辅助作用。MELAS 综合征的影像学可出现下面较为特征的表现：①颅脑 MRI 上可见大脑皮层异常信号，以顶枕叶和颞叶后部多见，不符合血管分布，病灶可迁移、多变，即随着卒中好转而消失，卒中再发可再次出现，部位不固定；病变反复发作时，可出现大脑半球及小脑半球实质明显萎缩。②部分病变可累及双侧基底核团形成钙化及铁质沉积，颅脑 CT 上可见基底节区钙化。③多累及皮质，白质累及范围较少，以皮质下和三角区后部白质为主，在 DWI 及 T_2 FLAIR 序列可见“明亮的皮质增厚征”。④^{1}H-MR 波谱成像可见病灶区及脑脊液区乳酸双峰，甚至在看似正常的一侧脑组织中乳酸峰亦轻度升高，但该现象非 MELAS 综合征特有，脑梗死、脑炎等亦可出现，应综合分析。与脑梗死相反，MELAS 综合征急性期呈现血管源性水肿，弥散加权成像成正常或稍减低，而表观弥散系数正常或升高，灌注成像呈高灌注改变，据此可与脑梗死鉴别。

4. 分子生物学进展和基因检测方法 外周血或骨骼肌组织 mtDNA 分析可发现基因缺陷。*A3243G* 的突变负荷在不同组织的分布不同，肌肉、尿液和毛发等组织较外周血高。肌肉检出突变负荷比外周血高出 37%，稳定性最好，不随年龄变化。尿液的线粒体突变率分析优于血液，而且是无创的，应作为临床疑诊患者的常规检测。

5. 肌肉活检 肌肉活检是诊断线粒体疾病的重要依据。改良 Gomori Trichrome 染色（MGT）发现肌纤维中有 RRF、COX 染色发现肌纤维 COX 缺失、琥珀酸脱氢酶（succinate dehydrogenase，SDH）染色发现血管琥珀酸脱氢酶强阳性（strongly SDH-reactive vessel，SSV）是线粒体疾病肌肉病理的重要改变。电镜检查见到线粒体嵴增多、排列紊乱呈同心圆状排列、肌丝间可见较多脂滴、成团或串珠状等即可确诊，此特征是线粒体疾病所独有的表现。骨骼肌呼吸链酶复合体活性测定可发现有异常。

但部分线粒体病如 LHON、Leigh 综合征等，肌肉活检可正常或者仅有肌纤维大小不等的表现。另外，RRF、COX 缺失等表现并非线粒体病所特有，还可见于强直性肌营养不良症、包涵体肌炎和 50 岁以上的健康人群。

2002 年 Lizuka 等提出 MELAS 综合征的诊断标准（图 9-4-1）：①至少 1 次卒中样发作的临床表现；②急性期 CT 或 MRI 上有符合临床表现的责任病灶；③脑脊液高乳酸；④肌肉活检 MGT 见 RRF，SDH 染色见 SSV。符合前 3 条为临床诊断，4 条均符合可确诊。

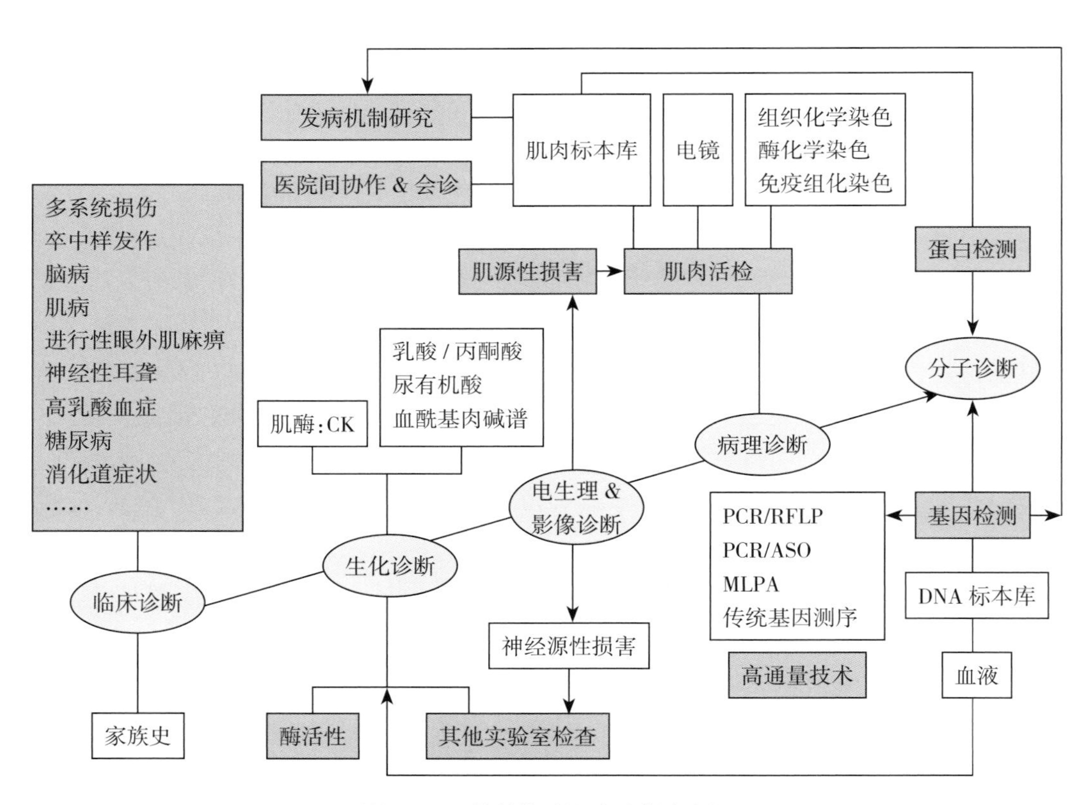

图 9-4-1 线粒体脑肌病诊断流程图

CK：肌酸激酶；PCR：聚合酶链反应；RFLP 限制性片段长度多态性；MLPA：多重连接探针扩增技术；ASO：等位基因特异性寡核苷酸

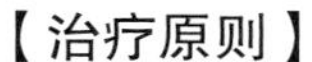

【治疗原则】

MELAS综合征的治疗目前采用的是辅酶Q_{10}为基础的多种维生素并用的“鸡尾酒疗法”。补充辅酶Q_{10}及其他代谢辅酶类，并可使用醌类、维生素E抗氧化、清除自由基。辅酶Q_{10}作为线粒体复合物中电子传导的重要辅酶，可改善氧化磷酸化障碍，推荐用量为50~100mg、3次/d，国外有600~1 200mg/d用法的报道。部分缺乏肉毒碱者可补充左卡尼汀1~3g/d。另外，L-精氨酸可改善内皮功能，预防卒中发作。刘建国等报道应用丁苯酞加多种维生素的“改良鸡尾酒疗法”治疗线粒体脑肌病，可改善预后。另外针对癫痫发作、糖尿病、心律失常的治疗非常重要。最后，进行适度的有氧锻炼有利于提高肌肉的氧化代谢能力。

MELAS综合征应谨慎使用的药物包括9种。①抗病毒药物：拉米夫定、替比夫定和齐多夫定等；②干扰素类药物；③心血管药物：利多卡因、卡维地洛、奎尼丁、异丙肾上腺素、氯吡格雷、阿司匹林和玛多明；④抗肿瘤药物：异环磷酰胺、卡铂；⑤大剂量长时间糖皮质激素；⑥抗生素：利福平、氨基糖甙抗生素、氯霉素、阿霉素、四环素；⑦他汀类药物；⑧双胍类降糖药物：因双胍类药物易加重乳酸性酸中毒；⑨抗癫痫药：鲁米那、苯妥英、卡马西平、奥卡西平、乙琥胺、唑尼沙胺、加巴喷丁、氨己烯酸、丙戊酸钠、苯巴比妥。可选用拉莫三嗪、苯二氮䓬类、托吡酯和左乙拉西坦。患者可以接受全身麻醉，可考虑手术治疗要保持电解质稳定，避免代谢紊乱及酸中毒；术前禁食期间应静脉滴注含糖液以避免出现分解代谢增强，加重线粒体功能障碍。

（蔡 斌 王 柠）

参考文献

[1] 蔡斌，王柠．线粒体脑肌病伴高乳酸血症和卒中样发作诊断中的若干问题与思考[J]．中华神经科杂志，2016，49(2)：81-83.

[2] 中华医学会神经病学分会．中国神经系统线粒体病的诊治指南[J]．中华神经科杂志，2015，48(12)：1045-1051.

[3] PFETIER G.CHINNERY PF.Diagnosis and treatment of mitochondrial myopathies [J].Ann Med，2013，45：4-16.

[4] 李智文，王柠．神经内科医师查房手册[M]．北京：化工出版社，2012.

[5] 贾建平．神经病学[M]．北京：人民卫生出版社，2008.

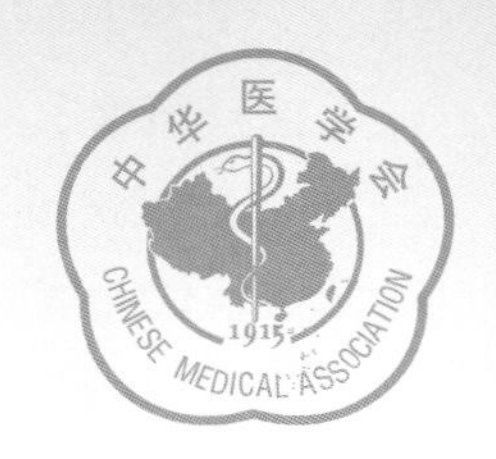

第十章

神经肌肉接头疾病与肌肉疾病

第一节　重症肌无力

【概述】

重症肌无力(myasthenia gravis,MG)是一种神经肌肉接头传递障碍性的获得性自身免疫性疾病,是由乙酰胆碱受体(AchR)抗体介导、细胞免疫依赖和补体参与而导致神经肌肉接头突触后膜上的 AchR 受损,使其数目减少;主要表现为骨骼肌极易疲劳,活动后症状加重,休息或应用胆碱酯酶抑制剂后症状明显减轻。本病常伴有胸腺瘤或胸腺增生。重症肌无力的发病率为 0.5/10 万 ~5/10 万,患病率约 10/10 万。

【临床表现】

1. 任何年龄均可发病,但好发在 20~40 岁和 40~60 岁两个年龄段;年龄大者易伴有胸腺瘤。

2. 首次发病可无明确诱因,而复发者常有诱因,如感染、精神创伤、疲劳、妊娠或分娩等。大多数为隐袭发病,呈进展性或缓解与复发交替性发展,部分症状严重并且持续。少数为亚急性发病,进展较快。部分患者发病后 2~3 年可自然缓解。部分患者仅以眼外肌麻痹症状起病,持续几年,不累及全身肌肉。重症肌无力总体病程长短不一,可数月、数年,甚至数十年。

3. 早期可单独出现眼外肌、咽部肌肉或肢体肌无力;常从一组肌群无力开始,逐步累及其他肌群,直到累及全身骨骼肌。部分患者在短期内出现全身肌肉受累。

4. 大多数表现为持续肌肉收缩后出现肌无力,甚至瘫痪,休息后症状减轻或缓解,多数患者有晨轻暮重现象。早期出现一侧或双侧眼外肌麻痹症状,如上睑下垂、斜视和复视,重者眼球运动明显受限,甚至眼球固定。如累及面部肌肉和口咽肌则出现表情淡漠、苦笑面容,连续咀嚼无力、进食时间长,说话带鼻音、饮水呛咳、吞咽困难。如胸锁乳突肌和斜方肌受累则出现颈软,抬头困难,转颈和耸肩无力。四肢肌肉受累者,以近端为重,如抬臂、梳头、上楼梯困难,但腱反射不受影响,感觉正常。患者呼吸肌受累出现呼吸困难的情况为重症肌无力危象,是本病直接致死的原因。无论哪块肌肉受累和严重程度如何,首次给予抗胆碱酯酶药物治疗大部分都有明显的效果,为本病特点。

5. 肌无力危象　当明显累及肋间肌和膈肌时,患者不能维持正常换气功能,进而出现呼吸困难,称为重症肌无力危象;但在诊断该危象的同时,应注意区别其他两种危象(表 10-1-1)。

(1) 肌无力危象:为本病发展的严重表现,注射新斯的明后显著好转为本危象特点。

(2) 胆碱能危象:是因用抗胆碱酯酶药物过量引起的呼吸困难,还伴有瞳孔缩小、汗多、唾液分泌增多等;注射新斯的明无效,症状反而加重。

表 10-1-1　重症肌无力患者三种危象的鉴别

	肌无力危象	胆碱能危象	反拗性危象
原因	病情发展	抗胆碱酯酶药过量	应激
心率	心动过速	心动过缓	无变化
瞳孔	大	小	正常或偏大
出汗	少	多	多少不定
流涎	无	多	无
腹痛、肠鸣音亢进	无	明显	无
肌肉	肌肉无力	肌肉无力及肌束震颤	肌肉无力
新斯的明试验	肌无力好转	肌无力加重	不定

(3) 反拗性危象：在服用抗胆碱酯酶药物期间，由于感染、分娩、手术等因素导致患者突然对抗胆碱酯酶药物治疗无效，进而出现呼吸困难，注射新斯的明无效，但也不加重症状。

6. 临床分型　依骨骼肌受累的范围和病情的严重程度，采用 Osserman 分型法分为Ⅰ~Ⅴ共5 个类型，其中，Ⅱ型又分为Ⅱa 型和Ⅱb 型。

Ⅰ型：单纯眼肌型，受累肌肉始终限于眼外肌，仅有上睑下垂和复视症状。

Ⅱa 型：轻度全身型，轻度累及四肢肌肉，无球部肌肉受累；病情进展慢，不出现重症肌无力危象。

Ⅱb 型：中度全身型，严重累及四肢肌肉伴有球部肌肉受累，但无重症肌无力危象出现。

Ⅲ型：重度急进型，发病急，进展快，数周至数月内累及球部肌肉，甚至累及肋间肌和膈肌而引起呼吸肌麻痹，即重症肌无力危象。

Ⅳ型：晚发全身重度型，由Ⅰ、Ⅱa 和Ⅱb 型发展而来，症状同Ⅲ型的严重表现。

Ⅴ型：肌萎缩型，发病半年内伴有肌肉萎缩。

【诊断要点】

（一）辅助检查

1. 新斯的明试验　对于不能确诊的患者可行本试验协助诊断。成人肌内注射甲基硫酸新斯的明 1.0~1.5mg，结果判定为阳性，可确诊本病。

2. 血清抗体检测　血清 AChR 抗体阳性，可确诊本病；50%~60% 单纯眼肌型重症肌无力患者该抗体阳性，85%~90% 全身型重症肌无力患者该抗体阳性。血清 AChR 抗体阴性者，可进一步检测血 MuSK 抗体，其阳性也提示本病。

3. 神经电生理检查　低频重复神经电刺激检查提示波幅递减 10% 以上，则为阳性，支持本病。阴性不排除本病。

4. 胸部 CT 检查　确诊本病后，应进行胸部 CT 检查，以了解有否胸腺瘤或胸腺增生，以协助有效治疗。

（二）诊断标准

1. 根据典型临床特征，即受累的骨骼肌极易疲劳，活动后无力加重，休息后减轻，晨轻暮重；结合以下检查：疲劳试验阳性、新斯的明试验阳性、血清 AChR 抗体升高、低频重复电刺激波幅递减或单纤维肌电图可见异常 jitter 波，则可确诊。

2. 本病在临床表现上有侧重点，故鉴别诊断依其不同，分别进行。

(1) 眼肌型重症肌无力：主要与格雷夫斯（Graves'）眼病、慢性进行性眼外肌麻痹、眼肌型肌营养不良、眼眶内疾病、梅热（Meige）综合征和米勒 - 费希尔（Miller-Fisher）综合征等疾病鉴别。

(2) 全身型重症肌无力：主要与兰伯特 - 伊顿（Lambert-Eaton）综合征、多发性肌炎、代谢性肌病、慢性炎性脱髓鞘性多发性神经病、进行性脊髓性肌萎缩、吉兰 - 巴雷综合征和肉毒中毒等疾病鉴别。

【治疗原则】

1. 抗胆碱酯酶药物 此类药是改善重症肌无力患者症状的一线药物。最常用的是溴吡斯的明，每次60~120mg，每天3~4次，饭后30min服用，作用时间为4~6h。该药的副作用可有腹痛、腹泻、汗多、肉跳、瞳孔缩小、心动过缓等；可用阿托品或山莨菪碱对抗；如用药过久且量较大，则可引起胆碱能危象。一般建议每天用量不超过480mg。

2. 糖皮质激素 可抑制自身免疫反应，适用于各种类型的重症肌无力；其主要通过抑制AchR抗体的生成，达到治疗效果。糖皮质激素冲击疗法适用于住院患者，特别是已行气管插管或使用呼吸机者。危重症但尚未进行机械通气者，在良好医患沟通基础上并做好充分机械通气准备下再使用。甲泼尼龙（甲基泼尼松龙）1 000mg，静脉滴注，每天1次，连用3~5d后减半量，即500mg，每天1次；之后，每隔3d再减半量，即250mg和125mg，再后改为每天早晨顿服足量泼尼松，酌情逐渐减量。也可用地塞米松10~20mg，静脉滴注，每天1次，连用7~10d，之后改为早晨顿服泼尼松50mg，并酌情渐渐减量。也可直接早晨顿服泼尼松60~100mg，症状减轻后，酌情逐渐减量，直至停止。维持量一般在5~20mg，应用时间依患者病情不同而异，通常都在1年以上。应特别注意的是：①部分患者在应用大剂量激素冲击治疗的短期内可能出现病情加重，甚至出现肌无力危象。因此，凡应用大剂量激素治疗者必须住院，且作好抢救准备。②大剂量和长期应用激素可诱发糖尿病、股骨头坏死、胃溃疡出血、严重的继发感染、库欣综合征等；故服用糖皮质激素期间，注意应用胃黏膜保护剂、补钙、补钾，并定期随访。

3. 大剂量静脉滴注免疫球蛋白 在重症、危象前期、危象期间可以应用，按每次0.4g/kg，静脉滴注，连续5d；1个月后可再重复。

4. 免疫抑制剂 不能应用糖皮质激素、疗效不佳或激素依赖者，可单独或联合应用本类药物。可选用的免疫抑制剂有硫唑嘌呤、环磷酰胺、环孢素A、他克莫司、吗替麦考酚酯、抗人CD20单克隆抗体（利妥昔单抗）等，其用法用量因人因病情而定。

5. 血浆置换 难治性重症肌无力或出现肌无力危象时，可选用置换血浆，每次1 000~2 000ml，第1周隔日1次，若改善不明显其后每周1次，常规进行5~7次。

6. 胸腺治疗 包括胸腺切除和放射治疗。

（1）胸腺切除：胸腺切除适用于所有胸腺瘤患者；18岁至60岁、无手术禁忌和对药物治疗反应差的全身型重症肌无力患者，无论是否有胸腺瘤可考虑切除胸腺。手术前可使用抗胆碱酯酶药物、激素或丙种球蛋白控制病情以减少危象的发生。由于胸腺手术后的疗效一般需数月至数年才能显现，因而术后应继续给予药物治疗。非胸腺瘤患者术后5年有效率可达80%~90%，而胸腺瘤患者术后5年有效率约为50%。

（2）胸腺放射治疗：原理同胸腺切除。常用剂量为40~50Gy，也有用局部 + 全身小剂量照射方式。

7. 肌无力危象的治疗 不论何种危象发生，均应立即处理：①首先保持呼吸道通畅，维持有效呼吸，呼吸困难者及早气管插管，呼吸机辅助呼吸；②积极控制感染，选用有效而足量的抗生素静滴；③肾上腺皮质激素，在应用呼吸机的基础上，静脉或口服激素，起效后逐步递减；④停用抗胆碱酯酶药物，辅助呼吸48h后可再试用抗胆碱酯酶药；⑤若有条件，可在辅助呼吸的同时进行丙种球蛋白静脉滴注或血浆置换治疗。

8. 避免能加重病情的因素 有许多因素可加重本病，如感染、创伤、疲劳、妊娠、肥皂水灌肠等；还有许多药物可加重本病，注意慎用，如镇痛剂（吗啡、盐酸哌替啶等），镇静剂（地西泮、氯硝西泮等），抗精神药（氯丙嗪、碳酸锂等），抗癫痫药（苯妥英钠、乙琥胺等），抗菌素（链霉素、卡那霉素、庆大霉素、新霉素、杆菌肽、多黏菌素、紫霉素、巴龙霉素等），心血管药物（β 受体阻滞剂、利多卡因、奎尼丁、维拉帕米等），

抗风湿药(青霉胺、氯喹等),去极化药物(十烃季铵、丁二酰胺碱等),膜稳定剂(乙酰内脲类、奎宁、普鲁卡因酰胺等),肌松剂(箭毒)等。

9. 预后　有 10%~20% 眼肌型重症肌无力患者可自愈,20%~30% 始终局限于眼外肌受累,而 50%~70% 可能在发病后 3 年内发展成全身型重症肌无力。约 2/3 患者在发病 1 年内病情达到高峰,其中 20% 左右在 1 年内出现重症肌无力危象。由于各种有效的治疗技术广泛应用,重症肌无力的病死率在 3%~5% 以下。

(蒲传强)

参考文献

[1] 吴江,贾建平. 神经病学[M]. 3 版. 北京:人民卫生出版社,2015.
[2] 中华医学会神经病学分会神经免疫学组. 中国重症肌无力诊断和治疗专家共识 2011 [J]. 中国神经免疫学和神经病学杂志,2011,18(5):368-372.
[3] 匡培根. 神经系统疾病药物治疗学[M]. 2 版. 北京:人民卫生出版社,2008.

第二节　周期性瘫痪

【概述】

周期性瘫痪是以反复发作的骨骼肌弛缓性瘫痪为特征的一组疾病,每次发作持续数小时至数天,发作间期正常。部分患者有家族遗传史。发作时有的患者伴血清钾含量改变,按照血清钾浓度的不同分为低血钾型、高血钾型和正常血钾型;以低血钾型为最常见。

【临床表现】

1. 低血钾型周期性瘫痪　系常见类型,属常染色体显性遗传,好发于青少年,男性多于女性,随年龄增长而发作次数减少。有明显的诱发因素,如过度劳累、饱餐、寒冷、焦虑、月经前期、酗酒等。一般多在饱餐后睡眠中发病,肌无力常自下肢开始出现,后累及上肢,双侧对称,近端为重。严重时可累及呼吸肌,甚至导致死亡。部分病例发作时出现心律失常,如心率下降、室性期前收缩等,伴或不伴血压上升。发作开始后 1~2h 达最严重程度,一般持续 6~24h,有时长达 1 周以上。发作前可有肢体感觉异常、口渴、多汗、少尿、面部潮红、嗜睡、恶心等。肌无力恢复时往往是最早瘫痪的肌肉先恢复。发作间期正常。发作频率不等,一般数周或数月一次,个别病例每天均有发作,也有数年发作一次,甚至终生仅发作一次。部分患者在剧烈运动后、休息时或饱餐后出现肢体发沉、小腿胀感;如肌肉出现痉挛样感觉时,若能立即做缓慢而连续轻微的热身运动,可以避免或减轻本次发作,这种现象称为“动作消退”(working-off)现象。

2. 高血钾型周期性瘫痪　为少见类型,属常染色体显性遗传。发作时血钾较平时增高。多数在 10 岁前起病,男性多见,饥饿、寒冷、剧烈运动和钾的摄入可以诱发,通常在白天发病,肌力无力常从下肢开始出现,而后累及躯干、上肢,严重者可累及颈肌和眼外肌。一般瘫痪程度较轻,常伴有肌肉痛性痉挛。发作时间短暂,大多不超过 1h。一般较低血钾型周期性瘫痪发作频繁。进行轻度的体力活动或摄食可能使发作顿挫或推迟。部分病例伴有轻度肌强直现象,如手浸于冷水时间稍长后动作僵硬,进食冷饮后舌发僵等。故本病又称肌强直性周期性瘫痪。大多数患者在 30 岁后逐渐终止发作。少数反复发作多年后出现缓慢进展的肌病。个别患者有持久的心律不齐。

3. 正常血钾型周期性瘫痪　又称钠反应性正常血钾型周期性瘫痪,为罕见的常染色体显性遗传病。多数在 10 岁以前发病,常于夜间或清晨醒来时发现四肢或部分肌肉瘫痪,甚至不能说话、呼吸困难等。每次发作持续时间较长,大多在 10d 以上,个别长达 3 周。发作时可伴轻度感觉障碍。本病患者常极度嗜盐,限制食盐摄入或给予钾盐可诱发。

【诊断要点】

（一）辅助检查

1. 低血钾型周期性瘫痪

（1）血清钾测定：发作期血清钾常低于 3.5mmol/L，最低可达 1~2mmol/L。

（2）心电图检查：可呈典型的低钾性改变，U 波出现，PR 间期、QT 间期延长，ST 段下降等。

（3）肌电图检查：发作期可以表现为运动神经传导波幅降低，提示骨骼肌肌膜反应降低，完全瘫痪时运动单位电位可消失。发作间期可用运动诱发试验发现运动神经传导波幅降低。

（4）诱发试验（不建议做）：口服葡萄糖 2g/kg，同时给予普通胰岛素 10~20U 皮下注射，2~3h 内可诱发瘫痪发作；如诱发试验未能引起发作，可在运动和食盐负荷后再重复，即氯化钠 2g 水溶后口服，1 次 /h，共 4 次。产生瘫痪后，测定有血清钾低下，口服钾盐 2.5~7.5g 后好转，可诊断为低血钾型周期性瘫痪。阴性结果不能排除此诊断。但是，有血清钾低下的患者禁忌做葡萄糖胰岛素诱发试验。

2. 高血钾型周期性瘫痪

（1）血清钾和尿钾检查：血清钾增高，可达 7~8mmol/L，有的仅较发作前增高。尿钾排量增加。

（2）心电图检查：可呈高钾改变，高尖 T 波、QRS 增宽、S 波变深、ST 段降低。

（3）肌电图检查：可见肌强直放电。

（4）诱发试验：氯化钾 2~10g 口服常可诱发瘫痪或使瘫痪加重。血钾增高的患者禁忌此试验。

3. 正常血钾型周期性瘫痪　没有特殊检查方法。

（二）诊断标准

1. 诊断　根据其典型的周期性发作的四肢弛缓性瘫痪，结合家族遗传病史、血清钾含量测定、心电图改变、肌电图的异常及必要的药物诱发瘫痪或缓解病情的试验即可确定不同类型的周期性瘫痪。

2. 鉴别诊断

（1）甲状腺功能亢进（甲亢）性周期性瘫痪：甲亢是周期性瘫痪患者最先考虑的病因，属低血钾型，男性居多。本病的发作与甲亢程度无关。其临床表现和单纯低钾性周期性麻痹类同，但心律失常者略多，其发作频率较高，每次持续时间较短，常为数小时至 1d。甲亢控制后发作次数减少。

（2）肾小管酸中毒性周期性瘫痪：除了周期性瘫痪的临床表现外，还可有肾小管酸中毒的临床表现，如代谢性酸中毒、高钾血症，血钠降低等。

（3）原发性醛固酮增多症性周期性瘫痪：可伴有明显不易控制的高血压，口渴多饮多尿，血浆醛固酮明显增多等。

（4）癔病性瘫痪：可表现为突然四肢无力，相关检查没有异常，但可问出相关精神因素且通过暗示治疗有效。

（5）吉兰 - 巴雷综合征：常与第一次发作的周期性瘫痪相混淆，GBS 病程较长，四肢腱反射消失，脑脊液呈细胞蛋白分离，电生理改变为神经传导速度减慢，F 波传导速度减慢。

（6）管聚集性肌病：该病不多见，但是如果周期性瘫痪长期反复发作，且还表现为进行性肌无力和肌萎缩者，应注意本病的可能。通过肌肉酶组织化学和电镜下观察到大量的管聚集表现可资鉴别。

【治疗原则】

1. 低血钾型周期性瘫痪

（1）发病时，可给予 10% 氯化钾或 10% 枸橼酸钾 40~50ml 顿服，24h 内再分次口服，1d 总量为 10g。症状较重时，应进行监护，口服补钾同时可给予直接静脉滴注氯化钾溶液。

（2）呼吸肌麻痹者应予辅助呼吸，严重心律失常者应积极救治。伴有甲状腺功能亢进或肾小管酸中毒者，应进行相应的治疗，以达到防止复发。

(3) 发作频繁者在发作间期，可给予长期口服钾盐 1g，每天 3 次。如预防无效，可口服乙酰唑胺 250mg，每天 4 次；或螺内酯 200mg，每天 2 次口服。低钠高钾饮食也有助于减少发作。

应避免各种诱因，平时少食多餐，忌浓缩高碳水化合物饮食，限制钠盐。避免受冻及精神刺激。

2. 高血钾型周期性瘫痪

(1) 发作时可用 10% 葡萄糖酸钙静脉注射，或 10% 葡萄糖 500ml 加胰岛素 10~20U 静脉滴注以降低血钾。也可用呋塞米排钾。

(2) 预防发作可给予高碳水化合物饮食，勿过度劳累，避免寒冷刺激，或口服氢氯噻嗪等药帮助排钾。

3. 正常血钾型周期性瘫痪

(1) 口服 3% 氯化钠溶液 1 500~2 000ml/d 或者静滴大剂量生理盐水可使力弱好转。

(2) 10% 葡萄糖酸钙 10ml，每天 2 次静脉注射，或钙片每天 0.6~1.2g，分 1~2 次口服。

(3) 每天服食盐 10~15g，必要时用氯化钠静脉滴注。

(4) 乙酰唑胺 0.25g，每天 2 次口服。间歇期可给予氟氢可的松和乙酰唑胺。

另外，可多吃碳水化合物、低钾饮食；避免进食含钾多的食物，如肉类、香蕉、菠菜、薯类；防止过劳或肌肉过度活动；注意寒冷或暑热的影响；以上措施均可防止本病发作。

（蒲传强）

参考文献

[1] 吴江，贾建平．神经病学[M]. 3 版．北京：人民卫生出版社，2015.
[2] 匡培根．神经系统疾病药物治疗学[M]. 2 版．北京：人民卫生出版社，2008.
[3] 吕传真，周良辅．实用神经病学[M]. 4 版．上海：上海科学技术出版社，2014.
[4] 彭超英，蒲传强．周期性麻痹 110 例临床分析[J]. 中国神经免疫学和神经病学杂志，1999，6(4)：259-262.
[5] 彭超英，蒲传强，沈定国．低钾性周期性麻痹 150 例临床分析[J]. 脑与神经疾病杂志，2003，11(5)：292-294.

第三节　多发性肌炎

【概述】

多发性肌炎是由多种病因引起的免疫介导的广泛性骨骼肌炎性病变，其可能与 T 细胞介导的免疫异常有关；临床表现为对称性四肢近端、颈肌及咽肌无力，肌肉压痛，血清肌酸激酶(CK)升高和肌电图呈肌源性损害。发病率为 1/10 万。

【临床表现】

1. 亚急性或慢性起病。发病后，病情逐渐加重，可在数天、数周或数月达高峰。病前可有低热或感冒史。许多患者在急性期过后转为慢性多发性肌炎，部分为慢性起病。

2. 好发于成人，儿童罕见发病，女性多于男性。

3. 早期最常累及颈屈肌和四肢近端肌肉而表现为平卧位抬头、举臂、抬腿及蹲起困难。严重者可累及球部和呼吸肌而出现吞咽、构音和呼吸困难。很少累及面肌，极少累及眼外肌。少数伴有肌肉疼痛。晚期可有肌肉萎缩。

4. 常合并其他系统受损，如间质性肺炎、心肌炎、心包积液、胃肠道病变、肾脏病变和关节痛，还可伴有周围神经病变。

5. 可以伴发其他自身免疫性疾病，如系统性硬化、系统性红斑狼疮、干燥综合征、白塞综合征等，如伴发上述疾病则称为重叠性肌炎。部分伴发恶性肿瘤者称为肿瘤相关性肌炎，尤其多见于老年患者。

【诊断要点】

（一）辅助检查

1. 血清 CK 是多发性肌炎的最关键指标，活动期血清 CK 明显升高，甚至高达正常值几十倍；治疗后定期观察血清 CK 的升降，可以判断病情的变化；复发者的血清 CK 可以再升高。其他血清肌酶，如乳酸脱氢酶（LDH）、谷丙转氨酸（ALT）、谷草转氨酶（AST）等，也可以升高。急性重症多发性肌炎患者的血肌红蛋白也明显升高，红细胞沉降率和 C 反应蛋白水平也升高。

2. 多发性肌炎患者血清免疫抗体包括肌炎特异性抗体（MSAs）和肌炎相关抗体（MAAs），这些抗体阳性率不同，其中抗合成酶抗体的阳性率最高，达 29%，其中 Jo-1 抗体阳性率为 21%，此时若患者有发热、间质性肺炎、关节炎、雷诺现象和技工手，称为抗合成酶综合征（ASS）。但抗合成酶抗体并非多发性肌炎患者所特有，皮肌炎患者的阳性率也高达 20%。

3. 多发性肌炎患者的针极肌电图可出现自发性纤颤电位和正锐波，多相波增多，运动单位电位呈肌源性损害，神经传导速度正常。

4. 合并心脏受损者，其心电图出现 QT 间期延长、ST 段下降等异常。

5. 肺部 CT 检查可发现片状阴影，提示并发间质性肺炎的可能。

6. 肌肉 MRI 检查可提示肌肉出现炎性病变。

7. 肌活检是诊断多发性肌炎与排除其他肌病的重要手段。HE 染色可显示肌纤维大小不一，萎缩肌纤维呈圆形、角形或不规则形，有散在或灶性分布的肌纤维坏死，伴有淋巴细胞为主的炎性细胞浸润。慢性多发性肌炎可伴有肌纤维肥大、增生及分裂。免疫组化染色提示炎性细胞以 T 淋巴细胞为主，其中 $CD8^{+}T$ 细胞阳性具有特异性；坏变肌纤维膜有主要组织相溶性复合体（MHC）-Ⅰ异常表达，$CD8^{+}T$ 细胞围绕在表达 MHC-Ⅰ的肌纤维周围或侵入肌纤维内。

（二）诊断标准

1. 诊断要点

（1）成人亚急性或慢性发病，持续进展的对称性肢体近端肌无力和颈肌无力。

（2）血清 CK 升高。

（3）肌电图提示肌源性损害。

（4）肌肉病理提示肌纤维萎缩、坏变、被吞噬，伴有炎性细胞浸润；免疫组化提示坏变肌纤维膜有 MHC-I 异常表达，$CD8^{+}T$ 细胞围绕在表达 MHC-Ⅰ的肌纤维周围或侵入肌纤维内。

（5）除外其他相关肌肉病。

2. 鉴别诊断　多发性肌炎首先需与皮肌炎鉴别，之后与其他肌肉病鉴别，如脂质沉积性肌病、糖原累积性肌病、肢带型肌营养不良、包涵体肌炎、坏死性肌病、重症肌无力、药物性肌病、内分泌性肌病等。鉴别诊断依赖肌肉活检及相关染色；个别需要进行基因筛查。

【治疗原则】

急性期患者应卧床休息，适当活动以保持肌肉功能和避免挛缩，注意防止肺炎、心肌炎等并发症。

1. 糖皮质激素　为首选药物，且应该进行首次或早期冲击治疗，效果更佳。甲泼尼龙琥珀酸钠（甲基泼尼松龙琥珀酸钠）1 000mg，静脉滴注，每天 1 次，连用 3~5d，随后每天逐减半量，即 500mg、250mg、125mg，继之改为口服醋酸泼尼松 60mg；最后酌情逐渐减量；也可选用地塞米松 20mg，静脉滴注，每天 1 次，连用 1 周，随后改为口服醋酸泼尼松并酌情逐渐减量至维持量；有的病情不严重的慢性多发性肌炎患者可直接给予口服醋酸泼尼松 60~100mg，每天早顿服，连续 4~8 周后，开始酌情减量至维持量。多数患者在激素冲击治疗后一周左右症状开始减轻，6 周左右症状明显改善，醋酸泼尼松的维持量因人而异，一般为 5~20mg，可应用 1~3 年。如果在减量过程中或应用维持量过程中出现病情复发加重，则重新

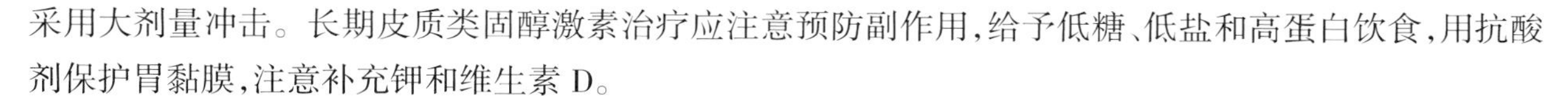

采用大剂量冲击。长期皮质类固醇激素治疗应注意预防副作用，给予低糖、低盐和高蛋白饮食，用抗酸剂保护胃黏膜，注意补充钾和维生素D。

2. 静脉滴注免疫球蛋白　免疫球蛋白0.4g/(kg·d)，静脉滴注，每次连续3~5d，每月可重复1次，连续3~5个月。

3. 免疫抑制剂　在激素治疗不满意时加用或不能应用激素者应用。可选用的有甲氨蝶呤、硫唑嘌呤、环磷酰胺、环孢素、他克莫司和吗替麦考酚酯，用药期间注意定期查血白细胞和肝肾功能。

4. 血浆置换　激素和免疫抑制剂治疗无效并伴有明显吞咽困难、构音障碍者可用血浆置换治疗，以去除血液中的淋巴因子和循环抗体。

5. 给予高蛋白和高维生素饮食，进行适当体育锻炼和理疗。重症者应预防关节挛缩及失用性肌萎缩。

6. 预后　多发性肌炎总体预后较好，少数呈慢性过程，甚至长达十余年未愈。个别病情较重的患者，对正规治疗反应不佳，合并心、肺、肾及消化道等多系统受损者可致死。伴发恶性肿瘤者的预后取决于肿瘤的治疗效果。

（蒲传强）

参考文献

[1] 吴江，贾建平．神经病学[M]. 3版．北京：人民卫生出版社，2015.

[2] 中华医学会神经病学分会，中华医学会神经病学分会神经肌肉病学组，中华医学会神经病学分会肌电图及临床神经生理学组．中国多发性肌炎诊治共识[J]. 中华神经科杂志，2015，48(11):946-949.

[3] 匡培根．神经系统疾病药物治疗学[M]. 2版．北京：人民卫生出版社，2008.

第四节　包涵体肌炎

【概述】

包涵体肌炎(inclusion body myositis，IBM)是一种好发于中老年人的慢性炎性肌病，其与多发性肌炎和皮肌炎统称为特发性肌炎或特发性炎性肌病；其主要是因为肌活检提示萎缩肌纤维内出现镶边空泡及炎细胞浸润，且在电镜下观察到肌纤维膜下或肌核内有管丝状包涵体而得名。尽管目前认为本病是免疫相关性肌炎，但是采用免疫抑制剂治疗效果不佳。本病发病率约为2.2/(10万·年)。

【临床表现】

本病好发于中老年人，尤其≥50岁者多见，但少数可发生在青年人。男性多于女性，男女比例为3∶1。主要表现临床为：

1. 发病非常隐袭，病程较长，大多在半年以上，部分患者甚至数年才就诊。

2. 无类似病症的家族遗传病史。

3. 缓慢持续性进展的无痛性肌无力和肌萎缩。

4. 早期的肌无力和肌萎缩主要累及手指和腕屈肌或单侧肢体，而后逐渐累及肱二头肌、肱三头肌、股四头肌、髂腰肌、远端指趾关节的屈伸肌等。后期累及全身肌肉。

5. 无感觉异常；腱反射正常或中后期可有减弱或消失。

6. 一般不伴有恶性肿瘤和自身免疫性疾病。

【诊断要点】

(一) 辅助检查

1. 血肌酸磷酸激酶(CK)正常或轻中度升高，一般不超过正常值的12倍。

2. 血清各种相关免疫性抗体指标无异常。

3. 肌电图符合肌源性受损的特点，少数合并神经源性受损。

4. 肌肉活检 HE 染色提示萎缩肌纤维存在镶边空泡，内有嗜碱性颗粒，可有肌纤维坏死和炎性细胞浸润；MGT 染色提示镶边空泡内有红染现象；电镜观察到肌膜下或肌核内有管丝状包涵体结构。

（二）诊断标准

1. 诊断要点

（1）中老年发病；

（2）起病隐袭，缓慢持续性进展，通常病程≥6 个月；

（3）以四肢近端或远端无力为主，累及屈指肌、屈腕肌或 / 和股四头肌；

（4）血清 CK 正常或升高，不超过正常值上限的 12 倍；

（5）肌电图符合肌病改变；

（6）肌肉活检 HE 染色显示有镶边空泡肌纤维，可伴有炎性细胞浸润，MGT 染色提示镶边空泡内有红染颗粒；电镜观察到肌膜下或肌核内有管丝状包涵体结构；

（7）没有家族类似遗传病史。

2. 鉴别诊断　包涵体肌炎的诊断必须通过肌肉活检方能明确。在肌活检之前注意与多发性肌炎、远端型肌病、眼咽型肌营养不良及遗传性包涵体肌病的区别，关键还是依靠肌肉活检及基因检测协助鉴别。

【治疗原则】

尽管本病归于特发性炎性肌病，但大多数患者采用免疫性治疗效果不佳，因此目前本病尚无特效治疗办法。进展较快者可试用糖皮质激素、大剂量人血丙种球蛋白和免疫抑制剂治疗，可以减缓病情进展。如经短时治疗后，仍无明显效果者，可停止此类药物治疗。

（蒲传强）

参 考 文 献

[1] 吴江，贾建平．神经病学[M]. 3 版．北京：人民卫生出版社，2015.

[2] 蒲传强．注意散发性包涵体肌炎的诊断[J]. 中华神经科杂志，2009，42(3)：145-148.

[3] 蒲传强，鲁向辉．注意识别镶边空泡肌病的病理、分类及基因[J]. 中华神经科杂志，2015，48(11)：929-933.

[4] KE LI，CHUANQIANG PU，XUSHENG HUANG，et al. Clinicopathologic features of sporadic inclusion body myositis in China [J]. Neurologia i Neurochirurgia Polska，2015，49(4)：245-250.

第五节　线粒体肌病

【概述】

线粒体是人体细胞内唯一拥有自身的遗传物质、具有半自主功能的细胞器，其主要功能是通过氧化磷酸化（OXPHOS）产生细胞生存所必需的三磷酸腺苷（ATP），被誉为细胞的“动力工厂”。由于核基因（*nDNA*）和 / 或线粒体基因（*mtDNA*）缺陷引起线粒体结构和功能异常而导致氧化磷酸化障碍、细胞内 ATP 产生减少所致的一组疾病，被称为线粒体病（mitochondrial disease），是人类最为常见、最为复杂的遗传代谢性疾病。线粒体病可以发生于任何年龄，儿童期起病者病情通常较为严重、且进行性加重，多呈常染色体隐性遗传性方式，一些患儿以中枢神经系统（CNS）受累为主，也有一些患儿以心脏、骨骼肌或其他脏器受累为主，常见的临床综合征有 Leigh 综合征和 Alpers 综合征。在成人晚发型线粒体病中，mtDNA 突变较为常见，常见的床综合征有线粒体脑肌病伴高乳酸血症和卒中样发作（MELAS）综合征、Leber 遗传性视神经病变（LHON）和伴破碎红纤维的肌阵挛癫痫（MERRF）综合征。影响 mtDNA 复制、转录及翻译的核基因突变所致的线粒体病也可较晚发病。

线粒体病一般较易影响高耗能的组织和器官，如脑、骨骼肌、胰腺、视神经和心脏等，以侵犯骨骼肌为主的称为线粒体肌病，伴有中枢神经系统受累的则称为线粒体脑肌病。在此章节，我们主要介绍慢性

进行性眼外肌麻痹及单纯线粒体肌病为代表的线粒体病，有关线粒体脑肌病的内容可参见“神经系统遗传性疾病”一章。

（一）进行性眼外肌麻痹

进行性眼外肌麻痹（progressive external ophthalmoplegia，PEO）是指进行性的眼球活动受限，由于起病隐匿、进展缓慢，故又称为“慢性进行性眼外肌麻痹”（CPEO）。CPEO 实际上是一个临床综合征，除重症肌无力和眼咽型肌营养不良外，线粒体病是 CPEO 最为常见的病因，目前 CPEO 特指由线粒体病变引起的眼外肌麻痹。CPEO 通常于儿童或者青少年期起病，常常有眼睑下垂，也可以伴有面肌、吞咽肌、颈项肌和肢带肌力弱。根据基因缺陷的不同，CPEO 可分为以下三种类型：一是线粒体 DNA（mtDNA）单一大片段缺失引起的眼外肌麻痹，多为散发，而且携带这一突变的女性仅有 4%~11% 的风险传递给后代；二是 mtDNA 点突变所致，呈母系遗传；三是由于核 DNA（nDNA）突变所致的 mtDNA 耗竭或多重缺失，呈常染色体显性或隐性遗传，临床表现具有明显的异质性，可以多系统受累，也可仅表现为眼外肌麻痹。

（二）单纯线粒体肌病

单纯线粒体肌病（pure mitochondrial myopathy，PMM）也称为肢带型线粒体肌病（mitochondrial limb girdle myopathy，MLGM），指 mtDNA 或 nDNA 突变引起的以骨骼肌受累为主的一类线粒体病。

【临床表现】

（一）进行性眼外肌麻痹

CPEO 伴 mtDNA 单一大片段缺失：为散发性，多在青少年起病，也可以在儿童和中年起病，临床常以对称性眼睑下垂为首发症状，缓慢进展，累及全眼外肌，后期眼球可以完全固定，病程中极少有复视或仅有短暂的复视，部分患者可以伴有肢带肌和球肌力弱。病程相对良性，预后较好。卡恩斯 - 塞尔综合征（Kearns-Sayre syndrome，KSS）是 CPEO 的一个特殊类型，除眼外肌麻痹外，多伴有视网膜色素沉着和 / 或心脏传导阻滞。20 岁前起病，可同时伴有小脑共济失调和脑白质病变，脑脊液蛋白升高，通常 >1g/L。

CPEO 伴母系遗传的 mtDNA 点突变：青少年起病，临床表现以眼睑下垂和眼外肌麻痹为主，常常伴有身材矮小、肌无力、耳聋、糖尿病等，母系遗传，常见的致病突变是 mtDNA A3243G，也有其他致病性点突变的报道，但多位于 mtDNA tRNA 编码区域。

常染色体显 / 隐性遗传的 CPEO：多于青年发病，也可以儿童和中年发病，临床主要表现为缓慢进展的眼外肌麻痹、眼睑下垂，可伴有四肢和颈肌的无力，不耐受疲劳。目前引起常染色体显性遗传（AD）-CPEO 的致病基因有编码腺嘌呤核苷酸转运体 1（*ANT1*）基因，编码 mtDNA 解旋酶（*TWINKLE*）基因，编码 DNA 聚合酶 γ 催化亚基（*POLG*）基因，编码 DNA 聚合酶 γ 辅助亚基（*POLG2*）基因以及编码线粒体分裂相关 GTPase 蛋白（*OPA1*）基因等。CPEO 可合并其他症状和体征，形成叠加综合征，例如感觉共济失调神经病伴有构音障碍和眼外肌麻痹（SANDO），是由常染色体隐性遗传的 *POLG* 基因突变导致肌肉中 mtDNA 多重片段缺失所致；以进行性眼外肌麻痹、耳聋和视神经病组成的三联征，是由常染色体显性遗传的 *OPA1* 突变引起 mtDNA 多重片段缺失所致；表现为进行眼外肌麻痹、胃肠动力障碍、周围神经病和弥漫脑白质病变的线粒体胃肠脑肌病（MNGIE），由常染色体隐性遗传的编码胸苷磷酸化酶（*TYMP*）基因突变所致。

（二）单纯线粒体肌病

单纯线粒体肌病相对罕见。临床表现为慢性或亚急性起病的四肢近端无力、运动不耐受、肌痛及肌红蛋白尿。部分患者可伴有呼吸肌无力，导致Ⅱ型呼吸衰竭，也可伴有颈项部和咽喉肌无力，出现抬头和吞咽困难。没有眼外肌麻痹、共济失调或中枢神经系统受累的表现。病程中肌无力和运动不耐受症状可以缓解复发。

【诊断要点】

(一) 进行性眼外肌麻痹

1. 辅助检查

(1) 常规实验室检查:血常规、血生化、肝肾功能、心肌酶、血气分析、空腹血乳酸、腰椎穿刺脑脊液检查。患者空腹血乳酸、脑脊液蛋白常常升高,肌酶多正常或轻度升高。近年有研究表明,成纤维细胞生长因子21(fibroblast growth factor 21,FGF21)和生长分化因子15(growth differentiation factor 15,GDF15)有可能作为线粒体病的血清学标记物。

(2) 眼底、心电图以及心脏彩超等检查:可以发现视网膜色素沉着、心脏传导阻滞及肥厚性心肌病等表现。

(3) 神经影像学检查:头颅CT可发现基底节钙化,而颅脑MRI检查可发现脑白质病变。

(4) 肌电图检查:针极肌电图可表现为肌源性损害,也可合并周围神经病变。

(5) 骨骼肌活检:可发现破碎红纤维(RRF)以及细胞色素C氧化酶(COX)活性缺失纤维,可伴有脂滴的轻度增加;电镜下可观察到肌膜下或者肌原纤维间大量异常线粒体的聚集。

(6) 基因分析:mtDNA分析可以发现点突变、单一大片段缺失/重复突变以及多重片段缺失,nDNA二代测序分析可检测到*POLG*、*ANT1*以及*TWINKLE*等基因突变。由于外周血和尿沉渣脱落细胞检测线粒体基因组大片段缺失阳性率低,行CPEO基因诊断时,最好送检肌肉组织标本mtDNA。

2. 诊断标准　不伴有复视或仅有短暂复视的慢性进行性眼外肌麻痹患者,肌肉活检发现大量RRF和/或COX缺失纤维并排除其他疾病时,即可确诊本病。mtDNA或nDNA分析检测到致病突变有助于从分子水平明确病因,目前不是所有CPEO都能找到mtDNA或nDNA基因突变。

3. 鉴别诊断　本病需与重症肌无力、先天性肌无力综合征、眼咽型肌营养不良、眼咽远端肌病等鉴别。

(二) 单纯线粒体肌病

1. 辅助检查

(1) 血清CK和血乳酸:CK轻至中度增高,伴有横纹肌溶解时可明显升高,空腹血乳酸可以升高,严重时可出现乳酸酸中毒,甚至危及生命。

(2) 肌电图:可表现为肌源性损害或正常。

(3) 肌肉活检病理:可见大量的RRF和弥漫性的COX缺失是本病的主要病理特点。偶见坏死和再生纤维。

(4) 基因突变分析:国内mtDNA突变相关的单纯线粒体肌病多位于编码转运RNA(tRNA)区域,国外报道多位于编码细胞色素b的*CYTB*基因。另外,mtDNA中*ND*基因编码的呼吸链复合物Ⅰ亚单位、*COX*基因编码的呼吸链复合Ⅳ亚单位也与单纯线粒体肌病相关。nDNA突变引起的报道较少,多集中于编码DNA聚合酶γ催化亚基的*POLG*基因。

2. 诊断标准　运动不耐受、肌痛及肌红蛋白尿、四肢近端肌无力或不明原因的Ⅱ型呼吸衰竭时要考虑本病可能。肌肉活检发现大量破碎红纤维(RRF)和/或广泛COX缺失纤维可确诊。mtDNA或nDNA分析可检测到致病突变,但有相当比例的PMM目前还找不到责任基因。

3. 鉴别诊断　本病根据运动不耐受和波动性症状需与重症肌无力、脂质沉积性肌病和糖原累积病鉴别。此外还需与多发性肌炎、肢带型肌营养不良等近端肌无力为主的肌肉疾病鉴别。

【治疗原则】

(一) 进行性眼外肌麻痹

1. 药物治疗　主要是线粒体营养素鸡尾酒疗法,包括:辅酶Q_{10}、艾地苯醌、维生素B_1、维生素B_2、

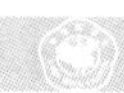

左旋肉碱、硫辛酸、左旋精氨酸。另外，还要避免使用损害线粒体功能的药物，如丙戊酸钠、二甲双胍等。

2. 眼睑下垂可以做重睑术或眼睑成形术。

3. KSS 患者因为心脏传导阻滞等有猝死风险，必要时可以安装起搏器或行心脏移植。

（二）单纯线粒体肌病

本病治疗以线粒体营养素鸡尾酒疗法为主，药物治疗后可以明显改善症状。呼吸肌受累患者，应该尽快给予其静脉用左旋精氨酸及其他电子传递链增效剂和抗氧化剂，纠正乳酸酸中毒，必要时使用无创正压通气或气管插管度过代谢危象期。PMM 患者要避免使用苯二氮䓬类肌松药物，防止诱发Ⅱ型呼吸衰竭。

（赵玉英　焉传祝）

参考文献

[1] 中华医学会神经病学分会，中华医学会神经病学分会神经肌肉病学组，中华医学会神经病学分会肌电图与临床神经生理学组．中国神经系统线粒体病的诊治指南[J]. 中华神经科杂志，2015，48(12)：1045-1051.

[2] 高素琴，焉传祝，刘淑萍，等．单纯线粒体肌病九例的临床与病理研究[J]. 中华神经科杂志，2003，36(6)：481-482.

[3] AHUJA AS. Understanding mitochondrial myopathies：a review [J]. Peerj，2018，6：e4790.

[4] DIMAURO S，SCHON EA，CARELLI V，et al. The clinical maze of mitochondrial neurology [J]. Nature Reviews Neurology，2013，9(8)：429.

[5] JI X，ZHAO L，JI K，et al. Growth Differentiation Factor 15 Is a Novel Diagnostic Biomarker of Mitochondrial Diseases [J]. Molecular Neurobiology，2017，54：8110-8116.

第六节　抗肌萎缩蛋白病

【概述】

抗肌萎缩蛋白病（dystrophinopathies）是由抗肌萎缩蛋白（dystrophin）基因突变所致的一类 X 连锁隐性遗传性肌肉疾病，为临床最常见的一类肌营养不良。依据不同类型基因突变所致临床表型的差异，本病分为杜氏型肌营养不良（Duchenne muscular dystrophy，DMD）和贝克型肌营养不良（Becker muscular dystrophy，BMD）两种类型。此外，由于染色体的异常（如特纳综合征、Xp21 染色体易位以及 X 染色体失活偏移等），部分女孩可表现出与男性 DMD 同等严重程度的临床表型，称之为女性 DMD。还有少数（大约 10%）女性携带者可仅表现为心肌受累（X 连锁扩张型心肌病）或智力下降，称之为症状性女性携带者（manifesting female carrier）。

dystrophin 基因是目前已知的最大基因，位于 Xp21.2-p21.1，由 2.5M 个碱基对（2.5Mb）组成，含 79 个外显子，其编码的抗肌萎缩蛋白分子量为 427kDa，由氨基端（N 末端）、杆状区（Rod 区）、半胱氨酸富集区和羧基端（C 末端）四个区域共 3 685 个氨基酸组成，主要表达于骨骼肌、心肌和平滑肌组织中，少量表达于脑组织。抗肌萎缩蛋白位于肌膜的内侧，其氨基端与细胞骨架蛋白 α- 肌动蛋白（α-actin）相连，羧基端通过与其他的肌膜蛋白（如 dystroglycans、sarcoglycans 等）一起形成抗肌萎缩蛋白 - 相关糖蛋白复合体（dystrophin-associated glycoprotein complex，DAG），将细胞骨架锚定在肌膜上并与细胞外基质连接起来，使得肌原纤维收缩产生的张力传递到细胞膜上并与之同步运动。因此，抗肌萎缩蛋白的表达异常或缺失，易造成肌纤维膜的机械性损伤，从而进一步使细胞外液中钙离子通过损伤的肌膜进入到肌纤维内，激活钙离子依赖的蛋白酶，最终导致肌纤维的节段性坏死。

【临床表现】

（一）DMD

由 Duchenne 于 1861 年首次报道，为一种原发性 X 连锁隐性遗传的抗肌萎缩蛋白病，但约有三分之一为散发患者。国外报道DMD发病率约为1/5 000~1/3 500男婴，患病率约15.9/10万~19.5/10万男婴。患儿早期运动发育迟缓，半数以上1~1.5岁以后会走路，3~5岁左右出现肌无力症状，最初以髋带肌无力为主，表现为走路摇摆（鸭步）、易跌倒、蹲起费力、上楼困难和跑跳不能等。由于髋带肌受累严重，患儿从仰卧位起立时需先翻身转为俯卧位，然后翘起臀部，双手依次扶撑小腿、双膝以及大腿使身体直立，站立时腰椎前凸，这一由卧位到站立的特殊动作被称为高尔征（Gowers征）。随着疾病的进展，患儿肌无力逐渐加重，并累及上肢肌和躯干肌，四肢远端肌群受累较轻，晚期面肌和咀嚼肌也可受累，但眼外肌及喉内肌不受累。患儿早期尚可出现踝关节挛缩，表现为以脚尖走路，下蹲后脚后跟不能着地，晚期患儿活动受限后可出现脊柱畸形以及四肢多个关节的挛缩。此外，患儿多有显著的腓肠肌肥大，早期为真性肥大，晚期由于大量脂肪浸润和纤维化，形成所谓假性肥大，故也曾称之为“假肥大型肌营养不良”。未经治疗的患儿，大多于13岁前后丧失独立行走能力，出行需坐轮椅，多在19岁前后因呼吸衰竭或合并心功能不全死亡。除骨骼肌受累外，常合并心肌病变，表现为心律失常或充血性心力衰竭。约30%~50%患者可以出现轻度或中度智力低下。平滑肌也可受累，表现为肠梗阻或胃迟缓。

（二）BMD

与DMD为等位基因病，临床表型较DMD相对较轻，患病率约为DMD的40%~50%。BMD患者的临床表现形式和症状的严重程度差别较大，可以表现为活动后肌痛、痛性痉挛、运动不耐受、肌红蛋白尿、无症状性高CK血症、扩展型心肌病、肢带肌无力和股四头肌肌病等形式。患者的起病年龄较DMD晚，多在儿童晚期或青少年期发病，大约90%的患者于20岁前出现临床症状。首发症状常见运动后小腿酸痛以及双下肢近端肌无力。患者肌无力的分布与DMD相似，首先累及髂腰肌、股四头肌、臀肌等下肢近端肌肉，随后逐渐累及上肢近端。与DMD一样，患者常合并显著的腓肠肌肥大。患者丧失独立行走能力的年龄从10~78岁不等，平均为40~50岁。预期寿命较DMD显著延长，平均42岁。除骨骼肌受累外，部分BMD患者可以合并扩张性心肌病，临床上表现为活动后心慌、胸闷以及夜间憋醒等，且心脏受累症状可为首发临床表现，常易误诊为心肌炎。与DMD相比，智力低下者相对少见。

【诊断要点】

1. 辅助检查

（1）血清CK：CK水平显著升高是DMD的一个突出特点，多增高至正常上限的30~50倍，最高甚至超过100倍。患儿出生数周后CK水平便逐步升高，3~10岁患儿血清CK多在10 000IU/L左右，随着大部分肌肉组织被脂肪和结缔组织取代，血清CK水平逐步下降，至晚期严重肌萎缩时CK水平最低。除CK水平升高之外，转氨酶（包括谷丙转氨酶、谷草转氨酶）以及乳酸脱氢酶也有明显升高，且通常与CK水平呈线性相关，因此在早期肌无力尚不明显的情况下容易误诊为肝炎，但碱性磷酸酶和γ-谷氨酰转肽酶正常有助于鉴别。

BMD患者CK水平与年龄的相关性不如DMD显著。患者早期（儿童期）CK水平并不升高，通常在20岁之后出现升高，且升高程度较DMD为轻。

（2）针极肌电图：DMD/BMD均呈典型肌源性损害表现，可见低波幅、短时程、多相运动单位电位，另外DMD活动期静息状态下尚可见较多纤颤电位和正锐波。EMG检查对本病诊断并没有特异性，大部分患儿中并非必需。

（3）肌肉普通组织病理：DMD患儿肌活检表现为肌纤维大小明显不等，小纤维圆形变，可见较多呈小群分布的坏死和再生肌纤维以及高收缩肌纤维，中央核纤维增多以及肌内膜不同程度增生等。其中，小群分布的坏死和再生纤维与高收缩纤维同时出现对DMD的普通病理诊断有重要的提示意义。

BMD患者的肌肉普通组织病理改变缺乏特异性，呈典型肌营养不良样改变。主要表现为不同程度的坏死和再生肌纤维，可见高收缩纤维、肥大和劈裂纤维、中央核纤维增多以及肌内膜不同程度的增生

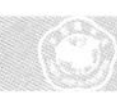

等慢性肌源性损害的特点。

(4) 肌肉分子免疫病理：应用针对抗肌萎缩蛋白的 3 个不同区域（dystrophin-C、Rod、N）的抗体进行免疫组织化学染色，如果 3 个抗体在肌膜处的表达均完全缺失可确诊为 DMD。但部分 DMD 患儿可仅有 1~2 个抗体的表达缺失，其中多包括抗羧基端抗体（dystrophin-C）的表达缺失。

与 DMD 不同，几乎所有 BMD 患者均可检测到肌纤维膜抗肌萎缩蛋白的表达，但均有不同程度的减弱，表现为染色浅淡、断续、不均，而女性携带者抗肌萎缩蛋白的表达通常表现为马赛克样分布，即正常染色的肌纤维和染色缺失的肌纤维相间分布。

除采用免疫组化定性检测抗肌萎缩蛋白的表达外，尚可应用免疫印迹法检测肌肉组织中抗肌萎缩蛋白的定量表达。如蛋白完全缺失或表达量小于正常对照的 3%，且分子量小于 427kDa，可确诊 DMD。而 BMD 患者抗肌萎缩蛋白的表达量一般大于 3%，且分子量可以大于或小于 427kDa。

(5) 基因分析：*dystrophin* 基因突变检测目前是抗肌萎缩蛋白病患儿首选的检查。DMD 患儿最常见的基因突变类型为大片段（含一个或多个外显子）的缺失或重复突变，约占 70%~75%，余下 25%~30% 包括点突变（无义或错义突变）、微小的缺失、重复或插入突变等。DMD 患者 96% 以上的基因突变导致读码框的改变（out-of-frame，移码突变），产生截短的、无功能的、不稳定的抗肌萎缩蛋白。而 BMD 患者的基因突变类型基本与 DMD 相一致，包括缺失突变约占 70%~85%，重复突变约占 6%~10%，但其中绝大多数为整码突变（in-frame mutation），对蛋白功能影响较小，因此表型相对较轻。

鉴于 DMD/BMD 患者基因突变形式不同，基因检测的方法流程和方法如下：首先应用多重连接探针扩增技术（multiplex ligation-dependent probe amplification，MLPA），以检测大片段缺失或重复。该技术可以分析单个或多个外显子的缺失重复，但对点突变和小范围的插入缺失（20bp 以内）的检出率较低。如果 MLPA 检测阴性，则采用高通量二代测序（next-generation sequencing，NGS）以检测点突变以及微小缺失或插入突变。如果两种方法基因检测结果均呈阴性，而临床仍高度疑诊 DMD/BMD，则建议肌肉活检，行抗肌萎缩蛋白免疫组化染色及免疫印迹检测。

(6) 其他：包括骨骼肌磁共振成像、肺功能检查等。另外，对伴有心肌病变的 DMD/BMD 应进行心脏超声、动态心电图及心肌核素显像等检查。

2. 诊断标准　依据患者的性别、发病年龄、临床症状和体征（Gowers 征、腓肠肌肥大，跟腱挛缩和/或智能缺陷）、显著升高的 CK 水平以及 X 连锁隐性遗传的家族史，应高度怀疑 DMD/BMD 的可能，确诊依赖于抗肌萎缩蛋白检测（免疫组化和免疫印迹）和基因突变分析。

【治疗原则】

目前尚无有效的治疗手段，推荐采用多学科综合管理的诊疗措施，以神经科为主，联合呼吸科、心内科、康复科、内分泌科以及心理科，在病程的不同阶段给予相应的对症和支持治疗。

1. 药物治疗　糖皮质激素早期应用有助于延缓 DMD 病程，对延长患者的寿命和维持行走能力有一定疗效，推荐剂量为 0.75mg/(kg·d)，但需注意预防长期应用激素所致的副作用，如肥胖、骨质疏松以及对儿童生产发育的影响等。其他药物：包括口服维生素 E、辅酶 Q_{10}、艾地苯醌等可尝试应用。

2. 支持性治疗　包括康复训练以及定期运动功能评价等，但 DMD 患儿早期应尽量避免使肌肉做拉长收缩及超负荷运动，以减少对肌纤维的破坏。当患者出现脊柱畸形和关节挛缩时可行外科手术矫正。对合并心肌病变的 BMD 患者，尚需积极治疗心律失常、心力衰竭，必要时考虑心脏移植等。晚期出现呼吸功能不全时可给予机械辅助通气。

3. 基因疗法　是未来最有前景的 DMD 治疗措施，反义寡核苷酸诱导的外显子跳跃(如 drisapersen、eteplirsen）等治疗方法目前均处于临床试验阶段。

（戴廷军　焉传祝）

参考文献

[1] BIRNKRANT DJ, BUSHBY K, BANN CM, et al. Diagnosis and management of Duchenne muscular dystrophy, part 1: diagnosis, and neuromuscular, rehabilitation, endocrine, and gastrointestinal and nutritional management [J]. The Lancet Neurology, 2018, 17(3): 251-267.
[2] SANSOVIĆ I, BARIŠIĆ I, DUMIĆ K. Improved detection of deletions and duplications in the DMD gene using the multiplex ligation-dependent probe amplification (MLPA) method [J]. Biochemical genetics, 2013, 51(3-4): 189-201.
[3] WANG Y, YANG Y, LIU J, et al. Whole dystrophin gene analysis by next-generation sequencing: a comprehensive genetic diagnosis of Duchenne and Becker muscular dystrophy [J]. Molecular genetics and genomics, 2014, 289(5): 1013-1021.
[4] 胡静. 骨骼肌疾病临床病理诊断[M]. 北京:人民卫生出版社,2011.
[5] 中华医学会神经病学分会神经肌肉病学组,中华医学会神经病学分会. 中国假肥大型肌营养不良症诊治指南[J]. 中华神经科杂志,2016,49(1):17-20.

第七节 强直性肌营养不良

【概述】

强直性肌营养不良(myotonic dystrophy, DM)是最常见的成人型肌营养不良,临床特点为肌无力、肌强直伴多系统损害,目前基因明确的有两种类型(myotonic dystrophy type 1, DM1; myotonic dystrophy type 2, DM2),均呈常染色体显性遗传,由相应基因非编码区的核苷酸重复序列发生异常重复扩增而致病,临床表现具有不同程度的遗传早现现象。两种类型在不同地区发病率不同,DM1 型由肌强直蛋白激酶(dystrophia myotonica protein kinase, *DMPK*)基因 3'- 端非翻译区的 CTG 异常重复导致,患病率从 1/100 000(日本)~1/10 000(冰岛)不等,世界总体患病率约为 1/20 000;DM2 由细胞核酸结合蛋白(cellular nucleic acid-binding protein, *CNBP*;过去称为锌指蛋白 9)基因第一内含子的 CCTG 序列异常重复导致,临床症状相对较轻,德国和波兰报道较多,国内报道较少。

【临床表现】

DM1 根据 CTG 重复次数的不同,分为轻型、经典型和先天型三种类型。

1. 轻型 DM1(CTG 重复次数 <100 次) 20~70 岁发病,仅有白内障、糖尿病、轻度肌强直,寿命正常或轻度缩短。

2. 经典型 DM1(重复次数为 100~1 000 次) 起病年龄为 10~30 岁,主要表现为肌无力与萎缩、肌强直以及多系统损害。肌肉受累表现包括:①肌无力和肌萎缩,主要为远端肌无力,累及手部及前臂肌肉,下肢远端,患者出现精细动作异常,足下垂,步态异常。面肌力弱、消瘦,累及颞肌、咬肌,导致患者面容瘦长,颧骨隆起,形成“斧状脸”,颈部消瘦且稍前倾,形成“鹅颈”。②肌强直,表现为肌肉收缩后不能快速松弛,遇冷加重,如握拳后不能立即将手伸开,而反复握拳 - 放松后肌强直症状可减轻,即“热身”现象,还可表现为用力闭眼后不能睁开,开始咀嚼时不能张口。查体叩击大鱼际、肱二头肌、舌肌可出现“肌丘”或肌强直现象。除此之外,肌肉的疲劳和疼痛感也较常见,下肢肌肉尤为明显。其他系统损害包括:①心脏损害,不同程度的心脏传导异常是比较常见的,可出现Ⅱ~Ⅲ度房室传导阻滞,严重者可导致猝死,少数情况下可发生扩张型心肌病。②消化系统损害,平滑肌功能障碍可导致吞咽困难、便秘、假性肠梗阻或腹泻。③视力、听力损害,白内障较常见,可逐渐进展并影响视力;因面肌无力导致夜间闭目不能可继发角膜损伤;一些患者可能出现眼外肌麻痹和感音神经性耳聋。④认知和中枢神经系统受累,DM1 可发生认知功能损害,也可有执行功能障碍、视觉 - 空间处理障碍、抑郁、淡漠和回避型人格,约 1/3 患者可出现日间过度嗜睡,约 50% 患者会出现阻塞性睡眠呼吸暂停。⑤内分泌系统受累,包括胰岛功能亢进、甲状腺功能异常、糖尿病、钙调节异常、睾丸萎缩、生长激素分泌异常以及不孕不育。⑥皮肤损

害，脱发常见，毛状瘤和上皮瘤亦可发生。⑦周围神经受累，1/3 的 DM1 患者可伴有轴索性周围神经病。

3. 先天性 DM1（CTG 重复次数 >1 000 次） 患儿出生前常有羊水过多，胎动减少，新生儿期主要表现为全身无力，肌张力低下，呼吸窘迫，双侧面肌无力呈现倒“V”型上唇，该类患儿常死于呼吸衰竭。幸存的患儿运动功能逐渐改善，通常能够走路，但最终会出现类似于经典 DM1 的表现。

DM2 和 DM1 一样，亦可出现白内障、肌无力、肌强直，但与 DM1 相比，DM2 临床表型相对较轻，早期出现颈屈肌群和指屈肌群无力，随着疾病进展累及髋部，面肌无力和肌肉萎缩不如 DM1 严重，系统性并发症的发生率较 DM1 低。与 DM1 不同，DM2 患者的肌肉疼痛、僵硬和肌强直症状以肢体近端为主，且遗传早现现象不如 DM1 显著。

【诊断要点】

1. 辅助检查

(1) 肌电图：针极肌电可发现肌强直放电伴肌源性损害，部分患者神经传导可出现轴索性周围神经病变。

(2) 血清 CK：可轻度升高，无症状患者可正常。

(3) 肌活检病理：典型改变可见肌纤维大小不等，内核纤维数量明显增加，出现核袋和核链。可见大量肌浆块和环状纤维，DM1 常见 1 型肌纤维萎缩和 1 型纤维优势，而 DM2 中 2 型肌纤维萎缩更为常见。

(4) 颅脑 MRI：脑 MRI 可发现轻度皮层萎缩和广泛的白质病变。

(5) 基因突变分析：当 *DMPK* 基因 3’- 端非翻译区的 CTG 重复次数 >34 次时为异常，当重复 34~49 次之间时为前突变范围，大于 50 次时可诊断为 DM1。*CNBP* 基因第一内含子包含连续的三个重复片段（TG、TCTG 和 CCTG)，其中 CCTG 重复区通常包含一个或多个四核苷酸中断（TCTG 或 GCTG)，而且 TG 和 TCTG 重复片段具有高度多态性，通常以总碱基对长度而不是 CCTG 重复片段来定义等位基因大小。正常等位基因中（TG)n（TCTG)n（CCTG)n 复合物的总长度为 104~176bp（CCTG 重复次数为 11~26)，当复合物长度在 166~372bp（CCTG 重复次数为 27~74）时为边界突变，当复合物长度大于 372bp 时为致病突变，最高可达 44 000bp（CCTG 重复次数为 11 000)。

2. 诊断标准 临床出现远端为主的肌无力、肌强直症状和多系统损害，查体发现叩击性肌强直现象，肌电图发现肌强直电位伴肌源性损害，应考虑 DM 的可能。肌活检发现大量的内核纤维和肌浆块也提示本病可能。本病确诊依靠 *DMPK* 基因和 *CNBP* 基因突变分析。

【治疗原则】

目前 DM 尚无有效治疗，主要为减轻症状、改善功能、预防并发症。

DM 为多系统病变，一旦诊断，应进行全面的多系统评估，包括全面神经系统查体、眼科评估、内分泌系统评估（甲状腺激素、性腺激素、生长激素等)、代谢评估（血糖、血脂)、心脏评估（心电图、动态血压、心脏超声)、认知功能评估等。

1. 对症治疗 服用他汀类降脂药可加重患者无力，应避免服用。肌强直症状突出的患者可口服苯妥英钠 0.1g，每天 3 次；或卡马西平 0.1~0.2g，每天 3 次；应用美西律 150~200mg，每天 3 次，也能显著降低患者手握拳后放松所需时间，且较安全。对于进行性 PR 间期延长和心脏传导阻滞或其他潜在的致命性心律失常患者，应植入心脏起搏器。

2. 遗传咨询 生育期患者都应进行遗传咨询，孕期可行产前诊断。处于前突变范围的个体本身无症状，但他们的后代可能会因为 CTG 重复次数增加而患病。

（张 冬 焉传祝）

参 考 文 献

[1] 吴江，贾建平 . 神经病学[M]. 3 版 . 北京：人民卫生出版社，2015.

[2] ADAM MP, ARDINGER HH, PAGON RA, et al. GeneReviews® [Internet]. Seattle (WA): University of Washington, Seattle; 1993-2018.

第八节 面肩肱型肌营养不良

【概述】

面肩肱型肌营养不良[facio scapulo humeral type muscu-lar dystrophy, FSHD；在线人类孟德尔遗传数据库(OMIM)编号：158900]于1882年由法国神经病学家Landouzy和Dejerine首次报告，是继Duchenne型肌营养不良(DMD；OMIM编号：310200)和强直性肌营养不良(myotonic；OMIM编号：160900)之后临床最常见的遗传性肌肉疾病，呈常染色体显性遗传，发病率约为1/2万，通常于青少年期发病，20岁时外显率达95%，30%患者为新发突变。1991年，Wijmenga等应用连锁分析的方法将FSHD的致病基因定位于4q35，即经典型的FSHD，占全部FSHD的95%以上，称为FSHD1型。FSHD1型患者染色体的4q35区域带有D4Z4大卫星重复序列片段成倍缺失，散发性或家族性FSHD患者的D4Z4重复片段数为1~10，而正常人的D4Z4片段重复数为10~100。约有5%的FSHD患者不具有D4Z4重复片段长度缩短，称为FSHD2型，是由于调控D4Z4重复序列的*SMCHD1*基因突变所致，该基因突变与导致*DUX4*基因表达的4qA等位基因共同作用而致病，称为双遗传模式。

【临床表现】

面肩肱型肌营养不良常呈隐匿或慢性起病，通常于青少年期发病，临床主要表现为对称性或不对称性肌无力和肌萎缩，累及面肌、肩胛带肌和上臂肌群，表现为用力闭眼和鼓腮无力，大笑和微笑时口角均不能上扬，双臂上举不能过肩。出现"猫脸""鱼嘴""翼状肩""游离肩"等典型外观，逐渐进展累及躯干肌群和下肢肌群。受累肌群多有不对称。面肩肱型肌营养不良在家系间和家系内都有高度的临床异质性，轻者可终生无症状或仅面部轻微受累，重者四肢瘫痪，丧失生活能力。本病病程缓慢，预后相对较好，一般不直接影响寿命，约20%患者病程晚期需依靠轮椅。除骨骼肌受累外，部分患者出现神经性耳聋和视网膜毛细血管扩张，少数患者还可出现癫痫发作、智力障碍等症状。

【诊断要点】

1. 辅助检查

(1) 血清CK：正常或轻中度增高。

(2) 肌电图：肌源性损害。

(3) 肌活检病理：无特征性，呈肌营养不良的病理改变，肌纤维大小不等，多呈圆形，坏死和再生纤维较其他类型及营养不良相对少见，肌间质增生明显，相当一部分患者可有明显的肌束膜或血管周围炎性细胞浸润。

(4) 基因检测：采用脉冲场凝胶电泳(PFGE)联合多重Southern blotting法，是目前国际指南推荐的针对4q35区域D424串联重复序列的分子诊断技术。FSHD1型患者染色体的4q35区域带有D4Z4大卫星重复序列片段成倍缺失，患者的D4Z4重复片段数为1~10，而正常人的D4Z4片段重复数为10~100。疑似FSHD2型的患者可以进行针对*SMCHD1*基因突变的检测和FSHD相关甲基化位点的检测。

2. 诊断标准 临床主要根据以下特征提出可能诊断，包括常染色体显性遗传家族史，青少年期起病，早期选择性侵犯面肌、肩带肌和上臂肌，后期逐渐累及盆带肌和下肢肌肉，受累肌群多不对称。肌电图和肌肉活检病理缺乏特异性，确诊依靠基因检测发现4q35区域带有D4Z4大卫星重复序列片段成倍缺失和*SMCHD1*基因突变。

【治疗原则】

1. 治疗 目前尚无有效治疗方法，只能对症和支持治疗，适当的康复训练可以延缓疾病进展，严重足下垂者可用矫形鞋。

2. 遗传咨询及预防　该病的预防手段主要是避免患儿的出生，在典型的家族遗传性的 FSHD 家系中，可呈现常染色体显性遗传的特点，可按照常染色体显性遗传方式给予患者遗传咨询的建议，即连续几代发病，患者子女中约 50% 发病，男女发病机会大致均等。对于高风险孕妇（孕妇本人或配偶为 FSHD 患者及可能的携带者）可在明确先证者基因突变的基础上取胎儿 DNA 样本（孕早期绒毛、孕中期羊水）进行产前基因诊断。

（林鹏飞　焉传祝）

参考文献

[1] 林晓丹，何君洁，陈万金，等. 面 - 肩 - 肱型肌营养不良症分子学机制研究进展[J]. 中国现代神经疾病杂志，2017，17(8)：573-577.

[2] 苏全喜，申本昌，曾缨，等. 50 例面肩肱型肌营养不良症的基因诊断与临床特征[J]. 中华神经医学杂志，2006，5(7)：709-712.

[3] 刘焯霖，梁秀龄，张成. 神经遗传病学[M]. 3 版. 北京：人民卫生出版社，2011.

[4] TAWIL R. Facioscapulohumeral muscular dystrophy [J]. Handbook of clinical neurology，2018，148：541-548.

[5] CAMPBELL AE，BELLEVILLE AE，RESNICK R，et al. Facioscapulohumeral dystrophy：activating an early embryonic transcriptional program in human skeletal muscle [J]. Human molecular genetics，2018，27(R2)：R153-R162.

第九节　肢带型肌营养不良

【概述】

肢带型肌营养不良（limb girdle muscular dystrophies，LGMD）是一组以肢带肌（骨盆带肌和 / 或肩胛带肌）不同程度无力或萎缩为主要表现的慢性进行性遗传性肌病综合征，具有高度的临床及遗传异质性。根据遗传方式不同，LGMD 被分为常染色体显性遗传（LGMD1 型）和常染色体隐性遗传（LGMD2 型）两种类型。目前，根据不同的突变基因和相应缺陷蛋白，LGMD1 型又可分为 9 个亚型（LGMD1A~1I），LGMD2 型分为 26 个亚型（LGMD2A~2Z）。这些位于肌膜、肌节、肌浆、高尔基体、肌浆网及肌核的蛋白缺陷导致肌肉结构破坏，引起肌纤维变性、坏死，最终表现为临床上的肌肉无力和萎缩。在中国人群中，最常见的类型是 LGMD2A 和 LGMD2B。

【临床表现】

具有高度临床异质性，不同亚型具有各自相应的临床特征，同一亚型甚至同一家系内亦可出现不同的临床表型（表 10-9-1）。男女均可患病，起病年龄自儿童早期至成年期不等，起病隐袭，缓慢进行性加重，部分患者有家族史，散发病例多见。LGMD2A 是 LGMD 中最常见的亚型之一，发病年龄 2~45 岁，其首发症状常为骨盆带肌受累，表现为上楼梯及坐位站起困难，行走时腰椎前凸，呈鸭步态。部分患者以肩胛带肌受累首发，表现为上肢抬举无力、梳头困难，出现翼状肩胛。随病程进展，部分患者可出现关节挛缩畸形及呼吸肌受累。心脏受累相对少见，头面部肌肉通常不受累。病情进展缓慢，通常于发病 10~30 年后丧失行走能力。LGMD2B 通常于青少年晚期或成年早期发病，首发症状常为骨盆带肌无力、萎缩，后累及肩胛带肌，下肢重于上肢，随病情进展，亦可累及远端肌肉。头面肌、呼吸肌及心肌多不受累。LGMD2B 的致病基因为 *DSFY*，该基因突变亦可导致以下肢远端（尤其是腓肠肌）肌无力起病的 Miyoshi（三好）型远端肌营养不良。

【诊断要点】

1. 辅助检查

(1) 血清肌酸肌酶（creatine kinase，CK）：CK 水平变异较大，可正常或升高，通常情况下 LGMD 2 型患者 CK 水平较 LGMD 1 型患者升高明显，多显著低于 DMD 患者。但 LGMD2B 患者 CK 可达正常上限 100 倍。

表 10-9-1　LGMD 各亚型致病基因

遗传方式	亚型	起病年龄 / 岁	致病基因定位	致病基因	编码蛋白
常染色体显性遗传	LGMD1A	变异大	5q31	*MYOT*	Myotilin
	LGMD1B	<20	1q21	*LMNA*	Lamin A/C
	LGMD1C	4~71	3p25	*CAV3*	Caveolin 3
	LGMD1D	8~50	7q36	*DNAJB6*	DNAJB6
	LGMD1E	>10	2q35	*DES*	Desmin
	LGMD1F	1~58	7q32	*TNPO3*	Transportin-3
	LGMD1G	15~53	4q21	*HNRNPDL*	HNRNPDL
	LGMD1H	16~50	3p23	不明	不明
	LGMD1I	13~84	15q15	*CAPN3*	Calpain-3
常染色体隐性遗传	LGMD2A	2~45	15q15	*CAPN3*	Calpain-3
	LGMD2B	10~39	2p13	*DYSF*	Dysferlin
	LGMD2C	—	13q12	*SGCG*	γ-Sarcoglycan
	LGMD2D	2~15	17q21	*SCGA*	α-Sarcoglycan
	LGMD2E	<3~ 青少年	4q12	*SCGB*	β -Sarcoglycan
	LGMD2F	2~10	5q33	*SCGD*	δ -Sarcoglycan
	LGMD2G	1~25	17q12	*TCAP*	Telethonin
	LGMD2H	3~45	9q33	*TRIM32*	TRIM32
	LGMD2I	0.5~27	19q13	*FKRP*	FKRP
	LGMD2J	儿童期	2q24	*TTN*	Titin
	LGMD2K	<10	9q34	*POMT1*	POMT1
	LGMD2L	11~51	11p14	*ANO5*	Anoctamin 5
	LGMD2M	<6 个月	9q31	*FKTN*	Fukutin
	LGMD2N	—	14q24	*POMT2*	POMT2
	LGMD2O	12	1p32	*POMGNT1*	POMGNT1
	LGMD2P	<10	3p21	*DAG1*	α-Dystroglycan
	LGMD2Q	儿童早期	8q24	*PLEC*	Plectin
	LGMD2R	—	2q35	*DES*	Desmin
	LGMD2S	婴儿至儿童期	4q35	*TRAPPC11*	TRAPPC11
	LGMD2T	0~40	3p21	*GMPPB*	GMPPB
	LGMD2U	—	7p21	*ISPD*	ISPD
	LGMD2V	婴儿至成年	17q25	*GAA*	α-1,4-Glycosidase
	LGMD2W	儿童期	2q14	*LIMS2*	LIMS2
	LGMD2X	20~49	6q21	*POPDC1*	POPDC1
	LGMD2Y	<10	1q25	*TOR1AIP1*	LAP1
	LGMD2Z	20~29	3q13	*POGLUT1*	POGLUT1

不同亚型 LGMD 的起病年龄主要参考华盛顿大学神经肌病中心（Neuromuscular Disease Center，Washington University，St Louis MO，US）网站（https：//neuromuscular.wustl.edu）

Lamin：核纤层蛋白；Caveolin：陷窝蛋白；DnaJ 同源性 B 家族成员 6（DNAJB6：DnaJ homolog subfamily B member 6）；Desmin：结蛋白；HNRNPDL：异质性核内 D 样核糖核蛋白（heterogeneous nuclear ribonucleo protein D-like）；Calpain：钙蛋白酶；Sarcoglycan：肌聚糖；TRIM32：三重基序蛋白 32（tripartite motif-containing protein 32）；FKRP：fukutin 相关蛋白基因（fukutin-related protein gene）；Titin：肌巨蛋白；POMT：蛋白 O- 甘露糖基转移酶（protein O-mannosyl transferase）；POMGNT1：蛋白 O-联 - 甘露糖 β-1，2-N- 乙酰葡糖氨基转移酶 1（protein O-linked-mannose β-1，2-N-acetylglucosaminyl transferase 1）；Dystroglycan：肌养蛋白聚糖；Plectin：网蛋白；TRAPPC11：转运蛋白颗粒复合体 11（trafficking protein particle complex 11）；GMPPB：甘露醇 -1-磷酸 β 胍基转移酶（mannose-1-phosphate guanyltransferase β）；ISPD：含萜类合酶结构域蛋白；GAA：酸性 -α- 葡萄糖苷酶（acid α-glucosidase）；α-1，4-Glycosidase：α-1，4- 糖苷酶（isoprenoid synthase domain containing）；LIMS2：含 LIM 锌指结构域蛋白 2（LIM zinc finger domain containing 2）；POPDC1：含 Popeye 结构域蛋白 1（Popeye domain-containing 1）；LAP1：层相关多肽 1（lamina-associated polypeptide 1）；POGLUT1：蛋白 O- 葡糖基转移酶（protein O-glucosyltransferase 1）

(2) 肌电图：多数患者复合动作电位表现为低波幅、窄时限，大力收缩表现为早募集，提示肌源性损害。

(3) 肌肉活检病理检查：呈非特异性肌源性损害改变，主要表现为肌纤维坏死伴吞噬、再生、肌纤维肥大、劈裂以及肌内膜显著增生。一些肌纤维坏死严重的病例尚可见继发性单个核炎性细胞浸润，LGMD2B型患者尤为常见。部分LGMD2A型可以分叶纤维和涡轮样纤维为主要病理改变。组织切片免疫组化染色和蛋白质免疫印迹分析可发现与LGMD亚型对应的蛋白质缺陷。

(4) 部分亚型的LGMD患者常合并心肌受累，心电图以及超声心动图有助于发现心肌损害。

2. 诊断标准　LGMD为一临床综合征，根据隐袭起病、缓慢进展、以骨盆带肌和肩胛带肌受累为主的肌无力和肌萎缩、遗传性家族史及CK水平升高等可做出初步临床诊断。鉴别诊断需通过肌电图和肌肉活检病理检查排除以近端肌无力为特点的先天性肌病、炎症性肌病、代谢性肌病以及运动神经元病等。进一步的分型诊断依赖于基因突变及蛋白质缺陷分析。

【治疗原则】

尚缺乏有效的治疗手段，以对症和支持治疗为主。对于儿童期（特别是生长发育期）起病的患者，早期肢体拉伸锻炼能够延缓髋关节和肩关节挛缩的发生。建议患者进行低强度有氧运动训练。一些合并关节挛缩畸形的患者，尚需要矫形器及外科手术治疗以保证患者的运动性及关节功能。例如，对伴有马蹄足畸形者，可以采用跟腱延长术或应用膝踝足矫形器（knee-ankle-foot orthoses，KAFO）和踝足矫形器（ankle-foot orthoses，AFO）治疗。

（单晶莉　焉传祝）

参考文献

[1] ROWLAND LP. Merritt's neurology [M]. 11th ed. Philadelphia: Lippincott Williams & Wilkins, 2005.

[2] NARAYANASWAMI P, WEISS M, SELCEN D, et al. Evidence-based guideline summary: diagnosis and treatment of limb-girdle and distal dystrophies: report of the guideline development subcommittee of the American Academy of Neurology and the practice issues review panel of the American Association of Neuromuscular & Electrodiagnostic Medicine [J]. Neurology, 2014, 83(16): 1453-1463.

[3] ANGELINI C. Neuromuscular disease: Diagnosis and discovery in limb-girdle muscular dystrophy [J]. Nature Reviews Neurology, 2016, 12(1): 6.

[4] VISSING J. Limb girdle muscular dystrophies: classification, clinical spectrum and emerging therapies [J]. Current opinion in neurology, 2016, 29(5): 635-641.

[5] LIEWLUCK T, MILONE M. Untangling the complexity of limb-girdle muscular dystrophies [J]. Muscle Nerve, 2018, 58(2): 167-177.

第十节　糖原贮积症

【概述】

糖原贮积症（glycogen storage disease，GSD）是指由糖原合成与分解代谢异常导致糖原在组织内蓄积的遗传代谢性疾病，呈常染色体隐性遗传（AR）或X连锁遗传。Cori在1952年报道首例GSD（葡萄糖-6-磷酸酶缺陷病），并于1958年提出GSD罗马数字分类法，通常按照发现疾病的顺序命名，目前有0~XV共16个主要亚型，其中以骨骼肌受累为主的糖原贮积症称为肌糖原贮积症（muscle glycogen storage disease），主要有GSDⅡ、Ⅲ和Ⅴ型，其中又以Ⅱ型最为常见。糖原贮积症的诊断依靠骨骼肌或肝脏活检组织病理学检查，骨骼肌、肝细胞、皮肤成纤维细胞或外周血酶活性检测以及相关致病基因的突变分析。

【临床表现】

（一）糖原贮积症Ⅱ型（glycogen storage disease type Ⅱ，GSD Ⅱ）

又称 Pompe 病，是由于溶酶体内的酸性麦芽糖酶（acid maltase），即酸性 -α- 葡萄糖苷酶（acid α-glucosidase，GAA）先天性缺陷，导致溶酶体中糖原不能降解并过度沉积在骨骼肌、心肌和平滑肌等组织内所致的一种遗传性溶酶体贮积病。该型是最常见的 GSD，也是目前所有 16 个 GSD 亚型中唯一一个溶酶体贮积病，其责任基因 GAA，位于 17q23，有 20 个外显子。

1. 婴儿型（Ⅱa 型） 常于生后数月内出现症状，最突出的症状是肌无力、松软儿、巨大舌、心脏肥大和肝脏肿大，进展迅速，多于 1 岁内死于心脏和呼吸衰竭，GAA 酶活性严重缺失。

2. 青少年型（Ⅱb 型） 在婴儿期或儿童期起病，主要影响骨骼肌，表现为进行性近端肌、躯干肌和呼吸肌无力，有时会伴有腓肠肌肥大，男性患儿很容易被误诊为 DMD，通常在 20~30 岁死于呼吸衰竭，GAA 酶活性中度缺失。

3. 成人晚发型（Ⅱc 型） 20 岁后成年期或更晚起病，主要表现为慢性进行性的肢带肌和呼吸肌无力。也可表现为选择性的肌肉无力，如膈肌、脊旁肌、肋间肌及腹肌。呼吸肌可较早受累，表现为咳嗽无力、活动后憋喘、端坐呼吸及夜间睡眠呼吸障碍，有时甚至可以急性发生的Ⅱ型呼吸衰竭为首发症状就医；脊旁肌受累可导致腰背部疼痛以及脊柱强直或侧弯畸形。少数患者肠道及血管平滑肌亦可受累，表现为反复的腹痛、腹泻以及扩张性或狭窄性脑动脉病，后者以椎基底动脉系统受累最为多见。心肌一般不受累。

（二）糖原贮积症Ⅲ型（GSD Ⅲ）

即脱支酶缺陷病（debranching enzyme deficiency），Cori-Forbes 病。常染色体隐性遗传，致病基因为淀粉 -1,6- 葡萄糖苷酶（amylo-1,6-glucosidase，*AGL*）基因，有 35 个外显子，位于 1p21.2。*AGL* 基因突变影响淀粉 -1，6- 葡萄糖苷酶（AGL）和寡聚 -1，4→1，4 葡聚糖转移酶（oligo-1，4→1，4-glucantransferase）的活性，导致糖原支链不能被分解，使大量带短支链的形态结构异常的极限糊精在患者的肝脏、心肌或骨骼肌沉积。

根据 *AGL* 基因突变所致生化缺陷和受累组织不同，GSD Ⅲ型又分为 4 个亚型。Ⅲa 型为最常见的亚型，全身各个组织均可受累，但以肝脏和骨骼肌受累为主；Ⅲb 型仅有肝脏受累；仅有 AGL 缺陷的为Ⅲc 型，仅有寡聚 -1，4→1，4 葡聚糖转移酶缺陷的为Ⅲd 型。在Ⅲa 和Ⅲb 型，上述两种酶同时缺陷。

Ⅲa 型主要表现为儿童期起病的肝大、生长发育迟滞、心肌肥厚和低血糖，成年后上述症状有自发缓解的趋势。尽管这类患者在婴儿期可以有肌张力低和运动发育迟滞，但骨骼肌受累的症状往往在肝脏症状消失后出现或仅表现为成年期起病的进行性肌无力，近端肌和远端肌群都可受累，可不对称，可伴有腓肠肌的假性肥大。

（三）糖原贮积症Ⅴ型（GSD Ⅴ）

即 McArdle 病，肌磷酸化酶缺陷症（myophosphorylase deficiency），致病基因为 *PYGM*，位于 11q13，常染色体隐性遗传。

多青少年期之前起病，以肌肉易疲劳、运动不耐受、运动后肌痛、痛性肌痉挛和发作性肌红蛋白尿为典型特点，可有腓肠肌肥大、肌肉萎缩。患者运动中出现肌痛和痛性痉挛后，若能忍耐疼痛，继续中等强度的运动，上述症状可缓解至消失，称为再振作现象（second wind phenomenon）。部分患者随年龄增长，骨骼肌症状减轻，但也有患者出现持续性的肌无力。

【诊断要点】

（一）辅助检查

1. 糖原贮积症Ⅱ型

（1）血清肌酶谱：轻、中度升高，偶可伴发急性横纹肌溶解，则 CK 明显升高。

(2) 肌电图：可见复合重复放电（CRD）及肌强直放电，病程早期可仅出现于脊旁肌，此种电生理表现对 Pompe 病的诊断有重要提示意义。

(3) 骨骼肌病理：光镜下可见肌纤维内有空泡形成，部分空泡内含嗜碱性颗粒样物质，过碘酸希夫（PAS）及酸性磷酸酶（ACP）染色阳性。Ⅱa 型肌纤维破坏严重，晚期几乎所有纤维空泡化。电镜下可见肌原纤维间大量的糖原和髓样小体沉积。

(4) 外周血涂片：早发型 Pompe 病患者外周血涂片可见淋巴细胞胞浆内有 PAS 阳性颗粒沉积。

(5) GAA 酶活性检测：GAA 酶活性轻到中度下降。培养的皮肤成纤维细胞酶活性测定曾是确诊 Pompe 病的“金标准”，但因为其有创性逐渐被外周血淋巴细胞 GAA 活性检测所取代，干血斑（DBS）滤纸片法酶活性测定尽管方便、快捷但因为有假阳性而通常被用来作为新生儿筛查的手段。一些基因多态性可导致的 GAA 酶假性缺失（虽然酶活性缺失，但并不引起临床症状）。

(6) *GAA* 基因检测：*GAA* 基因突变分析有助于明确诊断，至今已发现近 300 种致病突变（www.pompecenter.nl）。

2. 糖原贮积症Ⅲ型

(1) 常规血液实验室检查：婴儿期有低血糖、高血脂、肝功损伤，成年期 CK 中重度升高。

(2) 肌电图可见强直放电和复合重复放电，需与强直性肌病鉴别。

(3) 骨骼肌病理：轻型患者仅见肌纤维内不规则大空泡、内含 PAS 阳性物质。重型患者肌膜下和肌浆中可见大量形态不规则的空泡，较大的空泡位于肌膜下，肌浆中小的空泡则分散于肌原纤维间，在 HE 染色呈破棉絮状、空泡 PAS 染色阳性，ACP 和溶酶体相关膜蛋白 2（LAMP-2）染色阴性。肝细胞内亦有类似病理改变。电镜下仅见肌原纤维间糖原颗粒沉积。

3. 糖原贮积症Ⅴ型

(1) 前臂缺血运动试验曾用于 GSD Ⅴ 型的筛选诊断，但近年来逐渐被弃用，改为心率测试方法。

(2) 心率测试方法：让患者持续做中等强度的运动，分别于运动开始、第 7 分钟和第 15 分钟检测心率，如发现心率先变快、后又逐渐减慢提示本病可能。

(3) 肌电图：对于确定 GSDⅤ型的诊断有重要价值，肌肉痉挛时出现电静息或运动电位明显减少，肌肉松弛后运动单位电位回复，这与神经性肌强直的密集干扰电位明显不同，有助于鉴别。另外，高频重复电刺激可出现递减现象。

(4) 骨骼肌病理：光镜下可以正常，也可弥漫性的均匀性糖原含量增加，也可见肌膜下 PAS 阳性空泡的存在，偶有坏死再生。电镜下可见肌原纤维间糖原沉积。肌磷酸化酶染色与正常对照相比不着色或活性降低，是本病特异性的病理表现。

（二）诊断标准

1. 糖原贮积症Ⅱ型　起病隐匿的慢性进行性四肢近端和躯干肌无力，呼吸肌和脊旁肌受累尤为明显并导致疾病早期即出现脊柱畸形和呼吸衰竭时要考虑本病可能。肌活检发现肌纤维内大量嗜碱性空泡伴 PAS 和 ACP 染色阳性等典型病理改变时，强烈支持 Pompe 病诊断。皮肤成纤维细胞、外周血淋巴细胞或干血斑法 GAA 酶活性明显降低可从生化水平明确诊断。*GAA* 基因突变分析发现致病性突变可进一步从分子水平确定诊断。

2. 糖原贮积症Ⅲ型　典型的临床特点包括儿童期起病的肝脏肿大、生长发育迟滞和低血糖；成年期起病的进行性肢体肌无力、下肢肌和掌间肌等远端肌的萎缩。肌电图发现纤颤波、正锐波和肌强直和复合重复放电时要考虑本病可能。骨骼肌病理显示肌膜下和肌浆中大量形态不规则的空泡并 PAS 染色阳性，而 ACP 和 LAMP-2 染色阴性时提示本病。确诊主要依靠骨骼肌和肝脏组织 AGL 酶活性降低及发现 *AGL* 基因突变。

3. 糖原贮积症Ⅴ型 儿童和青少年期起病的运动不耐受、疲劳、运动后肌痛、痛性肌痉挛、发作性肌红蛋白尿以及“再振作”现象等典型临床特征提示本病可能。肌活检酶组化染色发现磷酸化酶活性降低支持本病诊断，但不是诊断的必要条件。发现 *PYGM* 基因突变可从分子水平明确诊断。

【治疗原则】

1. 糖原贮积症Ⅱ型 Pompe 病是一个多系统受累的疾病，需要多学科综合治疗。随着 rhGAA 的应用，该病成为可治疗的罕见病之一，早期诊断和早期治疗是改善预后的关键。

(1) 酶替代治疗：婴儿型及晚发型 Pompe 病患者均可使用 rhGAA（如阿糖苷酶 α，即 Myozyme），剂量 20mg/kg，每 2 周 1 次缓慢静脉滴注，但可能会发生超敏反应，一定要密切观察。如果在出现症状前诊断，早期酶替代治疗可显著改善 Pompe 病的预后。

(2) 营养运动疗法（nutrition and exercise therapy，NET）：提倡低碳水化合物及高蛋白饮食，鼓励力所能及的运动和功能训练，加强吞咽、语言、肢体运动训练等，防止废用性萎缩。但应避免高强度、对抗性运动及过度劳累。

(3) 对症治疗：当出现夜间通气功能不足时给予非侵入性双向水平气道正压通气（BiPAP）治疗，严重呼吸衰竭时给予机械通气治疗，合并肺部感染时加用抗生素，合并脑血管病时要按缺血或出血性卒中的原则予以诊治。

2. 糖原贮积症Ⅲ型 目前尚缺乏特异性的治疗，青少年患者可以靠增加进食频率、夜间胃肠道给予葡萄糖和未烹调过的玉米淀粉来减少低血糖的发生。肝硬化时可考虑肝脏移植。

3. 糖原贮积症Ⅴ型 该病目前尚缺乏特异性治疗，目前主要是以饮食治疗和锻炼为主，主张有氧锻炼和在运动前口服蔗糖以减轻和避免发作。小剂量肌酸[60mg/(kg·d)]、维拉帕米、维生素 B_6 可能会改善症状。

（李多凌 焉传祝）

参 考 文 献

[1] OLDFORS A，DIMAURO S. New insights in the field of muscle glycogenoses [J]. Current opinion in neurology，2013，26(5)：544-553.

[2] QUINLIVAN R，MARTINUZZI A，SCHOSER B. Pharmacological and nutritional treatment for McArdle disease (Glycogen Storage Disease type V) [J]. Cochrane Database of Systematic Reviews，2014 (11).

[3] 中华医学会神经病学分会．中国肌病型糖原累积病诊治指南[J]. 中华神经科杂志，2016，49(1)：8-16.

[4] 赵冰，李伟，焉传祝．糖原累积病Ⅱ型的诊治进展[J]. 中华神经科杂志，2012，45(1)：56-57.

[5] 代英杰，陈琳，郭玉璞，等．糖原累积病Ⅱ型 20 例临床及病理特点[J]. 中华神经科杂志，2011，44(2)：91-95.

第十一节 脂质沉积性肌病

【概述】

脂质沉积性肌病（lipid storage myopathy，LSM）是指原发性脂肪代谢途径中的酶或辅基缺陷导致的，以肌纤维内脂肪沉积为主要肌肉病理特征的一组肌病。脂肪代谢过程中任何一个环节的缺陷都会导致脂肪氧化供能障碍，在肌肉、肝脏等能量需求旺盛的器官表现出相应的临床症状，因此 LSM 还可伴有肝脏等其他系统受累的症状。

LSM 的病因包括晚发型多酰基辅酶 A 脱氢缺陷（multiple acyl coenzyme A dehydrogenation deficiency，MADD）即戊二酸尿症Ⅱ型（glutaric aciduria type Ⅱ，GAⅡ），原发性系统性肉碱缺乏（primary carnitine deficiency，PCD），伴有肌病的中性脂肪沉积病（neutral lipid storage disease with myopathy，NLSDM），伴有鱼鳞病的中性脂肪沉积病，黄素腺嘌呤二核苷酸合成酶缺陷（flavin adenine dinucleotide synthase，FLAD1）、短链脂酰 CoA 脱氢酶缺陷，中链脂酰 CoA 脱氢酶缺陷和极长链脂酰 CoA 脱氢酶缺陷等。我国 LSM 中最为常见的病因是晚发型 MADD，其次为 NLSDM，其他病因导致的 LSM 在我国罕见。

【临床表现】

LSM 可以表现为慢性进行性肌肉无力和运动不耐受，也可以表现为劳累或感染后诱发的急性或亚急性起病的肌无力，伴或不伴横纹肌溶解。

1. 晚发型 MADD　2 岁以后均可起病，10~40 岁多见，男女比例相当，可有家族史。劳累、寒冷、感染、妊娠等应激状态可为诱发因素。慢性或亚急性病程，呈持续性或波动性肌无力，可有自发缓解。患者多以运动不耐受起病，表现为行走数百米即出现明显疲劳伴肌肉酸痛，休息后可缓解。无力主要累及四肢近端和躯干肌肉，表现为蹲起费力，上楼困难。多数患者颈伸肌受累明显，表现为抬头无力，严重时出现“垂头”征。约半数患者咀嚼肌受累，不能吃较硬的食物，进食期间需要多次停顿休息。重症患者可见肢体近端和躯干肌肉萎缩，椎旁肌尤为显著。部分患者还可伴有肌肉疼痛或压痛、发作性呕吐或腹泻、急性横纹肌溶解导致的酱油尿、不耐受高脂肪和高蛋白饮食、脂肪肝等。欧洲国家有报告中枢神经系统受累症状，表现为感染诱发的急性发作性脑病。

2. NLSDM　文献报道 4~66 岁均可发病，我国患者起病年龄多在 30~50 岁。本病起病隐匿，缓慢进展，约三分之一患者的父母为近亲婚配。多表现为四肢不对称的肌无力和肌萎缩，远端和近端均可受累，右侧无力重于左侧，可有翼状肩胛。本病可伴有心肌受累（扩张性或肥厚性心肌病）、高三酰甘油血症、神经性耳聋以及肝脏、胰腺等其他器官受累表现。

【诊断要点】

1. 辅助检查

（1）血清肌酸激酶可轻度升高或正常。大约超过 20% 的 MADD 患者可以有不同程度的脂肪肝，而 NLSDM 患者可合并心肌病变。

（2）血脂酰肉碱和尿有机酸检测：MADD 有多种中、长链脂酰肉碱增高，发作期尿戊二酸、乙基丙二酸等多种有机酸的浓度升高，符合戊二酸尿症Ⅱ型的特征。NLSDM 血酰基肉碱和尿有机酸均正常。

（3）肌电图：MADD 和 NLSDM 均为肌源性损害。部分 MADD 患者可合并周围神经损害，甚至表现为严重的感觉性周围神经病。

（4）肌肉活检病理：MADD 和 NLSDM 的共同特点是肌纤维内较多脂肪滴沉积，NLSDM 的脂肪沉积通常较 MADD 更为明显。部分 NLSDM 患者肌活检可发现大量典型的镶边空泡纤维。超过半数 MADD 患者的 SDH 染色酶活性明显下降。

（5）外周血涂片：NLSDM 可发现中性粒细胞内脂肪沉积，称为“Jodan phenomenon”。

（6）基因检测：可发现不同的致病基因突变。

2. 诊断标准

（1）晚发型 MADD：慢性或亚急性起病的肌无力和运动不耐受，四肢近端和躯干肌受累为主，颈伸肌、咀嚼肌尤为突出，病程中肌无力症状波动，单用核黄素有显著疗效等临床特点均提示 MADD 可能。肌肉活检发现大量脂肪沉积进一步支持诊断。血脂酰肉碱谱分析发现中、长链脂酰肉碱增高及发作期尿有机酸分析符合戊二酸尿症Ⅱ型特点时强烈提示 MADD 诊断。*ETFDH* 基因突变分析对确诊本病具有重要价值。

（2）NLSDM：起病隐匿、缓慢进展的对称或不对称性肌无力和肌萎缩，尤其以远端肢体不对称受累为突出表现时要考虑有 NLSDM 可能。肌肉病理发现肌纤维内大量脂肪滴沉积伴镶边空泡时强烈提示本病可能，外周血中性粒细胞胞浆内发现脂肪滴进一步支持诊断。*PNPLA2* 基因分析发现致病性突变可以确诊。

3. 鉴别诊断 晚发型 MADD 临床上需与炎症性肌病、NLSDM、类固醇肌病、重症肌无力、兰伯特-伊顿（Lambert-Eaton）综合征和线粒体肌病等鉴别。NLSDM 因有肢体远端和不对称受累，需与肌萎缩侧索硬化、遗传性包涵体肌病、包涵体肌炎等鉴别。肌活检病理诊断时，各种原发性 LSM 还需与线粒体病、类固醇肌病等可引起继发性肌纤维内脂滴增多的疾病鉴别。

【治疗原则】

1. 晚发型 MADD 单用核黄素治疗（30~120mg/d 口服），4~6 周后肌力明显恢复，多数患者体力劳动或运动能力可完全恢复正常，少数患者仍不耐受高强度的体力活动。大剂量辅酶 Q_{10}（150~500mg/d 口服）和左旋肉碱可作为核黄素治疗的辅助用药。

经长期随访发现，绝大部分晚发型 MADD 患者服用核黄素 3~6 个月后症状完全缓解即可停药，且部分患者经过数年随访无复发。部分患者在感染或劳累后可出现轻微肌无力或肌痛，短期补充小剂量核黄素后症状可再次缓解。长期间断服用小剂量核黄素可避免上述症状复发。

2. NLSDM 目前尚缺乏针对 NLSDM 的特异有效治疗手段，激素、左旋肉碱和核黄素治疗均无明显效果。研究表明低脂、中链脂肪酸饮食疗法和贝特类降脂药苯扎贝特可能有一定疗效。该病进展缓慢，若无明显心脏受累，可长期存活且在相当长的时间内保留生活自理能力。

（温 冰 焉传祝）

参考文献

[1] OLSEN RK, OLPIN SE, ANDRESEN BS, et al. ETFDH mutations as a major cause of riboflavin-responsive multiple acyl-CoA dehydrogenation deficiency [J]. Brain, 2007, 130(8): 2045-2054.

[2] BRUNO C, DIMAURO S. Lipid storage myopathies [J]. Current opinion in neurology, 2008, 21(5): 601-606.

[3] 中华医学会神经病学分会，中华医学会神经病学分会神经肌肉病学组，中华医学会神经病学分会肌电图及临床神经生理学组. 中国脂质沉积性肌病诊治专家共识[J]. 中华神经科杂志，2015，48(11)：941-945.

[4] WEN B, DAI T, LI W, et al. Riboflavin-responsive lipid-storage myopathy caused by ETFDH gene mutations [J]. J Neurol Neurosurg Psychiatry, 2010, 81(2): 231-236.

[5] Xi J, Wen B, Lin J, et al. Clinical features and ETFDH mutation spectrum in a cohort of 90 Chinese patients with late-onset multiple acyl-CoA dehydrogenase deficiency [J]. J Inherit Metab Dis, 2014, 37(3): 399-404.

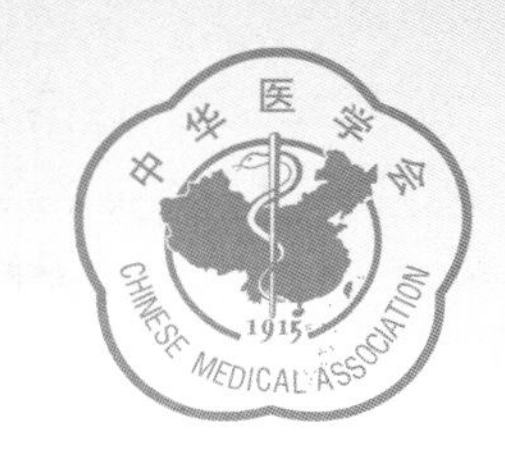

第十一章

睡眠障碍

第一节　发作性睡病

【概述】

发作性睡病（narcolepsy）的概念由法国医生 Gélineau 在 1880 年首次提出。本病的临床表现主要包括白天反复发作的无法遏制的睡眠、猝倒发作和夜间睡眠障碍。发作性睡病的特征性病理改变是下丘脑外侧区分泌（hypocretin，Hcrt）神经元特异性丧失。根据临床表现及脑脊液下丘脑分泌素 -1（Hcrt-1）的含量，第 3 版国际睡眠障碍分类（International Classification of Sleep Disorders，3rd edition，ICSD-3）将发作性睡病分为两型：①发作性睡病 1 型，即 Hcrt 缺乏综合征，既往称为猝倒型发作性睡病（narcolepsy with cataplexy），以脑脊液中 Hcrt-1 水平显著下降为重要指标；②发作性睡病 2 型，既往称为非猝倒型发作性睡病（narcolepsy without cataplexy），通常脑脊液中 Hcrt-1 水平无显著下降。由于本病发作时患者的警觉性与肌张力下降，严重影响学习、生活与作业能力，常被误诊为癫痫、短暂性脑缺血发作或精神、心理障碍。本病从发病到确诊一般经历 2~10 年。现有证据表明多基因易患性、环境因素和免疫反应共同参与发作性睡病的发病机制。

【临床表现】

1. 日间过度睡眠（excessive daytime sleepiness，EDS）　绝大多数病例均有日间发作性过度睡眠，这是最重要的主诉。EDS 表现为白天难以遏制的困倦或陷入睡眠；白天小睡可暂时缓解睡意，并可保持一段时间清醒；在单调、无刺激的环境中更容易入睡；一些患者可能在行走、吃饭、说话时突然睡眠发作，而呈现出一些无意识的行为或刻板动作；无论患者夜间睡眠时间长短，EDS 每天均会发生；伴有注意力和精神运动警觉性的波动。

2. 猝倒发作（cataplexy attacks）　猝倒发作表现为清醒期突然发生的双侧骨骼肌肌张力下降而意识相对保留。猝倒发作被认为是快速眼动（rapid eyes movement，REM）睡眠片段解离与插入的表现，是发作性睡病最具特征性的临床表型。猝倒发作通常由大笑、高兴等积极的情绪诱发。负面情绪如愤怒、悲伤等也可能触发猝倒发作。猝倒可仅表现为局部骨骼肌无力，如眼睑下垂、舌脱垂、面部松弛，甚至仅为视力模糊（眼肌受累），也可影响到颈部、上肢和下肢，引起头下垂、上肢下垂、膝盖弯曲、身体前倾，甚至跌倒等，呼吸肌通常不受累。猝倒发作时间通常短暂（<2min），可以迅速得到完全恢复。猝倒发作频率从数月 1 次到每天数次不等。有时强烈的情感刺激可能引发持续的猝倒发作，严重时可持续数小时，称为猝倒持续状态（status catapleticus）。

3. 夜间睡眠障碍（nocturnal sleep disturbance）　夜间睡眠障碍包括夜间睡眠中断、觉醒次数和时间增多、睡眠效率下降、睡眠瘫痪、入睡前幻觉、梦魇、异态睡眠及 REM 睡眠行为障碍等。其中最具特征性的是与梦境相关的入睡前幻觉(hypnagogic hallucinations)和睡眠瘫痪(sleep paralysis),发生于 33%~80% 的患者。

此外,发作性睡病的伴随疾病包括向心型肥胖、性早熟、阻塞性睡眠呼吸暂停综合征(obstructive sleep apnea syndrome,OSAS)、焦虑或抑郁,以及偏头痛等。

【诊断要点】

1. 发作性睡病 1 型的诊断标准　发作性睡病 1 型需同时满足:

(1) 患者存在白天难以遏制的困倦和睡眠发作,症状持续至少 3 个月。

(2) 满足以下 1 项或 2 项条件:①有猝倒发作(符合定义的基本特征)。经过标准的多次小睡潜伏期试验(multiple sleep latency test,MSLT)检查平均睡眠潜伏期≤8min,且出现≥2 次睡眠始发 REM 睡眠现象(sleep onset rapid eye movement period,SOREMP)。推荐 MSLT 检查前进行夜间多导睡眠图(nocturnal polysomnogram,nPSG)检查。nPSG 出现 SOREMP 可以替代 1 次白天 MSLT 中 SOREMP。②免疫反应法(immunoreactivity)检测脑脊液中 Hcrt-1 浓度≤110pg/ml 或 < 正常参考值 1/3。幼儿期的发作性睡病可能表现为夜晚睡眠时间过长或白天打盹时间延长;如果临床强烈怀疑发作性睡病 1 型,但 MSLT 的诊断标准不能满足,推荐重复 MSLT 检查;患者存在 EDS 和脑脊液 Hcrt-1 水平低下或难以检测时,即使不伴有猝倒发作,仍应诊断为发作性睡病 1 型。

2. 发作性睡病 2 型的诊断标准　发作性睡病 2 型需同时满足:

(1) 患者存在白天难以遏制的困倦和睡眠发作,症状持续至少 3 个月。

(2) 标准 MSLT 检查平均睡眠潜伏期≤8min,且出现≥2 次 SOREMP,推荐 MSLT 检查前进行 nPSG 检查,nPSG 出现 SOREMP 可以替代 1 次白天 MSLT 中的 SOREMP。

(3) 无猝倒发作。

(4) 脑脊液中 Hcrt-1 浓度没有进行检测,或免疫反应法测量值 >110pg/ml 或 > 正常参考值的 1/3。

(5) 嗜睡症状和/或 MSLT 结果无法用其他睡眠障碍如睡眠不足、OSAS、睡眠时相延迟障碍、药物使用或撤药所解释。如果患者随后出现猝倒发作,应重新诊断为发作性睡病 1 型;如果诊断后,检测脑脊液中 Hcrt-1 浓度≤110pg/ml 或 < 正常参考值的 1/3,应重新诊断为发作性睡病 1 型。

【治疗原则】

(一) 行为心理疗法

包括规律性日间小睡、睡眠卫生、社会支持、心理支持等。

(二) 药物治疗

1. 精神振奋剂治疗日间嗜睡　治疗日间嗜睡首选药物是莫达非尼,次选药物为哌甲酯缓释片,其他药物包括安非他明、马吲哚、司来吉兰、咖啡因等。

(1) 莫达非尼(modafinil):莫达非尼可以改善 65%~90% 的日间嗜睡症状。用于治疗发作性睡病、轮班工作和 OSAS 的嗜睡症状。其药理作用包括 3 方面:低亲和性阻断多巴胺转运体再摄取蛋白,增强中枢-皮质-边缘系统多巴胺能神经传递;增强大脑皮质和脑干胆碱能和谷氨酸能神经兴奋性活动;增加丘脑结节乳头核的 Hcrt 依赖性组胺能神经传递。但目前研究没有发现莫达非尼可以改善猝倒症状。目前中国正在进行莫达非尼片用于治疗发作性睡病及 OSAS 导致白天过度睡眠的随机、双盲、阳性药/安慰剂平行对照多中心临床试验。

(2) 哌甲酯(methylphenidate):哌甲酯可以改善发作性睡病患者大部分的嗜睡症状。其作用机制类似于安非他明类药物口服 1h 后起效,半衰期 3~4h,需要每天给药≥1 次。哌甲酯缓释片能够有效延长药物的作用时间,主要经肝脏代谢。每天的最高剂量为 100mg,常见的不良反应包括胃肠道反应、头痛、

头晕、失眠、无力、高血压、体重减轻等。青光眼、焦虑症、癫痫或抽动秽语综合征患者慎用。禁用于高血压、胸痛、心律失常、二尖瓣脱垂、心室肥厚、心绞痛和急性心肌梗死患者。

(3) 其他药物：包括安非他明(amphetamine)、马吲哚(mazindol)、司来吉兰(selegiline)及咖啡因(caffeine)等。咖啡因通过拮抗腺苷而促进觉醒和提高警觉性，因其不良反应轻微而广泛应用于日常生活。但咖啡因对发作性睡病白天过度嗜睡症状的疗效甚微，至今尚无咖啡因治疗发作性睡病的文献报道。

(4) 顽固性日间嗜睡的治疗：15%~35% 的患者对精神振奋剂单药治疗效果不佳。难治性嗜睡患者可在口服莫达非尼 200~300mg/d 的基础上加用 5~10mg 快速起效的哌甲酯，亦可在莫达非尼使用的基础上加用马吲哚。但联合用药必须在临床严密监测下使用，其安全性尚无临床研究证据。

2. 抗猝倒药物　目前推荐的抗猝倒药物主要为抗抑郁剂。三环类抗抑郁剂(tricyclic antidepressants，TCAs)、选择性 5- 羟色胺再摄取抑制药(selective serotonin reuptake inhibitor，SSRI)通常不具有很强的促醒效应，而选择性 5- 羟色胺与去甲肾上腺素再摄取抑制剂类(selective serotonin and norepinephrine reuptake inhibitor，SNRI)和选择性去甲肾上腺素再摄取抑制剂(selective noradrenaline reuptake inhibitors，NaRIs)则具有一定的促醒作用。抗抑郁剂亦能改善发作性睡病合并 REM 睡眠期行为障碍、睡眠瘫痪和睡眠幻觉等症状。这些药物也可联合使用。抗抑郁剂治疗猝倒起效迅速，但停药后可迅速出现猝倒症状反弹。即便是长期服用缓释型抗抑郁剂，也可能在中断治疗的次日发生猝倒症状反弹，症状反弹甚至可持续数周。抗抑郁剂治疗猝倒时也可能出现药物耐受现象，此时增加剂量或更换药物可能会有所帮助。

抗抑郁剂治疗猝倒发作的过程中，突然减量或停药会导致猝倒发作时间延长、频率增加、严重程度增高，甚至出现猝倒持续状态。

（王玉平）

参考文献

[1] 赵忠新．睡眠医学[M]．北京：人民卫生出版社，2016.

[2] 中华医学会神经病学分会睡眠障碍学组，解放军医学科学技术委员会神经内科专业委员会睡眠障碍学组．中国发作性睡病诊断与治疗指南[J]．中华神经科杂志，2015，48(06)：445-452.

[3] BILLIARD M，CADILHAC J. Narcolepsy [J]. Rev Neurol(Paris)，1985，141(8-9)：515-527.

[4] American Academy of Sleep Medicine. International Classification of Sleep Disorders [M]. 3rd ed. Darien IL：American Academy of Sleep Medicine，2014：143-161.

[5] DAUVILLIERS Y，ARNULFI I，MIGNOT E. Narcolepsy with cataplexy [J]. Lancet，2007，369(9560)：499-511.

第二节　失　　眠

【概述】

失眠是最为常见的睡眠障碍，大约有 10%~40% 的成年人患有失眠。失眠是其他躯体或精神障碍疾病最常见的伴发疾病。失眠障碍对个体和社会构成了严重的经济负担。长期失眠的患者会出现白天疲劳、认知功能障碍(如高级智能、警觉性、注意力和记忆力的下降等)、事故的发生率增加和社交困难等，导致失眠患者的生活质量明显低下。长期失眠也会导致心血管疾病、脑血管疾病、高血压、糖尿病、痴呆、精神疾病和骨骼肌肉等疾病的风险明显增加。因此，失眠给患者个人、家庭及社会均带来相当巨大的危害和负担。

【临床表现】

失眠的主要临床表现包括入睡困难、睡眠维持困难、早醒和睡眠无恢复感，并导致白天觉醒时的功能障碍。入睡困难是指患者超过 30min 难以入睡，患者常常伴有不可控制的思维。睡眠维持困难是指患者夜间频繁的觉醒，觉醒后难以再入睡，每次觉醒时间大于 30min。早醒是指患者醒后不能再入睡，导致睡眠不足。睡眠无恢复感是指患者自觉睡眠质量差，或自认为睡眠不足，不能满足自身需求。常见的白天觉醒时的症状包括疲劳、动力减退、注意力及记忆力下降、易激惹和情绪低落。白天嗜睡也是常见症状。但与发作性睡病中的白天嗜睡相比，失眠患者往往难以在白天小睡，并很少出现非自主性的睡眠发作。此外，工作、学习或社交的功能下降也很常见。

【诊断要点】

(一) 临床评估

失眠的临床评估工具包括主观测评工具和客观测评工具。主观测评工具包括睡眠日记、匹兹堡睡眠质量指数（Pittsburgh sleep quality index，PSQI）、睡眠障碍量表（sleep dysfunction rating scale，SDRS）、Epworth 嗜睡量表（Epworth sleepiness scale，ESS）、失眠严重指数（insomnia severity index，ISI）等。客观测评工具包括多导睡眠图（polysomnography，PSG）和体动记录检查。

(二) 诊断标准

根据 ICSD-3，慢性失眠障碍的诊断标准如下：

标准 1~6 必须满足。

1. 患者、患者父母、照顾者观察到患者出现以下一种或者多种症状：

(1) 入睡困难；

(2) 睡眠维持困难；

(3) 比期望的起床时间更早醒来；

(4) 在适当的时间不肯上床睡觉；

(5) 难以在没有父母或者照顾者的干预下入睡。

2. 患者、患者父母、照顾者观察到患者因为夜间睡眠困难而出现以下一种或者多种症状：

(1) 疲劳或缺乏精力；

(2) 注意力、专注力或者记忆力下降；

(3) 在社交、家庭、职业或学业等功能损害；

(4) 情绪易烦躁或易激动；

(5) 白天嗜睡；

(6) 行为问题（比如：多动、冲动或攻击性）；

(7) 驱动力、精力或动力缺乏；

(8) 易犯错或易出事故；

(9) 对自己的睡眠质量感到忧虑。

3. 这些睡眠和觉醒的异常不能完全被不合适的睡眠机会（比如：拥有充足的可睡眠时间）或者不合适的睡眠环境（比如：黑暗、安静、安全、舒适的环境）所解释。

4. 这些睡眠困难和相关的白天症状至少每周出现 3 次。

5. 这些睡眠困难和相关的白天症状持续至少 3 个月。

6. 这些睡眠和觉醒困难不能被其他的睡眠障碍更好地解释。

急性失眠障碍的诊断标准与慢性失眠障碍类似，但病程少于 3 个月且没有频率的要求。

(三) 诊断流程

失眠障碍的诊断流程参见图 11-2-1。

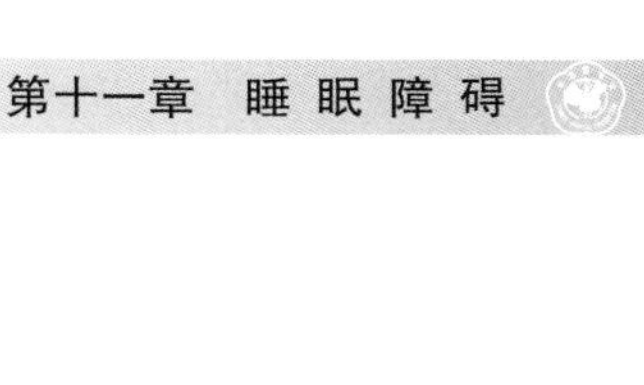

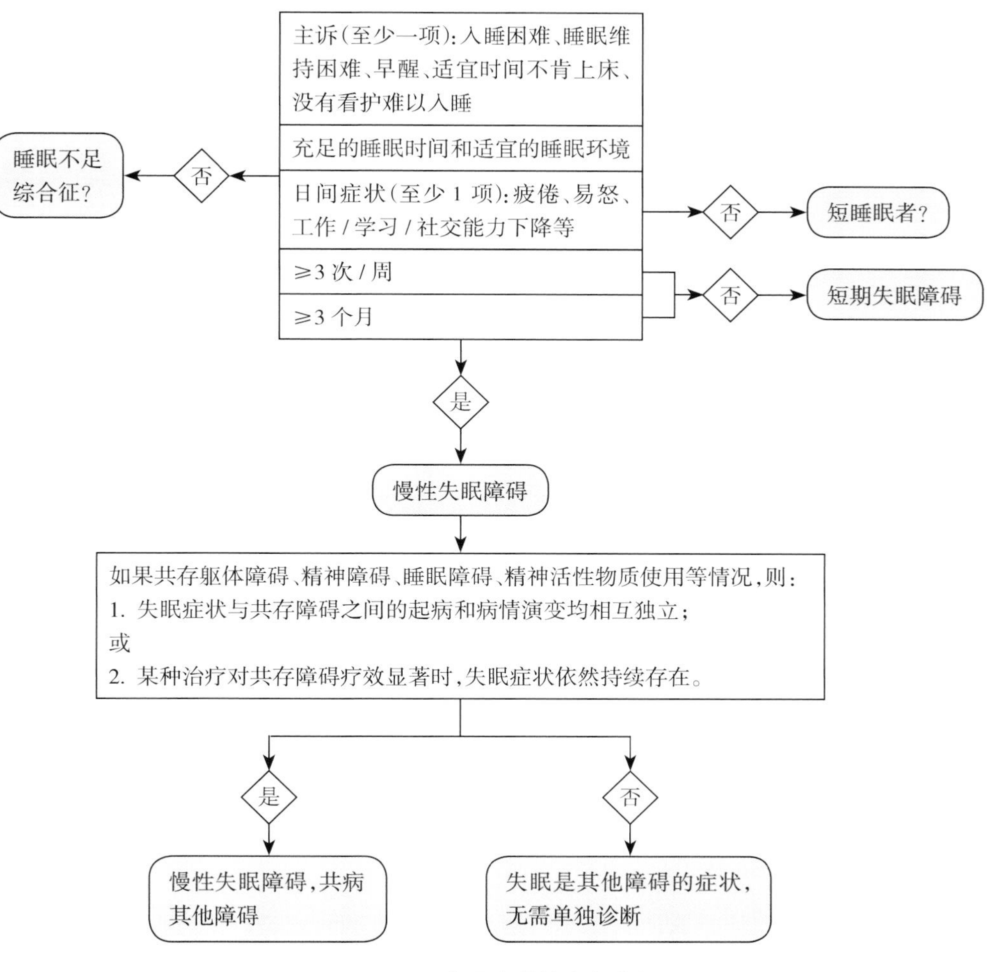

图 11-2-1 失眠障碍的诊断流程

【治疗原则】

失眠的治疗包括病因治疗、心理行为治疗和药物治疗。病因治疗是指如患者明确是由其他躯体或精神心理因素导致的失眠,应针对病因进行治疗。心理行为治疗包括纠正睡眠卫生和认知错误,以及睡眠限制、刺激控制、松弛疗法、矛盾意向、多模式疗法、音乐疗法、催眠治疗等认知行为治疗方法。美国食品药品管理局(FDA)批准的用于失眠治疗的药物包括部分苯二氮䓬类受体激动剂(BzRAs)、褪黑素受体激动剂和食欲素受体拮抗剂等。

失眠的药物治疗原则如下:

1. 病因治疗、认知行为治疗和睡眠健康教育的基础上,酌情给予镇静催眠药。

2. 个体化 用药剂量应遵循个体化原则,小剂量开始给药,一旦达到有效剂量后不轻易调整药物剂量。

3. 给药原则 按需、间断、足量。每周服药 3~5d 而不是连续每晚用药。需长期药物治疗的患者宜“按需服药”,即预期入睡困难时,于上床前 5~10min 服用;上床 30min 后仍不能入睡时服用;比通常起床时间提前≥5h 醒来,且无法再次入睡时服用(仅适合使用短半衰期的药物);当第 2 天白天有重要工作或事情时可于睡前服用;抗抑郁药不能采用间歇疗程的方法。

4. 疗程 应根据患者睡眠情况来调整用药剂量和维持时间:短于 4 周的药物干预可选择连续治疗;超过 4 周的药物干预需要每个月定期评估,每 6 个月或旧病复发时,需对患者睡眠情况进行全面评估;必要时变更治疗方案,或者根据患者的睡眠改善状况适时采用间歇治疗。

5. 儿童、孕妇、哺乳期妇女、肝肾功能损害、重度睡眠呼吸暂停综合征、重症肌无力患者不宜服用镇静催眠药治疗。

（王玉平）

参考文献

[1] MAI E,BUYSSE DJ. Insomnia:Prevalence,Impact,Pathogenesis,Differential Diagnosis,and Evaluation [J]. Sleep Med Clin,2008,3(2):167-174.

[2] 黄宏星. 中国6城市普通人群失眠状况及京沪穗医师对抑郁伴失眠患者的认知及处理状况调查[J]. 中国医药导刊,2006,2:100.

[3] American Academy of Sleep Medicine. International Classification of Sleep Disorders [M]. 3rd ed. Darien IL:American Academy of Sleep Medicine,2014:19-48.

[4] 中国睡眠研究会. 中国失眠症诊断和治疗指南[J]. 中华医学杂志,2017,97(24):1844-1856.

[5] SCHUTTE-RODIN S,BROCH L,BUYSSE D,et al. Clinical guideline for the evaluation and management of chronic insomnia in adults [J]. Journal of Clinical Sleep Medicine,2008,4(5):487-504.

第三节 不宁腿综合征

【概述】

不宁腿综合征（restless leg syndrome,RLS）又称 Willis-Ekbom 病，是常见的神经系统感觉运动障碍性疾病。流行病学调查显示，不同国家和地区的患病率不同，欧美国家患病率远高于亚洲人群，成年人患病率约为5%~14.3%，亚洲国家患病率为0.1%~1.9%。本病可发生于任何年龄，并且随着年龄的增长，患病率增加，女性较男性患病率高。

本病的发病机制不清，目前研究认为包括：中枢神经系统多巴胺能神经递质和受体减少；中枢神经系统铁相对缺乏；皮层的感觉运动整合网络功能失调；中枢神经系统下行抑制通路功能失调导致脊髓神经元过度兴奋有关。

【临床表现】

RLS 主要临床表现为夜间睡眠时或处于安静状态下，双下肢出现极度的不适感（撕裂感、蠕动感、刺痛、烧灼感、瘙痒感甚至疼痛），以小腿肌肉最常见，大腿或上肢偶尔也可以出现，通常为对称性。迫使患者不停地活动下肢或下地行走，当患者返回到休息状态时症状常常会再次出现，因而严重干扰患者的睡眠，导致入睡困难、睡眠中觉醒次数增多等。

RLS 的症状具有特征性的昼夜变化，腿不适感多出现于傍晚或夜间，发作高峰在午夜与凌晨之间，白天症状相对减轻。80% 的患者同时伴有周期性肢动（periodic leg movements of sleep,PLMS），即在睡眠中或清醒时出现肢体不自主运动，表现单侧或双侧下肢周期性反复出现刻板样不自主运动，形式多样，典型表现为踇趾节律性背伸及踝部背屈，偶有髋膝屈曲，每个动作持续大约0.5~5s，每4~90秒重复1次，患者通常对这些动作意识不到。PLMS 的患病率随着年龄增加而增加，并且睡眠实验室评估发现绝大多数 RLS 患者有 PLMS。RLS 可严重影响患者的睡眠，生活质量和健康，患者会出现疲劳、记忆力减退、精力不足、情绪低落、血压波动，影响工作和生活。

【诊断要点】

1. 辅助检查

（1）常规实验室检查：血常规、肝肾功能、电解质，血糖、糖化血红蛋白，甲状腺功能，血清铁、铁蛋白、转铁蛋白饱和度，以及 C 反应蛋白、风湿免疫相关检查等。

（2）多导睡眠图（polysomnography,PSG）：是诊断 RLS 的重要辅助检查，可以鉴别患者是否同时存在其他睡眠障碍疾病。

(3) 其他辅助检查：包括头部 MRI、腰椎 MRI、下肢血管超声等，以进行与其他疾病的鉴别。

2. 诊断标准 RLS 的诊断主要基于详细的临床病史，目前尚无实验室检查可以确诊。常用的辅助检查包括 PSG 和下肢强迫制动试验（SIT），可以协助诊断疑诊病例。2014 年国际不宁腿综合征研究组（IRLSSG）发布 RLS 诊断标准共识，同年 ICSD-3 出版，两者的诊断标准基本一致（表 11-3-1）。

表 11-3-1 ICSD-3 关于不宁腿综合征的诊断标准（必须同时符合 A、B、C 项标准）

A. 有一种想活动腿的强烈欲望，常常伴有腿部不适或由腿部不适而导致。这些症状必须符合以下条件： 1. 这些症状在休息和不活动时出现或加重，比如躺下或坐着的时候； 2. 可在活动后部分或完全缓解，比如走路或伸展腿部； 3. 症状可仅出现在傍晚或夜间，或即使在白天出现，但与白天相比夜间症状更明显
B. 以上这些特征要除外由药物或行为习惯所致，如腿部痉挛、不适的姿势、肌痛、静脉曲张、腿部水肿、关节炎或习惯性的腿部拍动等
C. 以上症状引起担心、情绪低落、睡眠障碍，以及导致身心、社交、职业、受教育、行为或其他重要领域的功能障碍

ICSD-3 也对 RLS 的诊断标准做了几点补充说明：这种不适感可出现于上肢或身体其他部位；当症状严重并且经过治疗干预后，腿部不适症状减轻，RLS 夜间症状加重的特点也会变得不明显，但追问病史，患者在病程早期要具有上述表现

【治疗原则】

1. 治疗目标 RLS 是一个可治疗的疾病，但并非根治性治疗。对于有明确病因的继发性 RLS 患者应尽可能的病因治疗。治疗目标是减轻或消除 RLS 临床症状，包括减少夜间腿动次数、减轻不宁腿症状的严重性、缩短夜间清醒时间，以及改善日间功能、提高睡眠和生活质量。治疗方法的选择取决于多种因素，包括：疾病的严重程度、患者年龄、共病及患者的偏好。治疗包括非药物治疗和药物治疗，药物治疗通常效果较好，针对不同临床情况的 RLS 患者，药物的选择亦有不同。

2. 非药物治疗 对于症状较轻的患者，非药物治疗可能就足以缓解其症状。对于症状较严重的患者，非药物治疗也值得考虑，因为它可能减少用药需求。非药物治疗包括腿部按摩、热水浴、腿部使用加热垫或冰袋、良好的睡眠习惯和夜间使用振动垫等。

3. 药物治疗 根据症状严重程度的不同，将 RLS 分为间歇性症状、持续性症状，病情加重 / 恶化的情况亦要加以说明。以下将着重介绍在不同情况下的药物治疗选择，目前应用的主要药物包括多巴胺能药物、α-2-δ 钙通道配体、苯二氮䓬类及阿片类。

(1) 间歇性症状：对于轻度或部分间歇性症状患者，可以首先考虑非药物治疗。对于症状并未达到需要每天治疗的间歇性症状患者，建议优先选择间断性使用多巴胺激动剂。也可以间断使用左旋多巴，患者一般可很好地耐受左旋多巴短期治疗（一般小于 6 个月）。苯二氮䓬类通常仅用于只需间断治疗的 RLS 患者，或作为难治性患者的辅助治疗药物。最常用的为氯硝西泮。

(2) 持续性症状：对于接受非药物治疗及铁缺乏纠正治疗后仍每天或 1 周大多数时间中出现中至重度症状的患者，建议可选择一线药物治疗。包括多巴胺激动剂和 α-2-δ 钙通道配体。

长期服用多巴胺能药物的 RLS 患者要注意病情加重 / 恶化情况，应使用控制症状所需的最小剂量，且通常仅在傍晚给药。患者应定期检查（如每 6~12 个月检查 1 次）并筛查副作用及并发症。多巴胺激动剂引发并发症的风险更低，持续用药副作用常少于左旋多巴。目前非麦角类多巴胺激动剂普拉克索、罗匹尼罗和罗替戈汀已被美国食品药品管理局（FDA）批准用于治疗 RLS 的首选药物。

存在特定共病（包括疼痛、焦虑、失眠、既往的冲动控制障碍或与使用多巴胺激动剂相关的成瘾性）的情况下，可考虑使用 α-2-δ 钙通道配体进行初始治疗。α-2-δ 钙通道配体包括加巴喷丁、加巴喷丁 / 恩那卡比和普瑞巴林，也可用于每天发作的 RLS 患者。

(3) 病情加重 / 恶化：在治疗过程中出现以下情况时应考虑病情加重的可能性，包括给予适当多巴

胺能药物治疗后，症状严重程度仍持续增加；增加剂量后症状严重程度持续增加；下午 / 傍晚出现症状的时间提前；症状扩展至先前未受累的部位；日间静息时，出现症状的潜伏期缩短。病情加重 / 恶化是长期应用多巴胺能药物治疗 RLS 的主要并发症。

如果治疗选择了多巴胺能药物，为了避免病情加重 / 恶化，其剂量应该尽可能的小，不要超过针对 RLS 的推荐剂量。个别患者发作频率低，可考虑间断治疗。一旦出现病情加重 / 恶化要到专科医生就诊。根据 2012 年和 2016 年 RLS 治疗的国际指南，为了预防病情加重 / 恶化，α-2-δ 配体（主要是加巴喷丁和普瑞巴林）可以考虑作为治疗 RLS 首选药物。

（王玉平）

参考文献

[1] American Academy of Sleep Medicine. International Classification of Sleep Disorders [M]. 3rd ed. Darien IL: American Academy of Sleep Medicine, 2014.

[2] ALLEN RP, PICCHIETTI DL, AUERBACH M, et al. Evidence-based and consensus clinical practice guidelines for the iron treatment of restless legs syndrome/Willis-Ekbom disease in adults and children: an IRLSSG task force report [J]. Sleep Med, 2018, 41: 27-44.

[3] AURORA RN, KRISTO DA, BISTA SR. The treatment of restless legs syndrome and periodic limb movement disorder in adults-an update for 2012: practice parameters with an evidence-based systematic review and meta-analyses: an American Academy of Sleep Medicine Clinical Practice Guideline [J]. Sleep, 2012, 35(8): 1039.

[4] GARCIA-BORREGUERO D, SILBER MH, WINKELMAN JW, et al. Guidelines for the first-line treatment of restless legs syndrome/Willis-Ekbom disease, prevention and treatment of dopaminergic augmentation: a combined task force of the IRLSSG, EURLSSG, and the RLS-foundation [J]. Sleep Med, 2016, 21: 1-11.

[5] WINKELMAN JW, ARMSTRONG MJ, ALLEN RP, et al. Practice guideline summary: Treatment of restless legs syndrome in adults: Report of the Guideline Development, Dissemination, and Implementation Subcommittee of the American Academy of Neurology [J]. Neurology, 2016, 87(24): 2585.

第四节 快速眼动睡眠行为障碍

【概述】

快速眼动睡眠行为障碍（rapid eye movement sleep behavior disorder，RBD）全称为快速眼球运动睡眠期行为障碍，是一种异态睡眠，是以快速眼动（rapid eye movement sleep，REM）睡眠期间伴随梦境及肢体活动为特征的睡眠疾病。RBD 表现为梦境演绎行为（dream-enacting behavior，DEB），发生在睡眠期的后 1/3，既往认为 RBD 仅是一种独立的睡眠障碍，但越来越多的临床随访研究显示，RBD 是 α- 突触核蛋白病，其与帕金森病、多系统萎缩、路易体痴呆等多种神经系统变性疾病有着密切关联。RBD 通常发生在 ≥50 岁的人群，但也有年轻人发病的报道。在较年轻成人中（<40 岁），RBD 最常发生于使用抗抑郁药物时或有发作性睡病的情况下。RBD 患者的男女比例为（2~5）∶1，男性明显高于女性，女性发病及诊断年龄均可能晚于男性。

【临床表现】

RBD 患者可在 REM 睡眠期间出现运动行为，常通过联合下颏肌电图（electromyography，EMG）或肢体肌电图测定显示 REM 睡眠期间有异常的持续性或阶段性肌肉活动。在大多数情况下，症状是逐渐出现并进展的，出现症状到诊断之间通常会延迟数年。RBD 的特点是 REM 睡眠期间有反复发作的睡眠相关发声和 / 或复杂运动行为，与梦境相对应。典型临床表现是睡眠期间出现不同程度的行为动作甚至是暴力行为，如殴打同床者，甚至下床活动、伤人或毁物，患者在清醒后可清晰回忆梦境内容，但对睡眠中出现的异常行为活动无记忆。绝大多数患者仅主诉睡眠期间身体受伤，严重者可出现硬脑膜下血

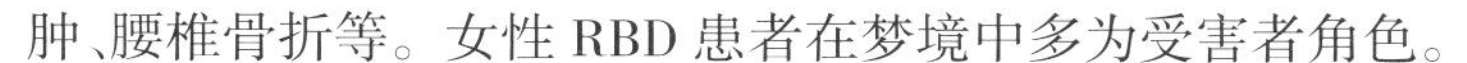

肿、腰椎骨折等。女性 RBD 患者在梦境中多为受害者角色。

【诊断要点】

1. 诊断 对于有反复梦境扮演行为的患者,应怀疑为 RBD 的诊断,并通过多导睡眠图证实。根据 ICSD-3,RBD 的诊断需要满足以下所有条件:

(1) 反复发生睡眠相关发声和 / 或复杂的运动行为,多导睡眠图记录到这些行为发生在 REM 睡眠期间,或根据 DEB 的临床病史推断这些行为发生在 REM 睡眠期间;

(2) 多导睡眠图发现存在 REM 睡眠但无肌张力降低,即 RSWA(rapid eye movement sleep without atonia);

(3) REM 睡眠期间脑电无癫痫样放电;

(4) 其睡眠障碍不能用其他病因解释,包括其他类型睡眠行为异常、内科或神经系统疾病、精神障碍、使用药物或物质滥用等。

RBD 最主要的诊断标准包括两个方面:DEB(临床症状)+ RSWA(PSG 检测)。

2. 鉴别诊断 RBD 的鉴别诊断包括:夜间癫痫发作、其他非 REM 期和 REM 期相关异态睡眠(如夜惊、梦魇)、干扰睡眠的疾病(如周期性肢动、阻塞性睡眠呼吸暂停等)。尽管这些疾病有时可通过病史相互区分,但确诊通常需要整夜多导睡眠图监测。

(1) 夜间癫痫发作:与睡眠异态一样,夜间癫痫发作可能发生在入睡时、睡眠中或睡眠的觉醒过程中。大多数睡眠相关复杂运动型癫痫发作与额叶癫痫相关,一般不能够回忆生动梦境,特征为刻板、复发性(一夜发作次数可高达 20 次)的异常行为。多为一些重复活动如脱衣、解纽扣等,少有攻击行为,常伴有强直或阵挛样活动。PSG 监测或睡眠脑电图监测显示痫性放电。而 RBD 很少有局灶性运动,所表现的攻击行为比癫痫发作的随意动作更加复杂。

(2) 夜惊:夜惊的特点为突发性、常伴表达激越或害怕的面部表情、发音以及其他行为的戏剧性觉醒。心动过速、出汗、瞳孔散大和其他自主神经特点的表现突出。患者难以被唤醒,且在数分钟后会自发回到入睡状态。存在明显自主神经功能紊乱。PSG 监测显示多发生于刚入睡时或非 REM 睡眠 1 期。

(3) 梦魇:儿童期多见,表现为反复从睡梦中惊醒,能回忆起强烈令人不安的梦境,常伴随恐惧或焦虑,但也可伴愤怒、悲伤、厌恶及其他烦躁情绪。从梦魇转醒后患者通常可立即恢复完全清醒,且很难再次入睡,并能完整回忆起梦中经历。由于在夜间的后 1/3 时段以 REM 睡眠为主,故梦魇多于凌晨出现。梦魇无 REM 睡眠期行为障碍的特征性 PSG 表现。

(4) 周期性肢动:周期性肢动是下肢的“三屈反射”(踝关节背屈、膝关节和髋关节屈曲)以及脚趾背屈,与巴宾斯基反射相似。与 RBD 不同,周期性肢动主要发生在非 REM 睡眠期间,为周期性(约每 45s 重复 1 次),且与梦境无关。

(5) 阻塞性睡眠呼吸暂停:当阻塞性睡眠呼吸暂停使 REM 出现片段化时,可出现类似于 RBD 的行为。然而,一旦睡眠呼吸障碍得到有效治疗,这些异态睡眠样行为就会消失,这种现象称为假性 RBD。

【治疗原则】

1. 一般处理 建立一个安全的睡眠环境是治疗的首要方法,建议作为非药物治疗的标准化治疗手段。可以采取在地板上直接放置床垫、将家具的边角用软物包裹、对玻璃窗进行安全性保护、睡前移去潜在的危险物品,如利器、玻璃器皿等。此外,建议患者的同床者与患者分室居住。

2. 药物治疗 虽然褪黑激素和氯硝西泮均能有效抑制大多数患者的 RBD 行为,但由于褪黑激素的副作用较少较轻,将其作为初始治疗的首选药物。

RBD 患者应尽可能停用或避免使用已知会加重 RBD 的药物,包括 5- 羟色胺再摄取抑制剂、5- 羟色胺 - 去甲肾上腺素再摄取抑制剂和三环类抗抑郁药。大多数药物性 RBD 为自限性在停用致病药物后症状可自行消失。对于阻塞性睡眠呼吸暂停等睡眠片段化疾病的患者，当基础疾病得到治疗后，DEB通常会恢复。

(1) 褪黑素：褪黑素是一种内源性激素，正常情况下由松果体分泌，是对夜间黑暗的反应，可调节昼夜节律。睡前给予大剂量褪黑素口服(6~15mg)可使REM睡眠时的肌张力降低并改善RBD症状，但其机制不明。值得关注的是，在停药后，褪黑素抑制REM睡眠运动活动的作用会持续数周。褪黑素不良反应比较少，主要包括：晨起头痛、白天困倦、妄想和幻觉等。

(2) 氯硝西泮：低剂量氯硝西泮口服(睡前，0.5~1mg)是RBD的有效治疗方式。目前尚未完全了解氯硝西泮治疗RBD的机制。尽管低剂量氯硝西泮通常足以抑制RBD行为，但该药的副作用限制了其应用。最常见的是晨间镇静、头晕、步态障碍和认知功能障碍。对于这些患者，建议采用更低的初始剂量口服(0.125mg或0.25mg)，并密切监测，肝功能损害的患者应慎用。

(3) 胆碱能药物：对于褪黑激素和氯硝西泮治疗失败的患者，胆碱能药物可能有用。卡巴拉汀可减少有RBD的PD患者梦境扮演行为的发作次数。多奈哌齐也能改善患者的RBD症状。

(4) 多巴胺能药物：虽然多巴胺能药物是PD运动症状的标准治疗，但其对非运动症状(如RBD)仅在某些情况下有效。对于轻度RBD伴频繁的周期性肢动患者，普拉克索能够减少夜间行为和周期性肢动，但对REM睡眠肌张力降低没有作用。左旋多巴能够改善PD患者和DLB患者的RBD症状。

(5) 其他药物：其他一些对RBD可能与有效的药物包括丙米嗪、卡马西平、羟丁酸钠、三唑仑、佐匹克隆、喹硫平和氯氮平。

(王玉平)

参考文献

[1] SIXEL-DORING F, TRAUTMANN E, MOLLENHAUER B, et al. Associated factors for REM sleep behavior disorder in Parkinson disease [J]. Neurology, 2011, 77(11): 1048-1054.

[2] BOEVE BF. REM sleep behavior disorder: Updated review of the core features, the REM sleep behavior disorder-neurodegenerative disease association, evolving concepts, controversies, and future directions [J]. Annals of the New York Academy of Sciences, 2010, 1184: 15-54.

[3] LLOYD R, TIPPMANN-PEIKERT M, SLOCUMB N, et al. Characteristics of REM sleep behavior disorder in childhood [J]. Journal of clinical sleep medicine, 2012, 8(2): 127-131.

[4] OLSON EJ, BOEVE BF, SILBER MH. Rapid eye movement sleep behaviour disorder: demographic, clinical and laboratory findings in 93 cases [J]. Brain, 2000, 123(Pt 2): 331-339.

[5] MASON TB, PACK AI. Sleep terrors in childhood [J]. The Journal of pediatrics, 2005, 147(3): 388-392.

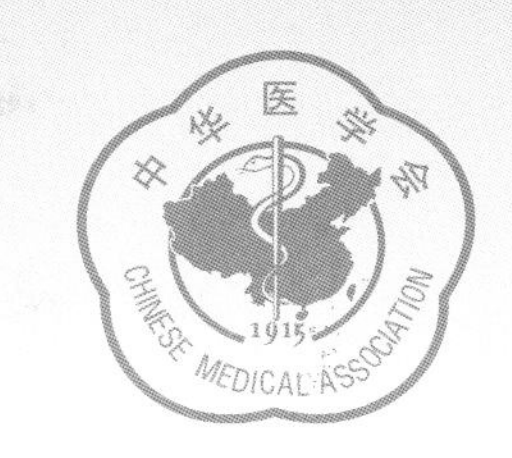

第十二章

周围神经疾病

第一节　吉兰 - 巴雷综合征

【概述】

吉兰 - 巴雷综合征（Guillain-Barré syndrome，GBS）是一类免疫介导的急性炎性周围神经病。临床特征为急性起病，临床症状多在 2 周左右达到高峰，表现为多发神经根及周围神经损害，常有脑脊液蛋白 - 细胞分离现象，多呈单时相自限性病程，静脉注射免疫球蛋白（intravenous immunoglobulin，IVIG）和血浆置换（plasma exchange，PE）治疗有效。急性炎性脱髓鞘性多发神经根神经病（acute inflammatory demyelinating polyneuropathy，AIDP）和急性运动轴索性神经病（acute motor axonal neuropathy，AMAN）是 GBS 中最为常见的两个亚型；另外，尚有其他多种亚型，如米勒 - 费希尔综合征（Miller-Fisher syndrome，MFS）、急性运动感觉轴索性神经病、急性泛自主神经病和急性感觉神经病、咽颈臂型等。

一、急性炎性脱髓鞘性多发神经根神经病（AIDP）

【临床表现】

1. 任何年龄、任何季节均可发病。

2. 在发病前 4 周内常见有腹泻和上呼吸道感染等前驱症状，以及疫苗接种等前驱因素。

3. 急性起病，单相病程，4 周内（通常 2 周左右）达到高峰。

4. 相对对称的弛缓性肢体肌肉无力，数日内逐渐加重，腱反射减低或消失，无病理反射。部分患者有不同程度的脑神经的运动功能障碍，严重者出现颈肌和呼吸肌无力，呼吸困难。

5. 部分患者有四肢远端感觉障碍，下肢疼痛或酸痛，神经干压痛和牵拉痛。

6. 部分患者有自主神经功能障碍。

7. 少数患者可出现复发。

【诊断要点】

1. 辅助检查

（1）脑脊液检查：脑脊液蛋白 - 细胞分离是 GBS 的特征之一。

（2）神经电生理检查：①运动神经传导测定，发现远端潜伏期明显延长、运动传导速度明显减慢、F 波异常、运动神经部分传导阻滞和异常波形离散，有助于判断周围神经脱髓鞘性病变。②感觉神经传导，可见感觉神经传导速度明显减慢，常伴有感觉神经动作电位（SNAP）波幅下降。③针电极肌电图，当继发轴索损害时，在发病 10d 至 2 周后肌电图可出现异常自发电位。随着神经再生则出现运动单位电位时限增宽、高波幅、多相波增多。

2. 诊断标准

(1) 呈急性起病，进行性加重，多在 4 周内达高峰。有前驱感染史。

(2) 对称性肢体和脑神经支配肌肉无力，重者有呼吸肌无力。四肢腱反射减低或消失。

(3) 可伴有感觉异常和自主神经功能障碍。

(4) 脑脊液出现蛋白 - 细胞分离现象。

(5) 电生理检查提示运动神经传导远端潜伏期延长、传导速度减慢、F 波异常、传导阻滞、异常波形离散等周围神经脱髓鞘改变。

(6) 病程有自限性。

3. 鉴别诊断　如果出现以下表现，则一般不支持 GBS 的诊断：

(1) 显著、持久的不对称性肢体肌无力。

(2) 以膀胱或直肠功能障碍为首发症状或持久恒定的膀胱或直肠功能障碍。

(3) 脑脊液中单个核细胞数超过 50×10^6/L。

(4) 脑脊液中出现分叶核白细胞。

(5) 存在明确的感觉平面。需要鉴别的疾病包括：脊髓炎、周期性麻痹、多发性肌炎、脊髓灰质炎、重症肌无力、急性横纹肌溶解症、白喉神经病、莱姆病、卟啉病周围神经病、癔症性瘫痪以及中毒性周围神经病，如重金属、正己烷、药物、肉毒毒素中毒等。

需要根据不同患者的临床具体特点，进行个体化的、必要的鉴别。对于病情在 4 周后仍进展或复发 2 次以上的患者，需要注意与急性起病的 CIDP 鉴别。

二、急性运动轴索性神经病（AMAN）

【临床表现】

1. 可发生在任何年龄，儿童更常见，男、女患病率相似。

2. 多有腹泻和上呼吸道感染等前驱症状，以空肠弯曲菌感染多见。

3. 急性起病，平均在 6~12d 达到高峰，少数在 24~48h 内即可达到高峰。

4. 对称性肢体无力，部分患者有脑神经运动功能受损，重症者可出现呼吸肌无力。腱反射减低或消失与肌力减退程度较一致。

5. 无明显感觉异常，无或仅有轻微植物神经功能障碍。

【诊断要点】

1. 辅助检查

(1) 脑脊液常规和生化改变：同 AIDP。

(2) 免疫学检测：部分患者脑脊液和 / 或血清抗 GM_1、GD_{1a} 抗体阳性。

(3) 电生理检查：①运动神经传导测定，电生理改变包括两种情况，一种为运动神经轴索变性为主，另一种为可逆性运动神经传导阻滞为主。②感觉神经传导测定，通常正常。③针电极肌电图，早期即可见运动单位募集减少，发病 1~2 周后，肌电图可见大量异常自发电位，此后随神经再生则出现运动单位电位的时限增宽、波幅增高、多相波增多。

2. 诊断标准

(1) 急性起病、相对对称的四肢无力，腱反射减低或消失，可伴有脑神经受累，无感觉神经受累，常有前驱因素。

(2) 脑脊液可出现蛋白 - 细胞分离现象，有助于排除其他疾病。

(3) 电生理表现有两种类型,一种为传导阻滞,一种为轴索变性。早期鉴别有困难,治疗后观察和2~4周后随访电生理变化,有助于区分。

(4) 血清和脑脊液抗GM1、GD_{1a}抗体阳性有助于诊断。

3. 鉴别诊断 同AIDP。

三、米勒-费希尔综合征(MFS)

与经典GBS相对对称的肢体无力不同,MFS以眼肌麻痹、共济失调和腱反射消失为主要临床特点。

【临床表现】

1. 任何年龄和季节均有发病。

2. 可有腹泻和呼吸道感染等前驱症状,以空肠弯曲菌感染常见。

3. 急性起病,病情在数天至数周内达到高峰。

4. 临床主要表现为眼肌麻痹、眩晕和共济失调、肢体麻木,腱反射减低。

【诊断要点】

1. 辅助检查

(1) 脑脊液常规、生化检测:同AIDP,部分患者脑脊液抗GQ_{1b}、GT_{1a}抗体阳性。

(2) 血清免疫学检查:部分患者血清抗GQ_{1b}或GT_{1a}抗体阳性。

(3) 神经电生理:部分患者见感觉神经动作电位波幅下降,传导速度减慢;脑神经受累者可出现面神经复合肌肉动作电位(CMAP)波幅可以下降;瞬目反射可见R1、R2潜伏期延长或波形消失。运动神经传导和肌电图一般无异常。电生理检查并非诊断MFS的必需条件。

2. 诊断标准

(1) 急性起病,病情在数天内或数周内达到高峰。发病前常有前驱因素。

(2) 临床上以眼外肌瘫痪、共济失调和腱反射减低为主要症状,肢体肌力正常或轻度减退。

(3) 脑脊液出现蛋白-细胞分离。

(4) 血清和脑脊液GQ_{1b}抗体阳性。

(5) 病程有自限性。

3. 鉴别诊断 需要鉴别的疾病包括糖尿病性眼肌麻痹、脑干梗死、脑干出血、视神经脊髓炎、多发性硬化、重症肌无力等。

【治疗原则】

1. 一般治疗

(1) 心电监护:有明显的植物神经功能障碍者,应给予心电监护,积极防治心律失常和血压变化。

(2) 呼吸道管理:注意加强吸痰及防止误吸。若有明显呼吸困难,肺活量明显降低,血氧分压明显降低,应尽早进行气管插管或气管切开,机械辅助通气。

(3) 营养支持:对于吞咽困难和饮水呛咳明显者,需给予鼻饲营养。

(4) 其他对症处理:对于尿潴留、神经性疼痛及时处理,预防肺部感染、泌尿系感染、褥疮、下肢深静脉血栓形成。

(5) 注意心理支持治疗,必要时给予抗抑郁药物治疗。

2. 免疫药物治疗 GBS治疗中可选择的免疫治疗方案包括静脉注射免疫球蛋白(IVIG)和血浆置换(PE),已有的研究证实,二者疗效无明显差异。

(1) IVIG治疗方案:400mg/(kg·d),1次/d静脉滴注,连续3~5d。

(2) PE治疗方案:每次血浆置换量为30~50ml/kg,在1~2周内进行3~5次。PE的禁忌证主要是严重感染、心律失常、心功能不全、凝血系统疾病等；其副作用为血液动力学改变可能造成血压变化、心律失常、使用中心静脉导管可引发气胸和出血以及可能合并败血症。

3. 神经营养治疗　可应用B族维生素治疗，包括维生素 B_1、维生素 B_{12}(甲钴胺、氰钴胺)、维生素 B_6 等。

4. 康复治疗　病情稳定后，早期进行正规的神经功能康复锻炼，以预防废用性肌萎缩和关节挛缩。对于恢复过程中肢体的疲劳症状，康复也会有所帮助。

5. 预后　病情一般在 2 周左右达到高峰，继而持续数天至数周后开始恢复，少数患者在病情恢复过程中出现波动。多数患者神经功能在数周至数月内基本恢复，少数遗留持久的神经功能障碍。GBS 病死率约 3% 左右，主要死于呼吸衰竭、感染、低血压、严重心律失常等并发症。

（刘明生）

参考文献

[1] WILLISON HJ, JACOBS BC, VAN DOOM PA. Guillain-Barré syndrome [J]. Lancet, 2016, 388(10045): 717-727.

[2] VAN DEN BERG B, WALGAARD C, DRENTHEN J, et al. Guillain-Barré syndrome: pathogenesis, diagnosis, treatment and prognosis [J]. Nature Reviews Neurology, 2014, 10(8): 469-482.

[3] YUKI N, HARTUNG HP. Guillain-Barré Syndrome [J]. New England Journal of Medicine, 2012, 366(24): 2294-2304.

第二节　慢性炎性脱髓鞘性多发性神经根神经病

【概述】

慢性炎性脱髓鞘性多发性神经根神经病(chronic inflammatory demyelinating polyradiculoneuropathy, CIDP)是一类免疫介导的运动感觉周围神经病，其病程呈慢性进展或缓解复发，多伴有脑脊液蛋白 - 细胞分离，电生理表现为周围神经传导速度减慢、传导阻滞、异常波形离散，病理显示有髓纤维多灶性脱髓鞘、神经内膜水肿、炎细胞浸润等特点。

CIDP 包括经典型和变异型，后者包括纯运动型、纯感觉型、远端获得性脱髓鞘性对称性神经病(distal acquired demyelinating symmetric, DADS)、多灶性获得性脱髓鞘性感觉运动神经病(multifocal acquired demyelinating sensory and motor neuropathy, MADSAM，或称 Lewis-Sumner 综合征)、局灶型等。大部分 CIDP 患者对免疫治疗反应良好。

【临床表现】

CIDP 见于各年龄段，好发于 40~60 岁，无性别倾向，男女发病比率相近。CIDP 较少有明确的前驱感染史，起病隐匿，症状进展常在 8 周(或 2 个月)以上。但仍有约 16% 的患者呈亚急性起病。CIDP 可分为慢性进展型和缓解复发型。发病年龄轻的，缓解复发型多见，预后较好；发病年龄大的，慢性进展型多见，预后较差。

1. 经典型 CIDP　经典型 CIDP 约占 50% 以上，主要表现为对称的肢体无力、感觉异常，偶可伴脑神经受累和自主神经症状，震颤并不罕见。

(1) 运动症状：无力症状多累及四肢的近端和远端，近端肌无力是 CIDP 有别于其他常见慢性周围神经病的突出特点。四肢反射减低或消失。

(2) 感觉症状：主要表现为四肢麻木，部分伴疼痛，体检时可有手套袜套样感觉减退。肢体的本体觉和振动觉减退，严重时出现感觉性共济失调、步态异常和龙贝格(Romberg)征阳性。

(3) 脑神经症状：CIDP 的脑神经受累较少，面瘫占 4%~15%，眼肌麻痹占 4%~7%，支配延髓肌的脑神经也偶可累及。

(4) 自主神经症状：可表现为体位性低血压、排尿排便功能障碍和心脏异常。CIDP 中严重的自主神经症状比较罕见。

(5) 肢体震颤:以双手震颤为主,有报道高达一半 CIDP 患者可出现此症状,机制不明。震颤在郎飞结旁抗体 - 神经束蛋白 155 抗体(neurofascin 155,NF155)阳性的 CIDP 患者中比较突出。

2. 变异型 CIDP

(1) 纯运动型:少于 10%,仅表现为肢体无力而无感觉症状,激素治疗可能加重。

(2) 纯感觉型:约占 10%~30%,仅表现为感觉症状如麻木、疼痛、感觉性共济失调等。大多数感觉型 CIDP 患者的电生理存在临床下运动受累,随访若干年后部分患者出现运动症状。

(3) DADS:约占 10%,肢体的无力和 / 或感觉障碍相对局限在肢体远端。部分以 DADS 为临床表型的周围神经病可检出 IgM 型 M 蛋白,属意义未明的单克隆免疫球蛋白血症(MGUS)伴周围神经病范畴,激素治疗效果通常不佳。NF155 阳性的 CIDP 患者临床以此型多见。

(4) MADSAM:约占 15%,主要表现为不对称的感觉运动周围神经病,临床颇似多灶性运动神经病(multifocal motor neuropathy,MMN),但存在感觉症状。上肢常早于下肢受累,相对进展缓慢,可伴面瘫等脑神经症状。电生理可见多灶性运动神经传导阻滞。

(5) 局灶型:约占 2%,多累及单侧臂丛或其分支,如若疼痛起病,临床与臂丛神经炎很相似,但电生理表现为传导阻滞。局灶型罕见,诊断难度也相对较大。

【诊断要点】

1. 辅助检查

(1) 电生理检查:运动神经传导测定提示周围神经存在脱髓鞘性病变,在非嵌压部位出现传导阻滞或异常波形离散对诊断脱髓鞘病变更有价值。

(2) 脑脊液检查:80%~90% 的患者存在脑脊液蛋白 - 细胞分离现象,蛋白通常在 0.75~2.00g/L,偶可超过 2.00g/L(NF155 相关 CIDP 脑脊液蛋白通常很高)。约 1/3 的 MADSAM 患者脑脊液蛋白正常或轻度升高。

(3) 影像学检查:在 MRI 的 T_2 像可见神经根和神经丛粗大,增强 MRI 可有神经根强化。MRI 改变不具特异性,但在电生理检查不确定的情况下,对受累部位的定位有帮助。

(4) 腓肠神经活检:怀疑本病但电生理检查结果与临床不符时,可行神经活检。可以出现的病理改变包括有髓神经纤维出现节段性脱髓鞘、轴索变性、雪旺氏细胞增生并形成洋葱皮样结构、单核细胞浸润等,神经活检还可以除外血管炎性周围神经病和部分遗传性周围神经病。

2. 诊断标准 CIDP 的诊断目前仍为排除性诊断。符合以下条件的可考虑本病:

(1) 症状持续进展超过 8 周,慢性进展或缓解复发;

(2) 临床表现为不同程度的肢体无力,多数呈对称性,少数为非对称性(如 MADSAM),近端和远端均可累及,四肢腱反射减低或消失,伴有深、浅感觉异常;

(3) 脑脊液蛋白 - 细胞分离;

(4) 电生理检查提示周围神经传导速度减慢、传导阻滞或异常波形离散;

(5) 除外其他原因引起的周围神经病。

需要与 CIDP 鉴别的慢性脱髓鞘性周围神经病包括:MGUS 伴周围神经病、POEMS 综合征、MMN、霍奇金淋巴瘤伴发的周围神经病、急性起病的 CMT(往往是 CMT 背景下发生的免疫介导周围神经病)、德热里纳 - 索塔斯病(Dejerine-Sottas 病)、雷夫叙姆病(Refsum 病)等。

【治疗原则】

1. 免疫抑制和免疫调节治疗 治疗首选糖皮质激素或静脉注射免疫球蛋白(IVIG)(纯运动型 CIDP 首选 IVIG),如两者均无效,可考虑血浆置换(或双膜法血液过滤)。郎飞结旁区抗体相关 CIDP 首选血浆置换，也可考虑使用糖皮质激素治疗。

(1) 糖皮质激素：泼尼松 1mg/kg 晨顿服，或甲基泼尼松龙 500mg/d 静脉滴注，连续 3~5d 后改为泼尼松 1mg/kg 晨顿服。维持 1~2 个月后渐减，一般每 2~4 周减 5~10mg，至 20mg 后每 4~8 周减 5mg，或小剂量维持。3 个月症状无改善可认为对激素治疗无效。在使用激素过程中注意补钙、补钾和保护胃黏膜。一般激素疗程在 1.5~2 年。

(2) IVIG：400mg/(kg·d) 静脉输注，连续 5d，每个月 1 次，一般需要连续治疗 3 个月，3 个月后症状完全缓解或稳定可停用，不然可每月复治 1 次（剂量可减半）或使用小剂量激素维持。

(3) 血浆置换（或双膜法血液过滤）：一般 1 个疗程 3~5 次，其间间隔 2~3d，每次置换量为 30ml/kg，每月进行 1 个疗程。需要注意的是，在应用 IVIG 后 3 周内，不能进行血浆置换治疗。

约 80% 的患者对以上三种治疗有不同程度的改善。如出现一线治疗无效、或激素依赖、或激素无法耐受等情况，可选用或加用硫唑嘌呤、环磷酰胺、环孢素、吗替麦考酚酯等。对于难治性病例，尚可考虑使用利妥昔单抗。治疗过程中需随访肝肾功能及血常规等，并密切观察可能并发的感染。

(4) 硫唑嘌呤：2~3mg/(kg·d)，分 2~3 次口服。

(5) 环磷酰胺：可团注，500~750mg/m^2 静脉输注，每个月 1 次，或 200~400mg 静脉输注，每周 2 次，10~15g 为 1 个疗程。

(6) 环孢素：3~6mg/(kg·d)，分 2~3 次口服。

(7) 吗替麦考酚酯：2~3g/d，分 2~3 次口服。

2. 对症治疗及神经营养治疗　针对神经痛，可使用加巴喷丁、普瑞巴林、卡马西平、阿米替林等。维生素 B_1、维生素 B_{12} 是较常应用的神经营养药物。

3. 功能锻炼及康复　除药物外，功能训练、足部支具、健康积极的生活态度和生活方式等有益于 CIDP 患者功能的恢复。

（卢家红）

参 考 文 献

[1] FRENCH CIDP STUDY GROUP, VALLAT JM. Recommendations on diagnostic strategies for chronic inflammatory demyelinating polyradiculoneuropathy [J]. Postgrad Med J, 2008, 84(993): 378-381.

[2] NOBILE-ORAZIO E. Chronic inflammatory demyelinating polyradiculoneuropathy and variants: where we are and where we should go [J]. J Peripher Nerv Syst, 2014, 19(1): 2-13.

[3] SAID G. Chronic inflammatory demyelinating polyneuropathy [J]. Neuromuscular Disorders, 2006, 16(5): 293-303.

[4] DYCK PJ, THOMAS PK. Peripheral Neuropathy, 4th edition [M]. Philadelphia: Sanders, 2005.

[5] 中华医学会神经病学分会，中国慢性炎性脱髓鞘性多发性神经根神经病诊疗指南[J]. 中华神经科杂志，2010，43(8)：586-588.

第三节　特发性面神经麻痹

【概述】

特发性面神经麻痹（idiopathic facial nerve palsy）是周围性面瘫最常见的原因，可能与病毒感染或炎症反应等有关。通常急性起病，多在 3d 左右达到高峰，表现为单侧周围性面瘫，无其他可识别的继发原因。该病具有自限性，但早期合理的治疗可以加快面瘫的恢复，减少并发症。

【临床表现】

1. 任何年龄、季节均可发病。

2. 急性起病，病情多在 3d 左右达到高峰。

3. 临床主要表现为单侧周围性面瘫，可伴有同侧耳后疼痛或乳突压痛。

4. 根据面神经受累部位的不同，可伴有同侧舌前2/3味觉消失，听觉过敏，泪液和唾液分泌障碍。

5. 当出现瞬目减少、迟缓、闭目不拢时，可继发同侧角膜或结膜损伤。

【诊断要点】

1. 辅助检查

(1) 对于特发性面神经麻痹的患者，不建议常规进行实验室检查、影像学和神经电生理检查。

(2) 当临床表现不典型或发现可疑的其他疾病线索时，有必要完善神经科或耳科专科的进一步评估，必要时行实验室检查或影像学检查等。

2. 诊断标准

(1) 急性起病，通常3d左右达到高峰；

(2) 单侧周围性面瘫，伴或不伴耳后疼痛、舌前味觉减退、听觉过敏、泪液或唾液分泌异常；

(3) 排除继发原因。

3. 鉴别诊断　如吉兰-巴雷综合征、多发性硬化、结节病、Mobius综合征、糖尿病周围神经病、脑炎（真菌、病毒、细菌）、HIV、莱姆病、中耳炎、带状疱疹病毒感染、梅毒、脑干卒中、面神经肿瘤、皮肤肿瘤、腮腺肿瘤以及面神经外伤等。

【治疗原则】

1. 药物治疗

(1) 糖皮质激素：对于所有无禁忌证的≥16岁的患者，起病3d内尽早使用糖皮质激素治疗，可以促进神经损伤的尽快恢复，改善预后。通常选择泼尼松或泼尼松龙口服，30~60mg/d，连用5d，之后于5d内逐步减量至停用。

(2) 抗病毒治疗：对于急性期患者，可以根据情况尽早联合使用抗病毒药物和糖皮质激素，可能会有获益，特别是对于面肌无力严重或完全瘫痪者；但不建议单用抗病毒药物。抗病毒药物可以选择阿昔洛韦或伐西洛韦，如阿昔洛韦口服，每次0.2~0.4g，3~5次/d，或伐昔洛韦口服，每次0.5~1g，2~3次/d；疗程7~10d。

(3) 神经营养剂：临床上通常给予B族维生素，如甲钴胺和维生素B_1等。

2. 眼部保护　当患者存在眼睑闭合不全时，建议根据情况选择滴眼液或眼药膏防止眼部干燥，合理使用眼罩保护，这对于睡眠中眼睑闭合不拢者尤为重要。

3. 神经康复治疗　可以尽早开展面部肌肉康复治疗。

4. 预后　特发性面神经麻痹通常预后良好。多数患者在发病后2~4周开始恢复，3~4个月后完全恢复。部分患者可遗留面肌无力、面肌联带运动、面肌痉挛或鳄鱼泪现象。

（刘明生）

参考文献

[1] BAUGH RF, BASURA GJ, ISHII LE, et al. Clinical practice guideline: Bell's palsy [J]. Otolaryngology-Head and Neck Surgery, 2013, 149 (3 suppl): S1-S27.

[2] DE ALMEIDA JR, GUYATT GH, SUD S, et al. Management of Bell palsy: clinical practice guideline [J]. CMAJ, 2014, 186 (12): 917-922.

[3] GRONSETH GS, PADUGA R; AMERICAN ACADEMY OF NEUROLOGY. Evidence-based guideline update: steroids and antivirals for Bell palsy: report of the Guideline Development Subcommittee of the American Academy of Neurology [J]. Neurology, 2012, 79 (22): 2209-2213.

[4] SULLIVAN FM, SWAN IR, DONNAN PT, et al. Early treatment with prednisolone or acyclovir in Bell's palsy [J]. New England Journal of Medicine, 2007, 357 (16): 1598-1607.

[5] 中华医学会神经病学分会,中国特发性面神经麻痹诊治指南[J]. 中华神经科杂志,2016,(49)2:84-86.

第四节　三叉神经痛

【概述】

三叉神经痛是指三叉神经分布区内出现的,以短暂、突发和反复发作性的剧烈疼痛为特征的感觉刺激症状,不伴有三叉神经运动支受损表现,也称为原发性三叉神经痛或特发性三叉神经病。由于肿瘤、炎症、脱髓鞘病或颅骨疾病等明确原因所致者称为继发性三叉神经病,可伴有三叉神经运动支受损表现。发病率约为4.3/10万。

【临床表现】

1. 以中老年人多见,女性发病率略高于男性。

2. 大多数发生在单侧,累及三叉神经的一或两个分支。以第三支受累最多见,其次是第二支,第一支受累最少见,三支同时受累极为罕见。

3. 受累的三叉神经支配区域内突发的、剧烈的放射样、电击样、刀割样、撕裂样、电灼样或针刺样疼痛,程度剧烈难忍。疼痛呈发作性,突然开始,骤然终止,每次持续数秒至1min。疼痛常从某个痛点开始,并沿受累神经分布区扩散,偶尔可从三叉神经的一支扩散至另一支。

4. 多数疼痛发作有诱发因素,如进食、咀嚼、洗脸、刷牙、剃须、说话、咳嗽等活动。故而患者因恐惧疼痛发作,而不敢做上述动作。多数患者病侧的鼻、口角、颊、唇、舌或齿根部有疼痛的触发点,即“扳机点”。

5. 发作频度、持续时间和病程的个体差异较大。可偶然无规律发作;也可周期性发作,每个周期可为数日、数周、数月或数年;有的缓解数月或数年后又再次发作。

6. 长期发作者可出现抑郁和焦虑。

7. 发作间歇期,神经系统查体无体征。

【诊断要点】

1. 辅助检查　脑CT和MRI检查主要排除继发性三叉神经痛的病因。原发性三叉神经痛患者的检查无异常发现,少数患者偶见三叉神经走行区域的血管增粗。

2. 诊断标准

(1) 剧烈难忍的疼痛,突然发作,骤然终止,每次持续数秒至1min。

(2) 疼痛严格限于三叉神经支配区域。

(3) 有诱发因素或扳机点。

(4) 间歇期正常,面部查体无异常。

(5) 脑MRI检查正常。

3. 鉴别诊断　首先需除外继发性三叉神经病的病因,其次注意与三叉神经分布区的带状疱疹性神经痛、疱疹后神经痛、舌咽神经痛、牙痛、青光眼、鼻窦炎或局部功能性神经痛等鉴别。

【治疗原则】

治疗的目的是控制疼痛发作,争取根治。

1. 药物治疗　可选择以下药物治疗。

(1) 卡马西平:每次口服0.1~0.2g,2~3次/d。每天最大量不超过1.2g。

(2) 奥卡西平:每次口服0.2g,1~3次/d。

(3) 普瑞巴林:每次口服 75mg,1~2 次 /d。

(4) 巴氯芬:每次口服 5mg,3 次 /d。每天最大量不超过 80mg。

(5) 阿米替林:每次口服 25mg,1~2 次 /d。

(6) 其他药物:如上述治疗无效,可试用丙戊酸、加巴喷丁、拉莫三嗪等。

2. 射频热凝疗法　采用立体定向控温技术,对三叉神经根或三叉神经半月节进行加热凝固,破坏三叉神经的痛觉纤维,达到镇痛的效果。用于药物治疗失败或难以耐受药物不良反应的患者。

3. 手术治疗　包括三叉神经脊髓束切断术,三叉神经感觉根部份切断术、颅内或颅外三叉神经周围支切断术及三叉神经微血管减压术等。三叉神经微血管减压术缓解疼痛的效果可以达到 70%。常用于长期药物治疗效果不佳的患者。

4. 神经阻滞治疗　采用无水酒精、甘油或维生素 B_{12} 等注入三叉神经的分支或半月节内,使之凝固坏死,阻断痛觉传导,达到镇痛作用。该法虽然操作简便安全,但镇痛作用维持时间较短,易于复发。

5. 放射治疗　如伽玛刀(γ- 刀)、X 刀、质子放射治疗等,可试用于药物治疗和神经阻滞治疗无效的患者,但确切疗效有待进一步评价。

(蒲传强)

参考文献

[1] 吴江,贾建平 . 神经病学[M]. 3 版 . 北京:人民卫生出版社,2015.
[2] 王新德 . 现代神经病学[M]. 北京:人民军医出版社,2008.
[3] 郭玉璞 . 神经病学:周围神经系统疾病[M]. 北京:人民军医出版社,2009.
[4] 吕传真,周良辅 . 实用神经病学[M]. 上海:上海科学技术出版社,2014.

第五节　坐骨神经痛

【概述】

坐骨神经痛(sciatica)系多种病因损伤坐骨神经引起的腰腿疼痛综合征,主要表现为腰、臀、下肢后部至足背外侧的坐骨神经分布区域的麻木、疼痛及无力,可分为原发性和继发性。原发性坐骨神经痛也称坐骨神经炎,主要是坐骨神经本身的非特异性炎性病变。继发性坐骨神经痛分为根性和干性坐骨神经痛。根性坐骨神经痛主要由于腰骶椎管内病变压迫坐骨神经根所致,如腰椎间盘突出、椎管狭窄、椎管内肿瘤、蛛网膜炎、马尾粘连、椎骨关节病、骨肿瘤及骨结核等。干性坐骨神经痛主要由于椎管外病变压迫或破坏所致,如骶髂关节炎或脱位、骶髂关节结核、腹膜后肿瘤、髂内淋巴结转移、腰大肌脓肿、髂关节炎、盆腔内炎性或肿瘤等。糖尿病或坐骨神经内小动脉炎性病变也可出现坐骨神经痛表现。

【临床表现】

1. 一般情况　坐骨神经痛好发于 30~60 岁,男性比女性多 3 倍。可急性、亚急性或慢性起病。疼痛的性质、程度、部位、放射、加重因素等依不同的病因而不同。

2. 原发性坐骨神经痛　沿坐骨神经走行分布区逐渐出现疼痛,向小腿后外侧至足背外侧放射,也可呈烧灼样或刀割样剧痛。坐骨神经走行区有明显的压痛点;弯腰和下肢用力可明显加重,Lasequè 征呈阳性。

3. 根性坐骨神经痛　多呈急性或亚急性起病,疼痛常从下腰背部开始,呈酸胀痛及僵硬不适,逐渐加重,出现烧灼样、刀割样或撕裂样疼痛,向臀部、大腿后、腘窝、小腿外侧和足部放射,咳嗽、喷嚏、用力、排便等可加剧或诱发疼痛。查体提示小腿外侧和足部感觉异常或 / 和感觉减退,伸踇趾肌或屈踇趾肌的肌力减弱,踝反射减弱或消失,腰椎 4、5 的棘突旁常有压痛或叩击痛,Lasequè 征阳性。

4. 干性坐骨神经痛　多呈亚急性或慢性起病，疼痛主要位于坐骨神经通路，腰部疼痛或不适不明显。在坐骨神经行径的较表浅部位可有多个压痛点，肌肉有压痛，尤以腓肠肌中点压痛明显。小腿外侧和足背的感觉障碍较根性者明显，踝反射减弱或消失，Lasequè 征阳性。病程较长或病情较重者可见支配区的肌肉松弛、轻度萎缩和无力。

【诊断要点】

1. 辅助检查　根性坐骨神经痛，首先行腰椎 MRI 检查以了解是否存在腰椎间盘突出或其他腰椎管内外病变。干性坐骨神经痛者，则完善盆腔、髋部及其关节的 CT 和 MRI 检查。肌电图可提示神经源性损害，还有助于区别根性和干性坐骨神经痛。

2. 诊断要点

(1) 急性、亚急性或慢性起病。

(2) 腰部及沿坐骨神经走行分布区的疼痛，向小腿后外侧至足背外侧放射。轻症者仅表现为腰部疼痛和下肢麻木；严重者出现烧灼样、刀割样或撕裂样疼痛，难以忍受。

(3) 站立、弯腰、低头、用力、咳嗽、喷嚏等可加剧或诱发疼痛，平卧可以明显减轻疼痛。

(4) 查体提示 Lasequè 征阳性。

(5) MRI 检查可发现明显的腰椎间盘突出或其他腰椎管内外病变。肌电图可提示神经源性损害。

3. 鉴别诊断　主要鉴别原发性或继发性坐骨神经痛，还应与腰肌劳损、肌纤维组织炎、骨关节病和功能性疼痛等鉴别。

【治疗原则】

1. 疼痛治疗　部分患者坐骨神经痛比较严重，影响日常生活，应给予疼痛治疗。可以通过改变姿势以减轻疼痛，如卧床、避免弯腰和低头等。如不能减轻疼痛，则给予止痛治疗，可选用洛索洛芬钠、对乙酰氨基酚类药、双氯芬酸、普瑞巴林、加巴喷丁、卡马西平等止痛药。如果疼痛仍无法缓解，可行局部封闭治疗。

2. 病因治疗　为了完全治愈坐骨神经疼痛，须依不同病因进行相关治疗。腰椎间盘突出症引起的坐骨神经痛患者必须卧硬板床休息，以减轻或终止疼痛；如果无好转，且仍在加重，或者疼痛难以忍受，则考虑手术治疗。原发性坐骨神经痛患者可用激素及 B 族维生素治疗。其他原因引起的坐骨神经疼痛，也需要相应治疗。

（蒲传强）

参考文献

[1] 吴江，贾建平 . 神经病学[M]. 3 版 . 北京：人民卫生出版社，2015.
[2] 王新德 . 现代神经病学[M]. 北京：人民军医出版社，2008.
[3] 郭玉璞 . 神经病学：周围神经系统疾病 . 北京：人民军医出版社，2009.
[4] 吕传真，周良辅 . 实用神经病学[M]. 上海：上海科学技术出版社，2014.

第六节　腕管综合征

【概述】

腕管综合征（carpal tunnel syndrome，CTS）为最常见的嵌压性神经病，任何原因导致的急性或慢性腕管内压力升高都可使正中神经受压而发生功能障碍。急性发生者较少见，多为骨折或非骨折性腕部损伤。慢性发生者明显多见，但原因复杂。

【临床表现】

1. 发病高峰为 40~60 岁，女：男为 3：1。

2. 大多数为特发性，优势手常先受累且更重，常进展为双侧性。

3. 主要表现为桡侧 1~3 指掌面及环指桡侧半麻木、刺痛或烧灼感，可有前臂和上臂疼痛及不适感。通常夜间重，睡眠中可因疼痛和麻木致醒。肌无力表现为握拳无力，手笨拙，在感觉障碍后出现。

4. 神经系统查体可能正常。可有拇指对掌力弱或不能，鱼际肌萎缩使手掌显平坦呈猿手畸形。桡侧 1~3 指掌面及环指桡侧半感觉减退或消失。有时可见 1-3 指皮肤变干、指骨萎缩、指端变小变尖等。

5. 蒂内尔征（Tinel 征）　腕部叩击正中神经后出现其支配的手指感觉异常，阳性率为 26%~73%，但可有假阳性，正常人为 6%~45%，患侧和健侧比较检查可提高阳性率。

6. 腕掌屈试验（Phalen 试验）　持续被动屈腕 30~120s 后出现正中神经支配的手指感觉异常，以食指或中指最常见。腕管综合征患者阳性率为 74%，正常人为 25%。

【诊断要点】

1. 辅助检查

(1) 血液学检查：病因可能为风湿性疾病、炎性疾病以及糖尿病等需做相关检查明确。

(2) 影像学检查：腕管部 X 线检查，尤其是疑为骨折者必须行 X 线检查。

(3) 神经电生理检查：正中神经远端运动潜伏期明显延长，但 50% 以上腕管综合征患者远端运动潜伏期在正常范围。感觉神经传导测定可发现腕 - 食指及腕 - 环指感觉神经传导速度减慢，远端感觉潜伏期延长。针极肌电图可发现拇短展肌有纤颤电位、正锐波，以及长时限、高波幅的运动单位电位。

2. 诊断标准　依据呈正中神经分布的感觉症状，夜间重；呈正中神经分布的感觉障碍及鱼际肌萎缩、无力；腕管部位 Tinel 征阳性可临床诊断腕管综合征。神经电生理测定提供正中神经损害的客观证据，但正常结果不能除外腕管综合征。

3. 鉴别诊断　需要与臂丛神经病、颈神经根病及尺神经病进行鉴别。

【治疗原则】

1. 非手术治疗

(1) 病因治疗：应避免加重病情的因素，如减少腕部伸、屈及旋转活动，减少屈指活动及用力捏物。夜间采用使手指半自由状态的中立位腕夹板治疗，白天进行有可能加重病情的腕部运动时也需使用。

(2) 药物治疗：短期使用皮质类固醇可减轻症状。可选用泼尼松龙 20mg 每天 1 次口服，连服 2 周后改为 10mg 每天 1 次口服，连用 2 周。也可使用皮质类固醇局部注射治疗减轻症状。

2. 手术治疗　以下情况可考虑手术治疗：年龄≥50 岁；保守治疗无效；症状较重且伴有正中神经轴索变性，即鱼际肌萎缩及持续性感觉障碍、神经传导检测提示 CMAP 及 SNAP 波幅降低、针极肌电图发现正中神经支配的手部肌肉有失神经电位；病因为神经瘤、腱鞘囊肿等肿块病变。术后 75%~90% 患者疗效满意。部分患者术后复发，原因可能为神经周围纤维化、进行性腱鞘炎或屈肌支持带复发性纤维化。

3. 其他　病因为其他全身疾病如甲状腺功能减退、肢端肥大症及风湿性关节炎等应积极治疗原发病。神经营养药物如维生素 B_1、维生素 B_{12} 及其他神经营养药物均可使用。有肌无力及肌萎缩者可行理疗、针灸、按摩等物理康复治疗。

4. 预后　轻症病例保守治疗即可获得满意疗效。手术减压有较好疗效。有明显鱼际肌萎缩者手术减压后常不能完全恢复。由其他全身性疾病引起的腕管综合征预后较差。

（黄旭升）

参考文献

[1] HUI AC, WONG S, LEUNG CH, et al. A randomized controlled trial of surgery vs steroid injection for carpal tunnel syndrome

[J]. Neurology, 2005, 64(12): 2074-2078.
[2] HOBSON-WEBB LD, JUEL VC. Common Entrapment Neuropathies [J]. Continuum: Lifelong Learning in Neurology, 2017, 23(2): 487-511.
[3] WIPPERMAN J, GOERL K. Carpal Tunnel Syndrome: Diagnosis and Management [J]. American Family Physician, 2016, 94(12): 993-999.
[4] PADUA L, CORACI D, ERRA C, et al. Carpal tunnel syndrome: clinical features, diagnosis, and management [J]. The Lancet Neurology, 2016, 15(12): 1273-1284.
[5] GRAHAM B, REGEHR G, NAGLIE G, et al. Development and validation of diagnostic criteria for carpal tunnel syndrome [J]. J Hand Surg Am, 2006, 31(6): 919-924.

第七节　肘管综合征

【概述】

肘管综合征(cubital tunnel syndrome, CuTS)是由于各种不同原因导致尺神经在肘部受卡压而出现的尺神经功能障碍,常见于中年男性,且以体力劳动者居多,可单侧或双侧受累,起病可为急性,也可慢性,后者占绝大多数。

【临床表现】

1. 常见于中年男性,体力劳动者多见。

2. 可急性或慢性起病,单侧或双侧受累。

3. 最常见症状为小指、环指感觉异常,表现为木感或麻感或烧灼感。轻者仅有症状,中、重度者可有小指和环指尺侧感觉减退或消失。可出现夜间麻醒。肘部可有疼痛、不适感,可向远端或近端放射。可有握手无力,拇指和食指拧物无力,少数患者能发现手部肌肉萎缩。

4. 神经系统查体可见尺侧腕屈力弱;手部小肌肉萎缩、无力,表现为“爪形手”,夹纸试验阳性。感觉障碍多位于小指和无名指的尺侧半,掌及手背尺侧,有时可累及腕褶痕以上一英寸以内区域。

5. 叩诊锤于肘管稍远端的尺神经沟处叩击尺神经,患者出现小指及无名指感觉异常,即 Tinel 征阳性。该检查敏感性不高但特异性很高,如相同用力程度叩击另一侧为阴性则更有意义。有时肘管部按压尺神经也有相同表现。

【诊断要点】

1. 辅助检查

(1) 肘部 X 线检查可发现局部结构异常。

(2) 超声检查可检测尺管内是否有囊肿并在肘部检测尺神经是否有异常表现。

(3) MRI 可检测尺神经结构是否因压迫而异常。

(4) 神经电生理检查:神经传导异常可表现为传导速度减慢、传导阻滞、复合肌肉动作电位及感觉神经动作电位波幅降低,严重病例引不出波形。运动神经传导检测中短节段刺激即寸移技术(inching technique)尤为重要,有可能提供尺神经具体病损部位的信息。针极肌电图在第一骨间背侧肌、小指展肌可见纤颤电位、正锐波,以及长时限、高波幅的运动单位电位。

2. 诊断标准　依据呈尺神经分布的感觉症状和/或体征;尺侧曲腕力弱、骨间肌及小指展肌萎缩、无力;神经电生理检查提供尺神经损害的客观证据,尤其是尺神经分段运动神经传导检测异常更具诊断意义。

3. 鉴别诊断　需要与颈神经根病、臂丛神经病、胸廓出口综合征等鉴别。

【治疗原则】

1. 非手术治疗

(1) 病因治疗：明确病因者积极控制原发病，如糖尿病、血管炎、麻风等。病因不明的轻症者可限制肘关节过度屈伸运动，对肘关节屈曲位置适当限制，特别是睡眠时应注意。

(2) 药物治疗：神经痛者予三环类抗抑郁药或其他镇痛药物治疗。维生素 B_1、维生素 B_{12} 及其他神经营养药物也可使用。

2. 手术治疗　对难治性和/或肌肉萎缩、无力进行性加重者应根据相应病因予以手术治疗。如肘管减压术，肱骨内上髁切除术，以及尺神经前移、肿块、囊肿或纤维束切除等手术。

3. 其他　对恢复期或后遗症肌萎缩可行针灸、理疗、按摩和功能锻炼等康复治疗。

4. 预后　跨肘运动传导速度减慢或单纯传导阻滞提示预后较好。复合肌肉动作电位波幅仅为正常值 10% 或以下及运动单位募集明显较少提示难以明显或完全恢复。85%~95% 患者手术治疗效果较好，且感觉比运动恢复好。年龄大于 50 岁、同时存在糖尿病或其他原因的多发性周围神经病、肌肉萎缩进行性加重、感觉神经传检测导引不出波形等提示预后不好。

（黄旭升）

参 考 文 献

[1] HOBSON-WEBB LD, JUEL VC. Common Entrapment Neuropathies [J]. Continuum:(Minneap Minn), 2017, 23(2): 487-511.

[2] STAPLES JR, CALFEE R. Cubital Tunnel Syndrome: Current Concepts [J]. J Am Acad Orthop Surg, 2017, 25(10): e215-e224.

[3] GRANDIZIO LC, MASCHKE S, EVANS PJ. The Management of Persistent and Recurrent Cubital Tunnel Syndrome [J]. J Hand Surg Am, 2018, 43(10): 933-940.

[4] BOONE S, GELBERMAN RH, CALFEE RP. The Management of Cubital Tunnel Syndrome [J]. J Hand Surg Am, 2015, 40(9): 1897-1904.

第八节　糖尿病周围神经病

【概述】

糖尿病周围神经病(diabetic peripheral neuropathy, DPN)是糖尿病的常见并发症，临床表现包括多种类型，其中以远端对称性多发性周围神经病(distal symmetric polyneuropathy, DSPN)和自主神经病最为常见。主要表现为肢体远端为主的麻木、疼痛，常伴有出汗异常、尿便障碍等。

【临床表现】

1. 感觉神经受累　肢体麻木、疼痛等感觉异常最为常见，远端为主。常有肢体远端为主的振动觉、痛觉、触压觉、温度觉减退以及痛觉过敏，以下肢远端更为明显，严重者可有感觉性共济失调。

2, 自主神经受累　出汗异常、腹泻、便秘、排尿困难、性功能障碍等，可见足部皮肤发凉、干燥以及皮肤变薄，严重者可有皮肤溃疡，体位性低血压等。

3. 通常可见腱反射减低或消失，尤以跟腱反射为著，糖尿病患者出现肢体肌肉无力和萎缩通常相对较晚。

4. 有糖尿病临床表现，通过实验室检查证实存在糖尿病。

【诊断要点】

1. 辅助检查

(1) 血糖相关检查：空腹血糖、葡萄糖负荷后 2h 血糖和糖化血红蛋白测定，明确糖尿病的诊断。

(2) 神经电生理检查:①感觉神经传导测定,可见感觉神经动作电位波幅降低,下肢远端更为明显,传导速度相对正常。在以自主神经表现为主者,感觉传导可以正常。②运动神经传导测定,远端运动潜伏期和神经传导速度早期通常正常。③针极肌电图检查,在以自主神经或感觉神经受累为主的周围神经病变,针电极检测的阳性率较低。④皮肤交感反应测定,表现为潜伏期延长,波幅降低或引不出波形。电生理检查有助于周围神经病的诊断,但临床表现典型时,并非 DPN 诊断所必需。

(3) 皮肤活检:神经纤维密度下降,有助于小纤维神经病的诊断。但并非诊断所必需,仅当存在诊断困难时可以选择进行皮肤活检。

2. 诊断标准

(1) 明确存在糖尿病;

(2) 存在周围神经病变的临床和/或电生理的证据;

(3) 排除导致周围神经病变的其他原因。

3. DPN 诊断分型　DPN 有多种分类方法。按照周围神经受累的分布,可以分为多发性对称性周围神经病和局灶性非对称性周围神经病,包括远端对称性多发性周围神经病、糖尿病自主神经病、糖尿病单神经病或多发单神经病、糖尿病神经根神经丛病、糖尿病前期周围神经病、糖尿病治疗相关的周围神经病等。

4. 鉴别诊断　在 DPN 诊断过程中,需要与多种其他病因导致的周围神经病进行鉴别,如慢性炎性脱髓鞘性多发性神经根周围神经病、营养缺乏、中毒、异常球蛋白血症、肝功能不全、肾功能不全、甲状腺功能减退、恶性肿瘤、结缔组织病、感染性疾病以及遗传病等。DPN 为排除性诊断,但临床表现典型时,通常不需要进行各种复杂的检查。

【治疗原则】

1. 病因治疗　积极控制血糖和糖化血红蛋白水平,保持血糖稳定。建议将糖化血红蛋白控制在 7% 以内,但具体控制程度应个体化。

2. 针对发病机制的治疗　目前有多种药物在临床上用于 DPN 的治疗,包括具有抗氧化应激作用的药物,改善代谢紊乱类药物以及各种改善微循环的药物等。临床研究显示,当 DPN 发生后,尚无药物能够逆转周围神经病变的进展。

3. 神经营养修复药物　临床可选择多种 B 族维生素类作为辅助治疗药物。

4. 对症治疗　神经痛是影响 DPN 患者生活质量的主要因素之一,临床有多种药物可以改善患者神经痛的症状,如阿米替林、加巴喷丁、普瑞巴林、度洛西汀、文拉法辛等,具体参见中华医学会神经病学分会制定的《痛性周围神经病的诊断和治疗共识》。对于自主神经病变引起各系统受累的症状,可根据情况分别治疗。

5. 预防　加强健康教育,提高患者自我护理能力。积极控制高血压和高脂血症,改变生活方式,控制体重,避免吸烟和过度饮酒。早期发现空腹血糖受损以及糖耐量异常的患者,积极干预。

(刘明生)

参考文献

[1] CALLAGHAN BC, CHENG HT, STABLES CL, et al. Diabetic neuropathy: clinical manifestations and current treatments [J]. The Lancet Neurology, 2012, 11(6): 521-534.

[2] ENGLAND JD, GRONSETH GS, FRANKLIN G, et al. Practice Parameter: evaluation of distal symmetric polyneuropathy: role of autonomic testing, nerve biopsy, and skin biopsy (an evidence-based review). Report of the American Academy of Neurology, American Association of Neuromuscular and Electrodiagnostic Medicine, and American Academy of Physical Medicine and Rehabilitation [J]. Neurology, 2009, 72(2): 177-184.

[3] ZIEGLER D, FONSECA V. From guideline to patient: a review of recent recommendations for pharmacotherapy of painful

diabetic neuropathy [J]. Journal of Diabetes and Its Complications, 2015, 29(1): 146-156.

[4] IABAL Z, AZMI S, YADAV R, et al. Diabetic Peripheral Neuropathy: Epidemiology, Diagnosis, and Pharmacotherapy [J]. Clinical Therapeutics, 2018, 40(6): 828-849.

[5] 中华医学会神经病学分会肌电图与临床神经电生理学组，中华医学会神经病学分会神经肌肉病学组．痛性周围神经病的诊断和治疗共识[J]．中华神经科杂志，2012，45(11)：824-827.

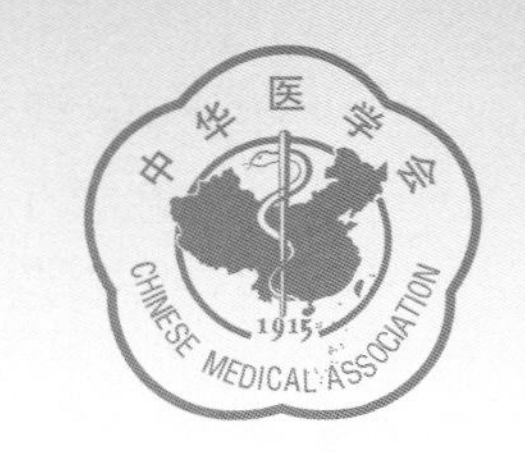

第十三章

脊 髓 疾 病

第一节　急性横贯性脊髓炎

【概述】

急性横贯性脊髓炎（acute transverse myelitis）又称急性脊髓炎（acute myelitis），指一组可由多种病因引起的局灶性脊髓自身免疫性炎性疾病，急性病程，临床表现包括运动、感觉以及自主神经功能障碍，在体征上具有典型的脊髓感觉障碍平面是其一常见特点。继发于结核、梅毒、系统性红斑狼疮、放射性治疗等明确疾病或医源性的脊髓病不在本章节讨论范畴。

【临床表现】

横贯性脊髓炎多呈急性或亚急性发病，其症状主要包括运动障碍、感觉障碍，伴或不伴自主神经功能障碍。运动障碍症状包括下肢迅速瘫痪，并可能累及上肢，症状可从最初的肢体无力迅速发展至痉挛性瘫痪。大部分患者存在不同程度的感觉平面。约 44% 的患者累及颈段脊髓，37% 的患者累及胸段脊髓。63% 的患者主诉胸段感觉异常，典型症状为：疼痛、麻木或感觉异常，儿童患者中感觉异常比较罕见。自主神经障碍包括尿频、尿急、二便失禁、尿潴留、便秘，以及性功能障碍。尿潴留常作为脊髓炎首发症状，高度提示脊髓病变的可能。

MRI 检查提示脊髓炎的病灶通常大于一个脊髓节段，伴有局部节段的脊髓组织肿胀。MRI 增强检查通常显示有含钆造影剂的异常浓聚。

约半数脊髓炎患者脑脊液检测结果异常，通常表现为中等程度的淋巴细胞数量增多（$<100/mm^3$）和蛋白水平的升高（1~1.2g/L）。脑脊液中糖的水平正常。特发性的脊髓炎中寡克隆带结果通常为阴性，若寡克隆带阳性常提示多发性硬化的可能。

【诊断要点】

1. 诊断标准　详见表 13-1-1。

表 13-1-1　急性横贯性脊髓炎诊断标准

急性病程，在 4h 至 21d 内进展至高峰；
符合脊髓病变定位特点的感觉、运动和自主神经功能障碍；
症状、体征可累及双侧；
有明确的感觉平面；
明确排除了脊髓压迫病变；
提示脊髓炎症的证据：脑脊液中有核细胞增多或脑脊液 IgG 指数增高，或 MRI 增强扫描可见髓内明显强化

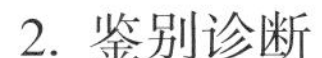

2. 鉴别诊断

(1) 多发性硬化：头部 MRI 在侧脑室旁、皮层或近皮层、幕下出现脱髓鞘病灶。

(2) 视神经脊髓炎：可有视神经炎的临床表现，血清及脑脊液的抗 AQP4 抗体具有诊断意义。

(3) 系统性自身免疫性疾病：包括血管炎、结缔组织病等，可有全身其他系统受累的表现，有抗核抗体、ANCA 等血清学证据。

(4) 伴随神经系统症状体征的感染性疾病：结核、梅毒、HIV 感染，以及其他病毒感染等。

(5) 硬脊膜动静脉瘘：MRI 提示脊髓表面血管流空现象，提示可能存在硬脊膜动静脉瘘，必要时须进行脊髓血管造影检查鉴别。

【治疗原则】

1. 药物治疗　对于急性特发性横贯性脊髓炎，急性期使用大剂量甲基泼尼松龙冲击治疗一直被认为是一线治疗。常用的方案是甲基泼尼松龙 500~1 000mg/d 静脉注射，连用 3~5d。也可采用地塞米松 10~20mg/d，使用 7~10d。上述治疗结束后改用泼尼松口服，成人一般 60mg/d 开始，随着病情好转逐渐减量停药。在实际临床实践中，静脉注射丙种球蛋白(0.4g/[kg·d]，共 5d)以及血浆置换有时也被用于急性横贯性脊髓炎的治疗，但需要注意的是，目前尚缺乏随机对照试验证实两者的疗效，有待更多的临床研究支持。

此外，可使用营养神经以及神经保护治疗，包括 B 族维生素、ATP、胞二磷胆碱等，还可选用血管扩张药，如烟酸、尼莫地平等。如果合并有呼吸或泌尿系感染，应该及时予以抗生素治疗，根据病原学检查和药敏试验结果选择合适的抗生素。

2. 康复治疗　早期应该将瘫痪肢体置于功能位，可采用足托等防治足下垂，同时进行被动活动、按摩等。当患者肢体功能开始恢复后应鼓励患者开始主动活动。此外，还可采取针灸、理疗等康复治疗手段。

3. 积极护理　急性脊髓炎患者常常需要长期卧床，容易出现坠积性肺炎、泌尿系统感染等合并症，而且患者常常有尿、便障碍，这些都需要精细护理，措施包括 5 项。①预防肺炎和呼吸道管理：勤翻身、拍背，鼓励患者咳嗽、改变体位，防治坠积性肺炎。有些患者会累及颈段脊髓，出现呼吸肌麻痹，此时应保持呼吸道通畅，吸氧，必要时予以气管插管 / 切开和呼吸机辅助呼吸。②尿道管理：存在排尿困难的患者应予以无菌导尿，定期更换尿管和尿袋，避免泌尿系感染。③深静脉血栓的防治：鼓励患者多主动运动，若存在患肢瘫痪，应加强康复治疗，给予足够的被动运动减少静脉血栓的形成。④皮肤护理：保持皮肤清洁干燥，定期翻身、按摩，防治压疮。⑤保障营养：注意合理饮食，予以高营养、易消化的食物，对于有吞咽困难的患者可留置胃管。

预后和病变的严重程度、并发症等相关。上升性脊髓炎预后差，可因呼吸、循环衰竭而死亡。完全性截瘫 6 个月后肌电图仍为失神经改变，提示预后不良。无并发症的患者通常 3~6 个月恢复生活自理，出现压疮、坠积性肺炎等并发症可影响恢复。

（王　伟）

参考文献

[1] SCOTT TF, FROHMAN EM, DE SEZE J, et al. Evidence-based guideline: clinical evaluation and treatment of transverse myelitis: report of the Therapeutics and Technology Assessment Subcommittee of the American Academy of Neurology [J]. Neurology, 2011, 77(24): 2128-2134.

[2] KRISHNAN C, KAPLIN AI, PARDO CA, et al. Demyelinating disorders: update on transverse myelitis [J]. Curr Neurol Neurosci Rep, 2006, 6(3): 236-243.

[3] KAPLIN AI, KRISHNAN C, DESHPANDE DM, et al. Diagnosis and management of acute myelopathies [J]. Neurologist, 2005, 11(1): 2-18.

[4] PIDCOCK FS, KRISHNAN C, CRAWFORD TO, et al. Acute transverse myelitis in childhood: center-based analysis of 47 cases [J]. Neurology, 2007, 68(18): 1474-1480.
[5] JEFFERY DR, MANDLER RN, DAVIS LE. Transverse myelitis. Retrospective analysis of 33 cases, with differentiation of cases associated with multiple sclerosis and parainfectious events [J]. Arch Neurol, 1993, 50(5): 532-535.

第二节 亚急性联合变性

【概述】

亚急性联合变性（subacute combined degeneration，SCD）是一种神经系统变性疾病，多由维生素 B_{12} 缺乏所引起。病变可累及脊髓后索、侧索及周围神经，严重时可累及视神经及大脑白质。若早期诊断和治疗，其症状通常能够部分或完全恢复。

【临床表现】

亚急性联合变性多于中年起病，其中40~60岁最为常见。男女发病无明显差异，呈亚急性或慢性病程，逐渐进展。

1. 部分患者出现神经系统疾病前有贫血表现，表现为乏力、心慌、头晕、食欲减退、舌炎及水肿等；部分患者伴消化系统疾病时可有食欲减退、便秘及腹泻等。

2. 首发症状多为足趾及手指感觉异常，如麻木、刺痛及烧灼感，呈持续性，可有对称的手套袜套样感觉减退。感觉异常可向上扩展，可累及躯干，并出现胸腹部束带感，提示周围神经及脊髓丘脑束受累。患者出现肢体动作笨拙，容易跌倒，在黑暗中或闭目时行走困难，提示脊髓后索受累。神经科查体可见行走不稳、步基增宽、双下肢振动觉及关节位置觉减退或消失、肌张力降低、腱反射减弱或消失及Romberg征等。部分患者屈颈时出现由脊背向下肢放射的针刺感或触电感（即Lhermitte征），病变晚期可出现括约肌功能障碍。运动障碍通常较晚出现，可见锥体束损害表现，神经科查体可见双下肢无力、肌张力增高、腱反射亢进及病理征等。周围神经合并锥体束损伤时可出现肌张力降低、腱反射减弱或消失，病理征阳性。

3. 少部分患者可出现视神经萎缩及双侧中心暗点，视力减退或失明等视神经损害表现；少数患者可见激惹、嗜睡、淡漠、抑郁等精神症状，严重时可出现精神错乱、妄想、幻觉、谵妄、认知功能减退、记忆力减退等，甚至可进展为痴呆。

【诊断要点】

1. 诊断　中年起病，呈亚急性或慢性病程，伴有贫血、营养不良、大量饮酒、消化系统疾病史或手术史等。临床表现为脊髓后索损害如深感觉障碍、感觉性共济失调，锥体束损害及合并周围神经受累。部分患者可出现视神经损害及精神障碍。给予维生素 B_{12} 治疗后神经症状改善可诊断。

2. 辅助检查

（1）血常规或骨髓涂片检查可显示巨幼细胞性贫血，多数患者血清维生素 B_{12} 含量降低，部分患者血清维生素 B_{12} 可正常或升高。脑脊液蛋白正常或轻度增高。血清抗内因子抗体检测、甲基丙二酸或同型半胱氨酸增高对疾病诊断亦有提示意义。

（2）脊髓MRI可见脊髓后索和/或侧索长 T_1 长 T_2 异常信号，其中在 T_2WI轴位像可见“倒V征”，对诊断有提示意义。慢性病程患者脊髓MRI可无异常信号。

（3）神经电生理检查：肌电图检查显示神经传导速度减慢，神经波幅降低。体感诱发电位（SEP）检查显示N20潜伏期及N20-N13中枢传导时间（CCT）明显延长。运动诱发电位（MEP）检查显示皮层潜伏期及上下肢中枢运动传导时间明显延长。视神经受累时视觉诱发电位（VEP）显示P100延迟或者消失。

3. 鉴别诊断　需与脊髓压迫症、视神经脊髓炎、周围神经病及铜缺乏引起的多系统疾病等相鉴别。

【治疗原则】

1. 确诊或拟诊本病后应立即给予大剂量维生素 B_{12} 治疗，否则可引起不可逆的神经损害。维生素 B_{12} 1mg/d 肌内注射，连续 1 周。然后每周用药 1 次(1mg 肌内注射)，连续 4 周。其后每个月用药 1 次(1mg 肌内注射)，部分患者需终身用药。合并给予叶酸、维生素 B_1 及 B_6 效果更佳。

2. 积极治疗原发病，纠正贫血可给予铁剂。如硫酸亚铁 0.3~0.6g 口服，每天 3 次，或 10% 枸橼酸铁铵溶液 10ml 口服，每天 3 次等。胃液缺乏游离胃酸可服用胃蛋白酶合剂减少因胃酸缺乏引起的消化道症状。

3. 应加强瘫痪患者护理，瘫痪肢体可行康复锻炼，促进肢体功能恢复。

4. 预后　发病年龄和病程长短与本病预后密切相关。早期诊断、及时治疗能改善本病预后。多数患者在发病 3 个月内积极治疗通常可完全或部分恢复。如经过充分治疗 6 个月至 1 年后仍有神经功能缺损，再进一步改善的可能性较小。

（王　伟）

参考文献

[1] 王维治 . 神经病学[M]. 2 版 . 北京：人民卫生出版社，2013.
[2] 吴江，贾建平 . 神经病学[M]. 3 版 . 北京：人民卫生出版社，2015.
[3] HEMMER B, GLOCKER FX, SCHUMACHER M, et al. Subacute combined degeneration: clinical, electrophysiological, and magnetic resonance imaging findings [J]. J Neurol, Neurosurgery Psychiatry, 1998, 65(6): 822-827.
[4] BRIANI C, DALLA TORRE C, CITTON V, et al. Cobalamin deficiency: clinical picture and radiological findings [J]. Nutrients, 2013, 5(11): 4521-4539
[5] CAO J, SU ZY, XU SB, et al. Subacute Combined Degeneration: A Retrospective Study of 68 Cases with Short-Term Follow-Up [J]. European Neurology, 2018, 79(5-6): 247-255.

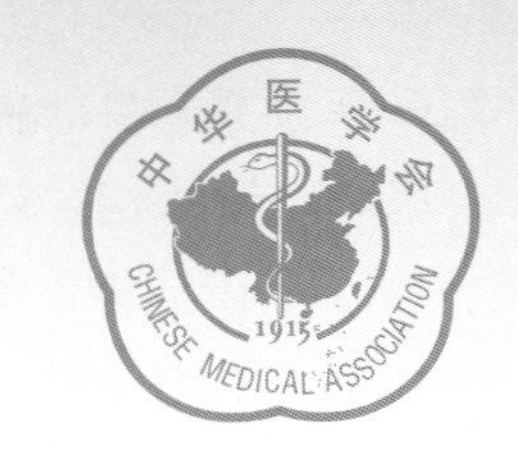

第十四章

副肿瘤综合征

第一节 副肿瘤性边缘叶脑炎

【概述】

副肿瘤性边缘叶脑炎(paraneoplastic limbic encephalitis,PLE)是以颞叶和边缘系统损伤为主的神经系统副肿瘤综合征(paraneoplastic neurological syndrome,PNS)。该综合征并非局灶性病损,中枢神经系统各层次均有病理改变,主要病理特点是大量神经元丢失及小胶质细胞增生,半球及边缘叶表现最为突出。其具体发病机制目前尚不清楚,可能是多种因素综合作用的结果,多数学者认为由于肿瘤抗原与神经细胞表达的抗原具有相似性,故中枢神经系统炎性反应可能是攻击肿瘤抗原的抗体与神经系统表达的抗原交叉免疫反应的结果,细胞免疫和体液免疫共同参与致病过程。

【临床表现】

PLE 患者的发病年龄一般为 26~80 岁,男性多于女性。多数急性或亚急性起病,症状多发生于原发肿瘤被发现之前,且其病程及严重程度与肿瘤大小及生长速度无关。其主要临床表现如下:

1. 遗忘综合征 为 PLE 的主要临床表现。该症状可以是稳定的、进展的或反复发作的表现形式。以近事记忆力损害严重,学习新事物的能力明显下降为特点。远事记忆力损害一般较轻,虚构在某些病例中可有出现。遗忘综合征多呈进行性加重,直至发展为痴呆。

2. 精神行为异常 多数患者以精神行为异常为首发症状,表现多样,包括兴奋、激越、狂暴、焦虑、抑郁、性格改变、幻觉等,部分患者以单一精神症状起病,起病数周甚至数月之后才出现其他症状。

3. 癫痫发作 多在疾病早期发生,可贯穿于疾病各期,发作形式大部分为全面性强直阵挛发作和复杂部分性发作,部分患者出现癫痫持续状态,抗癫痫药治疗反应较差。

4. 言语障碍 / 缄默 患者可出现言语不利、语速减慢、找词困难、少语,甚至缄默状态。

5. CNS 局灶性损害症状 少数患者可有脑干或小脑受累,或者合并中枢神经系统炎性脱髓鞘性病灶,引起复视、共济失调和肢体瘫痪等。

6. 意识水平下降 表现为不同程度的意识水平下降,精神萎靡、嗜睡、昏睡。昏迷见于重症患者。

7. 自主神经功能障碍 包括窦性心动过速、泌涎增多、窦性心动过缓、低血压、中枢性发热、体温过低和中枢性低通气等。其中窦性心动过速最常见,中枢性低通气者常需要呼吸机支持治疗。

【诊断要点】

1. 辅助检查

(1) 脑脊液检查:腰椎穿刺压力正常或者轻度升高。脑脊液白细胞数轻度升高或者正常,以单核细胞升高为主。脑脊液蛋白轻度或中等程度升高，脑脊液寡克隆区带可呈阳性，脑脊液 IgG 指数及合成率升高。脑脊液和 / 或血清可出现抗 Ma2 抗体（最常见）、抗 Hu 抗体或抗 Yo 抗体。

（2）头部 MRI：以边缘叶受累最常见，主要病变部位为颞叶、海马、海马旁回、扣带回、岛叶、杏仁核，T_1WI 以低信号为主，可呈稍低或等信号；T_2WI 基本呈稍高或高信号，DWI 可呈稍高或等信号；FLAIR 序列均呈高信号；大部分患者 MRI 增强扫描无明显强化，仅少数病例可见边缘叶系统小片状强化。

（3）头部 PET：可见局灶性低代谢或高代谢，无明确特异性。

（4）脑电图：可正常，有时表现为弥漫性慢波或提示单侧、双侧颞叶慢波、尖波或棘波存在。

（5）肿瘤学检查：该病原发性肿瘤以小细胞肺癌最常见，也可见于霍奇金氏病、恶性胸腺瘤，少数由乳腺、卵巢、子宫、肾脏和睾丸等部位恶性肿瘤引起。需根据患者症状及体征有针对性的完善肿瘤检查，全身 PET/CT 检查有助于发现肿瘤。PET/CT 扫描阴性并不能排除潜在的恶性肿瘤，建议 6 个月后复查，此后每 6 个月进行一次筛查，直到满 4 年仍未发现肿瘤为止。

2. 诊断标准　可参考《中国自身免疫性脑炎诊治专家共识》（中华医学会神经病学分会，2017 年）、Graus 与 Dalmau 抗 NMDAR 脑炎诊断标准（参考 Lancet Neurol，2016 年）及 Graus 等提出的神经系统副肿瘤综合征的诊断标准（参考 Neurol Neurosurg Psychiatry，2004 年）。部分副肿瘤性边缘叶脑炎可以与其他自身免疫性脑炎的抗体叠加：如抗 LGI1、接触蛋白相关蛋白 -2（Caspr2）、GABAa、GABAb、α- 氨基 -3- 羟基 -5- 甲基 -4- 异唑（AMPA）抗体等。

PLE 诊断标准：①亚急性起病的短时记忆丧失、意识混乱、精神症状和癫痫发作；②边缘系统受累的神经病理学证据或影像学证据，如 MRI、SPECT、PET/CT；③排除其他病因所致的边缘系统功能障碍；④出现神经系统症状 5 年内证实肿瘤的诊断或出现边缘系统功能障碍的典型症状时伴有特征性抗体，如抗 Hu、Ma2、CV2、双载蛋白（amphiphysin）、Ri 抗体等。

3. 鉴别诊断　包括感染性疾病，例如病毒性脑炎（单纯疱疹病毒、水痘带状疱疹病毒、西尼罗病毒等），神经梅毒，细菌、真菌和寄生虫所致的中枢神经系统感染，克罗伊茨费尔特 - 雅各布病，HIV 感染 / 进行性多灶性白质脑病等；免疫介导的非副肿瘤性疾病，例如系统性红斑狼疮、干燥综合征、激素反应性脑病、原发中枢性神经系统血管炎；以及神经胶质瘤、中毒及代谢性脑病等。

【治疗原则】

PLE 的治疗包括适当的肿瘤治疗、免疫治疗及症状治疗。必须针对患者进行个体化治疗，并根据临床严重程度、抗体类型、是否存在癌症以及治疗反应等因素进行判断。

1. 肿瘤治疗　早期肿瘤检测及治疗的目的主要是通过清除抗原来源从而控制或改善神经系统症状。对某些患者，肿瘤治疗联合适当的免疫治疗可能有效。肿瘤切除及化疗的免疫抑制作用可能有助于神经症状的改善。

2. 免疫治疗　免疫治疗方案可分为急性期治疗和慢性期治疗。一线免疫治疗包括糖皮质激素、静脉注射免疫球蛋白（IVIG）和血浆置换。二线免疫药物主要为利妥昔单抗，注射用环磷酰胺等。在治疗肿瘤的基础上加用免疫治疗一般可改善部分神经功能。

（1）急性期治疗：急性期治疗主要包括静脉注射大剂量糖皮质激素、IVIG 及血浆置换。对于重症患者或肿瘤治疗后神经系统症状持续存在，可考虑应用利妥昔单抗或环磷酰胺等药物治疗。

（2）慢性期治疗：对于严重的顽固性或复发性患者应考虑长期维持免疫治疗以缓解或减少糖皮质激素或 IVIG 依赖。硫唑嘌呤或吗替麦考酚酯为目前应用的主要药物，其他药物包括甲氨蝶呤，羟氯喹和口服环磷酰胺等。对需要长期免疫治疗的患者，要注意监测药物的不良反应。对于应用糖皮质激素超过 3 个月的患者应常规监测骨密度及双磷酸盐情况，并予以对症治疗。

目前慢性免疫治疗的持续时间尚不确定，慢性免疫治疗 3~5 年后无复发的患者可考虑停药。免疫治疗的时机也很重要，早期免疫治疗效果更佳。因此在等待抗体检测（高度怀疑的病例）或肿瘤检测的过程中不应延误免疫治疗。

3. 对症治疗　主要是针对记忆力下降、精神症状及癫痫发作的治疗。因为肿瘤患者常常伴有严重的营养缺乏，由于维生素 B_1 缺乏所致的科萨科夫（Korsakoff）综合征应当特别重视，应用大剂量维生素 B_1 治疗可能改善遗忘综合征不断恶化的进程。精神症状可请精神科或心理科医生协助诊治。对于癫痫发作，单纯抗癫痫治疗效果往往不佳，常需要治疗肿瘤的同时进行免疫治疗。

本病患者预后各异，与全身肿瘤的预后及边缘系统损害的程度和范围相关。

（王佳伟　关鸿志）

参考文献

[1] GRAUS F, DELATTRE JY, ANTOINE JC, et al. Recommended diagnostic criteria for paraneoplastic neurological syndromes [J]. J Neurol Neurosurg Psychiatry, 2004, 75(8): 1135-1140.

[2] DALMAU J, TUZUN E, WU HY, et al. Paraneoplastic anti-N-methyl-D-aspartate receptor encephalitis associated with ovarian teratoma [J]. Ann Neurol, 2007, 61(1): 25-36.

[3] TITULAER MJ, MCCRACKEN L, GABILONDO I, et al. Treatment and prognostic factors for long-term outcome in patients with anti-NMDA receptor encephalitis: an observational cohort study [J]. Lancet Neurol, 2013, 12(2): 157-165.

[4] 中华医学会神经病学分会 . 中国自身免疫性脑炎诊治专家共识[J]. 中华神经科杂志，2017，50(2)：91-98.

[5] LANCASTER E. Paraneoplastic Disorders [J]. Continuum (Minneap Minn), 2017, 12(6, Neuro-oncology): 1653-1679.

第二节　副肿瘤性亚急性小脑变性

【概述】

副肿瘤性小脑变性（paraneoplastic cerebellar degeneration, PCD）是由恶性肿瘤引起的一种神经系统综合征，是恶性肿瘤通过远隔效应引起的一组神经系统症状体征，并非肿瘤转移或直接侵袭造成，也非由感染、缺血或代谢障碍所致。可发生于肿瘤发现之前、之后或同时发生，部分甚至为恶性肿瘤的首发症状。PCD 患者原发肿瘤中以肺癌（40%，大部分为小细胞肺癌）、卵巢癌居多，乳腺癌及宫颈癌次之。多数患者经抗肿瘤治疗和免疫治疗后症状可相对稳定。

【临床表现】

PCD 以 50~60 岁患者多见，多在症状出现 2 个月至 4 年后发现肿瘤。亚急性起病，少数可见急性起病，一般在几天或数周内迅速进展。主要临床表现如下：

1. 小脑功能障碍　主要表现为进行性、双侧对称性肢体及躯干共济失调，行走不稳（早发症状），动作笨拙，构音障碍，眩晕，眼球运动障碍，视物成双等症状。

2. 其他神经系统副肿瘤综合征症状　眼睑下垂、眼肌麻痹、周期性面瘫、延髓麻痹、四肢无力、肌肉萎缩、腱反射减低、肌张力减低、肢体麻木、认知障碍、精神异常等。

【诊断要点】

1. 辅助检查

(1) 脑脊液检查：腰穿压力大多正常，偶可见轻度升高。脑脊液常规及生化检查大多正常，部分患者可见脑脊液蛋白及淋巴细胞数增高。脑脊液寡克隆区带可呈阳性，脑脊液 IgG 指数及合成率升高。脑脊液和 / 或血清可出现抗 Yo 抗体（最常见）、抗 PCA-Tr 抗体（次之）、抗 Hu 抗体、抗 CV2 抗体、抗电压门控钙通道（VGCC）抗体（P/Q 型或 N 型）、抗 PCA-2 抗体、抗代谢型谷氨酸受体 -1（mGluR-1）抗体、抗 YHomer-3 抗体或抗 GAD65 抗体阳性。

(2) 头部 MRI：多数患者头部 MRI 无明显异常，晚期患者可出现小脑萎缩。

 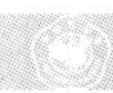

(3) 头部 PET:可见皮质区域局灶性低代谢或高代谢,无明确特异性。

(4) 脑电图:多呈弥漫或者多灶的慢波。

(5) 肿瘤学:约 40% PCD 患者的原发肿瘤为肺癌,其中大部分为小细胞肺癌,其次为卵巢癌、乳腺癌、宫颈癌、霍奇金氏病等。全身 PET/CT 检查有助于发现肿瘤。PET/CT 扫描阴性并不能排除潜在的癌症,建议 6 个月后复查,然后每 6 个月进行一次筛查,直到满 4 年仍未发现肿瘤为止。

2. 诊断标准　可参考 Graus 等提出的神经系统副肿瘤综合征的诊断标准(参考 Neurol Neurosurg Psychiatry,2004 年)。确诊的 PCD 需要符合以下 2 项中的任意 1 项:①存在小脑变性症状,且在诊断后的 5 年内出现肿瘤;②存在小脑变性症状,且存在特征性抗体(如抗 Yo 抗体、抗 CV2 抗体、抗 Hu 抗体)。

3. 鉴别诊断　包括感染性疾病,如病毒性脑炎,神经梅毒,细菌、真菌和寄生虫所致的中枢神经系统感染、克罗伊茨费尔特 - 雅各布病等;代谢性与中毒性脑病(酒精中毒);免疫介导的非副肿瘤性综合征疾病,如 Miller-Fisher 综合征、麸质致敏肠病;多系统萎缩;肿瘤转移等。

【治疗原则】

PCD 的治疗包括肿瘤治疗(适当的情况下)、免疫治疗及症状治疗。必须针对患者进行个性化治疗,并根据临床严重程度、检测抗体类型、是否存在癌症以及治疗反应等因素进行判断。由于浦肯野细胞的不可逆损伤,该病治疗效果欠佳,可能会留下永久残疾。

1. 肿瘤治疗　早期肿瘤检测及治疗的目的主要是通过清除抗原来源从而控制或改善神经症状。对某些患者,抗肿瘤联合适当的免疫治疗可能有效。肿瘤切除及化疗的免疫抑制作用有助于神经系统症状的治疗。

2. 免疫治疗　免疫治疗方案可分为急性期治疗和慢性期治疗。一线免疫治疗包括糖皮质激素、静脉注射免疫球蛋白(IVIG)和血浆置换。二线免疫药物主要为利妥昔单抗、环磷酰胺。单纯免疫治疗效果往往欠佳,在治疗肿瘤的基础上加用免疫治疗一般可部分改善神经功能。

(1) 急性期治疗:急性期免疫治疗主要包括静脉注射大剂量糖皮质激素、IVIG 及血浆置换。典型的治疗方案包括 1 000mg/d 甲泼尼龙静脉注射或 0.4g/(kg·d) IVIG 静脉注射连续应用 5d。对糖皮质激素治疗反应不佳的患者,应用血浆置换隔日 1 次,连续 10~14d,症状可有所改善。对于重症患者,在应用糖皮质激素、IVIG 或血浆置换前使用利妥昔单抗。对于症状好转的患者,应逐步减少糖皮质激素剂量以维持治疗。如果在肿瘤治疗后神经系统症状持续存在,可考虑应用环磷酰胺等药物治疗。

(2) 慢性期治疗:对于严重的顽固性或复发性疾病患者应考虑长期维持免疫疗法以缓解或减少糖皮质激素或 IVIG 依赖。硫唑嘌呤或吗替麦考酚酯为目前应用的主要药物。其他药物包括甲氨蝶呤,羟氯喹和口服环磷酰胺等。

长期免疫治疗的患者,要注意监测药物的副作用。对于应用糖皮质激素超过 3 个月的患者应常规监测骨密度及双磷酸盐情况,并予以补充。目前慢性免疫治疗的持续时间尚不确定,慢性免疫治疗 3~5 年后无复发的患者可考虑停药。

由于免疫治疗的时机很重要,早期免疫治疗的效果更佳。免疫治疗的疗效与 PCD 抗体类型有关,针对于细胞内抗原的抗体类型(如抗 Yo 抗体)的疗效较差。

(王佳伟　关鸿志)

参考文献

[1] GRAUS F, DELATTRE JY, ANTOINE JC, et al. Recommended diagnostic criteria for paraneoplastic neurological syndromes [J]. J Neurol Neurosurg Psychiatry, 2004, 75(8): 1135-1140.

[2] MCKEON A, VINCENT A. Autoimmune movement disorders [J]. Handb Clin Neurol, 2016, 133: 301-315.

[3] MUPPIDI S, VERNINO S. Paraneoplastic Neuropathies [J]. Continuum (Minneap Minn), 2014, 20(5 Peripheral Nervous

System Disorders): 1359-1372.
[4] LANCASTER E. Paraneoplastic Disorders [J]. Continuum (Minneap Minn), 2017, 12 (6, Neuro-oncology): 1653-1679.
[5] PANDOLFO M, MANTO M. Cerebellar and afferent ataxias [J]. Continuum (Minneap Minn), 2013, 19 (5 Movement Disorders): 1312-1343.

第三节　副肿瘤性周围神经病

【概述】

副肿瘤性周围神经病是原发性恶性肿瘤的远隔效应导致周围神经受累的一组临床综合征，因机体对肿瘤抗原产生的交叉免疫反应，激活细胞毒性T淋巴细胞，对神经元胞体、轴索膜或髓鞘产生了特异性抗体，如抗Hu、CV2/CRMP5抗体等，多与小细胞肺癌、肺外小细胞癌、神经母细胞瘤、胸腺瘤、乳腺癌等相关，与肿瘤转移浸润、感染、代谢并发症等无关。感觉神经、运动神经、自主神经、神经肌肉接头均可受累。目前无特殊治疗方法，但特异性自身抗体的发现为免疫治疗提供了机会。

在副肿瘤性周围神经病中，机体对神经元细胞内抗原和膜抗原均能产生自身抗体，前者多见；而在淋巴瘤中，肿瘤可自行产生单克隆抗体或细胞因子，对膜抗原[如髓鞘相关糖蛋白(MAG)、神经节苷脂]发生反应而致病(表14-3-1)。

表14-3-1　副肿瘤性周围神经病相关抗体

神经元细胞内抗原相关抗体			
抗体	抗原	相关肿瘤	相关神经病变
ANNA-1	Hu家族中的RNA结合蛋白	小细胞肺癌、儿童神经母细胞瘤、胸腺瘤	感觉神经病变重于运动神经病变，伴或不伴自主神经受累，包括尿失禁、便秘。运动神经受累时可类似ALS表现
ANNA-2	NOV A家族中的RNA结合蛋白	小细胞肺癌、乳腺癌	周围神经病，累及躯体感觉、泌汗和运动神经
AGNA-1	SOX1	小细胞肺癌	Lambert-Eaton综合征，可类似脑神经病、自主神经病
PCA-1	CDR2	苗勒腺癌、乳腺癌、卵巢上皮性肿瘤	累及躯体神经和泌汗神经，表现为长度依赖性或多灶性神经病，伴共济失调(多为小脑性)
PCA-2	未知	小细胞肺癌	自主神经和运动神经病
CRMP-5 IgG	CRMP5	小细胞肺癌、胸腺瘤	躯体和自主神经病、脑神经病、神经根病，伴或不伴脊髓病
Amphiphysin IgG	Amphiphysin	小细胞肺癌、乳腺癌	躯体和自主神经病，可伴有神经根病和脊髓病、僵人综合征
GAD65 IgG	GAD65	罕见	感觉运动神经病，伴或不伴糖尿病、脊髓病和痉挛状态(僵人综合征)
Peripherin IgG	Peripherin	未知	小纤维病、广泛的自主神经病、感觉和运动神经病
胞膜和突触抗原相关的特异性抗体			
抗体	抗原	相关肿瘤	相关神经病变
AChR IgG	肌肉AchR	胸腺瘤、其他腺癌	脑脊髓病
电压门控钙离子通道IgG	N型和P/Q型	腺癌	周围神经过度兴奋，包括痉挛、束颤、脊髓病、周围神经病的各种表现(累及躯体神经、泌汗和痛性周围神经病)
神经元神经节AChR IgG(α3)	神经元AChR连接α3亚基	腺癌、胸腺瘤、小细胞肺癌	泛自主神经病，包括阿迪瞳孔，躯体神经病，痛性小纤维病，周围神经过度兴奋。

续表

胞膜和突触抗原相关的特异性抗体			
抗体	抗原	相关肿瘤	相关神经病变
电压门控钾离子通道复合 IgG	LGI 1,Caspr2,VGKC 亚基,其他	多种(10%~30%):胸腺瘤、小细胞肺癌、腺癌、乳腺、前列腺	伴肌肉兴奋性增高的 Isaacs 综合征,伴有自主神经病和肌肉兴奋性增高的 Morvan 综合征、感觉和运动神经病、以及单纯的疼痛。
NMO IgG	水通道蛋白 4	罕见	少数有神经根和肌肉受累

Peripherin:外周蛋白;GAD:抗谷氨酸脱羧酶;Amphiphysin:双载蛋白;CRMP:重组人脑衰蛋白响应调解蛋白 -1;PCA-1:浦肯野细胞抗原 1 型:D- 青霉素;AGNA:抗 SOX 抗体;ANNA:抗神经元核抗体;AchR:乙酰胆碱受体;VGKC:电压门控钾离子通道;LGI1:抗富亮氨酸胶质瘤失活 1 蛋白;NMO:视神经脊髓炎;Lambert-Eaton 综合征:兰伯特 - 伊顿综合征;Isaacs 综合征:艾萨克综合征

【临床表现】

副肿瘤性周围神经病多亚急性起病,多为感觉神经受累为主的周围神经病,可合并出现小脑综合征、脊髓病、边缘叶脑炎、Lambert-Eaton 综合征等其他副肿瘤综合征。其主要临床表现如下:

1. 感觉障碍　最常见感觉神经元病,大小纤维均可受累。发病初常表现为不对称、多灶性、非长度依赖的肢体麻木或疼痛,后可快速进展至感觉严重减退,受累范围逐渐广泛,头面部、躯干,可出现感觉性共济失调、假性手足徐动等。

2. 运动障碍　可因前角细胞、运动神经受累出现下运动神经元性瘫痪,可表现为肢体无力、肌萎缩、腱反射消失、肌束震颤;部分可引起呼吸衰竭甚至死亡。

3. 自主神经功能障碍　可表现为便秘或假性胃肠道梗阻、少汗、体位性低血压、心律失常、瞳孔反射消失等。

4. 其他表现　抗 Caspr2 抗体阳性时可出现肌肉痉挛、僵直、睡眠情绪异常等,表现为神经性肌强直、Isaacs 综合征、Morvan 综合征等。ANNA-2 抗体阳性时可出现眼阵挛、肌阵挛,少数可合并喉阵挛、下颌肌张力障碍。CRMP-5 抗体阳性时可在出现视神经病、视网膜病等。双载蛋白 IgG 阳性时可出现僵人综合征。

可表现为多种周围神经系统综合征,包括亚急性感觉神经元病、急性感觉运动神经病(吉兰 - 巴雷综合征、臂丛神经炎)、亚急性或慢性感觉运动神经病、神经病和副蛋白血症、血管炎性神经病、自主神经病等。

【诊断要点】

1. 辅助检查

(1) 肌电图:早期可正常,NCV 可见感觉神经动作电位(SNAP)异常或消失,多为轴索 / 神经元损害;运动神经传导多正常或轻度异常,多为轴索及脱髓鞘混合性损害;少数可出现纤颤和束颤电位、神经性肌强直等。

(2) 脑脊液:可见少量淋巴细胞,蛋白含量升高,寡克隆区带阳性。

(3) 神经病理:背根神经节、周围神经呈轴索改变,部分伴有炎细胞浸润,极少数出现小血管周围炎或坏死性血管炎。

(4) MRI:部分抗 Ma2 抗体阳性的患者 MRI 可见颈区蛇眼样 T_2WI 高信号。

2. 诊断标准　建议参考神经系统副肿瘤综合征诊断标准(Graus,2004),确诊的副肿瘤性周围神经病需满足以下之一,并合理排除其他病因:

(1) 表现为经典的亚急性感觉神经元病并在诊断后 5 年内出现肿瘤;

(2) 周围神经病和肿瘤之间有明确的相关性,经抗肿瘤治疗后周围神经病相关症状可好转,无自发好转倾向;

(3) 周围神经病合并特异性副肿瘤综合征相关抗体阳性。

3. 鉴别诊断　包括多灶性单神经病、多发性神经根病、吉兰 - 巴雷综合征、运动神经元病、CIDP 等。

【治疗原则】

1. 对症治疗　针对疼痛，可应用三环类抗抑郁药、抗癫痫药或吗啡类药物。对神经性肌强直，可单药或联合应用卡马西平、苯妥英钠、拉莫三嗪、丙戊酸钠。

2. 对因治疗　目前无明确有效的治疗方法，预后差。肿瘤的早期治疗是唯一能稳定周围神经病病情的治疗方法。应用免疫调节或免疫抑制治疗，如糖皮质激素、静脉滴注丙种球蛋白、血浆置换、嘌呤和嘧啶合成抑制剂（吗替麦考酚酯或甲氨蝶呤）、利妥昔单抗等，部分可使临床症状轻度好转或稳定，但总体疗效不确定。

（王佳伟　关鸿志）

参考文献

[1] ANTOINE JC, CAMDESSANCHE JP. Paraneoplastic neuropathies [J]. Curr Opin Neurol, 2017, 30(5): 513-520.

[2] IORIO R, Lennon VA. Neural antigen-specific autoimmune disorders [J]. Immunol Rev, 2012, 248(1): 104-121.

[3] PITTOCK SJ, PARISI JE, MCKEON A, et al. Paraneoplastic jaw dystonia and laryngospasm with antineuronal nuclear autoantibody type 2 (anti-Ri) [J]. Arch Neurol, 2010, 67(9): 1109-1115.

[4] MURINSON BB, GUARNACCIA JB. Stiff-person syndrome with amphiphysin antibodies: distinctive features of a rare disease [J]. Neurology, 2008, 71(24): 1955-1958.

[5] GRAUS F, DELATTRE JY, ANTOINE JC, et al. Recommended diagnostic criteria for paraneoplastic neurological syndromes [J]. J Neurol Neurosurg Psychiatry, 2004, 75(8): 1135-1140.

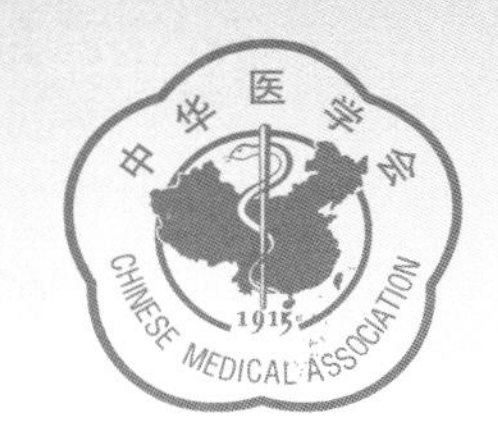

第十五章

营养代谢性脑病与中毒性脑病

第一节　韦尼克脑病

【概述】

韦尼克脑病(Wernicke encephalopathy,WE)是维生素 B_1 缺乏导致的中枢神经系统代谢性疾病。1881 年由 Carl Wernicke 首先报道,1940 年 Campbell 和 Russell 提出其诱因是维生素 B_1 缺乏。维生素 B_1 也叫硫胺素,人体内不能合成,主要从饮食中摄取。各种原因引起的摄入过少或吸收障碍,均能导致维生素 B_1 缺乏,持续数周即可产生症状。WE 的病因繁多,目前认为长期大量饮酒是 WE 最常见的原因。多在中青年人群中发病,男性稍多于女性。由于发病率低,起病隐匿,临床症状不典型,早期易误诊和漏诊,如不及时治疗常可导致不可逆的脑损伤,如能及时诊断和治疗,患者可以完全康复。

【临床表现】

根据其病因可分为酒精性和非酒精性。其中最常见的是慢性酒精中毒所致的吸收不良综合征,以及妊娠剧吐等非酒精因素等。

该病系维生素 B_1 缺乏导致的特定区域神经细胞能量代谢障碍所致,呈急性或亚急性起病,典型的 WE 患者可出现特征性的“三联征”:眼球运动障碍、精神症状和共济失调。国内外报道,少部分 WE 患者临床表现除了典型的 WE“三联征”,还存在周围神经病变,亦可称 WE“四联征”。

1. 眼球运动障碍　可表现为眼震、两眼外展不能、内收不能、上下运动不能、同向侧视障碍等;

2. 精神症状　可表现为嗜睡、精神异常、表情淡漠、注意力不集中、对时间、地点、人物的定向能力减弱、反应迟钝、虚构等;

3. 共济失调　主要表现为步态运动失调;

4. 周围神经病变症状　肢体远端麻木、无力、腱反射迟钝或消失等;

5. 非特异性症状　恶心、呕吐、腹胀、全身乏力、头昏及原发病相应症状。

【诊断要点】

1. 辅助检查

(1) 实验室检查:检查维生素 B_1 即硫胺。检查硫胺的生化试验较多,包括血液中硫胺、丙酮酸盐、酮戊二酸盐、乳酸和乙醛酸测定;硫胺负荷试验和尿甲基乙二醛检测;尿排泄硫胺及其代谢物测定。最为可靠的方法是全血或红细胞转酮醇酶活性测定,未经治疗的 WE 患者,血丙酮酸盐含量增高,血转酮醇酶的活性明显降低。但上述检验国内多不开展。

(2) 头颅 MRI 特异性改变:MRI 是 WE 首选的影像学检查方法,特征性表现为乳头体、第三脑室、第四脑室及中脑导水管周围区域、中脑顶盖、丘脑的背内侧核等典型部位的对称性异常信号，还可累及双侧小脑半球、基底节、胼胝体等非典型部位，T_1WI 呈低信号，T_2WI 及 FLAIR 序列呈高信号，早期血脑屏障破坏病变部位可强化，FLAIR 序列上呈明显高信号，经治疗后复查 MRI 上述强化可消失。依据头颅 MRI 表现来诊断 WE 的敏感度为 53%，特异度 93%。所以即使头颅 MRI 影像正常者亦不能断然排除此病。

2. 诊断方法及依据　由于 WE 目前还没有专门的常规实验室检测指标，而且在脑脊液、脑电图或诱发电位等方面没有任何特殊的异常发现，所以目前 WE 诊断主要依靠临床表现和头颅 MRI 的特异性改变。头颅 MRI 检查最具临床诊断价值，但敏感性低。试验性治疗也是一个可靠的诊断方法。

存在以下 2~4 个症状和体征即可考虑此病：营养障碍、眼球运动障碍、小脑功能障碍，以及精神状态异常或记忆力损害。

3. 鉴别诊断　与 Korsakoff 综合征、多系统萎缩、酒精性痴呆、病毒性脑炎、多发性硬化、颅内肿瘤、精神病、血管性痴呆等相鉴别。

【治疗原则】

1. 对于酒精性 WE 患者，戒酒是必需的先决条件。对于怀疑 WE 的患者，在补充维生素 B_1 之前禁用葡萄糖溶液和激素，因为前者使丙酮酸脱羧酶反应减慢，维生素 B_1 耗尽，后者可阻止丙酮酸氧化，从而加重病情或意识障碍。

2. 当 WE 一旦确诊，应立即使用足量的维生素 B_1 治疗，才能有效防止疾病进展，逆转无结构变化的脑损伤。2010 年欧洲神经科学协会联盟（EFNS)WE 指南中提出，建议应用维生素 B_1，每次 200mg，每天 3 次，首选静脉注射，而不是肌内注射（C 级），用药至临床医师判断无继续临床好转为止。并且建议在任何碳水化合物使用之前用药，在给药之后立即 进行正常饮食。

3. 对于未能确诊者，亦可给予维生素 B_1 进行试验性治疗，既不延误病情治疗，又无毒副作用。一般治疗 2 周无效可排除本病。

4. 一般说来，眼肌麻痹症状在治疗后数小时至数天内好转，眼球震颤、共济失调和精神障碍在数天至数周内改善。WE 如果不治疗，84% 转变为 Korsakoff 综合征，病死率高达 50%，治疗后仍有 10%~20% 死亡；如果及时早期治疗，患者可以完全康复。

5. 预防性治疗，维生素 B_1 连续肌内注射 3~5d，每次 250mg，可以用于所有存在严重的酒精戒断症状、营养不良的患者，以及饮食不良或营养不良的正常人。

（吴 江　杨 弋）

参考文献

[1] GALVIN R, BRATHEN G, IVASHYNKA A, et al. EFNS guidelines for diagnosis, therapy and prevention of Wernicke encephalopathy [J]. Eur J Neurol, 2010, 17(12): 1408-1418.

[2] CHIOSSI G, NERI I, CAVAZZUTI M, et al. Hyperemesis gravidarum complicated by Wernicke encephalopathy: background, case report, and review of the literature [J]. Obstet Gynecol Surv, 2006, 61(4): 255-268.

[3] WANG S, XUAN Y, YING Z, et al. Clinical characteristics and MR imaging features of nonalcoholic wernicke encephalopathy [J]. Ajnr Am J Neuroradiol, 2008, 29(1): 164-169.

[4] ELEFANTEA A, SENESE R, COPPOLA C, et al. Non-alcoholic acute Wernicke's encephalopathy: Role of MRI in non typical cases [J]. Eur J Radiol, 2012, 81(12): 4099-4104.

[5] 高雁楠，杨文明，李祥 . Wernicke 脑病的临床表现及影像学特点（附 1 例报告）[J]. 中风与神经疾病，2017，34(5): 451-453.

第二节　一氧化碳中毒迟发性脑病

【概述】

一氧化碳（CO）中毒迟发性脑病（delayed encephalopathy after acute carbon monoxide poisoning，DEACMP）是指急性 CO 中毒患者在临床症状缓解后，经过 2~60d 的“假愈期”，出现以痴呆、精神症状及锥体外系症状为主的脑功能障碍疾病。迟发性脑病的发生与多种因素有关，包括年龄、患者基础体质、中毒严重程度、昏迷时间、是否存在并发症、是否接受正规的高压氧治疗等。CO 中毒患者迟发性脑病的发生率国内报道约为 3%~30%，国外约为 3%~40%。

DEACMP 最常见的病理变化有苍白球的变性坏死、脑白质广泛脱髓鞘（以额、顶叶明显）、大脑皮质第 2、3 层及表层白质的灶性或板层状变性坏死。DEACMP 的发病机制尚未完全明确，普遍认可的机制包括缺血缺氧学说、细胞毒性损伤机制、再灌注损伤和自由基毒性作用、兴奋性氨基酸毒性作用、细胞凋亡、免疫功能异常及神经递质紊乱等。

【临床表现】

1. 假愈期　本病从急性期中毒症状改善到脑病发作（症状出现）之间有一段类似痊愈的时间，称假愈期，一般为 2~3 周。少数患者此期可缩短至 1~2d，或延长至 2~3 个月。

2. 主要症状及体征　迟发性脑病是以痴呆为主，临床表现多样的临床综合征。其主要表现为精神障碍、意识障碍、锥体外系障碍、锥体系损害和大脑皮质局灶性功能障碍等症状。

（1）精神异常或意识障碍：以痴呆为主，可有行为怪异、性格改变等表现，严重时呈木僵状态。当大脑白质严重受损，大脑皮质处于广泛的抑制状态时，患者对外界刺激不能产生有意识的反应，只能无意识地睁眼、闭眼，但是脑干功能如角膜反射、吞咽反射、咳嗽反射等仍保留。

（2）锥体外系障碍：以帕金森综合征多见，患者表现为面部表情少、慌张步态、肢体震颤、运动迟缓。不同于帕金森病，本病患者四肢肌张力显著增高，而震颤不明显，少数可出现舞蹈症。

（3）锥体系损伤：表现为肢体瘫痪、言语障碍、病理征阳性或大小便失禁。

（4）大脑皮层局灶性功能障碍：由大脑半球的局灶性病灶所致，包括失明、失语、站立困难、感觉障碍、甚至癫痫等。

【诊断要点】

1. 辅助检查

（1）实验室检查：尚无明确特异性检查。外周组织灌注不良及细胞内缺氧时，血乳酸水平增高。动态监测患者乳酸水平可为 DEACMP 的早期预防、诊断、预后判断及治疗方案选择提供重要依据。

（2）颅脑 CT 检查：表现为双侧额叶白质、双侧苍白球、豆状核及内囊膝部的对称或不对称性片状低密度影，边缘模糊。病程较长的患者可出现脑萎缩改变。

（3）颅脑 MRI 检查：主要表现为大脑白质脱髓鞘改变。T_2WI 序列呈高信号或稍高信号，T_1WI 序列呈稍低信号或无异常信号，FLAIR 序列可表现稍高信号。与颅脑 CT 检查相比，MRI 扫描不仅可以准确呈现患者由于 CO 中毒所引起的脑组织病理性改变，同时可通过分析 MRI 影像中信号的分布特征，对患者预后进行评估。

（4）脑电图检查：脑电图表现与 DEACMP 的临床疾病过程之间有明显的平行关系。α 波频率减慢是脑功能减退的早期敏感指标。DEACMP 患者大脑呈弥漫性损害，EEG 呈广泛慢波活动，持续低幅 θ 波或高幅 δ 波是大部分 DEACMP 患者的脑电图特征，只有少数患者脑电图出现平坦波。

2. 诊断标准　①有明确急性 CO 中毒史；②有明确的假愈期；③假愈期后多急性起病，表现为痴呆、精神障碍及锥体外系症状等，起病症状多为发呆、缄默、表情淡漠、记忆力下降、语无伦次、易激惹及二便失禁；④辅助检查：头颅影像学多表现为在基底节、脑室旁的 CT 对称性低密度灶、或 MRI 对称性长 T_2WI 信号。部分患者的脑电图检查可表现为 α 波减少，θ、δ 慢波增多。

3. 鉴别诊断

(1) 血管性痴呆：可以表现为痴呆和神经系统功能障碍，颅脑 CT 可有白质低密度和多灶性脑梗死，无 CO 中毒史和假愈期；

(2) 帕金森综合征：可以表现为肌张力增高、运动迟缓、震颤和痴呆等，但是本病起病及进展缓慢，多有震颤，且无 CO 中毒史和假愈期；

(3) 继发性白质脑病：本病系多种病因引起的大脑半球白质神经纤维脱髓鞘改变，起病及进展缓慢，症状体征较迟发性脑病轻，无 CO 中毒史。

【治疗原则】

1. 常规治疗

(1) 改善循环：中毒后损伤的血管壁易形成血栓，应注意增加脑血流量。改善循环药物可以加快患者的康复进程，有助于患者生活质量的改善。

(2) 营养神经细胞：可促进脑组织代谢，促使轴突生长，促进营养物质吸收，加快神经传导。

(3) 自由基清除剂：有效应用自由基清除剂对脑内神经血管有一定的保护作用。

(4) 激素治疗：激素有抗氧化性、细胞保护以及减少脂质过氧化物的作用，地塞米松可提高血管内皮生长因子量，减少对 DNA 损伤，抑制细胞凋亡的发生。

(5) 对症治疗：如伴有肌张力增高，可加用肌松药，如乙哌立松；如出现震颤麻痹，可加用金刚烷胺、复方左旋多巴等。

(6) 对于长期昏迷的患者，要注意营养，给予鼻饲。注意翻身及肢体被动锻炼，防止褥疮和肢体挛缩畸形。

2. 高压氧治疗　可增强大脑供氧能力，改善脑血液供应，同时促进侧支循环再生和重建，对脑细胞恢复和脑循环重建有重要作用。高压氧治疗需要较长时间，尚无明确规定，目前治疗一般在 8~40 次，根据病情决定。

3. 康复训练　及早且正确的康复治疗可提高神经兴奋性，促进病灶周围脑组织代偿，包括认知训练及运动训练。认知训练包括治疗知觉障碍、记忆力障碍、定向障碍、思维障碍、注意力障碍等。运动训练在传统的恢复肌力基础上，加强关节活动度训练、上下肢运动协调以及灵活性训练、抗痉挛训练、坐站位平衡训练等。

（吴江　杨弋）

参考文献

[1] 吴江，贾建平 . 神经病学[M].3 版 . 北京：人民卫生出版社，2015.

[2] 樊乃根 . 一氧化碳中毒迟发性脑病研究现状[J]. 职业与健康，2015，31(6)：856-858.

[3] 王翠琴 . 急性一氧化碳中毒迟发性脑病的预测因素[J]. 中国医药指南，2013，11(2)：150-151.

[4] BOTTALICO F，PESOLA L，VIZZARRI M，et al. Modeling the influence of alternative forest management scenarios on wood production and carbonstorage：A case study in the Mediterranean region [J]. Environ Res，2016，144(Pt B)：72-87.

[5] VELT KR，WARNER DS，DOMOKI F，et al. Hyperbaric oxygen decreases infarct size and behavioral deficit after transient focal cerebral ischemia in rats [J]. Brain Res，2000，85(1)：68-73.

第三节　重金属中毒

【概述】

重金属是指比重大于5,密度大于45g/cm^{3}的金属。常见的造成中毒的重金属主要有铅、汞、铜、锰、砷、镁等。尽管锰、铜、锌等重金属是生命活动所需要的微量元素,但是大部分重金属如汞、铅、镉等并非生命活动所必需,而且所有重金属超过一定浓度都会对人体产生相应的毒性作用。

按起病急缓,重金属中毒引起的神经系统症状可分为急性中毒与慢性中毒;按神经系统受侵犯部位和程度不同,重金属中毒可分为神经衰弱症状群、周围神经病和中毒性脑病。

一、铅中毒

铅及其化合物以粉尘、烟雾或蒸汽的形式经呼吸道、消化道和皮肤进入人体,在体内主要以不溶性磷酸三铅形式蓄积在各器官组织中,对神经系统、造血系统及血管造成损害。

1. 铅通过干扰脑组织细胞代谢,竞争性抑制γ-氨基丁酸(GABA),从而引起神经毒性作用,导致弥漫性脑器质性损害。

2. 在脊髓、脊神经节、交感神经节以及周围神经可见炎性水肿改变,血管周围和脑膜可见渗出性反应,毛细血管可见节段性坏死和血栓形成,脊髓前角细胞可见变性改变。

【临床表现】

1. 急性铅中毒　临床较少见。中毒严重时可引起中毒性脑病,早期表现为剧烈性头痛、严重记忆力减退、情绪不稳定、瞳孔不等大、对光反应迟钝、眼球震颤、发音困难以及手指震颤。急性铅中毒起病急,类似脑血管病发作,可出现持续的癫痫发作,发作后常伴有暂时性瘫痪,发作间歇期意识模糊或昏迷,也可出现兴奋、躁动,或呈谵妄状态。还可出现颈强直、偏瘫、小脑共济失调、不自主运动、视神经萎缩甚至失明。

2. 慢性铅中毒

(1) 神经衰弱综合征:为早期症状,主要表现为头昏、头痛、失眠、记忆力减退、倦怠乏力、易疲劳、急躁、手指震颤、体重减轻、大便秘结、食欲缺乏、腹胀、腹部不规则隐痛,部分患者可出现窦性心动过缓或过速,以及血压不稳定。

(2) 周围神经炎:亚急性或慢性起病,屈肌和伸肌均可受累,下肢肌肉受损较上肢重,肢体远端肌肉受损比近端重,可有肌肉压痛,还可出现手套、袜套样感觉障碍、腱反射减弱或消失。自主神经功能障碍时可出现手指感觉异常、肢体苍白、发绀、水肿、发凉或灼热等,后期可出现肌无力、肌肉萎缩。少数患者可因肋间肌或膈肌瘫痪而出现呼吸衰竭。

(3) 脑神经损害:可并发视神经炎、视神经萎缩及双侧面神经瘫痪等。

(4) 进行性肌萎缩:多局限在手部小肌肉,常伴腕下垂,全身肌肉萎缩少见。还可因脊髓前角细胞变性出现肌束震颤。偶有因锥体束变性而出现锥体束征。

【诊断要点】

1. 接触铅及铅中毒史。

2. 铅中毒的神经系统症状,以及铅中毒的其他系统症状。

3. 实验室检查可见周围血液红细胞增多、血铅增多、尿铅增多。

4. 排除因其他疾病导致的神经系统损害。

【治疗原则】

1. 急性铅中毒　按一般急救原则处理,口服铅毒物者可催吐、洗胃和导泻,一旦急性症状缓解,须给予驱铅治疗。中毒性脑病患者可给予大剂量B族维生素、三磷腺苷、细胞色素C等治疗。

2. 慢性铅中毒　给予驱铅治疗，以及对症支持治疗。常用的驱铅药物有：

(1) 依地酸二钠钙(CaNa2-EDTA)：剂量为每次0.25~0.5g，并2%普鲁卡因1.0ml肌内注射，2次/d；或每天1~2g加入葡萄糖注射液静脉滴注。3d为1个疗程，间隔3~4d后可重复使用，根据尿铅排泄情况决定总疗程。

(2) 二硫基琥珀酸钠(Na-Dms)：1g/d，分2次肌内注射或静脉滴注1次，疗程同EDTA。

(3) 青霉胺：每次口服0.3g，3~4次/d，同时服用维生素B_6，10d为1个疗程，每隔1周可重复使用。青霉胺疗效较差。

(4) 二乙烯三胺五乙酸三钠钙(NaCa-DTPA)：0.5~1.0g/d，分2次肌内注射，隔日治疗，总剂量为3~15g。

二、汞中毒

汞(mercury，Hg)又称水银，是唯一在常温下呈液态并易流动的金属，易蒸发到空气中，口服、过量吸入其粉尘及皮肤涂抹时均可引起中毒，继而引起神经系统损害。

汞进入体内后先分布于红细胞及血浆中，随后到达全身各器官。汞可通过血脑屏障进入脑组织，并主要在小脑、脑干中长期蓄积。

汞通过与组织中的蛋白质及酶系统中的巯基结合，抑制其功能，从而对机体造成损害。

【临床表现】

1. 急性汞中毒　主要表现为急性间质性肺炎和细支气管炎。

2. 慢性汞中毒　首先出现普通的神经衰弱症状，如轻度头昏、头痛、健忘、多梦等，部分患者可出现心悸、多汗等自主神经系统紊乱的症状。病情发展到一定程度时出现三大典型表现：

(1) 易兴奋症：即慢性汞中毒的精神症状，表现多种多样，如失眠或嗜睡、多噩梦，心情抑郁、孤僻而急躁，易紧张、激动、发怒而自己不能控制，对过去爱好的事物失去兴趣，多疑，不合群而喜清静独居，胆怯、怕羞、怕见人，好哭、好笑等。总之，性格与情绪可以发生明显变化。

(2) 意向性震颤：手指、舌尖、眼睑明显震颤，而以手指及手部震颤最为突出。早期为细小震颤，病情加重时表现为粗大的抖动式震颤，严重者手腕、前臂，甚至两脚、小腿也有震颤。震颤的特点是意向性，即震颤开始于动作时，在动作过程中加重，动作完成后停止。患者写字时因震颤而出现笔画不整齐且多曲折，写大字、画大圆圈，被别人注意或紧张时，震颤程度加重。此外，病情较重者言语笨拙，急于讲话时舌头不听使唤而呈口吃状，语音不清。患者步态不稳，下楼梯时更明显。一般患者无静止性震颤，但重度中毒患者在激动时可出现静止性震颤。

(3) 口腔炎：主要见于病情较急或较重的患者，早期主诉口中金属味与唾液增多，晨起可见枕套潮湿。检查可见齿龈与颊部黏膜呈红铜色，齿龈肿胀，易渗血，齿龈汞线，舌肿胀而有“齿痕”。病情严重或病程较长的患者牙齿容易松动，甚至脱落。

此外，汞中毒还会引起肾损害、生殖功能异常、汞毒性皮炎、汞毒性免疫功能障碍等。多数病例由于短时间内吸入大量高浓度的热汞蒸气而引起急性中毒，轻者可逐渐缓解，重者可导致死亡。

【诊断要点】

1. 长期的汞接触史。

2. 明显的神经衰弱症状，写字、饮水震颤，指鼻试验、对指试验阳性，后者只在病情较重时出现。

3. 尿汞增加，另有研究发现，部分汞中毒的患者存在EEG异常，表现为广泛、轻度异常，可见低至中幅5~7Hz的θ节律与活动，部分患者还可见低至中幅14~25Hz的β节律与活动。

【治疗原则】

驱汞治疗的三要点，即小剂量、间歇、长期用药。常用的驱汞治疗方法如下：

1. 二巯基丁二酸钠　0.25~0.5g/d，缓慢静脉注射。

2. 二巯基丙磺酸钠　0.125~0.25g/d，肌内注射。

3. 二巯基丁二酸　1g/d，分 2~4 次口服。

以上药物均隔日用药，用药 4 周后可停药 8~12 周。轻度及中度中毒患者分别用药 1 个月或几个月，重度患者每年均需接受驱汞治疗，但不宜连续多日用药，以防微量金属排出过多而引起络合综合征。个别患者对二巯基丁二酸钠或二巯基丁二酸过敏，应改用其他驱汞药物。

三、铜中毒

铜为棕黄色金属，导电性能良好。采矿、冶炼、合金、铜制品、铜丝、仪表零件、各种电器、玻璃、搪瓷、化工、农药、电池及焰火制造等均可接触铜及其化合物，其中醋酸铜与硫酸铜毒性较大。

铜及其化合物主要通过消化道或直接接触进入人体。长时间使用浓硫酸铜溶液冲洗、湿敷磷烧伤患者的伤口，可导致硫酸铜从其皮肤吸收；硫酸铜用于催吐时，如果剂量过大，也可引起急性中毒。铜进入血液后分布于肝、肾、中枢神经、骨骼和红细胞中，在血浆中与 α_2- 球蛋白结合，主要经消化道排泄。

【临床表现】

多在误服铜后 15min 至 1h 内出现头痛、头晕、全身乏力、口腔黏膜感染、口内金属气味，以及恶心、呕吐、剧烈腹痛、腹泻，呕吐物及排泄物呈蓝色或绿色。较重者多在次日出现发热、心动过速、血压下降、剧烈头痛、出汗，甚至昏迷、痉挛等症状。危重者可出现发热、心动过速、溶血、肝肾功能异常，甚至昏迷。

【诊断要点】

1. 铜及铜化合物接触史。

2. 呼吸道和消化道症状，呕吐物及排泄物呈蓝色或绿色。

3. 血铜和铜蓝蛋白增多，毒物鉴定。

【治疗原则】

建议 0.1% 亚铁氰化钾 600ml 或次硫酸钠洗胃和解毒，使毒物变成不溶性亚铁氰化铜而沉淀。然后给予牛奶、蛋清灌胃，以保护食管和胃黏膜。同时可以使用盐类导泻，排除肠道内积存的铜化物。对于头痛、痉挛等症状，可给予对症治疗。

四、砷中毒

砷本身毒性极低，然而被氧化成三氧化二砷（俗名砒霜或信石）后，可成为有毒物质，若氧化成五氧化砷则毒性更强。砷的盐类及化合物也有毒。

砷化合物主要由呼吸道进入人体，引起慢性砷中毒，若误服从胃肠道吸收，可引起急性砷中毒。

1. 砷离子与体内酶蛋白分子结构中的硫基和羟基结合，使酶失活，干扰细胞代谢，导致细胞死亡，引起神经衰弱症状群和周围神经炎。

2. 砷可直接损害小动脉和毛细血管壁，也可作用于血管舒缩中枢，使血管壁平滑肌麻痹，毛细血管扩张松弛，渗透性增加，导致脑和其他脏器水肿、充血及小血管周围小出血。

【临床表现】

1. 周围神经病　常在急性砷中毒经过治疗、胃肠道症状好转后发生，可表现为浅感觉逐渐迟钝并缺失，或四肢疼痛，感觉异常、感觉过敏；亦可出现深感觉障碍，常表现为共济失调；伴有四肢无力、肌力减弱，行动困难，逐渐出现四肢瘫痪，手及小腿部肌肉萎缩以及腕下垂、足下垂等，可经治疗恢复。

2. 自主神经功能障碍 四肢皮肤过度角化，以手掌和足跖明显。伴有脱皮、脱发以及色素沉着等，色素沉着呈斑状或弥散状，棕色或灰黑色，好发于易摩擦的身体皱褶部位。指甲出现白色横纹，治疗数周或数月后，症状可减轻。

3. 出血性脑病 严重砷中毒患者可出现头痛、发热、烦躁不安、谵妄、狂躁、语无伦次、全身抽搐，甚至昏迷，部分患者可出现眼震、小脑共济失调、舞蹈样动作，以及面神经、三叉神经、听神经、迷走神经及舌下神经损害。更严重者可因循环、呼吸中枢衰竭而死亡。

4. 脊髓损害 可见下肢截瘫或四肢瘫，节段性感觉障碍及大小便功能障碍等。

【诊断要点】

1. 砷化合物接触史。

2. 急性砷中毒多表现为胃肠道症状；多发性神经炎、自主神经功能障碍所致的皮肤黏膜损害有助于慢性砷中毒的诊断。

3. 尿砷 >0.2mg/L，发砷 >0.1mg/100g 应视为异常，可协助诊断。

【治疗原则】

1. 急性误服砷中毒 立即洗胃，给予氢氧化铁使三氧化二砷结合成不溶性砷酸铁。可给予硫酸亚铁 100 份加水 300 份，以及氧化镁 20 份加水 100 份，等量混合，每 5~10min 给予 1 匙，直至呕吐停止，再给予硫酸镁 20g 导泻。

2. 解毒药物 可给予二巯丙醇、二巯基丙磺酸钠或二巯基丁二酸钠长期治疗，直至尿砷含量正常为止。多数患者的神经症状可获得较好改善。

3. 对症治疗 肢体瘫痪者可给予大量 B 族维生素治疗，以及康复治疗。脑出血者除以上治疗外，需要按脑出血给予相应治疗。有抽搐发作者可给予抗癫痫药治疗。有精神症状者可给予精神药物治疗。

（吴 江 杨 弋）

参考文献

[1] 吴江，贾建平 . 神经病学[M]. 3 版 . 北京：人民卫生出版社，2015.
[2] 王维治 . 神经病学[M]. 2 版 . 北京：人民卫生出版社，2013.
[3] 贺今，孙少秋，谷晓新 . 慢性重度生活性铅中毒一例[J]. 中华劳动卫生职业病杂志，2001，19(3)：227.
[4] 张林忠，赵晓明，李艳玲，等 . 铅中毒性脑病并发急性视神经炎一例[J]. 中华劳动卫生职业病杂志，2003，21(1)：26.
[5] 陈爱玉，陈东杰，林丽颖，等 . 1 例汞中毒性脑病报告[J]. 海峡预防医学杂志，2007，13(2)：95-96.

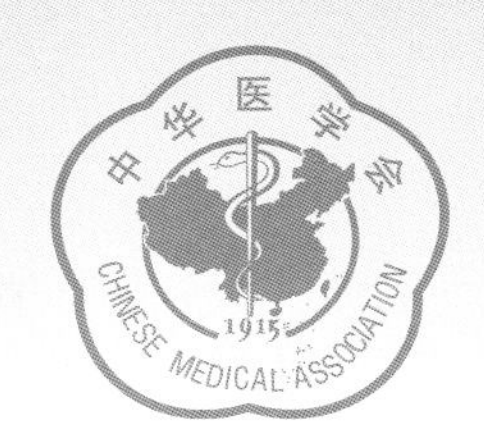

第十六章

神经系统疾病相关检查技术操作规范

第一节　经颅多普勒超声操作规范

（一）概述

经颅多普勒超声（transcranial Doppler，TCD）是利用超声波检查颅内大血管血流相关指标的一种无创性技术。该指南概括了TCD的适用范围、检查规范和设备技术指标，对临床工作中医生提请申请单的内容、检查规程、检查报告的规范以及实验室间质量控制等方面提出了一系列建议。

（二）适用范围

1. 成人

（1）诊断颅内Willis环的各支动脉以及椎-基底动脉系统血管狭窄或者闭塞，包括监测急性缺血性卒中溶栓或取栓治疗后血管再通情况。

（2）随诊Willis环各支动脉和椎-基底动脉狭窄或者闭塞。

（3）诊断和监测蛛网膜下腔出血血管痉挛。

（4）检测Willis环各支动脉和椎-基底动脉血管内栓子。

（5）使用活化生理盐水检测心脏右向左分流。

（6）评估血管运动反应性。

（7）检测脑血流循环是否完全停止，帮助临床确诊脑死亡。

（8）检测术中和围手术期脑动脉内栓子、血栓、低灌注和高灌注。

2. 儿童

（1）诊断Willis环动脉和椎-基底动脉系统狭窄或者闭塞。

（2）随诊Willis环动脉和椎-基底动脉系统狭窄或者闭塞。

（3）诊断颅内血管病，如烟雾病（Moyamoya病）。

（4）评估动静脉畸形。

（5）检测6个月以上儿童脑血流循环是否完全停止，帮助临床确诊脑死亡。

（三）申请单要求

TCD申请书应充分提供受试者的临床资料，以帮助操作者选择适当的检查方法，判断检查结果的临床意义。临床资料应该包括：

1. 受试者一般情况，包括姓名、性别、年龄等。

2. 症状和体征。

3. 相关病史和已经明确的诊断。

4. 进行特殊检查方法的理由和目的。

5. 应该嘱咐受试者携带已经完成的重要影像学资料，如脑血管和脑组织影像资料。

（四）检查规程

1. 通常受试者取仰卧位。针对特殊检查目的，还可以采用侧卧、坐位、立位，或者在检查过程中变换体位。

2. Willis 环和椎 - 基底动脉系统中的各支动脉都应该进行取样检查，包括大脑前动脉、大脑中动脉、大脑后动脉、椎动脉和基底动脉。通常选择经颞窗和枕窗检查。

（1）颞窗位于头侧面颧骨之上的耳前区域。使用灰阶成像时（经颅彩色超声），可以找到两侧大脑脚低回声的心型结构，以及基底池回声结构作为解剖标记。基底池之前的血管信号为大脑中动脉，应进行彩色血流和频谱多普勒分析。无灰阶成像系统的单纯频谱多普勒，则主要根据解剖部位的方位定向、超声取样容积检测深度和血流方向判断血管。使用 1.5~2MHz 或者含 2MHz 的多频探头进行检查。检查大脑中动脉时，从大脑中动脉起始部（颈内动脉分叉成大脑前动脉和大脑中动脉）逐渐向浅处移行，每次间隔 2~5mm，直至颅骨内侧（30~35mm 深度）。或者由浅至深，尽可能检查大脑中动脉的主干。然后，由颈内动脉颅内分出大脑前动脉段开始，逐渐向深部移行，检查大脑前动脉。

大脑后动脉在大脑脚的心型低回声区前方，绕大脑脚向后走行。P1 段血流方向朝向探头，P2 段血流方向背离探头。完成右侧检查后进行左侧检查。

（2）枕窗用于检查颅内段的椎动脉和基底动脉。受试者身体转向侧卧，头前屈，下颌接近前胸。将 2MHz 探头放置在颈后上端和颅底交接处，枕骨粗隆正下方约 5cm，探头方向正对两眼中间，或者根据超声灰阶显示延髓低回声区。检查深度在 60~90mm，彩色超声上可以显示两侧椎动脉汇合成基底动脉。椎动脉和基底动脉血流方向均背离探头，以 2~5mm 深度逐渐由浅至深沿椎动脉和基底动脉行程检查，直至基底动脉远端。

（3）眼窗用于检查眼动脉和颈内动脉虹吸部血流。30~50mm 深度可以检测到眼动脉及其分支滑车上动脉，血流方向朝向探头，频谱只有收缩期血流。对于没有颞窗的受试者，可以选择经眼窗观察对侧大脑中动脉，探头方向朝向对侧耳郭上部，深度 70~80mm，对侧大脑中动脉血流方向背离探头，压迫对侧颈总动脉时可见血流速度部分下降。

3. 对于可疑颈动脉狭窄或者闭塞的受试者，可以用 2MHz 频谱多普勒探头，选择经眼窗检查眼动脉和颈内动脉虹吸部，检查时将超声强度减弱至 10%。对于蛛网膜下腔出血的受试者或者有血管痉挛症状时，可以选择下颌下窗，检查颈部颈内动脉远端的血流速度，计算颈内动脉和大脑中动脉比值，又称大脑半球比值，不需要进行角度校正。

4. 应该进行脑动脉的波形分析，包括时间平均最大血流速度，记录平均血流速度、峰值血流速度和脉动指数，沿血管走行每间隔 2~5mm 做 1 次记录。可以使用自动包络方法或者手工直接记录测量，不需要进行角度校正。

（五）检查报告管理

受试者每一次检查都应该有记录，结果、图像以及诊断报告都应该永久保存。比较前后检查结果，可以为诊断提供更可靠的信息。所检各部位的正常或者非正常图像都应该记录。图像或者报告应该有受试者的身份标记、检查机构的标记、检查日期、图像方位以及血管标记。检查的最终报告应该保留在受试者的病历中。

（六）设备技术规范

TCD 检查需要 2~4MHz 实时带多普勒功能的探头，或者使用无成像系统仅有 2MHz 脉冲多普勒的

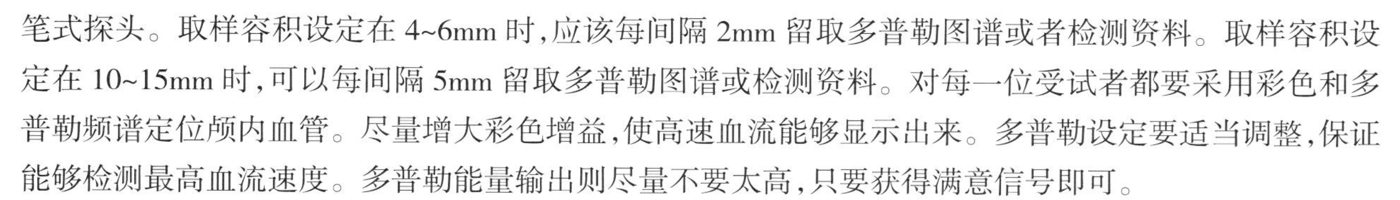

笔式探头。取样容积设定在 4~6mm 时，应该每间隔 2mm 留取多普勒图谱或者检测资料。取样容积设定在 10~15mm 时，可以每间隔 5mm 留取多普勒图谱或检测资料。对每一位受试者都要采用彩色和多普勒频谱定位颅内血管。尽量增大彩色增益，使高速血流能够显示出来。多普勒设定要适当调整，保证能够检测最高血流速度。多普勒能量输出则尽量不要太高，只要获得满意信号即可。

（七）其他注意事项

检查科室应该建立和遵循与检查相关的质量提高和控制、安全性保障、感染控制、受试者教育等规程，并且要定时进行监察。

（黄一宁）

第二节　肌电图操作规范

（一）概述

肌电图（electromyography，EMG）是记录肌肉静息、随意收缩及周围神经受刺激时电活动的电生理诊断技术。狭义 EMG 通常指常规 EMG 或同心针 EMG，记录肌肉静息和随意收缩的各种电活动特性。广义 EMG 包括常规 EMG、神经传导速度（never conduction velocity，NCV）、节段运动神经传导测定（Inching 技术）、重复神经电刺激（repetitive nerve stimulation，RNS）、F 波（F-wave）、H 反射（H-reflex）、瞬目反射（blink reflex，BR）、单纤维肌电图（single fiber electromyography，SFEMG）、运动单位计数（motor unit number estimation，MUNE）、巨肌电图（macro EMG）、皮肤交感反应（skin sympatheticresponse，SSR）、定量感觉测定（quantitative sensory testing，QST）和三叉神经颈反射（trigemino-cervical reflex，TCR）、等。以下主要介绍比较常用的 EMG 操作规范。

（二）针电极肌电图

1. 适应证

（1）前角细胞及其以下（包括前角细胞、神经根、神经丛、周围神经病、神经肌肉接头和肌肉）病变的诊断和鉴别诊断。神经肌肉接头病变 EMG 通常正常；

（2）肌肉内注射肉毒毒素的有效部位选择（部分患者）；

（3）周围神经过度兴奋综合征的诊断和鉴别。

2. 禁忌证

（1）血液系统疾病：有出血倾向、血友病及血小板 $<50\times10^9$/L 者；

（2）乙型肝炎患者，若须检查，须使用一次性针电极；

（3）艾滋病患者或 HIV（+）者，若须检查，须使用一次性针电极；

（4）CJD 患者。

3. EMG 检查注意事项

（1）检查者应熟悉神经解剖知识。

（2）检测前应进行详细的神经系统检查。

（3）检查前向患者解释，尽量保持肢体放松状态和避免精神紧张，获得患者的合作。

（4）检查前了解患者是否使用抗血小板制剂或抗凝剂药物，在采用针电极检查时，应评估检查的利弊并进行充分地交代。也可以先选择位置表浅的小肌肉观察出血情况。

（5）针电极 EMG 是有创检查，同一块肌肉的重复检测要间隔 1~3 个月。

（6）不同年龄和性别参考其相对应的正常参考值。

4. EMG 操作方法和测定程序　受试坐位或卧位，尽量保持放松状态。检查者将针电极插入被检肌肉，观察肌肉放松状态（静息状态）、小力自主收缩状态和大力收缩状态（募集相）下的电活动。

（1）肌肉放松状态下的电活动：①插入电位，是针电极插入肌肉时对肌纤维或神经末梢的机械刺激产生的成簇、伴有清脆的声音、持续时间300ms左右的电位，针电极一旦停止移动，插入电位即消失。②终板区的电活动，包括终板噪音和终板电位。前者波幅为10~50μV，时限为1~2ms；后者波幅为100~200μV，时限为3~4ms。终板区电活动的声音似贝壳（sea shell）摩擦的杂音或海啸音。③正常肌肉3.4%可有一处正锐波或纤颤波，偶有两处。

（2）运动单位动作电位：肌肉轻度自主收缩状态的电活动称为运动单位动作电位（MUAP），即一个前角细胞支配的一组肌纤维同步放电的总和。不同肌肉有相应的正常值：①形态，大多数电位是三相波和双相波，少量单相波和多相波。②时限，指电位偏离基线至回到基线的时间，是临床应用最重要的指标。针电极移动对其影响较小，代表的是许多不同肌纤维同步化兴奋的程度。③波幅，指基线到负相波峰的距离，或正负波峰的距离。④相位变化，指运动单位电位波形离开至返回基线的次数。相数的计算为经过基线的数+1，正常情况下一般不超过4相。超过者称为多相波，正常肌肉多相波占20%左右，但胫前肌可达35%。

（3）肌肉大力收缩募集电位：①相型，大多数为干扰相，即正常人在大力收缩时有足够的运动单位募集在一起，难以分辨出基线的MUAP相互重叠的现象。②波幅，正常通常为2~4mV。

（4）异常EMG的判断：①插入电位，延长或增加，见于神经源性损害和肌源性损害，但应注意是否伴有纤颤电位和正锐波，单纯插入电位延长意义不大。插入电位减少或消失，提示肌纤维的数量减少，见于肌肉纤维化和/或肌肉被脂肪组织替代等。②自发电位，包括正锐波、纤颤电位、束颤电位、复合重复放电（CRD）、肌颤搐放电等。束颤电位和肌颤搐电位仅见于神经源性损害。健康人肌肉可见1~2处纤颤电位和正锐波。束颤电位可见于正常肌肉，同一块肌肉不伴有其他自发电位，而且运动单位电位正常。③肌强直放电，指肌肉在自主收缩或受到机械刺激后肌肉的不自主强直放电，发放过程中波幅逐渐减低，频率逐渐减慢，声音似轰炸机俯冲的声音或摩托车减速时发出的声音。见于各种伴有肌强直放电的疾病。④MUAP的改变，是判断神经源性损害还是肌源性损害的重要客观指标。神经源性损害表现为时限增宽、波幅升高及多相波百分比增多；肌源性损害表现为时限缩短、波幅降低和多相波百分比增多。⑤大力收缩募集电位，神经源性损害时，由于运动单位明显减少，大力收缩时可见单个独立的运动单位电位发放，称为单纯相，通常为高波幅单纯相，干扰相和单纯相之间称为混合相；而肌源性损害表现为低波幅的干扰相即病理干扰相。

5. EMG检测的临床意义

（1）可发现临床下病灶或易被忽略的病变，例如运动神经元病的早期诊断；肥胖儿童深部肌肉萎缩的检测等。

（2）神经源性损害、肌源性损害及神经肌肉接头病变的诊断和鉴别诊断。

（3）肌强直类疾病的诊断和鉴别诊断。

（4）神经病变节段的定位诊断，如肱二头和三角肌神经源性损害提示C_5、C_6神经根受累。

（5）了解病变的程度和病变的分布，以及疾病的活动性。

（三）神经传导

神经传导（nerve conduction studies，NCS）是针电极EMG检测前的常规测定，无特殊的禁忌证，皮肤没有破损和感染等均可进行检测。NCS测定包括运动神经传导和感觉神经传导的测定。常用电极的种类有一次性表面电极、可重复使用的盘状表面电极和指环电极。

1. NCS检测注意事项　NCS检测时应注意电极位置的准确性以及阴极和阳极电极之间的距离。刺激量从零开始逐渐增加，每次刺激前刺激量均应回零，可以减轻疼痛。测定时应注意皮肤温度，保证皮肤温度于检测期间维持在 30~32℃。

2. NCS 操作方法和测定程序

（1）NCS 测定前应以各种方式了解皮肤温度。

（2）电极的放置：①刺激电极，运动神经传导测定（motor nerve conduction studies，MNCS）时，阴极置于远端，而阳极置于近端；顺行性感觉神经传导测定（sensory nerve conduction studies，SNCS）时，刺激电极置于手指或足趾末端，阴极在近端，阳极在远端。而逆行性 SNCS 测定刺激电极置于神经干，阴极在远端，阳极在近端。阴极和阳极间的距离一般为 2cm 左右。②记录电极，进行 MNCS 时，将作用电极置于肌腹上，而参考电极置于肌肉远端的肌腱或骨头上。顺行性 SNCS 记录电极置于神经干，而逆行性 SNCS 记录电极的位置即为顺行性 SNCS 刺激电极位置。③地线，置于刺激电极与记录电极之间。

（3）刺激电量和时限：进行 MNCS 时应对神经干施与超强刺激，即引起肌肉最大收缩或最大复合肌肉动作电位（compound muscle action potential，CMAP）的刺激强度再增加 20%~30% 为宜。刺激时限一般为 0.1ms（必要时为 0.2~0.5ms）。

（4）MNCS：①神经干近端和远端两个不同刺激点的距离除以两个不同点刺激所记录的诱发反应即复合肌肉动作电位（compound muscle action potential，CMAP）的潜伏期差即为 MCV。②远端刺激至 CMAP 的起始时间称为运动末端潜伏期（distal motor latency，DML）。③CMAP 波幅，可为负相波波幅（基线 - 负相波波幅）或峰 - 峰波幅。

（5）感觉神经传导速度测定：感觉神经传导可以用顺向法或逆向法检测，不同方法有不同的正常参考值。顺向法符合生理传导方向，但是感觉神经动作电位（sensory nerve actionpotential，SNAP）波幅较低。逆向法检测的 SNAP 波幅较高，但是在刺激量增大时，感觉波形之后可能会出现运动波形。①感觉神经传导检测：刺激电极与记录电极之间的距离除以 SNAP 的第一个正峰潜伏期（峰潜伏期），即为感觉神经传导速度（sensory conduction velocity，SCV）；也可以刺激电极与记录电极之间的距离除以 SNAP 的起始潜伏期，计算 SCV；以峰潜伏期或起始潜伏期计算的 SCV 正常值不同。②SNAP 波幅（μV）：为基线 - 负相波波幅或峰 - 峰波幅。

（6）异常 NCV 的判断：可根据各自实验室或其他实验室比较公认的标准进行判断。潜伏期延长、NCV 减慢、CMAP 和 SNAP 波幅降低均为异常。

3. NCS 检测的临床意义

（1）客观评价周围神经损害和发现临床下损害，诊断和鉴别诊断周围神经损害。

（2）根据速度和波幅（CMAP 和 SNAP）的变化程度，有助于鉴别髓鞘或轴索损害。

（3）NCS 结合针电极 EMG 有助于病变节段的定位；SNAP 的改变有助于神经根和神经丛损害的鉴别。

（4）有助于单神经病和多发单神经病变的定位诊断。

（四）F 波

1. F 波检测时电极放置的方法与 MNCS 基本相同，不同的是刺激电极的阴极置于近端。F 波测定时的增益和扫描速度也不同于运动 NCS。适应证、禁忌证和注意事项同 MCV。F 波测定时，通常连续采集 20 个波进行分析。

2. 观察指标　最短潜伏期、最长潜伏期和平均潜伏期；F 波出现率；F 波与 M 波波幅的比值；F 波传导速度（注意距离的测定，因为难以测定误差较大，所以通常用潜伏期替代）。

3. F 波异常的判断和临床意义　潜伏期延长或速度减慢；出现率下降或波形消失均为异常。有助于运动神经近端病变的定位诊断。

（五）位移技术

位移技术（inching technique）记录电极的放置与 MNCS 相同，刺激电极由远端开始逐渐向近端沿神经走行移动，刺激点之间的距离小于 3cm，通常为 2cm。主要观察指标是记录沿神经走行不同刺激点获得的潜伏期、CMAP 负相波波幅、面积和时限。最重要的是近端波幅与远端波幅变化的百分比。

异常的判断和临床意义如下：

（1）运动神经部分传导阻滞：远端和近端比较上肢波幅和面积下降大于 20%，下肢波幅和面积下降大于 30%，时限增宽小于 10% 为肯定传导阻滞；近端和远端比较波幅和面积下降大于 10% 不足 20%，时限增宽小于 10%，为可能传导阻滞。

（2）2 个邻近刺激点之间的潜伏期差值明显延长。阻滞的发现有助于诊断多灶性运动神经病和慢性吉兰 - 巴雷综合征等。

（六）重复神经电刺激

1. 重复神经电刺激（RNS）电极的放置同 MNCS，超强重复刺激周围神经在相应的肌肉上记录动作电位。

2. 刺激频率

（1）低频 RNS：频率≤5Hz，刺激持续时间为 3s 或 10 个波形。

（2）高频 RNS：频率≥10Hz，刺激持续时间为 3~20s。

（3）易化方法代替高频 RNS：肌肉最大收缩 10~30s 后即刻予以单次刺激，与肌肉静息状态下测定的 CMAP 波幅比较，波幅升高 1 倍以上为异常，用此方法代替高频刺激减轻不适。

3. 常用的神经　面神经耳前部位刺激 - 眼轮匝肌记录、腋神经在 Erb’点刺激 - 三角肌记录、尺神经腕部刺激 - 小指展肌记录、副神经胸锁乳突肌后缘刺激 - 斜方肌记录。

4. RNS 异常的判断和临床意义

（1）低频 RNS：在记录的稳定的动作电位序列中，计算第 4、5 波比第 1 波波幅下降的百分比，大多数仪器可自动测算。波幅下降 >15% 称为低频 RNS 波幅递减。

（2）高频 RNS：在记录的稳定的动作电位序列中，计算最末和起始波波幅下降和升高的百分比，大多数仪器可自动测算。波幅下降 >30% 称为高频 RNS 波幅递减；波幅升高 >100% 称为高频 RNS 波幅递增。

（3）用于神经肌肉接头病变的诊断和鉴别诊断。

（七）H 反射

1. 检测方法　腓肠肌记录时，将刺激电极置于腘窝，阴极在近端，阳极在远端，记录电极置于胫骨内侧（腓肠肌），参考电极置于旁开 3cm 处（最好置于远端肌腱上）。刺激强度为低强度，通常在出现 F 波后降低刺激强度直至出现稳定的 H 波。

2. 观察指标　H 反射（H-reflex）的潜伏期、波幅和波形。

3. H 反射异常的判断和临床意义　包括 H 反射潜伏期延长、两侧差值 > 均值 ±2.5SD（或 3SD）以及 H 反射未引出。因为 H 反射在腓肠肌的出现率最高可达 100%，其他肌肉的出现率正常变异很大，所以主要用于 S_1 神经根病变的定位诊断。也用于周围神经病的早期的诊断。

（八）瞬目反射

瞬目反射（Blink 反射）是脑干反射之一，反射弧由三叉神经的眶上神经传入，经脑干整合，由双侧面神经传出。

1. 检测方法　刺激电极置于眶上孔处以刺激三叉神经眶上支。记录电极置于双侧眼轮匝肌，参考电极置于眼眶或鼻根部。在同侧记录到的第一个诱发反应称为 R1 波，位于 R1 波之后的晚成分称为

R2，在刺激对侧面肌上只能记录到晚成分，称为 R2'。

2. 观察指标　R1、R2 及 R2' 各波潜伏期、双侧潜伏期差值及波幅和波形。

3. 瞬目反射异常的判断标准和临床意义　异常包括各波潜伏期延长、双侧潜伏期差值增加以及任何一个成分未引出。有助于面神经、三叉神经、脑干病变的定位。

（九）单纤维肌电图

单纤维肌电图（SFEMG）并非神经肌肉病的常规检测手段，用于诊断神经肌肉接头病或对神经肌肉病的神经肌肉接头再生功能的评价。单纤维针电极记录孔直径为 25μm，正常情况下可收集针极周边 1~3 根肌纤维的电活动。由于单纤维针电极昂贵易损，目前倾向于使用同芯针电极操作描记技术，但要注意各参数意义不同。使用同芯针电极时不能反映实际的纤维密度（fiber density）。

1. 检测方法　将单纤维针电极插入被检测的肌肉，嘱受试者做轻度的自主收缩，检测者微调针电极直至在示波屏上出现一对或一对以上的动作电位。计算机将自动分析各项指标。通常选择较容易配合的伸指总肌和额肌进行测定。

2. 观察指标

（1）颤抖（jitter）：反应同一运动单位的一对肌纤维在连续放电中波峰间期的微小变异。不同肌肉正常 jitter 可有不同，通常 10~50μs。

（2）阻滞（block）：一对电位在连续放电过程中，出现电位的脱落即完全不能下传，称为阻滞。

（3）肌纤维密度（fiber density，FD），同一个运动单位平均肌纤维数目，可通过单纤维针电极对多点检查得以测出。

（4）SFEMG 异常的判断和临床意义：①异常的判断标准，jitter> 平均值 +2.58s 为异常；jitter>55μs 占 20% 以上；jitter 增宽伴有 block；FD 增高。②临床意义，主要用于重症肌无力的诊断，特别是额肌 SFEMG 可以明显提高诊断的敏感性。

（十）皮肤交感反应

皮肤交感反应（skin sympathetic response，SSR）指人体接受刺激后，在皮肤上记录到的反射性电位，是检测自主神经功能的电生理方法之一。传出纤维是交感神经，兴奋皮肤汗腺所致。

1. 检测方法　记录电极置于双侧手掌中央和 / 或足底中央，阴极 R1 置于掌心和足心，阳极 R2 置于掌背和足背。刺激电极置于腕部或内踝，使用超强单个刺激。

2. 观察指标　潜伏期和波幅。

3. 异常判断　潜伏期超过正常值 ±2.58s；波幅低于正常值下限或波形消失为异常。

4. 临床意义　用于诊断小纤维神经病。

（十一）肌电图报告的书写

1. 原则　书写报告是肌电图检测中最重要和关键的环节，为临床诊断提供客观的、或临床上难以发现的信息，对诊断具有重要的参考意义。

（1）结果的描述详细客观。

（2）结论应严谨简洁，密切结合病史和临床表现，尽最大可能为临床提供定位诊断的信息，但不是定性或病因诊断。

2. 格式

（1）受试者一般情况：姓名、性别、年龄、职业、病历号和 EMG 编号等。

（2）病史、临床表现和神经系统查体结果和相关的实验室辅助检查结果，以及初步诊断，这一部分在肌电图检查前完成，一般为肌电图室留存备用。

（3）各种检测结果的描述

1）NCS：刺激和记录的部位、距离、潜伏期、速度、波幅及波形等。

2）F 波：潜伏期及出现率等。

3）EMG：记录每块肌肉的名称及描述各种生理状态下的肌电活动的变化，包括插入电位、各种自发电位、小力收缩 MUAP 的时限、波幅多相波百分比和大力收缩募集电位的相型和波幅。

(4) RNS：低频和高频刺激波幅递减或递增的百分比等。

3. 结论　根据描述的结果做出初步的结论，尽可能为临床提供客观的定位方面的帮助。结论举例：

1. 左上肢神经源性损害（C_5、C_6 根性损害）

2. 左上肢神经源性损害（臂丛下干损害）

点评：1 和 2 的结论均为左上肢神经源性损害，但定位分别是神经根和神经丛，对临床很有帮助。

3. 上下肢周围神经源性损害（以运动神经髓鞘损害为主）

4. 上下肢周围神经源性损害（以感觉纤维受累为主）

点评：3 结合病史可能是 GBS 或 CMT1 型等。而 4 提示感觉纤维受累，结合患者的年龄病程，要进一步除外结缔组织病和副肿瘤综合征等。

5. 广泛神经源性损害

点评：通常提示前角细胞的病变，运动神经元病的可能，但是必须结合病史。肌电图的特点是进行性失神经和慢性失神经共存。运动神经元病肌电图表现为广泛神经源性损害，但是广泛神经源性损害并非都是运动神经元病。注意鉴别肯尼迪病、多灶运动神经病、多发神经根神经病以及慢性运动轴索神经病等。

6. 肌源性损害　炎性病变时注意是否有大量的自发电位，提示病变的活动期。肌炎恢复期运动单位多相波增多，时限可能正常，注意病史的连续性。

7. RNS 结果

(1) 低频或 / 和高频刺激均可见波幅明显递减。

(2) 低频刺激波幅递减，高频刺激波幅递增。

点评：结果(1)提示突触后膜的病变，可见于重症肌无力、先天性肌无力综合征等。结果(2)可符合 Lambert-Eaton 综合征、肉毒中毒等。

4. 签字

(1) 负责技术操作的技师（技术员）或医生将全部检测结果记录到相关的报告纸上，或部分由计算机自动打印。

(2) 有经验临床神经电生理的医生复核签字。

（徐迎胜　樊东升）

第三节　脑诱发电位操作规范

(一) 概述

脑诱发电位（evoked potential）指中枢神经系统在感觉外在或内在刺激过程中产生的生物电活动，换言之就是代表中枢神经系统特定功能状态下的生物电活动。目前临床常规应用有躯体感觉诱发电位（somatosensory evoked potential，SEP）、脑干听觉诱发电位（brainstem auditory evoked potential，BAEP）、视觉诱发电位（visual evoked potential，VEP）和磁刺激运动诱发电位（motor evoked potential，MEP）。

(二) 躯体感觉诱发电位

SEP 是测定感觉传入神经全长的功能，该检测为无创性操作，一般无特殊的禁忌证（同神经传导测定)。临床常规选用正中神经和胫后神经进行刺激,其他神经如尺神经和腓神经也可应用相同的标准进行测定。检测时应至少重复一次。

1. 正中神经刺激 SEP

(1) 检测方法:刺激电极置于腕皱褶近端 2cm 处正中神经走行部位,阴极在近端。刺激量为引起拇指微小运动的刺激强度,10~30mA。方波电脉冲的时程为 200μs。刺激频率为 3~8Hz。记录电极置于:①Erb's 点(EP),位于胸锁乳突肌的锁骨头后缘和锁骨形成的三角间,锁骨上 2~3cm 处的皮肤上。②第 7 颈椎棘突上皮肤电极,位于解剖标志突出的第 7 颈椎棘突处。③头皮电极的放置按国际 10~20 系统的 C3 和 C4 后 2cm 处(参见脑电图操作规范),各自被命名为 C3' 和 C4'。④参考电极分别置于前额的 Fz 处、耳垂和肩峰。

(2) 观察指标:①各波(N9、N13、P14 和 N20)潜伏期、峰间期(中枢传导时间)和双侧相对应波的潜伏期差。②波幅和波形,特别是波形的分化情况是早期异常的敏感指标,但是因临床变异较大,仅供参考,双侧对比更有意义。

(3) SEP 异常的判断和临床意义:目前采用的异常的判断标准包括 2 项。①各波潜伏期延长 > 均值 +3SD;②波形分化不佳和波形消失。由于潜伏期随着年龄的增长逐渐延长,所以应参考不同年龄组的正常值。临床上可以补充 SCV 测定的局限性,发现周围神经近端的病变;脊髓后索病变的客观评价、手术中监测、发现临床下病灶以及用于脑死亡的诊断等。

2. 胫后神经刺激 SEP

(1) 检测方法:刺激电极置于跟腱内缘和内踝的后缘的中点处的皮肤上;阳极电极放在阴极电极远端 3cm 处。刺激量和刺激频率等同正中神经 SEP。记录电极置于腘窝和 T_{12}。头皮记录电极放置按国际 10~20 系统的 Fpz 处(参见脑电图操作规范)。

(2) 观察指标:各波潜伏期、波间期、波形分化和波幅等。

(3) SEP 异常的判断标准和临床意义:同正中神经刺激 SEP。

(三) 脑干听觉诱发电位

BAEP 是测定听觉通路的客观手段,因属无创检查,没有禁忌证。检测受镇静药物的影响小,可做为婴儿听力筛选的常规检查之一。

1. 检测方法　常规使用短声听觉刺激,刺激强度一般是 70dB(分贝),方波电脉冲 100 脉冲。刺激频率 10~70Hz,常规使用 11~30Hz。检测时将对侧耳给与噪声掩盖,称为白噪音,刺激强度至少应为 40dB。记录电极置于头顶(Cz),参考电极置于耳垂或乳突。地线置于前额。每侧至少测定两次,每次平均次数 1 000 左右,正常人两次测定结果有明显的可重复性。

2. 观察指标

(1) 各波潜伏期:特别是Ⅰ、Ⅲ、Ⅴ波的潜伏期;Ⅰ-Ⅲ波、Ⅲ-Ⅴ波和Ⅰ-Ⅴ波的波间期;两侧绝对潜伏期和波峰间潜伏期的差。

(2) 波幅:个体差较大,不能单独作为判断异常的指标,应与其他指标相结合。Ⅴ/Ⅰ波幅比值有临床参考意义。

(3) 波形:典型 BAEP 包括 5 个波,用罗马数字Ⅰ~Ⅴ波表示,Ⅰ、Ⅲ、Ⅴ波可能分别代表来自听神经、脑桥(上橄榄核)及中脑(外侧丘系及下丘的相关核团)容积传导的电活动。Ⅳ和Ⅴ波的变异较大,判断时应引起重视。

3. BAEP 异常的判断标准和临床意义

(1) 各波潜伏期延长 > 均值 +3SD。波间期Ⅰ-Ⅲ波、Ⅲ-Ⅴ波和Ⅰ-Ⅴ波延长;两侧绝对潜伏期和波峰间潜伏期的差值增加。

(2) 波形分化不佳和波形消失。

(3) V/I 波幅比值 <0.5。临床主要用于听觉通路病变的辅助定位和发现临床下病灶。对听力检查不能合作者和婴儿可客观判断听力障碍的程度;有助于昏迷程度和预后的判断,还可用于脑桥小脑角手术的术中监测等。

(四) 视觉诱发电位

临床最常用的 VEP 根据其视觉刺激模式为棋盘格翻转模式刺激 VEP,适应证包括视神经到枕叶皮层通路的病变,为临床诊断提供定位的依据和发现临床下病变。VEP 检查无特殊的禁忌证。检查是应询问受试者的视力,近视眼应带眼镜进行检测。

1. 检测方法 刺激方式为棋盘格模式(黑白方格)翻转刺激,单眼全视野刺激,这种刺激方式波形稳定,阳性率高。受试者坐在棋盘格刺激器前,眼与屏幕的距离一般在 70~100cm,且眼与屏幕中心应在同一水平面,刺激频率 2Hz。如果患者的视敏度太差,可缩短患者与刺激屏幕的距离。记录电极按国际 10~20 系统,置于 Oz、O1 和 O2 处。每侧至少测定两次。

2. 观察指标 棋盘格翻转刺激 VEP 是一个三相复合波,按三个波的极性,被称作 NPN [negative-positive-negative,负极 - 正极 - 负极(晶体管)]复合波。P 波是 NPN 复合波的代表波,是临床意义最重要的评价指标,因其潜伏期在 100ms 左右,故称作 P100;另两波峰分别称作 N75 和 N145。

3. VEP 异常的判断标准和临床意义

(1) P100 潜伏期 > 均值 +3SD;

(2) 双侧 P100 潜伏期差 >8~10ms;

(3) P100 的波幅 <3μv 以及波形分化不佳难以辨认或波形消失。临床主要用于视通路病变的定位诊断,发现临床下病变,在多发性硬化和视神经脊髓炎谱系疾病的诊断中提供客观依据。

(五) 磁刺激运动诱发电位

磁刺激指经颅刺激大脑皮层运动区、脊髓和周围神经在相应肌肉上记录到的复合肌肉动作电位(CMAPs)。计算中枢运动传导时间(central motor conduction time,CMCT)可以反映锥体束或上运动神经元的功能。

1. 检测方法 将刺激线圈置于头皮大脑运动皮层对应区,刺激量通常是阈值 +20%,头皮刺激量通常是最大输出的 90%~100%。其他刺激点包括 C_7、Erb 氏点、T_{12}、臀点和腘窝等。记录电极和地线的放置同 MNCS 的测定。

2. 观察指标 各波潜伏期和 CCT。

3. MEP 异常的判断标准和临床意义 ①各波潜伏期延长 > 均值 +3SD;②CMCT 延长 > 均值 +3SD;③波形分化不佳或波形消失。临床用于运动通路病变的定位诊断。

(徐迎胜 樊东升)

第四节 脑电图操作规范

(一) 概述

脑电图(electroencephalogram,EEG)是一种通过电子放大技术记录大脑皮质神经元自发性生物电活动以了解脑功能动态变化的检查方法。目前常用的包括:常规脑电图、动态脑电图、视频脑电图、床旁持续脑电监测和多导睡眠图监测等。该指南概括了上述多种脑电图记录方法适用范围、检查规范和设备技术指标,提出了临床工作中医生提请申请单内容、检查报告规范、检查规程,以及实验室间质量控制等一系列建议。

（二）适用范围

1. 确定发作性事件性质，有助于癫痫诊断和分型，辅助评估抗癫痫药治疗效果及撤药后复发风险。

2. 中枢神经系统疾病和可能累及中枢神经系统的全身性疾病，如颅内感染、炎症性疾病及代谢性脑病等，可对其病因诊断和疾病演变预后提供信息。

3. 癫痫外科治疗术前定位，以确定手术范围。

4. 围产期异常的新生儿监测，用于诊断新生儿惊厥、评价脑功能状态及发育成熟水平。

5. 脑外伤及颅脑术后脑功能监测，评估脑损伤程度及预后。

6. 危重患者持续脑功能监测，判别意识障碍程度、治疗反应及远期预后。

7. 协助睡眠障碍诊断、分类及鉴别诊断。

8. 诊断脑电静息，辅助临床确诊脑死亡。

（三）申请单要求

EEG 申请单应提供受试者完整病史资料，以协助判断检查结果意义。相应资料应该包括：

1. 症状和体征，尤其是意识状态和局灶体征的描述。

2. 详细病史，重点是发作史，包括发作前状态、发作时演变过程和发作后表现；还要包括出生史、生长发育史、手术史、家族史、有无新生儿惊厥及热惊厥史。

3. 已经明确的诊断，如中枢神经系统疾病等。

4. 已使用药物名称和剂量，需注意苯二氮草类药物等对脑电图的影响。

5. 进行特殊检查方法的理由和目的，例如增加蝶骨电极检查的原因。

6. 应该嘱咐受试者携带已经完成的重要影像学和同一或不同检查室脑电图资料。

（四）检查规程

1. 脑电图检查前注意事项

(1) 应和受检者充分沟通，说明检查目的和检查过程的无痛苦、无伤害性，以消除其紧张恐惧心理；检查时应保持平静放松，常规脑电检查时尽量保持身体各部位静止不动；解释和示范睁闭眼、过度换气及闪光刺激试验检查过程。

(2) 要求受检者前一天洗头，且洗后不用发胶等，确保检查时头部清洁干燥。

(3) 检查前一天避免服用镇静催眠药物和中枢兴奋药物。癫痫患者正在服用抗癫痫药时，一般不应停药，除非有特殊诊断需要，且减停抗癫痫药必须在患者和家属知情同意的情况下谨慎进行，检查后及时恢复服药。

(4) 清醒期脑电图检查前受检者应充分睡眠，避免检查中困倦。睡眠脑电图检查可在检查前进行适当睡眠剥夺，以自然睡眠描记最为理想。如果不能获得自然睡眠，可以采用药物诱导睡眠，多选择对睡眠影响小的药物，如水合氯醛等。

(5) 受检者应在进食后 3h 内进行脑电图检查，避免低血糖影响结果。

(6) 检查室应保持安静、温度适宜，避免人员走动和过热过冷造成干扰。

2. 安置电极　受检者可采用坐位、仰卧位，长程检查过程中可变换体位，一般不需要剃头。安置电极之前应对头皮进行认真清洁，可用酒精或丙酮去除头皮脂质，必要时用磨砂膏去除头皮角质层，以降低电阻，增加导电性能。在头皮和电极之间可用导电膏或盐水等电介质溶液，保证接触良好。常规脑电图检查时，根据受检者头颅大小选择不同型号的弹力电极固定带，根据国际 10~20 系统的位置安放柱状电极或盘状电极。长程监测，包括睡眠脑电图和视频脑电图时，可用火棉胶固定电极，也可使用导电膏初步固定后，再使用医用胶纸、绷带或网状弹力帽固定。如使用针电极操作，应注意消毒。睡眠脑电图最好增加眼动、心电、表面肌电等多种生理参数，表面肌电常规放置在左右三角肌和/或下颌部，必要时增加左右下肢或四肢远端肌群，每一个部位放置一对盘状电极互为参考，电极间隔2~3cm。颅内电极需要开颅或使用立体定向仪以放置。

附

电极位置：根据国际脑电图学会建议，目前世界通用10~20系统电极设置，因其简单合理，基于明确的解剖标志，同时电极间距相等、对称。它包括19个记录电极及2个参考电极的标准位置。双侧参考电极置于左右耳垂(A1,A2)，新生儿和婴儿可置于双侧乳突。应用皮尺测量基线长度后按比例安置电极才能称之为国际10~20系统(图16-4-1)，否则只能称为近似国际10~20系统。测量时应用标记笔在头皮上点出电极位置。先用皮尺测量两条基线，一条为鼻根至枕后粗隆的前后连线，另一条为双侧外耳孔的左右连线。两者在头顶的交点为Cz(中央中线)电极的位置。从鼻根后10%为Fpz(额极中线)电极，从Fpz向后20%为Fz(额中线)，以后依次每20%为一个电极位置，从Fz向后依次为Cz(中央中线)、Pz(顶中线)及Oz(枕中线)，Oz与枕后粗隆间的距离应为10%。另一基线为双侧外耳孔连线，从左向右距左外耳孔10%为T3(左中颞)，以后向右每20%放置一个电极，依次为C3(左中央)、Cz(中央中线)、C4(右中央)及T4(右中颞)，T4应距右外耳孔10%。Fpz通过T3至Oz联线为左颞平面，距Fpz向左10%为Fp1(右额极)，从Fp1每向后20%依次为F7(左前颞)、T3、T5(左后颞)及O1，其中T3为此线与双外耳道连线的交点，O1应距Oz10%。右侧与此相同从前到后依次为Fp2(右额极)、F8(右前颞)、T4、T6(右后颞)及O2(右枕)。从Fp1至O1及Fp2至O2各做一连线，为矢状旁平面，从Fp1向后各20%依次为F3(左额)、C3(左中央)及P3(左顶)，P3应距O1 20%。右侧与此相同，从Fp2向后20%依次为F4(右额)、C4(右中央)及P4(右顶)，P4应距O2 20%。

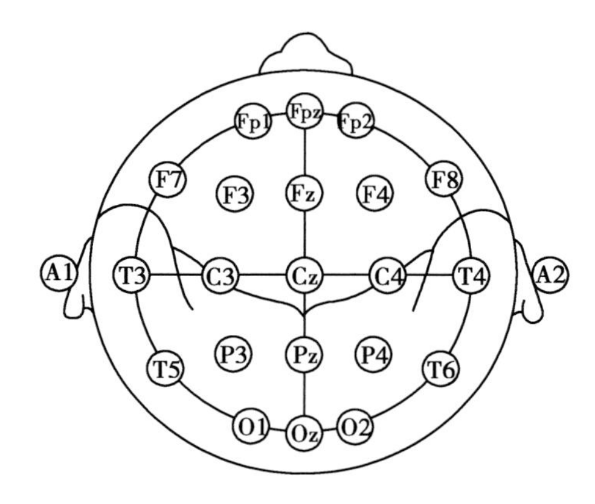

图16-4-1 国际10~20系统的电极位置

3. 仪器调试 安置电极前首先接通电源，打开仪器，然后开始安置电极。电极安放完毕后，按照以下顺序对仪器进行调试：

(1) 电极阻抗测试：对每个电极的阻抗进行测试，使其尽可能不超过5kΩ，而且各电极之间阻抗应基本匹配，当电阻过高需及时调整；

(2) 仪器校准：记录并测量方波校准电压，以检测放大器的性能和灵敏度；

(3) 生物校准：即各通道均连接到O1或O2记录10s，观察所有导联的图形，确保其波幅、波形和位相一致；

(4) 参数调整：仪器校准及生物校准完全一致后，再调整仪器参数，包括灵敏度(一般为7~10μV/mm)、高频滤波(70Hz)、低频滤波(0.3Hz或0.5Hz)或时间常数(0.3s或0.6s)、50Hz陷波、屏显时间(10s/p)等；

(5) 导联设置：确定仪器各项性能正常后开始EEG记录。首先进行导联选择，这是因为EEG的各种导联组合是判断脑电图波形和定位的基本依据。而导联组合分为参考导联和双极导联两种。应尽量使用国际10~20系统中的全部电极，每份记录同时采用参考导联和双极导联记录，推荐以耳电极参考方式记录，以多种导联方式结合分析。参考导联(单极导联)：建议同时使用平均单极导联或与标准电极导联联合。双极导联：常规应用纵向双极和横向双极两种导联，此外可根据临床还可另增加环状导联，三角导联等。

(6) 脑电记录：常规脑电图记录时间不应少于 20min，睡眠监测至少应包括一个完整的睡眠周期，视频脑电图长程监测时需随时调整摄像头角度，以观察受检者行为。在记录开始时或结束前进行各种诱发试验，包括睁闭眼试验、过度换气试验和闪光刺激试验等。

1) 睁闭眼试验：清醒期待基线平稳时做 2~3 次睁闭眼，每次 3~5s，间隔约 10s。

2) 过度换气试验：宜坐位或立位时进行，因卧位不易观察到轻微失张力发作。闭目状态连续做 3min 深呼吸，每分钟呼吸 10~20 次。儿童不能合作者可令其吹置于嘴前纸片或风车。过度换气后至少描记 3min，如有异常应描记到异常消失。高度怀疑癫痫者，可重复进行多次。急性脑血管病、严重心肺疾病、颅内压增高等临床危重患者不应进行此项试验。

3) 闪光刺激试验：在相对暗环境下进行，过度换气结束 3min 后进行。最好为坐位，将闪光刺激器置于受检者眼睛前 30cm 处，首先递增序列：1、2、4、6、8、10、12、14、16、19、20Hz，然后递减序列：60、50、40、30、25Hz，用不同频率闪光刺激，每个频率刺激 10s，间隔至少 7s。建议依次在睁眼 5s 后、闭眼 5s 后、每次刺激开始同时闭眼结束即刻睁眼这三种状态下进行。

(7) 记录过程中事件处置

1) 事件标记：记录过程中患者状态改变和出现症状，各种来源的伪差，各种诱发试验患者反应情况均需标记。尤其对于年龄较小的儿童，更需仔细观察和记录。

2) 发作处置：脑电记录，尤其是视频脑电监测过程中如有发作性事件，特别是癫痫发作时，既要保证患者安全，也要保证脑电记录的质量。建议以下操作：在保证患者安全的前提下，避免对其不必要的搬动，以减少干扰，还要避免人员对镜头的遮挡；立即掀开被子，充分显露患者全身；呼唤患者姓名或要求其完成一些指令性动作；观察其瞳孔和症状及演变过程；注意肌张力和局部抽动情况；发作结束后询问患者对发作的记忆和感受，有无 Todd 麻痹等。对癫痫频繁发作、持续状态或电持续状态的患者，应与临床负责医师联系处理。如有用药，应标明给药时间、种类和剂量，并在给药后持续观察。

(五) 检查报告管理

受检者每一次检查都应该有记录，脑电图形及报告都应该保存，以对比前后检查结果，为临床提供更多信息。对发作期脑电图尤其是视频脑电图的数据应单独剪辑保存，剪辑时必须保留足够长时间的发作前基线图形，直至发作结束完全恢复背景图形。对发作期脑电图的打印也应包括发作前后的背景活动，如果发作时间较长，可选取具有代表性的片段，比如非常重要的发作起始部分和结束部分。脑电图报告上必须注明受检者的姓名、性别、年龄、检查日期、住院号 / 门诊号、使用药物名称及剂量、意识状态、合作程度、操作技师和报告医师的姓名等。脑电图记录期间发生的事件应该实时标记，包括各种来源的伪差、受检者出现症状的时间点等。脑电图的检查报告应全面、简洁描述各种记录状态下（清醒、睡眠、各种诱发试验）出现的各种正常及异常特征，如有发作，还应详细描述症状学表现，重点强调先兆、首发症状和症状的演变过程。此外，脑电图报告还需包括对正常或异常程度的判定，与以前记录的结果进行比较，对临床的指导意义，但一般不涉及临床疾病的诊断。脑电检查的最终报告应该保留在患者的病历中。

(六) 设备技术规范

1. 设备　EEG 检查需要选择符合国际脑电图和临床神经生理联盟（IFSECN）及中华人民共和国脑电图国家标准并经国家计量局检测规程认可的脑电图仪器。目前推荐使用 16 导联及以上脑电图仪器进行记录，8 导联已不建议使用。有条件的实验室或出于特殊需要，可以应用更多导联记录。睡眠监测时还需增加眼动、心电、表面肌电等其他导联。脑电图仪必须要接专用电源线，电源电压为 220V。若使用交流电子稳压器时，待电压稳定后方可打开脑电图仪的电压开关。交流电的接线应该满足所在地系统标准要求，所有的交流电插座必须提供可靠的地线，以避免交流电干扰。脑电图仪器的辅助设备应该包括一个能够产生节律性高强度闪光的刺激装置。视频脑电图仪器还应配备2个彩色摄像镜头，用于拍摄全身和局部特写，最好为红外夜视摄像镜头，能在微弱光线下观察受检者行为。安置的头皮电极要求不能明显降低国际10~20系统范围内脑电信号，以盘状电极效果最好，不常规使用针电极，特殊情况应用必须用一次性电极。特殊电极使用，比如蝶骨电极，可用针灸毫针作为蝶骨电极使用，应注意高压消毒，避免交叉感染，长时间监测应用经典的软线蝶骨电极。深部电极主要在专业的癫痫诊疗中心应用，需要有资质的神经外科医师操作，不推荐常规使用。脑电图检查环境应做到保持安静、光线柔和、温度适宜，不必设电屏蔽，除非证明有必要。视频脑电图最好在病房内进行，以便处理监测中各种事件的发生，并应有专人负责处理受检者和仪器的各种情况。

2. 技术 脑电图检查前按照要求对受检者进行宣教。在为受检者安放电极前首先接通电源，打开仪器，然后根据检查规程进行操作。电极安放完毕后，对脑电图仪进行调试，确定仪器各项性能正常后开始EEG记录。视频脑电图还需确定数字化视频的性能，确保受检者随时处于拍摄范围。常规EEG描记至少20min清醒状态下的无干扰图形，并进行数次睁闭眼试验，闪光刺激和过度换气应作为常规诱发试验。怀疑癫痫的患者，尽可能进行睡眠EEG记录。视频脑电图应记录包括清醒、入睡、至少一个完整睡眠周期和觉醒后EEG，尽可能记录发作期图形。对于癫痫外科术前评估的患者，应至少监测到3次以上惯常发作。记录检查过程中如有癫痫发作，应与临床负责医师联系，EEG技术人员应标明对事件的处置，包括给药时间、种类和剂量等，并在给药后继续监测以观发作控制情况。儿童EEG记录的规范与成人基本相同，但基于儿童的特点，需注意电极的固定和适当调整灵敏度（20μV/mm）。新生儿EEG可适当减少记录电极数目，安放电极尽量避开颅骨未闭合部位，灵敏度可调至7μV/mm，低频滤波可调至0.5Hz，不能使用镇静剂诱导睡眠，不推荐使用节律性闪光刺激。脑电图报告应全面、客观反映记录中各种状态下的EEG特征，并特别突出对临床诊断最有意义的特征，尽量避免含糊不清的结论。同一实验室对脑电图异常程度的判断标准应该始终一致，以使不同患者之间或同一患者各次记录的结果具有可比性。脑电图医师和技术人员必须接受过专业培训，取得相应资质。

（七）其他注意事项

检查科室应该建立和遵循与检查相关的质量提高和控制、安全性保障、感染控制、受试者教育等规程，并且要定时进行监察。注重培养和提高脑电图专业人员素质，脑电报告须经上级二次审核。在对受检者进行特殊操作时，需要具有资质的医师在场，并应具备适当的抢救设备。当癫痫患者出现临床发作时，应在保证患者安全的前提下进行检查。脑电图电极必须保持清洁，在记录完疑似或确诊传染病患者后，应采取高压消毒或销毁等有效措施，避免交叉感染。检查前对受检者进行脑电图宣教，增加其配合度。检查科室应该建立相关的质量控制、保障安全、感染控制等规章制度，并按照其实施，且定期监察。

（肖 波）

第五节 难治性癫痫外科手术切除标本病理操作规范

（一）概述

癫痫是由脑神经元异常过度放电引起的、以反复发作神经系统功能异常为特征的慢性脑部疾病。约有75%的患者使用抗癫痫药治疗可以控制或减少发作，但仍有约25%的患者使用多种抗癫痫药仍难以控制发作，属于难治性癫痫。难治性癫痫的患者中约有一半可以通过手术治愈，或术后再辅以抗癫痫药从而得以控制癫痫发作。越来越多的癫痫外科手术切除标本为癫痫的神经病理学研究提供了新的平台，而癫痫外科手术切除标本复杂多样的病理改变也对神经病理学医师提出了新的挑战。

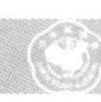

对于癫痫外科病理学的研究来说，标本的处置是第一步，也是至关重要的一步。标本处理的好坏，会直接影响病理分析过程和形态学观察，甚至影响最终的病理诊断，因此必须强调标本处置的规范性和重要性。

（二）操作方法和程序

癫痫外科在手术中切除脑组织后，要保证标本的完整性，任何人不应随意切开标本或私自切取标本，应该用稍微潮湿的生理盐水纱布轻盖标本，或将标本放入专门的平皿中，做好标识如：标本的定位、异常放电集中区域等。标本运送时应置于冰桶中，并立即与病理科联系。病理医师收到标本后，应该核对患者的基本资料，核对清楚后，再对标本进行编号和登记，然后按照癫痫标本处置程序处理标本。

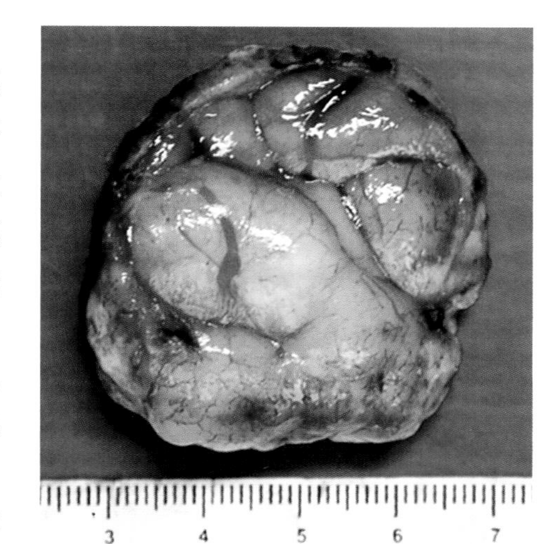

图 16-5-1　新鲜标本编病理号并进行大体观察和拍照

1. 将新鲜标本编病理号并进行大体观察和拍照(图 16-5-1)。
2. 将新鲜标本沿冠状平面或垂直于皮质表面的方向，每间隔 5mm 左右逐一切开标本。
3. 将切开的脑大体切片按顺序排列整齐，进行大体观察和拍照(图 16-5-2)，并于每一切片的背面对标本进行编号。
4. 如果标本充足，选取部分新鲜病变组织用 OCT 包埋放于 -80℃冰箱冻存。
5. 将其余的脑大体切片放入 20% 磷酸盐缓冲福尔马林固定液中固定 2d 左右。
6. 选取需做石蜡切片的脑组织切片整片放入 70% 乙醇液中脱水 24h。
7. 将上一步骤的脑组织取出放入脱脂液(配制：三氯甲烷与甲醇 1∶1 等体积混合)脱脂 24h。
8. 取出脑组织将其放入自动脱水机中，以设定的程序进行脱水、透明、浸蜡，整个程序运行 48h。
9. 石蜡包埋、切片、染色、封片。

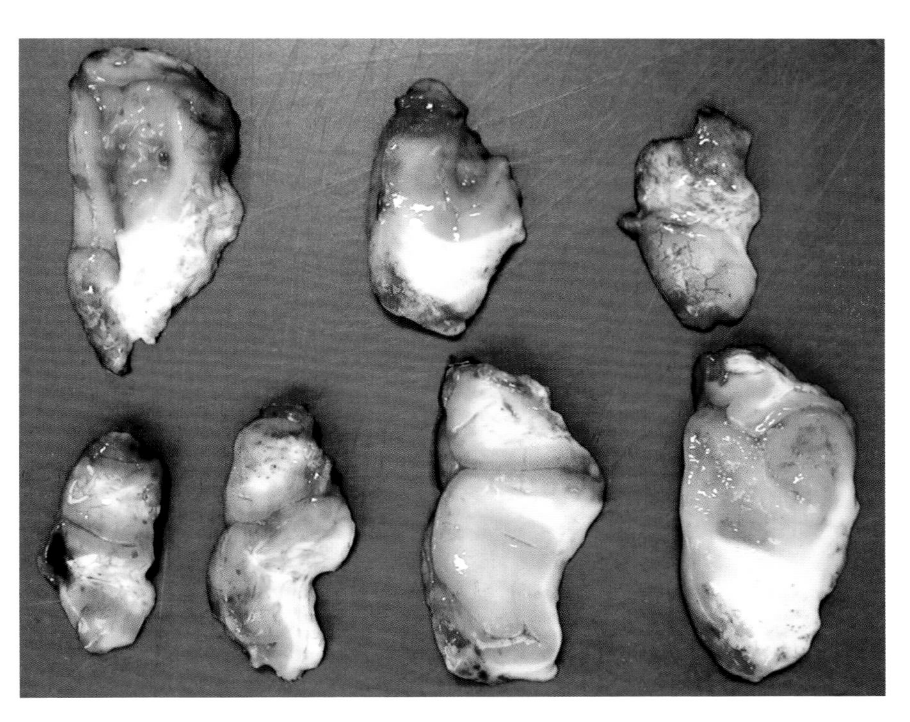

图 16-5-2　将切开的脑大体切片按顺序排列整齐，进行大体观察和拍照

在整个标本的处置过程中，应该强调肉眼观察的重要，应当由表及里仔细观察脑表面的血管、脑膜厚薄、有无渗出物、脑组织的质地、颜色，以及脑回的大小、灰质厚薄、灰白质分界是否清晰等，并做好详细的记录。此外还需强调对于癫痫病理诊断来说大切片石蜡制片技术的优势。与传统的常规石蜡制片技术相比，大切片石蜡制片技术可以使脑标本被充分利用，而不必拘泥于取材盒的大小，将脑组织切片整体取材、整体制片（图 16-5-3）。这种方法能够很好地将大体观察和组织形态学观察结合起来，完整地观察病变区以及病变与周围组织之间的移行与过渡，并有利于评价周围皮质的发育不良情况，因此更适于癫痫脑标本的组织学观察。

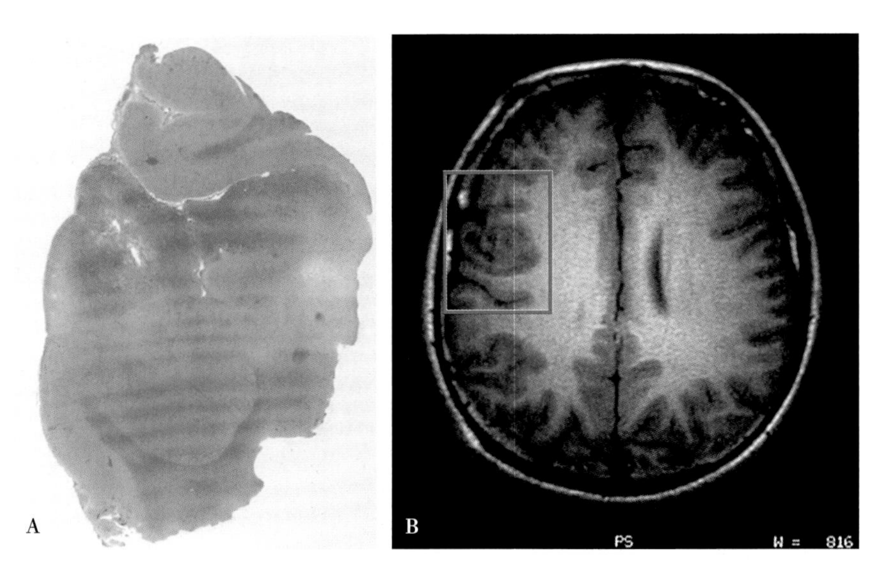

图 16-5-3　癫痫脑标本大切片与影像学改变对比，更全面地观察致痫灶

A. 大切片；B. 影像学表现，红框标记为 A 图对应脑组织

（卢德宏　付永娟）

第六节　脑和脊髓解剖标本病理观察及取材操作规范

中枢神经系统病理解剖标本包括脑和脊髓，是研究神经病理学主要的资料来源之一，对其观察及取材的操作是否规范直接关系到所获取资料的系统性和完整性，有时甚至关系到能否得出正确的病理诊断。因此，必须重视脑和脊髓解剖标本的观察及取材的规范化操作。

脑和脊髓解剖标本的固定时间为 2~4 周。固定液多选用 20% 缓冲福尔马林，固定液的体积至少是标本体积的 5~10 倍。固定时采用基底动脉穿线悬吊法或者纱布托浮法保证脑标本不会受压变形。

取材前的准备工作中最重要的一项是了解该患者的临床病史及影像学资料，并据此制订合理的切脑、脊髓及取材方案。取材的过程实际上就是对标本进行大体检查并拍照，切脑和脊髓，检查切面并拍照，选取标本块以制片这样四大步骤。分别介绍如下：

（一）标本的大体检查及拍照

对脑和脊髓解剖标本进行取材时应先按一定的顺序进行大体检查并拍照。检查顺序从先到后一般为脑穹窿面、双侧面及脑底面，遵循由外到内或由内及外的顺序依次进行仔细的检查。检查时要注意硬脑膜有无增厚、出血，有无肿瘤性病变；静脉窦有无闭塞，有无栓塞物；脑表面静脉有无栓塞；蛛网膜有无增厚、充血；蛛网膜下腔有无出血和渗出；双侧大脑半球是否对称；各脑叶之间的比例是否正常，脑干、小脑的比例是否正常；脑回有无增宽或变窄；脑沟有无变浅或变深；脑实质有无局限的损伤（挫伤）；脑组织

 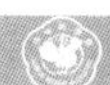

质地有无变软或变硬，有无软化灶、肿瘤病灶，有无发育缺陷，有无萎缩；有无扣带回疝、颞叶海马钩回疝和/或小脑扁桃体疝；脑底血管分布是否正常，血管本身有无发育畸形，脑底动脉环有无发育缺陷和/或发育变异，有无动脉瘤；各组脑神经有无肿瘤病变，有无牵拉和受压变形。

脊髓的大体检查首先要定位脊髓的各个节段，分别观察腹侧面和背侧面，注意硬脊膜有无增厚、出血，有无肿瘤性病变；蛛网膜有无增厚、充血；蛛网膜下腔有无出血和渗出；脊髓各节段比例是否正常，有无肿胀或萎缩；各脊神经根有无增粗或萎缩，有无肿瘤性病变。

常规检查后，要对各个观察面进行常规拍照留档，照片应包括大脑穹窿面、双侧面、脑底面，脊髓腹侧面和背侧面。如果脑标本有局灶性病变应保留局部的特写照片。

（二）切脑及脊髓

脑标本的切开方法包括：冠状切面切脑法（冠状切脑技术）、矢状切面切脑法（矢状切脑技术）及水平切面切脑法（水平切脑技术）等。工作中要根据病变的部位和最佳的展示病变本身及与周围组织的关系来设计切脑方法。如：展示中线部位病变常采用矢状切脑技术；展示病变与内囊和基底节的关系，要采用水平切脑方法。而冠状切脑技术则为常规的切脑技术。切脑步骤详述如下：

1. 分离脑干与小脑　操作者将手术刀放在与脑干垂直的方向，刀尖轻压乳头体向下插入至中脑的上丘水平，刀体向左右切断两侧大脑脚后将大脑与小脑、脑干分离。如遇到脑标本受压变形，脑底结构紧凑，不易操作的情况，也可先经灰结节将大脑冠状切开后再依照上述操作分离脑干与小脑。

2. 切开大脑：大脑的切开方式有3种。

(1) 冠状切脑技术

1) 应用切脑框的冠状切脑技术：将去掉脑干和小脑的脑标本脑底向上放在切脑板上，将两颞极与枕极置于一水平面。操作者一手扶脑，另一手持切脑刀经脑底灰结节处做第一个脑冠状切面。切开后的大脑标本依次平放在切脑框中，用长的切脑刀架在1cm厚的切脑框（用金属或有机玻璃制成的U型框）上，沿切脑框滑动切脑，将大脑标本沿冠状面切成1cm厚的脑片，按由额极向后至枕极的解剖顺序，后面向上依次排好。则每一切面的左侧即为大脑标本的左侧。这种切脑方法简单，易掌握。用脑框切脑，切面平，厚薄一致，便于取材和制作大体陈列标本，已被广泛应用。

2) 参照脑表面解剖结构的冠状切脑技术：将去掉脑干和小脑的脑标本脑底向上放在切脑板上，将两颞极与枕极置于一水平面上。①操作者一手扶脑，另一手持切脑刀在额极至颞极之间做3个冠状切面，将额极至颞极之间的脑组织平分为3片。其中经颞极的切面上刚刚能看到侧脑室额角的室管膜，如果在这个切面看到侧脑室额角说明脑室系统扩大。②在颞极至灰结节之间切3刀，平分3个脑片。其中经灰结节的切面上可见清晰的前联合结构及其下方的无名质。③在灰结节至乳头体之间切1刀，显示视丘和乳头丘脑束。④在中脑前后径的1/2处切1刀，这一切面可显示外侧膝状体，是海马的最佳取材部位。⑤沿中脑后界切1刀。⑥沿胼胝体压部切1刀。⑦在胼胝体压部至枕极之间切2刀，将后半部的脑组织平分3片。切好的脑片按上述解剖顺序排好。这种切脑方法比较复杂，一共切12刀，得到13个大脑的切面，并且切面的厚度薄厚不均，初学者较难掌握。但这种切脑方法的优点在于有解剖标志定位，组织学取材部位相对一致，并能看到一些特殊的解剖结构。

(2) 矢状切脑技术：沿脑干腹侧正中画一细线，将细长的切脑刀从额部伸入到大脑纵裂之中。正对脑干腹侧正中的细线做脑的矢状切片，将大脑、小脑和脑干分为左右两半。然后，分别用脑框将两侧的脑组织矢状切成1cm厚的脑片。这种简单的切脑技术一般用来显示中线部位的垂体瘤、颅咽管瘤、松果体区肿瘤及脑干肿瘤等病变。

(3) 水平切脑技术：沿额极上方1cm至枕极画一细线，用长的切脑刀对准画线做一脑的水平切面，将脑标本水平切成上下两部分。然后，将水平切开的脑标本分别放入切脑框内，切成1cm厚水平切面的脑片。水平切脑技术主要用于显示大脑深部基底节区和半卵圆中心白质解剖结构，以及脑出血、脑梗死、肿瘤及脱髓鞘病等与内囊和脑室相关的病变。并可与CT、MRI等影像学改变作对照。

3. 切开脑干和小脑 脑干和小脑的切开方式有几种选择。

(1) 脑干和小脑联合水平切面：一手持脑干和小脑，另一手持刀，将脑干和小脑切成3毫米厚的水平切片，按切片按照由上到下的顺序，下面朝上依次排好，切片的左侧即为脑干和小脑的左侧。这种切开方式不破坏脑干和小脑的连续性，方便观察同时累及脑干和小脑的病变，明确病变的分布及移行范围。

(2) 脑干和小脑分别切开

1) 分离脑干和小脑：①经小脑蚓部正中矢状切开小脑，打开四脑室；②靠近小脑侧分别离断上、中、下小脑脚；分离脑干与小脑。

2) 按解剖部位的脑干水平切开方法：①经下丘水平切开中脑；②由腹侧距离中脑和脑桥连接处下0.5cm左右水平切开脑桥；③由腹侧经三叉神经中部水平切开脑桥；④由腹侧经脑桥和延髓连接处上0.5cm左右切开脑桥；⑤由腹侧经脑桥和延髓连接处切开延髓；⑥由腹侧经下橄榄核正中切开延髓；⑦由腹侧经锥体交叉处切开延髓。由此可以分别得到中脑上丘及下丘水平2个切面、脑桥上、中、下3个切面及延髓上、中、下3个切面，可以全面观察脑干的各个核团。

3) 按解剖部位的小脑矢状切开方法：①平行于经小脑蚓部正中的矢状切面将小脑半球切成厚0.7cm的切片；②沿垂直于小脑横纹的方向经齿状核开口处切开小脑；③平行于该切面将小脑半球依次切成厚0.7cm的切片、由此可得小脑蚓部、齿状核及小脑半球皮白质的切面。因这种切法的缺点在于破坏了小脑和脑干的连续性，故可以根据病变性质及分布有选择地进行单侧小脑矢状切开及对侧小脑与脑干联合水平切开法。

4. 切开脊髓 脊髓的切开方法很简单，常用的是水平切开法，即经各神经根行水平切开。脊髓的切法关键在于正确定位各个节段，最可靠的定位方法是经背侧寻找到骤然变细的脊神经后根即为T_2，依次向上、向下定位其他脊髓节段。

(三) 脑和脊髓标本切面的检查及拍照

脑和脊髓标本的切面也应按一定的顺序进行检查，一般遵循由外向内或由内向外的顺序进行观察记录。以冠状切脑由内向外的观察记录为例，首先观察两侧大脑半球是否对称，中线有无移位，有无脑疝。脑室系统有无扩张积水，局部有无粘连受压等梗阻现象。脑实质内有无局灶性出血、软化、脱髓鞘及肿瘤性病变。如有病变观察记录病变的大小，形状，病变的颜色，病变累及的范围是白质还是灰质，或是二者均受累。仔细检查灰白质的界线是否清晰，皮层内有无分层坏死，脑皮层有无局部缺损或挫伤，脑沟底部有无坏死。蛛网膜下腔有无出血渗出，有无肿瘤的转移播散。切面观察完毕后选取有代表性病变的切片照相留档，必要时可将所需脑片制成大体标本供陈列教学使用。其余标本则常规取材做组织学观察。

(四) 脑和脊髓标本的组织块选取

为了系统性的积累资料，使每例尸检脑标本的组织切片都有可比性，应该建立固定的脑和脊髓组织块选取方法。

大脑的取材部位(以冠状切脑为例)应包括：①双侧额叶的皮层和白质，取材最好在旁中线1.5cm处，这个部位往往是脑分水岭梗死的部位；②双侧顶叶皮层和白质，取材要求同额叶取材；③双侧颞叶皮层和白质，一般以颞中回为主；④双侧枕叶皮层和白质，常规取距状裂的有纹皮层；⑤双侧基底节，取尾状核和豆状核的头部；⑥双侧视丘和内囊，取灰结节的切面；⑦双侧的海马和外侧膝状体，取经中脑前后径1/2处的切面；⑧双侧的杏仁核；⑨双侧的扣带回。

脑干的取材一般要求中脑2块，包括中脑的上丘和下丘。脑桥和延髓分上中下各取3个平面。可用墨汁标记以便于区分左右侧。

小脑的取材要包括：小脑蚓部、齿状核及小脑半球皮白质。

脊髓的取材要包括：颈膨大（如 C_7）、胸髓（如 T_8）、腰膨大（如 L_4）和骶髓（S_1~S_3）。取材的关键是要定位清楚，每一块标本都要注明取材的脊髓节段，同时要像脑干取材一样，用墨汁标记好左右侧。否则由于脊髓标本左右侧是对称的，制成切片后很难分出侧别。

常规取材还要包括硬脑膜、嗅球、视神经、视交叉和垂体。

脑及脊髓标本的常规取材标本块较多，一般为 25~30 块，能基本保证不漏掉肉眼看不到的病变。脑标本取材的块要相对的大一些，皮层和白质取材范围以 2cm × 2cm 为好，脑干最好要完整的切面。也可以根据病变的情况选取大切片取材的方式，甚至可以是单侧或者双侧的大脑半球的完整切面。取材后用毛笔将号写在要切的组织面的背侧，待墨汁完全干了后再送去脱水包埋。

示意图详见图 16-6-1~ 图 16-6-6。

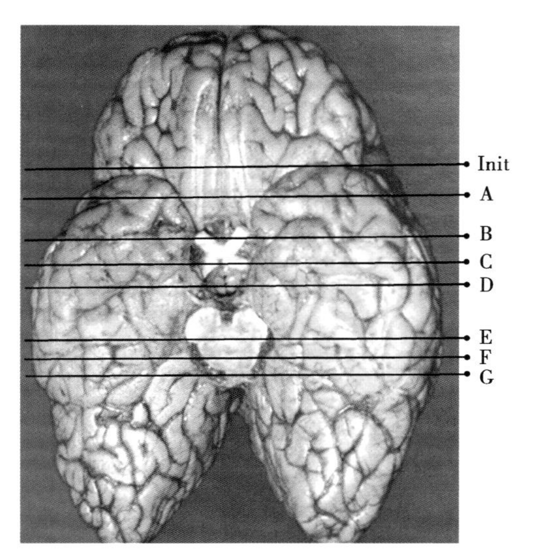

图 16-6-1　参照脑表面解剖结构的冠状切脑技术示意图——脑底面观

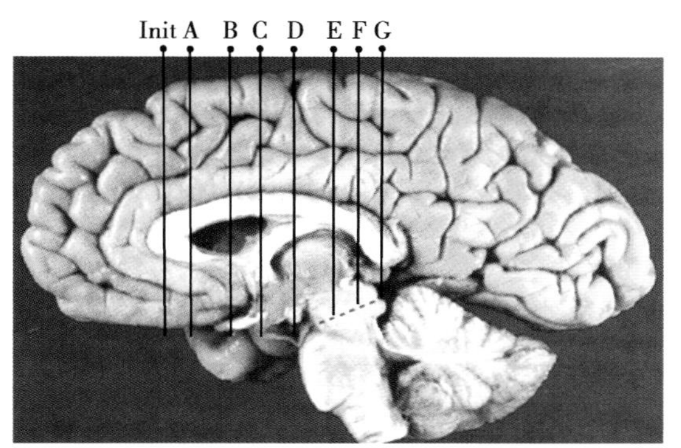

图 16-6-2　参照脑表面解剖结构的冠状切脑技术示意图——脑矢状面观

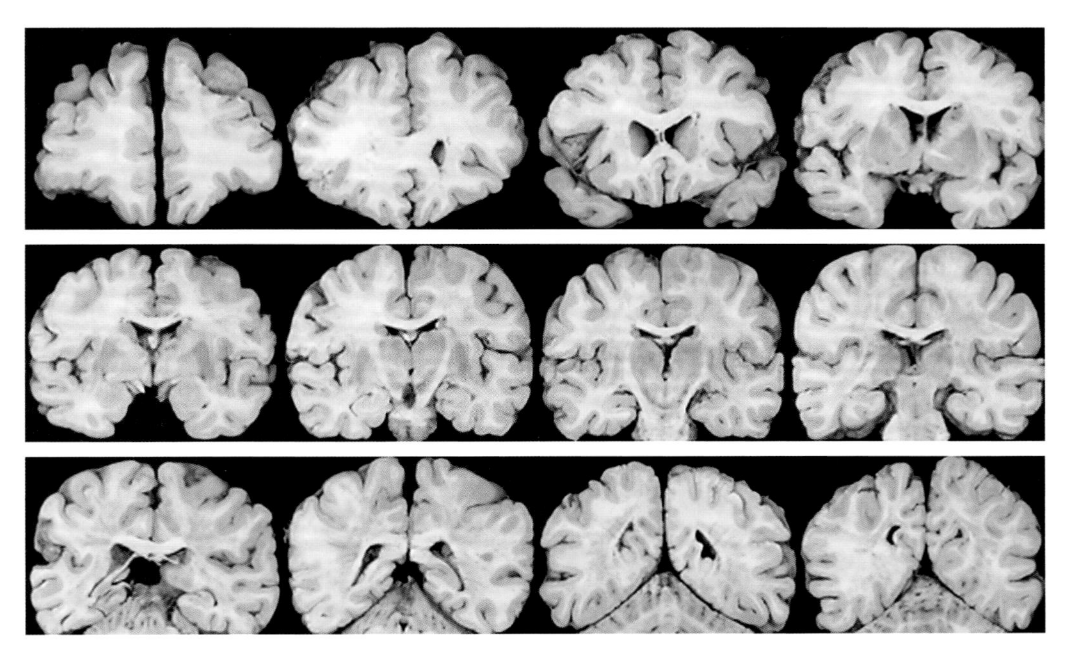

图 16-6-3　脑冠状切面

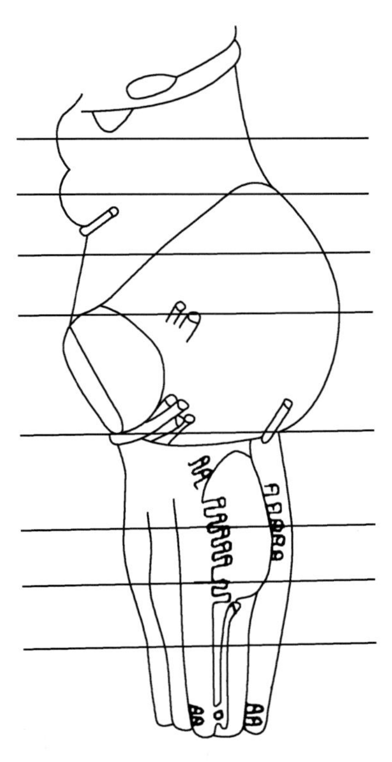

图 16-6-4　参照脑表面解剖结构的脑干水平切脑技术示意图

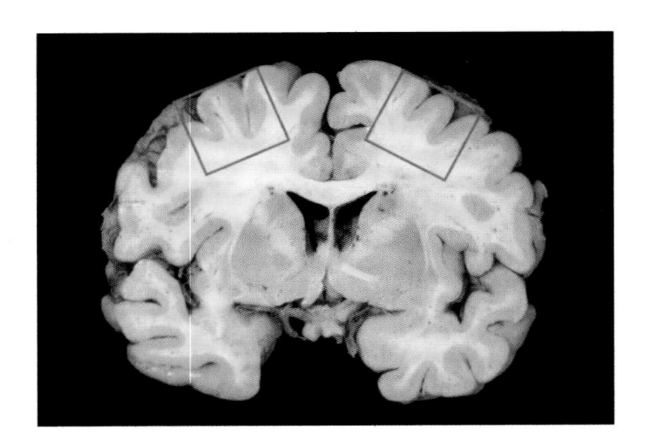

图 16-6-5　小切片取材

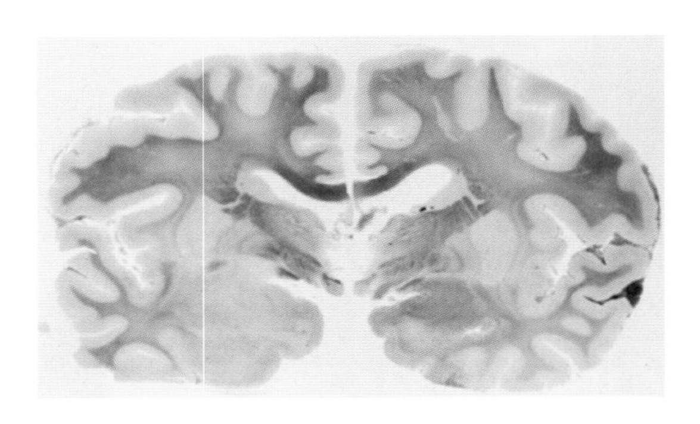

图 16-6-6　大切片取材

（卢德宏　付永娟）

第七节　腰椎穿刺操作规范

腰椎穿刺简称腰穿，是通过低位腰椎间隙（通常为 L_3~L_4 椎间隙）经皮穿刺进入腰段蛛网膜下腔的操作方法。腰穿是神经科临床常用检查方法之一，通过腰穿，可以判断颅内压力，获得用于检验的脑脊液，也可输注治疗药物（鞘内给药）。腰穿检查对神经系统疾病的评估、诊断和治疗有重要价值。不过，需严格掌握适应证和禁忌证，若把握不当，则可加重病情，甚至危及生命。

（一）适应证

1. 诊断适应证　神经系统疾病复杂多样，理论上在没有禁忌证的情况下根据需要都可选择腰穿检查，临床上拟诊以下疾病时尤需考虑腰穿检查：

（1）中枢神经系统感染及免疫介导的脑炎：包括细菌性（包括结核性）、病毒性（包括慢病毒）、真菌性、自身免疫性脑炎等。

（2）中枢神经系统脱髓鞘疾病：多发性硬化、视神经脊髓炎谱系疾病、急性脊髓炎等。

（3）周围神经系统疾病：急性 / 慢性炎性脱髓鞘性多发性神经根神经病，其他原因周围神经病等。

（4）系统性疾病的神经系统病变：副肿瘤综合征，结缔组织病等。

（5）肿瘤：原发中枢神经系统肿瘤，其他部位肿瘤神经系统转移等。

（6）脑血管病：排除 CT 阴性的蛛网膜下腔出血；脑静脉系统血栓形成等。

（7）神经系统遗传变性疾病：线粒体病等。

（8）其他：特发性高颅压，自发性低颅压，惊厥发作，中毒疾病等。

2. 治疗适应证

(1) 手术麻醉:通过腰穿给药;

(2) 治疗性药物:如抗肿瘤化疗药物、系统性免疫病的鞘内注射治疗等。

(二) 禁忌证

1. 腰穿部位组织的感染性病变和其他疾病 腰穿部位的皮肤、皮下组织、脊柱和硬膜外有感染性病变的患者都应视为禁忌证,以避免感染波及蛛网膜下腔造成中枢神经系统感染。

2. 后颅窝的占位性病变、梗阻性脑积水伴有脑疝征象者 如临床表现、CT 和 / 或 MRI 无颅内占位性病变或脑积水的证据,而又需要腰穿检查协助诊断或排除脑膜炎症、脑膜恶性病变或良性颅内高压症等病变时,可审慎地进行腰穿。

3. 出血倾向患者 原发性和继发性包括药物性血小板减少和其他出血性疾病和素质者,以及血小板计数低于 $50 \times 10^9/L$ 患者,需在充分交代风险、权衡利弊的情况下进行诊断性腰穿;若血小板计数低于 $20 \times 10^9/L$ 时,须于腰穿前静脉输给血小板纠正后方可进行。凝血功能异常患者如血友病,应慎行腰穿;正在接受肝素治疗中的患者,根据病情决定是否进行腰穿,可于腰穿前应给予鱼精蛋白;接受华法林(warfarin)治疗中的患者,也需要判断腰穿检查的必要性,可于腰穿前给予维生素 K 或新鲜冻血浆;其他无法纠正的出血倾向,应慎行腰穿。

4. 枕骨大孔区和椎管内的占位病变 先天性小脑延髓下疝(Arnold-Chiari 畸形)等于腰穿后可造成病情加重,椎管内肿瘤导致脊髓压迫症状者,腰穿可能诱发症状加重,需要慎行腰穿。

5. 患者的全身情况不能或无法进行腰穿的患者 如处于休克或其他病情危重不宜进行腰穿的患者;其他系统疾病的精神和躯体的症状和体征不能或无法配合进行腰穿的患者。

6. 对麻醉药过敏者。

(三) 操作方法及程序

1. 腰穿前对患者的病情进行充分评估,必要时进行包括 CT 和 / 或 MRI 在内的检查,并对腰穿的适应证和危险性进行审慎的考虑和权衡利弊后实施。

2. 腰穿前向家属和 / 或患者解释腰穿的目的、必要性和风险,并征得家属和 / 或患者同意并签定知情同意书后方可进行。

3. 具体实施 患者采取去枕侧卧位,屈颈,屈髋,屈膝,双手抱膝,尽量使脊柱呈弓形后突,旨在使椎间隙增宽;双肩与床面垂直,双腿和双膝平行对齐,检查床不宜过软,以保证脊柱正直,不弯曲。联接双侧髂嵴最高处作一直线,其与脊柱中线的相交点为 L_4 的棘突标志点,其与头端 L_3 棘突的中点为 L_3、L_4 的椎间隙,可用手触及,此处为常规腰穿的穿刺点。再次核实腰穿器械、测压计、消毒和局麻药物、非常规脑脊液标本检查需用物品等齐全无误。准备工作完善和穿刺点选定后,腰穿方可在助手协助下由术者实施。

术者或助手先使用碘酊等消毒剂为腰穿局部皮肤消毒,必要时需先清洁局部皮肤。然后术者戴无菌手套,以穿刺点为中心铺上洞巾,于穿刺点行皮内和皮下局部逐层浸润麻醉。再次核实穿刺点正确无误后,用非利手固定穿刺点的局部皮肤,利手取腰椎穿刺针,持穿刺针于穿刺点中心垂直刺入皮下,然后略向头部倾斜,继续缓慢深刺进针,当刺入韧带时可感到一定阻力,继续深刺,于一般正常体型和体重成年人,在进针总长度约 4~5cm 时,会有突破硬膜并随之出现的阻力突然降低的感觉,提示穿刺针已进入蛛网膜下腔,这时拔出针芯,在助手协助下,立即接上测压计,可见脑脊液流入测压计的连接管中,然后嘱患者放松,颈及下肢不再维持过度屈曲位,可恢复到舒适的位置,此时可见测压计上显示的压力值随呼吸有轻微波动,这表明腰穿成功,这时读取的压力值为腰穿的初始压,按临床需要留取一定量的脑脊液送检,留取后需再次测定腰穿的终末压,撤掉测压计,插上针芯,拔出穿刺针。若压力过高时,应立即将穿刺针和与之连接的测压计及连接管一起拔出，取残留于穿刺针和测压计连接管中的脑脊液送检。最后，拔出穿刺针，用消毒棉球按压穿刺点，确定无出血后，用纱布覆盖和胶布固定。腰穿过程中注意观察患者症状及体征变化。术后嘱患者去枕平卧，根据病情及腰穿压力决定平卧时间，通常 2~4h，如腰穿压力低于正常或留取脑脊液标本较多，可嘱患者多饮水，卧床时间适当延长。并应定时对患者床旁观察及予以相应的检查，发现问题及时处理。

（四）注意事项

1. 正常成人的脊髓下缘多终止于 L_1 椎体的下缘，少数成年人和婴儿脊髓下缘终止水平较低，最佳腰椎穿刺点为 L_3、L_4 的间隙，当该间隙穿刺不能进行时，应尽量在较低的腰椎间隙进行。

2. 诊断性腰穿应由经验丰富和技巧熟练的术者操作。必要时，诊断性腰穿应同时采取血标本作相应的细胞和化学等成分的检查，旨在当脑脊液成分异常或出现穿刺外伤时，用作评价和计算脑脊液成分异常程度。

3. 应熟练掌握腰穿的可能并发症的诊断、处理和预防措施。最常见的并发症是腰穿后低颅压综合征，其他并发症有：腰背痛和神经根刺激和疼痛、虚性脑膜炎、复视、蛛网膜下腔出血及硬膜下出血、感染、脑疝、原有疾病的病情加重。另外还有腰穿和腰麻使用的麻醉药、为治疗或诊断使用的药物或造影剂所致的过敏、直接损害和异物反应等多种疾病。

4. 腰穿见脑脊液呈血性，应留三管脑脊液进行肉眼观察和红细胞计数，若第一管至第三管红细胞都是同一数目，则考虑是蛛网膜下腔出血或椎管内出血；若第一管红细胞数多而第三管明显减少，则考虑出血是腰穿损伤所致。

5. 腰椎穿刺时如出现呼吸、心率明显变化或面色异常时，应立即停止操作，检查原因并做相应处理。

6. 鞘内注射给药时，一般建议先放出等量脑脊液，再注入药液。

7. 严格掌握禁忌证。

（五）并发症防治

1. 低颅压综合征　是腰穿最常见的并发症，危险因素包括年轻女性，术前或术中头痛等。脑脊液留取过多是否为其诱因尚不明确。患者突出表现为坐起或站起后头痛，可伴有恶心呕吐、颈部僵硬或复视，平卧或头低位时头痛等即可减轻或缓解。少数尚可出现意识障碍、精神症状、脑膜刺激征等，约持续数日。为减少腰穿后低颅压，目前主张使用 25G 无损伤针（25G atraumatic needle）、反复穿刺少于 4 次、脑脊液自行流出且每次留取少于 30ml 等，根据患者病情及腰穿压力决定平卧时间，通常 2~4h，如腰穿压力低于正常或留取脑脊液标本较多，可嘱患者多饮水，卧床时间适当延长。多数 10d 左右头痛可自行缓解，必要时可静脉补液治疗。国内很少使用硬膜血补片（epidural blood patching）治疗腰穿后头痛。

2. 脑疝　罕见发生，多见于禁忌证（如后颅凹占位性）掌握不当，放液过多过快等，腰椎穿刺前影像学检查一定程度上可以预防术后脑疝发生，一旦发生，应积极抢救处理。

（关鸿志　崔丽英）

第八节　多导睡眠图操作规范

多导睡眠图（polysomnography，PSG）是一种可以监测一整夜睡眠状态，并同步记录多项生理指标的检查方法。PSG 可以用于评估睡眠状态，为睡眠障碍的诊断、分类和鉴别诊断提供客观依据。PSG 被认为是很多睡眠障碍疾病（包括睡眠呼吸暂停、周期性肢体运动和快速动眼睡眠行为异常）的“金标准”诊断性试验。

（一）监测内容

根据美国睡眠医学会（AASM）指南，标准的PSG监测中需要测量的生理参数包括：

1. 睡眠分期　采用脑电图（EEG）、眼电图（electrooculograms，EOG）和颏下肌电图（electromyography，EMG）活动来判定睡眠分期。EEG要求记录包括额区、中央区和枕区的EEG。EOG用来记录眼球活动。颏下EMG用来测定颏下肌群的肌张力和肌肉活动。根据PSG记录的EEG特点、眼球运动特点和颏下EMG特点，分为清醒、1期睡眠、2期睡眠、3期睡眠和快速动眼睡眠5种不同状态。

2. 呼吸努力　食管测内压测定法测量胸腔内压的波动，这是评估呼吸努力的"金标准"，但由于放置食管测压计具有侵入性，所以并不常规使用。呼吸感应体积描记法是AASM推荐的非侵入性方法。

3. 口鼻气流　经鼻压力传感器可检测经鼻气流，是识别轻微吸气气流受限最准确的方法。经鼻腔压力传感器不能检测到口呼吸，通常附加一个热敏传感器。热敏传感器通过感应热交换的变化检测口部气流。鼻腔压力传感器是诊断低通气所必需的，而热敏电阻是诊断呼吸暂停所必需的。在颈部放置探测鼾声的麦克风或进行呼气末二氧化碳（carbon dioxide，CO_2）监测均是用以识别气流受限的辅助方法。

4. 血氧饱和度　采用脉搏血氧仪来监测血氧饱和度。

5. 心电图　心电图用以检测睡眠期间的心律变化。建议使用Ⅱ导联。

6. 体位　采用位置传感器和/或视频监视器在整个试验过程中对体位（例如，仰卧位、左侧卧位、右侧卧位和俯卧位）进行监测。

7. 肢体运动　采用表皮肌电图监测双腿胫骨前肌的EMG以探测小腿运动。

临床上，根据实际需要，还可以增加其他监测内容，比如增加EEG导联以鉴别是否有癫痫放电或癫痫发作，增加肌电电极以明确是否有肢体或躯干的肌电活动，增加阴茎感应电极以测定睡眠期阴茎的勃起功能等。

（二）实验室检查要求

1. 实验室条件　理想的PSG检查室应光线、温度、湿度和声音条件都尽可能接近家居环境，最好能做到个体化控制，使患者能够放松、舒适，能够正常睡眠。

2. PSG检查前准备　在计划进行PSG监测的当天下午和傍晚，患者应该避免摄入咖啡因、酒精、浓茶等。在进行PSG监测的当夜，患者应该继续服用平时使用的药物，包括助眠药等。睡眠技师应记录下用药情况，以便对监测结果进行最佳的解读。

3. 睡眠技师的要求　PSG监测时，卧室中通常配备有红外摄像头和音频系统，可使睡眠技师在不进入卧室的情况下看到、听到患者并与之交流。睡眠技师在其笔记中定时记录下相关信息，通常包括心率、呼吸频率、血氧饱和度、是否打鼾、鼾声大小及体位。当检查包括了持续气道正压通气（continuous positive airway pressure，CPAP）压力调定时，睡眠技师还应记录下试用的面罩种类及更换的原因，同时还应记录下气压变化和面罩漏气情况。如果PSG监测到异态睡眠和其他运动障碍，睡眠技师应记录睡眠中的异常运动，包括其发生的确切时间及行为表现，以便评估事件发生的时期和性质。

（三）检查方法

1. 整夜PSG监测　整夜PSG监测要求患者整夜在检查室进行PSG监测，监测时间应在6~8h。患者应做好上述监测前的准备。

整夜PSG监测最常见的适应证包括疑似OSA的诊断性评估、PAP压力调定以及对于治疗效果的评估。PSG监测也可用于评估陈-施呼吸、中枢性呼吸暂停、通气不足、睡眠时周期性肢体运动、睡眠节律运动等睡眠相关运动障碍、慢波睡眠中的异态睡眠和REM睡眠行为异常等。夜间癫痫发作也可通过PSG监测确定，但通常不将其视为PSG监测的1项适应证。24h（或更长时间）的视频脑电图可针对疑似夜间癫痫发作进行更为全面的评估。

2. 分夜监测 对于中重度睡眠呼吸暂停患者可采用分夜监测(split night study)。在分夜监测时，第一个监测部分期间可确定 OSA 的诊断，而剩下部分期间则可确定在睡眠期间防止上气道塌陷所需的气道正压通气(positive airway pressure，PAP)量。

3. 多次小睡试验(multiple sleep latency test，MSLT) MSLT 是评定白日过度嗜睡的严重程度、治疗效果与鉴别诊断的重要客观指标。MSLT 检查通常是在整夜 PSG 监测结束后 1~3h 进行。MSLT 通常只需监测 EEG、EOG、刻下肌电和心电。整个试验包括 5 次小睡，每次持续 20min，每次间隔 2h。一般是 8 点、10 点、12 点、14 点和 16 点共 5 次。保持检查室黑暗、安静的环境，嘱患者放松并开始睡眠。技师应随时查看 PSG 记录，如发现患者在 20min 内入睡，应至少在入睡后再记录 15min 才能结束。

（四）禁忌证和并发症

禁忌证：PSG 监测没有绝对禁忌证。对于带有心电监护或心脏起搏器的患者，以及正在使用除颤仪的患者，临床医生应考虑监护设备或心脏起搏器带来的干扰。对于危重症患者，临床医生应考虑将其从医院病房转移至睡眠实验室的风险和获益。

并发症：PSG 监测的并发症较少见，最常见的并发症是为了将电极贴附在患者身上而使用的黏合剂所造成的皮肤刺激或过敏反应。PSG 监测的缺点包括不方便、难以在睡眠实验室入睡，以及由于陌生的环境、监测设备或检查床造成的不适感。

（王玉平）

第九节 神经康复操作规范

（一）概论

神经康复是针对神经系统疾病所致的认知、言语、运动、吞咽等功能障碍及由此所引起的并发症，多学科参与合作开展预防、治疗、康复为一体的新兴专业，是神经病学与康复医学相互结合、相互渗透的临床亚专业，其理论基础是脑的可塑性和神经功能重组理论。神经康复的目的是应用康复医学的各种手段防止神经功能障碍和继发性障碍的发生，减轻功能障碍的程度，充分调动和发挥患者的神经残存功能和潜在能力，提高其生活质量。

神经康复工作方式是团队协同工作模式，由多专业、多学科共同组成康复治疗组(rehabilitation team)，小组组长为神经康复医生，成员包括物理疗法师(PT)、作业疗法师(OT)、言语疗法师(ST)、心理疗法师、康复工程师、娱乐疗法师、中医、护士等。康复治疗组分工协作，共同进行患者的康复治疗工作，主要工作形式是定期召开康复评定会，明确问题点、确立康复目标、制订和实施康复治疗计划并随时修订，根据治疗效果决定出院后的安排。

（二）康复治疗措施

1. 关节活动度训练 从神经损伤早期开始进行关节活动度的训练，可以维持关节正常的活动范围，有效防止肌肉失用性萎缩的发生，促进全身功能恢复。关节活动度训练可以从完全被动形式开始进行，之后逐渐过渡到辅助活动和完全主动的方式。一般每个关节每天活动 2~3 次，每次 10~20min。开始肢体软瘫时关节活动范围应在正常范围的 2/3 以内，特别是肩关节，并注意保护关节，避免不必要的损伤，防止异位骨化。关节活动度训练不仅包括肢体关节，还包括躯干的脊柱关节活动度训练，训练以患侧为主，长期卧床者要兼顾健侧肢体。

2. 动作转移训练 转移动作可以分为床上翻身、床上坐起或起立、自床向轮椅的转移等。

(1) 床上翻身：双手交叉向前平举，双足撑床，头转向翻身侧，向两侧摆动并翻身。

(2) 床上起坐：先做翻身动作，获得健侧卧位，将患侧上肢置于体前，指示患者一边用健侧臂支撑躯干，一边抬起上部躯干。必要的情况下，治疗者用一侧手在患者头部给予向上的辅助，另一侧手帮助患侧下肢移向床边并沿床缘垂下。

(3) 起立：首先将坐位重心前移，移至健侧下肢。治疗者从腰部辅助患者做起立动作，并用自己的膝部抵住患侧膝部，以促进患侧膝关节的伸展。

3. 良肢位摆放 良肢位摆放主要针对偏瘫患者置于抗痉挛体位，正确的体位摆放应该贯穿在偏瘫后的各个时期。

(1) 尽可能少采用仰卧位：仰卧位受颈紧张性反射和迷路反射的影响，会加重异常运动模式并引发骶尾部、足跟和外踝处褥疮的发生。因此，仰卧位仅作为一种替换体位或者患者需要该体位时采用。头部：由枕头良好支持，避免胸椎屈曲。上肢：在患侧肩胛下放置一个枕头，使其前伸，上肢处于抬高位置，伸肘，腕背伸，手指伸直并分开。下肢：在患侧臀部使髋关节稍内旋，膝关节屈曲，踝关节略背曲，足底平放于床上。在急性期，患侧肌张力低下，下肢多为伸展位，在大腿下方外侧放置一软垫，保持膝关节轻度屈曲，避免膝关节过伸，一般膝关节下方腘窝处避免使用软垫，以免影响小腿的血液循环。

(2) 鼓励患侧卧位：该体位增加了患肢的感觉刺激，并使整个患侧被拉长，从而减少痉挛，且健手能自由活动。头部由枕头支持感觉舒适，躯干稍向后旋转，后背用枕头稳固支持。患侧上肢前伸，肘伸直，前臂旋后，腕伸展，掌心向上，手指伸开。患侧下肢：健肢在前，膝屈曲用枕头支持；患肢在后，膝屈曲，踝背伸。

(3) 适当健侧卧位：患侧上肢放松前伸，放于枕头上，高于心脏，肩前伸，肘伸直，腕背伸，五指伸展。患侧下肢在前，稍屈曲放于软枕上，健肢在后自然屈曲。

(4) 应尽量避免半卧位：半卧位可引起对称性颈紧张性反射，增加肢体上肢屈曲、下肢伸直的异常痉挛模式。注意定时改变体位，一般每 2h 体位转换 1 次，并拍背数下。

(5) 保持正确的坐姿：与卧床相比，坐位有利于躯干的伸展，可以达到促进全身身体及精神状态改善的作用。在身体条件允许的前提下，应尽早离床，采取坐位。但是，坐位时只有保持正确的坐姿，才能起到治疗和训练的目的。要求头、颈、躯干保持左右对称，躯干无扭转现象，尤其患侧肩部不得偏向后方。具体如下：躯干伸直，髋关节、膝关节、踝关节均保持 90 度屈曲位，臀部尽可能坐在椅子的偏后侧，以防止出现臀部过度前置，引起脊柱后倾的现象，并保持双侧臀部同等负重，膝关节以下的小腿部分保持与地面垂直，避免出现患侧髋关节外展、外旋和患侧踝关节内翻、跖屈。

4. 痉挛状态康复 中枢神经系统损伤后痉挛状态常见，痉挛是一种由速度决定的、强直性牵张反射增强的运动障碍。一定的肌肉张力在维持体位与肢体动作是必需的。反之，过高的肌张力，则能限制活动，影响日常生活活动，不利于对患者护理，不利于运动疗法进行等。

痉挛的治疗方法包括药物治疗（巴氯芬、丹曲林、替托尼定口服，巴氯芬泵鞘内给药，肉毒毒素局部注射等）、运动疗法、物理疗法（湿、热、冷、振动、电等）、矫形器应用、神经阻滞疗法及外科手术治疗等。治疗痉挛通常采用渐进性、等级性方案，从最保守和最小侵袭性措施开始。首先是预防伤害性刺激，然后通过运动疗法和其他物理疗法以缓解痉挛，其中运动疗法是最重要的抗痉挛治疗方法。在肌张力增高初期及轻度痉挛时，治疗的顺序应该是先躯干、后四肢，先近端、后远端。缓慢的主被动关节活动和痉挛肌肉的静力牵张是处理痉挛的最基本原则。如果上述措施不能有效控制痉挛，可选择口服或者肌内注射抗痉挛药物治疗。

5. 肌力强化训练 神经损伤后肌无力和肌肉痉挛是影响卒中后患者运动功能的主要因素，肌肉无力是神经系统损伤后的缺失症状，肌力强化训练对脑卒中患者运动功能恢复有积极作用。通过给予脑卒中患者高强度、渐进式抗阻训练，能够明显提高患者患侧和健侧的下肢髋膝力量，从而提高运动功能。另外，早期功能电刺激可提高脑损伤患者上肢功能、步行速度和日常生活活动（activities of daily living，ADL）评分，从而提高患者的运动功能。

6. 站立步行训练　脑损伤后偏瘫、步态异常是患者的主要功能障碍，也是影响患者日常生活能力和生活质量的主要因素。脑损伤后长期卧床会影响患者的功能恢复潜能，特别是神经肌肉功能和平衡功能的恢复，降低大脑的可塑性和功能重组。研究证明，脑损伤后患者病情稳定后尽早离床训练，进行早期的坐位训练、起坐训练、站立训练是安全可行的，能够提高患者 3 个月后的步行能力，能够加速患者的移动能力和 ADL 评分。偏瘫步行训练的基本要素主要有以下几个方面：①颈部、躯干及偏瘫下肢的抗重力肌能够抵抗重力；②患侧下肢能够负重、支撑身体；③站立时重心能够前后、左右移动；④患侧下肢髋关节能够屈曲、迈步。根据脑损伤后患者离床后的功能状态，针对性地进行 早期步行训练，是临床简单有效的基本步行康复训练方法。当进一步优化步行康复训练时，还需要对偏瘫步态进行全面分析，才能制订精细化的步行康复训练方案。

7. 语言和交流障碍康复　交流障碍（例如听、说、读、写、手势、语言运用）及其相关的认知损害存在于高达 40% 的卒中后患者中，卒中后最常见的交流障碍是失语和构音障碍。必要的干预措施有助于交流能力得到最大程度的恢复，并且防止习得性废用或不适当的代偿行为。语言治疗的目标是：①促进交流的恢复；②帮助患者制订交流障碍的代偿方法；③教育患者周围的人们以促进交流、减少孤立和满足患者的愿望和需求。

由于失语的病因各不相同，因而需要一系列针对性的治疗方法和干预手段。失语患者何时开始治疗、何种治疗方法和治疗强度可使患者从中获益，目前尚不肯定。荟萃分析包括对不同恢复阶段的失语患者治疗效果的观察性和类试验性研究表明，早期开展治疗更加有效。一项 RCT 研究证实，高强度的治疗似乎比低强度的治疗更有效。

针对某项缺损进行治疗或者最大化的保存残存功能，可改善患者的语言能力，例如强制性疗法、语音治疗和语义治疗、使用手势语。有文献论述了语言产生涉及的各个方面，包括发音、呼吸、韵律、发音运动和共振等，并对干预方法进行了介绍，包括肌肉功能的刺激（口部肌肉系统的训练、生物反馈或热刺激），增强和替换交流系统，人工发音器官辅助装置（如腭托），代偿措施（如减慢语速），或者使用一些方法帮助听者翻译构音障碍患者的语言。

8. 吞咽障碍康复　吞咽障碍是脑卒中患者的常见症状，其发生率在 22%~65%，吞咽障碍常对患者的生理及心理健康造成严重影响。在生理方面，吞咽功能减退可造成误吸、支气管痉挛、气道阻塞窒息以及脱水、营养不良，卒中后误吸可能与吸入性肺炎的高危险性有关。饮水试验是较常用的临床筛查方法，文献报道，饮水试验预测误吸的敏感度 >70%，特异度在 22%~66%。吞咽造影录像检查（video fluoroscopic swallowing study，VFSS）是评价吞咽功能的“金标准”。

吞咽障碍治疗与管理的最终目的是使患者能够达到安全、充分、独立摄取足够的营养及水分。吞咽障碍的治疗可能涉及代偿性的方法，包括姿势的改变、提高感觉输入、吞咽调动（对吞咽的选择性部分的主动控制）、主动练习计划以及食谱的调整，还包括不经口进食、心理支持、护理干预等。对不能经口维持足够的营养和水分者，应考虑肠内营养，长期应用鼻胃管会出现一些并发症影响吞咽功能的恢复。长期胃肠营养者（>4 周）可以给予经皮内镜下胃造瘘（percutaneous endoscopic gastrostomy，PEG）喂养。需要长期管饲者应该定期评估营养状态和吞咽功能。

（三）脑卒中的康复

脑卒中的高致残率使得中国每年有 140 万 ~160 万的卒中患者因为残疾不能独立生活。卒中康复是经循证医学证实的对降低致残率最有效的方法，是脑卒中组织化管理中不可或缺的关键环节。现代康复理论和实践证明，脑卒中后进行有效的康复能够加速康复的进程，减轻功能残疾，节约社会资源。脑卒中早期康复的根本目的是最大限度地减轻残障和改善功能，预防并发症，提高日常生活能力，最终目的是使患者回归家庭、回归社会。

1. 脑卒中运动功能障碍的特点及恢复过程　运动功能障碍是脑卒中后影响患者日常生活能力、生活质量最主要的障碍，是影响回归家庭、回归社会最主要的因素。改善脑卒中患者的运动功能，不仅是患者及家属的迫切要求，也是现阶段我国神经康复需要普及和加强的重要方面。运动功能障碍主要包括肌肉无力、肌张力下降、痉挛、异常运动模式、共济失调、不自主运动以及脑损伤后的继发障碍等。

(1) 肌肉无力的特点和评价：脑卒中所致的肢体无力实质上是中枢性瘫痪，在发病早期为弛缓性偏瘫，表现为偏瘫侧肢体随意运动障碍并伴有明显的肌张力低下，之后肌张力逐渐增高而表现为痉挛性偏瘫，同时会伴有异常运动模式的出现。锥体束病变所产生的肌肉瘫痪，就其各个肌群的侵犯程度来说是不均等的，也就是说瘫痪具有选择性，一般在上肢伸肌群比屈肌群瘫痪程度重，外旋肌群重，手的屈肌比伸肌重，而下肢恰好与上肢相反，屈肌群比伸肌群重。

关于肌力的评价，临床常用 Lovett 徒手肌力检查法，将肌力分为 6 级，具体如下：

0 级：未见有肌肉收缩。

Ⅰ级：仅有轻微肌肉收缩，但不能引起关节的活动。

Ⅱ级：在减重状态下可使相应关节全范围活动。

Ⅲ级：能抗重力，使相应关节全范围活动，但不能抗阻力。

Ⅳ级：能抗重力及部分阻力。

Ⅴ级：能抗重力及抗充分阻力。

从神经康复的观点看，肌力作为中枢性运动功能"量"的反映，不能反映出运动功能"质"的变化。根据 Brunnstrom 及 Bobath 学说，运动的协调、姿势的控制、张力的维持是主要的，这是运动"质"的反映，也是中枢性肌无力和周围性肌无力的功能区别之处。由此可见，中枢性运动功能障碍不是单纯肌力的异常，更重要的是运动协调、姿势控制、肌张力异常等"质"的障碍，肌力评定指标不能完全反映运动模式的转变和改善。肌力评定法在对偏瘫进行评价时只是一个次要指标，而主要指标应是对运动功能的整体评价。

(2) 卒中后肌肉痉挛和异常模式的特点：痉挛是一种由牵张反射兴奋性增高所致的以速度依赖性肌张力增高为特征的运动障碍，伴有腱反射亢进，是上运动神经元损伤综合征的一部分。由于上运动神经元（锥体束）的损害，使脊髓水平的中枢反射弧从抑制状态释放出来，产生肌张力的过度兴奋状态。

脑卒中的肢体瘫痪在发生和发展过程中，几乎都会出现瘫痪肢体肌张力增高或痉挛，这是上运动神经元受损后自然恢复过程中必然出现的阶段性现象，是中枢性肢体瘫痪的特征之一。临床上，脑卒中后的痉挛不可能作为单一症状出现，常与随意运动障碍一同出现，又称之为痉挛性瘫痪，同时具有上运动神经元损害的其他阳性体征，如深反射亢进、阵挛、Babinski 征等病理反射、协同运动、联合反应等。

脑卒中痉挛的程度与部位有关，常出现上肢屈肌群张力增高、下肢伸肌群张力增高，呈现出上肢屈曲内收位、下肢固定伸展位，称之为 Mann-Wernicke 肢位。与此相反，肢体瘫痪程度在上肢是伸肌群重、下肢是屈肌群重，近端与远端相比，一般是远端运动瘫痪及痉挛均重。而脑外伤因外伤部位和程度差异较大，肢体的痉挛模式也呈多样化，瘫痪程度常见的是近端重于远端，这在评价和康复治疗中要具体分析，有针对性地治疗。脑卒中后痉挛常出现的瘫痪肢体异常肢位见表 16-9-1。

表 16-9-1　脑卒中后痉挛常出现的瘫痪肢体异常肢位

上肢	下肢
肩关节：内收，内旋	髋关节：伸展
肘关节：屈曲	膝关节：伸展
前臂：旋前	踝关节：内翻、下垂
腕关节：屈曲	
掌指关节：屈曲	

痉挛状态常用 Ashworth 量表来评价,由 Ashworth 在 1964 年首先提出使用,按照痉挛程度分为 0~4 级,也可按级别记分,即 0~4 分。具体如下:

0 级:无肌张力增高。

1 级:轻度肌张力增高,在屈伸肢体过程中,出现一过性停顿。

2 级:较明显肌张力增高,但肢体尚易于屈伸。

3 级:明显肌张力增高,被动活动困难。

4 级:肢体屈伸受限。

(3) 异常运动:由于脑卒中后肌力改变、痉挛及异常反射等因素的影响,患者主动运动时会出现屈肌和伸肌的不协调,主动肌、拮抗肌和协同肌的不协调。在不同的恢复阶段,出现不同的异常运动模式,常见的有联合反应、协同运动和异常姿势反射(如紧张性颈反射)等。

1) 联合反应:偏瘫的联合反应是一种紧张性姿势反应,中枢神经系统疾病中这种紧张性姿势反应是由于释放现象过多而出现的,称为联合反应。联合运动是指身体某部分拟做随意运动时,其他相关联的部分下意识产生的不能随意控制的肌肉收缩和运动的现象,如健侧用力伸肘会出现患侧胸大肌的收缩。康复训练中有时可利用联合反应诱发瘫痪早期的主动运动。

2) 协同运动:协同运动多出现于偏瘫的恢复初期,最常见于肢体刚刚出现随意运动的时期。表现为上肢或下肢各个关节出现协同运动,而难以产生独立关节的分离运动。它们通常以一定模式出现,主要分为屈肌协同运动和伸肌协同运动。

上肢的屈肌协同运动模式,常出现于患者欲上举上肢或准备使用上肢时。上肢各关节的运动状态表现为:肩胛骨上举、后撤,肩关节外展、外旋(肌张力过高时也可出现内旋),肘关节屈曲,前臂旋后(旋后肌肌张力过高时也可出现旋前),腕关节屈曲,手指屈曲、内收,尤以拇指最为显著。

下肢的屈曲协同运动模式,可见于指示患者屈曲髋关节或膝关节时。下肢各个关节具体表现为:骨盆上抬、后撤,髋关节屈曲、外展、外旋,膝关节屈曲,踝关节背屈、内翻,足趾伸展(若屈肌肌张力过高时也可出现屈曲)。

(4) 运动功能障碍的恢复过程:Brunnstrom 通过多年针对脑卒中的评定与治疗,归纳出颇具影响力的卒中后肢体功能恢复的六个阶段划分法,至今仍被康复治疗界广为应用,目前国际上应用较多的 Fugl-Meyer 评定法就是在此基础上发展而来的。脑卒中后运动功能恢复过程的 6 个阶段:

1) 无随意运动。

2) 出现联合反应,肢体近端可有少许随意运动,可出现轻度痉挛。

3) 出现由部分随意运动发起的协同运动,上肢为屈肌协同运动,下肢为伸肌协同运动,痉挛可达高峰。

4) 开始脱离协同运动,出现分离运动,首先是近端大关节如肩、肘、髋、膝等出现分离运动,痉挛开始减轻。

5) 协同运动基本消失,分离运动更加充分,表现为诸关节独立活动能力更强,痉挛明显减轻。

6) 痉挛基本消失,协调及技巧性运动接近正常。

2. 脑卒中后的危险管理和康复分期 脑卒中康复要在全面管理下进行,危险管理优先,不要放过任何病情变化:明确正在进行的治疗内容及检查结果,监测治疗前后呼吸、循环功能的变化;保持安静卧位,尽早坐和立,预防二次合并症;防止废用以缩短康复时间,为未来功能着想,决定康复顺序;通过评定,集中于主要问题点,兼顾次要治疗,并考虑预后,制订康复治疗方案。

根据脑卒中发病时间和恢复情况予以康复分期:卧床期,离床期,步行期,维持期。

(1) 卧床期的康复要点:康复介入的时间:康复一般开始于脑卒中发病后的 2 周内,如果病情稳定,可在脑卒中发病24h后开始基本的床边康复，预防废用综合征，基本日常生活能力训练的目标是独立坐位。

康复训练的主要内容：保持正确的肢位和床上体位变换；床上基本动作训练；关节活动度训练；床上移动训练、坐起训练；日常生活活动训练；床边语言、吞咽、构音训练；心理支持；各种继发障碍的预防等。尽早坐位（逐渐抬高床头角度），促进患肢恢复，强化健肢（上下肢、躯干活动），防止活动减少致体力下降，延长坐位时间，减少卧床时间。

（2）离床期的康复要点：当全身情况稳定、体力能耐受一定康复训练时，开始正规的康复训练。训练室训练开始的标准是坐位能够耐受至少30min。

康复目标：最大限度引出残存的功能和能力，促进运动恢复；基于残存活动能力，获得正常动作；防止体力下降，增加下床时间；增强体力，为步行训练做准备。

促进患侧上下肢功能恢复：主要进行坐位训练、平衡训练、站起训练、基本动作练习、日常生活能力训练、言语训练、认知训练、作业训练等；矫形器及辅助具的应用评价；减轻疼痛（明确原因，对症治疗）。

（3）步行期的康复要点：主要目的是获得以步行为主的移动手段：步行练习一般在患肢能独立负重10s后开始。

在未达到独立步行或步行难以自理时，进行健侧上下肢操作轮椅练习。步行练习先从站起、保持立位、下肢负重开始训练，然后进行平衡杠内步行、借助步行和独立步行训练。瘫痪下肢支持不良时，可使用下肢矫形器进行基本动作练习。

为了防止健肢肌力及体力的下降，还可以借助助步器、轮椅及功率自行车，训练呼吸及心肺功能。

（4）维持期的康复要点：在回归家庭、社会后的生活中，继续康复，以维持肢体功能及防止体力下降。在家及社会担任一定的角色，参加社会活动，以提高生活质量。残障重、卧床、有多个并发症和合并疾病时，若难以维持其功能，也可利用门诊康复，以维持功能。

若不能步行时，医师应指导在日常护理中注意维持关节活动度，指导体位变换、更衣、清洁、坐位等护理方法，以维持四肢及躯干的活动。减少卧床时间，尽可能维持最小辅助量。

若能步行时，应继续步行练习，维持步行能力和体力。监督并辅助步行，确保尽可能多的步行练习，注意预防跌到，指导家属有关监督及辅助的方法；若能独立步行时，通过散步、活动来保证步行训练量，尽可能减少辅助或无需辅助。

（四）帕金森病的康复

帕金森病是一种慢性、进行性中枢神经系统变性疾病，临床特征是静止性震颤、肌强直、运动迟缓、姿势平衡障碍。由于近20年来国际社会的老龄化，帕金森病越来越受到医学界的重视，成为神经康复领域中一个重要的康复对象。

帕金森病由于黑质纹状体受损而导致运动障碍，且进行性进展，最终丧失日常生活能力。为了维持帕金森病患者的日常生活能力及生活质量，必须在药物治疗的同时，配合康复治疗，这对预防帕金森病运动障碍的进展、维持一定的生活能力、提高生活质量是有效的。

1. 帕金森病的康复评定　在对帕金森病患者进行康复治疗前，必须对患者的状况作一个综合的全面评估，其目的是确定患者的身体功能，记录运动能力下降的原因，制订客观的康复治疗目标及措施。评定的内容包括身体功能、日常生活活动（ADL）、认知、心理状况等。帕金森病病情程度评定可用国际通用的Yahr分期评定法（表16-9-2）。

2. 帕金森病的康复治疗　帕金森病的康复治疗不能改变疾病本身的进展结局或疾病的直接损伤，但康复治疗可延缓病情发展，延长独立生活能力。康复目标是预防和减少继发性损伤，寻求功能代偿，维持患者生活能力，帮助患者和家属调整心理状态。

表 16-9-2 帕金森病病情程度评定

分期	日常生活能力	分级	临床表现
一期	正常生活不需帮助	Ⅰ级	仅一侧障碍,障碍不明显,相当于韦氏量表总评 0 分
		Ⅱ级	两侧肢体或躯干障碍,但无平衡障碍,相当于韦氏量表总评 1~9 分
二期	日常生活需部分帮助	Ⅲ级	出现姿势反射障碍的早期症状,身体功能稍受限,仍能从事某种程度工作,日常生活有轻度障碍,相当于量表总评 10~19 分
		Ⅳ级	病情全面发展,功能障碍严重,虽能勉强行走,站立,但日常生活有严重障碍,相当于量表总评 20~28 分
三期	日常生活需全面帮助	Ⅴ级	障碍严重,不能穿衣、进食、站立、行走,无人帮助则卧床或在轮椅上生活,相当于量表总评 29~30 分

帕金森病的康复治疗以运动疗法为主,针对目标是帕金森病四大运动障碍:强直、少动、震颤和姿势平衡障碍,以及由此产生的一系列继发性损伤的预防。

(1) 松弛训练:缓慢的体位变换以及有节奏地、柔顺地来回摇动可有效刺激前庭功能,使全身肌肉松弛。本体感觉神经肌肉促进法(proprioceptive neuromuscular facilitation,PNF),即有节奏地进行运动,从被动运动到主动运动,从小范围运动逐步进行到全身性运动,这不仅对帕金森病的强直有松弛作用,也能克服因少动带来的继发性损伤。

(2) 关节运动范围训练:关节的主动或被动训练是每天不可缺少的项目。活动训练的重点是加强患者的肌力,伸展肌肉范围,牵引缩短的或肌张力较高的屈肌,特别是挛缩的肌肉。

(3) 移动训练:帕金森病患者训练程序的基础在于功能运动模式受身体个别节段的约束。强调的是姿势训练和旋转运动,有节奏地相互交替运动,进行范围充分的关节运动,从依赖位置开始逐步过渡到直立、无辅助位置。也可以使用语言、听觉及触觉刺激,增加感觉协助,增强患者的运动意识。促进性协助包括:语言指令、跟随音乐节奏拍手、利用镜子反馈、在地上作记号等,均是有效的手段。这些促进性协助技术在运动康复方面,利用外在刺激达到促进康复的效果。

(4) 平衡训练:在坐位和站立位重心转移较慢的患者中进行姿势位置训练,可以帮助患者锻炼躯干的稳定性。治疗者协助患者增强姿势及安全意识,逐渐增加活动的复杂性,增加重心转移的范围或附加上肢的作业,如从地上拾起物体。在姿势方面,增加运动转移的难度及复杂性,如从坐到站、跨步、行走。

(5) 步态训练:加快速度、加大步幅,有利于调整步基宽度及起动速度;增加躯干运动与上肢交替摆动;节奏性的步态模式可利用口令、音乐旋律或节拍来指引调节。

(6) 生活功能训练:需同时加强日常生活功能训练和呼吸功能训练等。

(五) 周围神经病的康复

周围神经病是由于炎症、外伤、中毒、缺血等原因引起的周围神经病变,从而引起所支配区域的神经肌肉和感觉功能障碍,主要的病理改变是节段性脱髓鞘、沃勒变性(Wallerian degeneration)及轴索变性。周围神经损伤的康复除药物、理疗、针灸等治疗外,神经肌肉电刺激、肌电生物反馈治疗、运动疗法均能有效促进周围神经损伤的修复。

1. 神经肌肉电刺激疗法 神经肌肉电刺激疗法(neuromuscular electrical stimulation,NES)是周围神经损伤后的主要康复治疗,可以延迟病变肌肉的萎缩,防止肌肉大量失水和发生电解质、酶系统和收缩物质的破坏,保留肌肉中结缔组织的正常功能,防止其挛缩和束间凝集。

2. 肌电生物反馈治疗 此法是应用特制的肌电图生物反馈仪,通过皮肤电极从肌肉中引出肌电图,再将肌电图的变化变为声音、光亮度和仪表上刻度的变化。这样,在正常情况下患者意识不到的肌电活动就变为看得见和听得到的讯号,患者再设法通过主观意志加强这种讯号(即加强肌电活动),使之向理想方向发展。

3. 关节活动度训练　由于电刺激的时间不会持续很长，为避免因肌肉失去收缩而致关节僵直，需经常活动瘫痪肢体的关节。另外，肌肉按摩可增强疗效。

4. 增强肌力的训练　增强肌力有两个目的：一个是增强最大肌力的瞬间暴发力，另一个是增强肌力的耐久力。一般认为，训练增强最大肌力时用静态肌肉收缩的等长运动法较好，而增强肌肉的持久力用动态肌肉收缩的等张运动法为佳。

（1）肌肉等长运动：全力或接近全力使肌肉收缩，持续 3~10s，一般持续 6s。一次收缩时间并非越长越好，用比最大肌力稍弱的力量收缩肌肉时，可使时间稍长或增加收缩次数，每次中间可休息 2~3min，每天做 3 次即可。这是一种最简单而又有效的肌力增强法，特别适用于在骨折、关节炎、疼痛等关节不能活动的情况下做增强肌力的训练。

（2）肌肉等张运动：可分为向心性等张运动和离心性等张运动。向心性等张运动用最大肌力的 1/2 以上的阻力训练时，即起增强肌力的作用；2/3 以上的阻力效果最好；1/2 以下的阻力如增加运动次数，可培养肌肉的持久力。离心性等张运动能增强预备肌力或持久力。当肌力恢复到 3 级时，即应开始做抗自身重力的主动运动。当肌肉已恢复到能随意收缩时，即应尽量多做主动收缩和抗阻力收缩，能够增强肌力和耐力。

5. 水中运动疗法　患者在水中行康复锻炼，利用水的浮力减小重力，进行平时难以进行的活动训练。如肢体功能部分恢复，需肢体做抗阻力训练时，可以让肢体做与浮力方向相反的运动。治疗时水温 37.5~38.5℃，每次 10~20min。

总体来讲，在促进神经肌肉恢复的治疗过程中应注意以下几点：①在等待肌肉功能恢复期间，不要进行代偿性运动训练。②肌肉功能恢复无望时，再发展代偿功能，不过一定要注意不能促成肢体畸形。③伴有感觉障碍时，要预防皮肤损害。④任何情况下都禁止做过伸展性动作。⑤如果挛缩的肌肉和短缩的韧带仍能固定关节，则以保持原状为好。⑥作业训练应适度，不可过分疲劳。

（张　通）